U0636810

面向 21 世纪课程教材

Textbook Series for 21st Century

全国高等医药院校规划教材

供临床、预防、基础、口腔、麻醉、影像、药学、检验、护理、法医等专业使用

皮肤性病学

第 3 版

主　编　黄长征

副主编　陶　娟　肖　汀　陈喜雪

主　审　涂亚庭

编　委（按姓氏拼音排序）

曹育春　华中科技大学同济医学院附属同济医院	牛新武　西安交通大学医学院第二附属医院
陈爱军　重庆医科大学附属第一医院	任万明　兰州大学第一医院
陈喜雪　北京大学第一医院	阮　英　湖北科技学院临床学院
陈晓红　遵义医学院附属医院	孙建方　中国医学科学院皮肤病研究所
程　波　福建医科大学附属第一医院	陶　娟　华中科技大学同济医学院附属协和医院
邓列华　暨南大学第一临床医学院	涂彩霞　大连医科大学附属第二医院
郭书萍　山西医科大学第一临床医学院	王　刚　第四军医大学西京医院
黄长征　华中科技大学同济医学院附属协和医院	王　琳　四川大学华西医院
金哲虎　延边大学附属医院	王媚媚　内蒙古医科大学附属医院
康晓静　新疆维吾尔自治区人民医院	翁孟武　复旦大学附属华山医院
梁　虹　武汉大学人民医院	肖　汀　中国医科大学附属第一医院
刘业强　同济大学上海市皮肤病医院	谢红付　中南大学湘雅医院
陆　洁　承德医学院附属医院	曾凡钦　中山大学孙逸仙纪念医院
陆前进　中南大学湘雅二医院	张玉杰　滨州医学院附属医院
满孝勇　浙江大学医学院附属第二医院	张振颖　香港大学深圳医院
	周　辉　湖北医药学院附属太和医院

科学出版社

北　京

内 容 简 介

　　本书为教育部规划面向 21 世纪课程教材第 3 版，全书共分为三篇，分别为总论、皮肤病和性传播疾病篇。总论共 8 章，介绍皮肤的解剖和组织学、生理学、免疫学、组织病理学、病因学、症状学、诊断及实验诊断技术、治疗与预防、皮肤的保健及美容和护理。皮肤病篇共 22 章，介绍皮肤科常见病和多发病及部分少见和疑难性皮肤病的病因、发病机制、临床表现、诊断与鉴别诊断、预防和治疗，部分病种尚包括组织病理及免疫病理。性传播疾病篇共 9 章，介绍了性传播疾病概论和目前全球发病率较高及对人类危害较大的性传播疾病的病因、临床表现、诊治常规和防治措施。全书共有照片 334 幅，其中彩色照片 326 幅，彩色示意图 5 幅，黑白照片 3 幅。

　　供五年制、七年制或八年制学生、研究生使用，也可作为全科医师、皮肤科规培生、皮肤专科医师及进修医师的参考书。

图书在版编目 (CIP) 数据

皮肤性病学 / 黄长征主编 . —3 版 . —北京：科学出版社，2016.6
面向 21 世纪课程教材 · 全国高等医药院校规划教材
ISBN 978-7-03-048196-2

Ⅰ . ①皮… Ⅱ . ①黄… Ⅲ . ①皮肤病学－医学院校－教材 ②性病学－医学院校－教材－Ⅳ . ① R75

中国版本图书馆 CIP 数据核字（2016）第 093747 号

责任编辑：朱　华 / 责任校对：钟　洋
责任印制：李　彤 / 封面设计：陈　敬

科 学 出 版 社 出版
北京东黄城根北街 16 号
邮政编码：100717
http://www.sciencep.com
北京建宏印刷有限公司 印刷

科学出版社发行　各地新华书店经销
*
2004 年 6 月第　一　版　开本：850×1168　1/16
2016 年 6 月第　三　版　印张：18 1/4
2023 年 1 月第十三次印刷　字数：585 000
定价：99.00 元
（如有印装质量问题，我社负责调换）

编写人员

（按编写者单位名称及编写者姓氏首字拼音排序）

包头医学院第一附属医院（杨森）
北京大学第一医院（陈喜雪）
滨州医学院附属医院（张玉杰）
承德医学院附属医院（陆洁）
重庆医科大学附属第一医院（陈爱军）
大连医科大学附属第二医院（涂彩霞　张荣鑫）
第四军医大学西京医院（高继鑫　王刚）
复旦大学附属华山医院（翁孟武）
福建医科大学附属第一医院（程波　纪超）
广东医学院附属深圳南山医院（陆原　钟萍）
湖北科技学院临床学院（阮英）
湖北医药学院附属太和医院（周辉）
华中科技大学同济医学院附属同济医院（曹育春　段铱）
华中科技大学同济医学院附属协和医院（安湘杰　黄长征　李家文　陶娟　王椿森　杨柳）
暨南大学第一临床医学院（邓列华）
兰州大学第一医院（任万明）
内蒙古医科大学附属医院（王媚媚）
山西医科大学第一临床医学院（郭书萍）
四川大学华西医院（王琳）
同济大学上海市皮肤病医院（刘业强）
武汉大学人民医院（梁虹　易文娟）
西安交通大学医学院第二附属医院（牛新武）
香港大学深圳医院（刘晓明　张振颖）
新疆维吾尔自治区人民医院（康晓静）
延边大学附属医院（金哲虎）
浙江大学医学院附属第二医院（李伟　满孝勇）
中国医科大学附属第一医院（肖汀）
中国医学科学院皮肤病研究所（陈浩　姜祎群　孙建方　徐秀莲　张韡）
中南大学湘雅二医院（陆前进　张庆）
中南大学湘雅医院（陈明亮　谢红付）
中山大学孙逸仙纪念医院（郭庆　曾凡钦）
遵义医学院附属医院（陈晓红）

编写秘书　朱里（华中科技大学同济医学院附属协和医院）
示意图制作　鲁永康（华中科技大学同济医学院附属协和医院）

前　言

　　教育部规划面向 21 世纪课程教材《皮肤性病学》于 2004 年和 2009 年分别出版了第 1 版和第 2 版，十余年来皮肤性病学领域如同其他学科一样，无论是在学科理论、实验技术还是临床诊治方面都有了长足的发展，为适应学科的发展和新世纪医学人才培养的需要，特对本教材进行修订。本次修订保持了本教材第 1 版和第 2 版的总体特色，同时，为使读者更好地掌握皮肤性病科常见病和多发病，以及更好地了解本学科的新技术和新理论，我们在保留本教材原有的基本结构和框架即全书分为总论篇、皮肤病篇和性传播疾病篇的基础上，对部分章节及内容进行了增补和删减，对部分疾病进行了更合理和科学的章节归类及采用了更科学的命名，如第 7 章增加了"皮肤性病的中医治法"，第 10 章细菌性皮肤病中删除了目前相对少见的"类丹毒"，而增加了发病率逐渐增多的"非结核分枝杆菌感染"、第 13 章皮炎及湿疹中的"化妆品皮炎"直接并入到"接触性皮炎"中、第 15 章药疹增加了"AGEP、DRESS"、第 16 章更名为"神经精神功能障碍性皮肤病"、第 20 章更名为"血管炎性皮肤病和嗜中性皮病"并增加了"Sweet 综合征和坏疽性脓皮病"、第 22 章删除了"痛风"一节，增加了皮肤科发病率较高的"糖尿病性皮肤病"，"黏液性水肿"一节更改为更具体的"胫前黏液性水肿和黏液水肿性苔藓"，将"类脂质渐进性坏死"直接并入到"非感染性肉芽肿"一章中，第 23 章色素性皮肤病删除了"色素沉着 – 息肉综合征"，增加了对患者美容影响较大的 2 个病种"太田痣和颧部褐青色痣"，第 26 章黏膜疾病将"珍珠样阴茎丘疹"列入第 35 章"尖锐湿疣"的鉴别诊断中，删除了比较少见的"急性女阴溃疡"，而增加了"硬化萎缩性苔藓"，第 28 章皮下脂肪组织疾病更名为"脂膜炎"，删除了"结节性发热性非化脓性脂膜炎"和"糖皮质激素后脂膜炎"，增加了"结节性血管炎 / 硬红斑"一节，增加了第 29 章"非感染性肉芽肿"，包括"结节病、环状肉芽肿、类脂质渐进性坏死"3 个病种，第 30 章皮肤肿瘤中将"先天性血管瘤"更名为"血管畸形及血管瘤"，皮肤淋巴网状组织肿瘤一节中简要介绍皮肤 T 和 B 细胞淋巴瘤的分类并重点介绍"蕈样肉芽肿"，并增加了"淋巴瘤样丘疹病"，在第三篇性传播疾病篇增加"性传播疾病概论"，并将原有的"性病神经症"一节在本概论中进行介绍，如此等；新概念、新理论、新技术、新的疾病分类、诊断标准及鉴别诊断和治疗的进展将体现在各章节中。特别值得一提的是第三版对第二版中的绝大部分照片进行了更换或调整，多数为近几年来新拍摄的质量较好和典型的照片，使读者能更直观地理解皮肤病，如此种种读者从中可以了解。

　　本教材的第 1 版和第 2 版的主编分别为我科的王椿森教授和涂亚庭教授，本人及新一届编委对第 1、第 2 版主编及其编委们的辛勤付出表示衷心的感谢！对曾凡钦教授、翁孟武教授和孙建方教授连续担任本教材的三届编委表示特别的致敬和感谢！相信在各位老专家教授的指导下，在新一届编委的共同努力下一定会将本教材编写为一本高质量的教材。

　　教材中的图标 3 位数字分别表示篇、章、图序号。示意图由华中科技大学同济医学院附属协和医院医学影像科的鲁永康制作；图 3-32-1、3-32-5、3-32-7 由河南省人民医院皮肤科张守民教授提供；图 3-32-4、图 3-32-8 由南方医科大学皮肤科提供；其他照片由本人及各参编单位提供，再次一并向他们表示感谢！

　　本次修订得到了华中科技大学各级领导的支持，科学出版社一如既往给予了大力支持，各位编委、编写秘书朱里副教授及编写人员付出了辛勤的劳动，华中科技大学同济医学院附属协和医院皮肤科陶娟主任及全体同仁给予了热情鼓励和帮助，本科室的博士和硕士研究生王霞、赵梦洁、王明、冉艺、赖艇等在教材的资料整理及校对工作中也付出了艰辛的劳动，在此一并表示感谢！

　　本次修订，各位编写者尽管鼎力而为，由于现代科技发展日新月异，加以水平所限诸多因素，疏漏之处在所难免，恳请各位同仁及读者不吝赐教和批评指正。

黄长征

2016 年 5 月 1 日

目　录

第三篇　性传播疾病

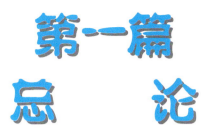

第1章　皮肤的解剖和组织学

第1节　皮肤解剖学

皮肤（skin）被覆人体表面，是人体最大的器官，约占体重的16%，成人皮肤总面积约1.5m²，新生儿约0.2m²。皮肤与外界环境直接接触，是人体的重要防御器官，在口、鼻、阴道和尿道口及肛门处与这些部位的黏膜相移行。皮肤由表皮（epidermis）、真皮（dermis）和皮下组织（subcutaneous tissue）组成，还有毛囊、皮脂腺、顶泌汗腺、外泌汗腺和指（趾）甲等皮肤附属器。此外，尚有丰富的血管、淋巴管、神经和肌肉（图1-1-1）。

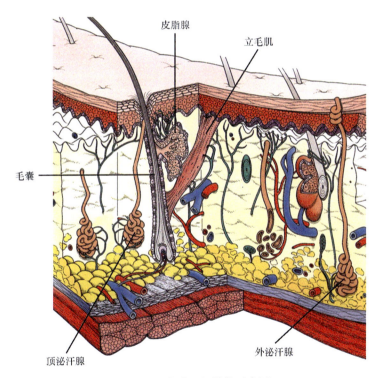

图 1-1-1　皮肤组织结构示意图

皮肤的厚度因性别、部位和年龄有一定差异，女性的皮肤较男性的薄，儿童的皮肤较成人薄且柔软，四肢和躯干屈侧较伸侧的薄，皮肤的厚度约为0.5～4mm，眼睑、外阴、乳房、耳郭的皮肤最薄，不到1mm，掌跖部位皮肤最厚，可达4mm。

皮肤表面有大小不等的细长隆起为皮嵴（skin ridge），皮嵴上有很多凹点，为汗腺开口。皮沟（skin groove）为真皮中纤维束牵引形成致密的多走向沟纹，较深的皮沟构成三角形、多边形或菱形的小区域称为皮野（skin field）。指、趾端屈侧的皮嵴和皮沟形成涡纹状的指（趾）纹，其形状受遗传因素决定，除同卵双生者外，个体之间都有差异，这在法医学和遗传学上都有重要意义。

由于真皮纤维束排列形式使皮肤形成有一定方向的皮肤切线或称 Langer 线，如沿此线的方向切开皮肤，张力会减小，伤口容易缝合和愈合，若切口与此线垂直，张力会增大，愈合后产生的瘢痕也较明显，故此线又称张力线，对外科选择切口方向有重要意义。

皮肤的颜色因种族、年龄、性别、营养以及外在环境而异。同一个人不同部位的颜色也有深浅的差别。

第2节　表　皮

表皮（epidermis）由外胚层分化而来，属复层鳞状上皮，主要由角质形成细胞和非角质形成细胞组成，后者又包括：黑素细胞、朗格汉斯细胞和麦克尔细胞等。角质形成细胞彼此间以桥粒相连接，与其下的真皮间以半桥粒和基膜带相连接。

（一）角质形成细胞

角质形成细胞（keratinocyte）又称角朊细胞或鳞状细胞（squamous cell），是表皮的主要构成细胞，数量占表皮细胞的80%以上，其特点是能产生角蛋白（keratin）。角质形成细胞分表皮角质形成细胞和附属器角质形成细胞两种，前者构成表皮，后者构成毛发、毛囊、皮脂腺导管和汗腺导管的表皮端。角蛋白在角质形成细胞内合成，分为两型：Ⅰ型为酸性，Ⅱ型为中性到碱性，二型角蛋白成对结合在一起构成张力丝起到细胞骨架的作用，还在细胞信号及

凋亡中具有直接的作用。角蛋白在表皮中的表达在不同部位因角质形成细胞的分化不同而异，如角蛋白 K5/14 主要表达于表皮的基底层，K1/K10 表达于棘层。人类染色体上有 54 种功能性角蛋白基因，其中 21 种与单基因病相关联，不同的角蛋白基因突变引起不同的皮肤病。

角质形成细胞依据分化阶段和特点可以分为四层，由里向外分别为基底层、棘层、颗粒层和角质层，在掌跖部位尚有透明层位于颗粒层与角质层之间（图 1-1-2，图 1-1-3）。

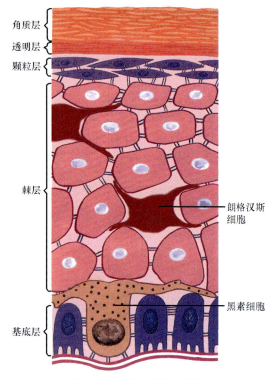

图 1-1-2　表皮结构示意图

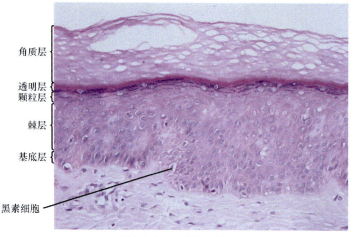

图 1-1-3　表皮的层次

1. 基底层（stratum basalis）　由一排呈栅栏状　排列的基底细胞和一些穿插在其间的透明细胞

（黑素细胞）组成。基底细胞常呈圆柱形，具有嗜碱性胞浆，椭圆形的核和深染的、粗的染色质。基底细胞的长轴与表皮和真皮间的分界线垂直。

基底细胞（basal cell）又称为表皮生发细胞（epidermal germinative cell）。正常情况下约30% 的基底层细胞处于核分裂期，新生的角质形成细胞以约 10 个为一组有序地逐渐向上移动排列成柱状形成"表皮增殖单位"。基底层细胞分裂、逐渐分化成熟为角质层细胞并最终由皮肤表面脱落是一个受到精密调控的过程。分裂后的基底细胞由基底层移行至颗粒层约需 14 天，从颗粒层再移至角质层表面并脱落又需约 14 天，共约 28 天，称为表皮通过时间（epidermal transit time）或表皮更替时间（epidermal turnover time）。

表皮干细胞（epidermal stem cell）主要位于表皮嵴的顶端，在毛囊的隆突处、皮脂腺的底部也有类似的细胞。表皮干细胞的特征是高表达 β1 整合素、α6 整合素、Lrig1、Rac1 和 P63，而桥粒芯糖蛋白 3 的表达水平低，并缺乏终末分化标记。毛囊隆突处的干细胞能产生外毛根鞘细胞、分化为皮脂腺细胞、毛囊间表皮，并表达细胞表面分子 CD34、VdR 及转录因子 TCF3、Sox9、Lhx2 和 NFATc1。这些干细胞在维持毛囊皮脂腺单位的自稳中发挥重要的作用。皮脂腺干细胞能分化为皮脂腺细胞并表达 Blimp1。

2. 棘层（stratum spinosum）　为表皮中最厚的一层，通常由 4 ～ 8 排细胞组成。细胞较基底细胞大而扁平，呈多角形，细胞间桥明显而呈棘突状，故称棘细胞层。电镜下细胞间桥的相应物为桥粒。棘层上部细胞胞质中散在分布直径为 100 ～ 300nm 的包膜颗粒称角质小体或Odland 小体。棘细胞内含有 7 ～ 8nm 直径大小的张力细丝（tonofilaments）并聚集成束，其一端游离于细胞核附近的细胞质内，另一端附着在桥粒的附着板上。

3. 颗粒层（stratum granulosum）　通常由 1 ～ 3 排细胞组成。细胞呈梭形或扁平状，其特点是胞浆内含有许多大小不等和形状不一的深嗜碱性角质透明颗粒（keratohyaline granule），角质透明颗粒主要由丝聚蛋白原（丝聚蛋白的前体）、兜甲蛋白和和角蛋白细丝构成。丝聚蛋白（filaggrin）代谢为尿刊酸和咯烷酮羧酸，尿刊酸可以阻断紫外线，咯烷酮羧酸则是一种天然保湿因子。在一些特应性皮炎和寻常型鱼鳞病患者中发现有丝聚蛋白的基因突

变。颗粒层内有 Odland 小体，其功能是起屏障作用防止水分丢失及与丝聚蛋白一起介导角质层细胞的黏附。

4. 角质层（stratum corneum）　由 5 ～ 20 层扁平无核多角形的角化细胞构成，在掌跖部位可厚达 40 ～ 50 层。角质层细胞正常结构消失，胞质中充满由张力细丝与均质状物质结合而形成的角蛋白，细胞间桥粒消失或形成残体，故易于脱落。角质层细胞间的脂质半数以上为神经酰胺，有减少经表皮水丢失（transepidermal water loss，TEWL）的重要作用。

5. 透明层（stratum lucidum）　位于颗粒层和角质层之间，由嗜伊红均质的细胞组成，苏木精-伊红（HE）染色显示为一条狭窄的红色均一带，一般在角质较厚的部位均可能有此层存在，但以掌跖最为明显。

6. 口腔黏膜　除部分区域外口腔黏膜大部分无颗粒层和角质层，棘细胞内因含糖原而染色淡呈空泡化，近表面时，棘细胞变小、皱缩最终脱落。

（二）非角质形成细胞

1. 黑素细胞（melanocyte）　来源于外胚层的神经嵴，是合成和产生黑素（melanin）的树枝状细胞（dendritic cell），其数量与肤色、人种、性别等无关，而与部位、年龄有关，几乎所有组织内均有黑素细胞，多见于表皮、毛囊、各种黏膜上皮、视网膜色素上皮等处，以面部和男性的生殖器部位密度最高，约为 2 000/mm^2。黑素细胞位于表皮基底细胞之间，数量约占基底层细胞总数的 10%，在 HE 染色中黑素细胞有一个小的圆形到卵圆形深染的核，胞浆透明，故又称透明细胞（clear cell）。用多巴和银染色，黑素细胞呈黑色。黑素细胞的树枝状突中含黑素多时，银染色可显出清晰的树枝状轮廓。黑素在 HE 染色中呈棕色，常以颗粒的形态出现，称之为黑素颗粒。电镜下黑素细胞胞浆内和树枝状突中存在有许多黑素小体（melanosome）（图 1-1-4），黑素小体是含酪氨酸酶的细胞器，是合成黑素的场所。1 个黑素细胞可通过其树枝状突起向周围约 10 ～ 36 个角质形成细胞提供黑素，形成 1 个表皮黑素单元（epidermal melanin unit）。不同种族皮肤颜色的差异是由黑素小体的多少和大小决定的。

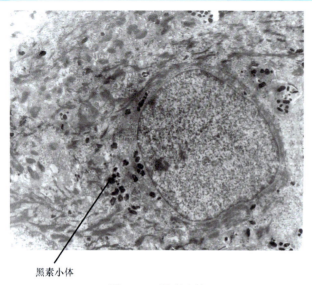

黑素小体

图 1-1-4　黑素小体

2. 朗格汉斯细胞（Langerhans cell）　朗格汉斯细胞为来源于骨髓的免疫活性细胞，是表皮中第二种树枝状细胞，主要位于表皮中部（图 1-1-2），约占表皮细胞的 3% ～ 5%，密度为 460 ～ 1 000/mm²。HE 染色，其形态颇似基底层中的透明细胞，用氯化金染色可显示出树枝状细胞形态。因不含黑素，多巴反应阴性，ATP 酶染色阳性。电镜检查：无桥粒和张力细丝，亦无黑素小体，核常呈扭曲状，具有特征性的是胞浆中有呈杆状或网球拍状、100 nm 至 1 μm 大小的 Birbeck 颗粒（Birbeck granule），又称朗格汉斯颗粒（Langerhans granule）。目前认为 Birbeck 颗粒是由 Langerhans 细胞吞噬外来抗原时胞膜内陷形成，是一种消化细胞外物质的吞噬体或抗原贮存形式。表皮中可见有的细胞无桥粒及角蛋白细丝，也无黑素小体和 Birbeck 颗粒，有人称之为未定性细胞，现认为这些未定性细胞就是未成熟的，或未找到 Birbeck 颗粒的朗格汉斯细胞。朗格汉斯细胞表面可表达多种膜蛋白抗原或受体以适应其功能的需要，包括 IgG 和 IgE 的 FcR、C3b 受体、MHC Ⅱ 类抗原（HLA-DR、DP、DQ）及 CD1a（图 1-1-5）、CD4、CD45、S-100、波形蛋白及单抗 OKT4 等抗原。在免疫反应中，朗格汉斯细胞可以起抗原呈递功能，另外，还可分泌多种细胞因子和黏附分子，如 IL-1、IL-6、TNF-α、GM-CSF、MIP-1α、MIP-2、TGF-β1 及 E- 钙黏连素等。

3. 麦克尔细胞（Merkel cell）　固定于基底层，不随角质形成细胞向上迁移。细胞呈多角形，与表皮

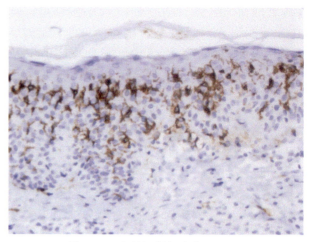

图 1-1-5　朗格汉斯细胞表达 CD1a

面平行，HE 染色在光镜下不能辨认，用银染色可见位于该细胞基部的半月板样神经末梢，称 Merkel 盘，盘的下端与感觉神经纤维相连，因此，该细胞可能是一种特殊的触觉感受器。电镜检查 Merkel 细胞与相邻的角质形成细胞之间有桥粒相连，细胞质中含有大小不一、电子致密、具有胞膜的颗粒，这些颗粒和神经分泌细胞或 APUD 细胞（amino precursor uptake and decarboxylation，即胺前体摄取与脱羧细胞）的颗粒无何区别，故 Merkel 细胞被归属于 APUD 细胞。

（三）角质形成细胞间及其与真皮间的连接

1. 桥粒（desmosome）　是角质形成细胞间连接的主要结构，由附着板和一些重要的桥粒蛋白构成。桥粒在电镜下呈盘状，可见相邻细胞间有 20 ～ 30nm 宽的电子透明间隙，内有电子密度较低的丝状物质，在间隙中央有一条与细胞膜平行，由细丝状物质交织而成的致密层，称中央层（图 1-1-6）。附着板（attachment plaque）位于构成桥粒的相

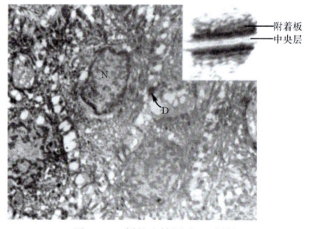

附着板
中央层

N

D

图 1-1-6　桥粒电镜图片 -D 桥粒

邻细胞膜内侧，呈增厚的盘状，长约 0.2 ～ 0.3μm，厚约 30nm。张力细丝为细胞骨架的重要组成成分，呈袢状附着于附着板上，其两侧游离端向胞质内呈 U 形返折。附着板上固有的张力细丝可从内侧钩住张力细丝袢起加固作用，部分固有张力细丝可穿过细胞间隙并与中央层纵向张力细丝相连，称为跨膜细丝。桥粒蛋白分为 2 类：一类是跨膜蛋白，位于桥粒芯（desmosomal core），主要包括桥粒芯糖蛋白（desmoglein，Dsg）和桥粒芯胶蛋白（desmocollin，Dsc），它们形成桥粒的电子透明细胞间隙和细胞间接触层；另一类为胞质内蛋白，主要包括桥粒斑蛋白（desmoplakin，DP）和桥粒斑珠蛋白（plakoglobin，PG），是附着板的组成部分，有的细胞中尚包括桥粒斑菲素蛋白（plakophilin）。

　　桥粒具有很强的抗牵张力，加之相邻细胞间由张力细丝构成的连续结构网，使得上皮在受外力机械作用时，桥粒可防止细胞的过度变形或损伤，并对表皮细胞有支持及保持相互位置关系的作用。在角质形成细胞的分化过程中，桥粒可以分离，也可重新形成，使表皮细胞逐渐到达角质层而有规律地脱落。桥粒结构的破坏可引起角质形成细胞之间相互分离即棘层松解，形成表皮内水疱或大疱。

　　2. 半桥粒（hemidesmosome）　基底层细胞借半桥粒与基膜带连接，由基底细胞底面伸出多个不规则突起与基膜带相互嵌合而成，其结构类似于半个桥粒。电镜下半桥粒内侧部分为高密度附着斑，基底层细胞的角蛋白张力细丝附着于其上，胞膜外侧部分为基底层下致密斑（subbasal dense plaque），两侧致密斑与中央胞膜构成夹心饼样结构。半桥粒内含有大疱性类天疱疮抗原 1（BPAG1，230 kD）、大疱性类天疱疮抗原 2（BPAG2，180 kD）、α6β4 整合素及其他分子如 α3β1 整合素、α2β1 整合素、网格蛋白、IFAP300、P200 等。

　　3. 基膜带 (basement membrane zone，BMZ)　基膜带在 HE 染色切片中通常看不见，但用 PAS(过碘酸 - 雪夫) 染色在表皮与真皮之间可显现一狭窄的厚 0.5 ～ 1μm 界限清晰的呈紫红色均质性的黏多糖带，称为基膜带 (图 1-1-7)。BMZ 在电镜下分为四层 (图 1-1-8)：

　　（1）胞膜层：即基底细胞真皮侧的胞膜，胞膜内有一个附着板，附着板上附着有张力细丝构成半桥粒。

　　（2）透明板（lamina lucida）：位于胞膜层的下方，因电子密度低，故称透明层，其厚约 35 ～ 40nm，其中可见与半桥粒附着板平行的

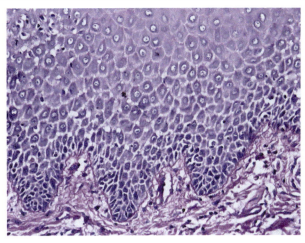

图 1-1-7　基膜带：PAS 染色

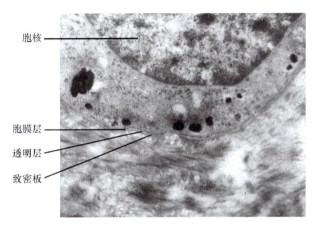

图 1-1-8　基膜带电镜照片

7 ～ 9nm 厚的基底细胞下致密板。透明板的主要成分是层粘连蛋白 -332（laminin-332）。

　　（3）致密板 (lamina densa)：又称基底板（basal lamina），为厚约 35 ～ 45nm 的带状结构。其主要成分为Ⅳ型胶原并交织成三维网格结构，还有其他成分如纤维连接素、硫酸肝素蛋白聚糖、巢蛋白和层黏连蛋白 332。Ⅶ型胶原即 BP180，是一种 180 kD 的大疱性类天疱疮抗原，横跨透明板，并连接致密板和半桥粒。

　　（4）网板 (reticular lamina)：也称致密板下层，是纤维结构，有锚原纤维（anchoring fibril）和微原纤维束（microfibril bundle），锚原纤维主要成分是Ⅶ型胶原，其与锚斑结合将致密板与其下方的真皮连接，使表皮和真皮牢牢地连接在一起。

第 3 节　真　　皮

　　真皮（dermis）由中胚层分化而来。全身各部位厚薄不一，一般约 1 ～ 3mm，眼睑最薄，为 0.3mm，由表向里分为乳头部和网状部两部分，但二者之间并无明确界限，前者亦称乳头真皮，由深入表皮的

图注：胞核　胞膜层　透明层　致密板

乳头和乳头下方靠近表皮的浅表区域组成，约占真皮厚度的 1/3；后者亦称网状真皮，约占真皮厚度的 2/3。在实用意义上通常将真皮分为上、中、下三部；上部相当于乳头部，中部和下部分别代表网状部的上半部和下半部。

真皮的主要成分为不规则的致密结缔组织（connective tissue），由纤维、基质和细胞构成，其内有皮肤附属器、血管和神经。纤维成分包括胶原纤维、网状纤维和弹力纤维，各包埋于基质中，这些纤维和基质均由成纤维细胞产生。

1. 胶原纤维（collagen fibers）　胶原纤维由直径为 70～140nm 的胶原原纤维（collagen fibril）聚合而成，主要成分为 Ⅰ 型胶原，少数为 Ⅲ 型胶原，是真皮内含量最丰富的成分，起着真皮结构的支架作用和使皮肤具有韧性的特点。HE 染色呈淡红色，具轻度波纹状。若干胶原纤维相互平行排列组合成粗细不等的束状结构，称胶原束。胶原纤维束在真皮深部者为最粗大，位置越浅则越细小，浅至乳头下层上端接近表皮时束的结构不复存在，而由胶原纤维所取代。在附属器和毛细血管周围胶原纤维最细。网状真皮内的胶原主要是 Ⅰ 型胶原，在真皮中的走向与表皮平行或接近平行排列，并以不同的方向相互交织。乳头真皮内主要是 Ⅲ 型胶原，与表皮呈垂直走向。

2. 网状纤维（reticular fibers）　由直径 40～65nm 的网状原纤维（reticular fibril）聚合而成，主要成分为 Ⅲ 型胶原。网状纤维在 HE 染色中不能显示，银染呈黑色，故又称嗜银纤维。大多分布于乳头真皮、附属器和血管周围。

3. 弹力纤维（elastic fibers）　由弹力蛋白（elastin）和微原纤维（microfibril）构成。弹力纤维使皮肤具有弹性而富有伸缩性。在 HE 染色切片中不能辨认，须用弹力纤维特殊染色方能显示（醛品红染色呈紫色、地衣红染成棕黑色、Weigert 间苯二酚（雷琐辛）品红染成深蓝色到黑色）。弹力纤维较胶原纤维要细得多，并缠绕在胶原束之间。在网状部的弹力纤维以粗纤维和细纤维并结成的纤维带盘缠胶原束构成立体的纤维网架。在表皮下的细弹力纤维由乳头下层上升，以与表皮底面垂直方向伸向表皮，终止于表皮附近，并未与表皮接触。

4. 基质（matrix）　基质是一种无定形物质，填充于纤维、纤维束间隙和细胞间，主要成分是蛋白多糖，是多糖和蛋白质结合而成的大分子物质。构成蛋白多糖复合物的主干是透明质酸长链，通过连接蛋白结合许多蛋白质分子形成支链及侧链，使基质形成许多微孔隙的分子筛立体构型。小于孔隙的物质如水、电解质、营养物质、代谢产物、激素、气体分子等可以自由通过；大于孔隙的物质如细菌和肿瘤细胞等不能透过，被限制于局部，有利于吞噬细胞吞噬。

5. 细胞　真皮中的细胞成分主要分布于乳头部，成纤维细胞和肥大细胞是真皮结缔组织中主要的常驻细胞。此外，还有巨噬细胞、真皮树枝状细胞、朗格汉斯细胞和噬色素细胞及少量淋巴细胞和其他白细胞。

第 4 节　皮下组织

皮下组织（subcutaneous tissue）又称皮下脂肪层，位于真皮下方，由疏松结缔组织及脂肪小叶组成，含有血管、淋巴管和神经。其厚度因部位、性别及营养状况不同而有所差别。

第 5 节　皮肤附属器

（一）毛发与毛囊

毛发（hair）几乎分布全身称有毛皮肤，少数部位无毛称无毛皮肤，如手掌、足跖、指（趾）屈面、指（趾）末节伸面、唇红区、乳头、龟头、包皮内侧、小阴唇、大阴唇内侧、阴蒂等处。毛发因生长周期的不同，形成长短不同的毛发，头发、胡须、阴毛及腋毛为长毛；眉毛、鼻毛、睫毛、外耳道毛为短毛；面、颈、躯干及四肢的毛发细软、色淡，为毳毛。

毛发由呈同心圆排列的角化的上皮细胞构成，由内向外分别为髓质、皮质和毛小皮，露在皮肤外部的称毛干（hair shaft），由完全角化的细胞构成，毛的出口处称毛孔；位于皮肤内部的称毛根（hair root），毛根末端膨大部分称毛球（hair bulb），毛球下端凹入部分称毛乳头（hair papilla），乳头内有结缔组织并有丰富的神经和血管，为毛球供给营养。毛球下层靠近乳头处称为毛母质（hair matrix），是毛球和毛囊的生长区，黑素细胞主要位于毛乳头顶部的毛母质细胞之间。

毛囊（hair follicle）：毛囊呈上细下粗的棒状外形，以倾斜方向贯穿皮肤（图 1-1-1）。毛囊分上中下三部，分别为毛漏斗（follicular infundibulum）部、毛峡（follicular isthmus）部和毛囊下部。自毛囊口至皮脂腺导管入口处为上部，以其形似漏斗，称毛漏斗。由皮脂腺导管入口处至立毛肌附着处为中部，中部略较他部细，称为毛峡。立毛肌附着以下称为毛囊下部。毛囊由内毛根鞘（inner root sheath）、外毛根鞘（outer root sheath）及结缔组织鞘（connective tissue sheath）组成。内毛根鞘由内向外分别为内根鞘小皮（inner root sheath cuticle）、赫胥黎层（Huxley's layer）、亨勒层（Henle's layer）三层。内根鞘小皮为单排竖列的扁平细胞呈阶梯状排列，与毛小皮单排叠瓦状排列的细胞相吻叠，紧密相连接，使毛发固着在毛囊内。赫胥黎层：由从毛母质细胞分化而来的一般为两排类椭圆形细胞组成。亨勒层：由环绕毛乳头颈部周围的位置最低的一圈毛母质细胞分化而来，为单排纵向排列的长椭圆形细胞沿着外毛根鞘内侧向上延伸。赫胥黎层和亨勒层的特点是 HE 切片中其胞浆内含有

粉红色的毛透明蛋白颗粒（trichohyalin granule）。外毛根鞘在内毛根鞘的外侧，为复层上皮组织，相当于表皮的基底层和棘层，外层为单排栅栏状排列的圆柱状基底细胞，内层为数排扁平的胞体大的细胞，胞浆因含有丰富的糖原而透明。外毛根鞘在峡部以下水平不发生角化，而在峡部产生均质性角化，即外毛根鞘式角化（trichilemmal keratinization，图 1-1-11）。散布于基底细胞间的核小、色深的透明细胞为无黑素的黑素细胞（amelanotic melanocyte）。外毛根鞘与其外围的结缔组织鞘之间有一层嗜伊红均质化玻璃膜隔开。结缔组织鞘内层为致密的结缔组织，外层为疏松样结缔组织与周围的结缔组织相连接（图 1-1-9、图 1-1-10）。

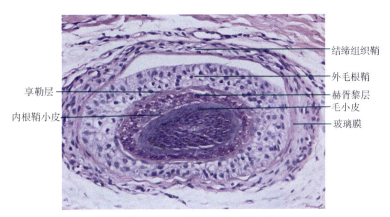

图 1-1-9　毛囊下部的横断面

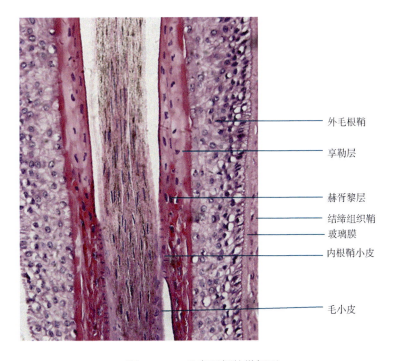

图 1-1-10　毛囊下部的纵切面

毛发生长周期（hair cycle）：毛发生长到一定的长度便停止生长，随后衰老脱落，重新生长新发，这样周而复始，称毛发生长周期。毛发生长周期分三个时期：生长期（anagen）、退化期（catagen）、休止期（telogen）。头发的三个时期分别约为 3～4 年、3 周和 3 个月。正常人的头发约 80% 处于生长期，每日生长约 0.27～0.4mm，3～4 年可生长 50～60cm。正常人每日可脱落约 70～100 根头发，同时也有等量的头发生长。其他部位的毛发生长期均较头发的生长期短，眉毛和睫毛的生长期约 2 个月，毳毛最短，生长期仅历数周，因此毛发生长周期的长短因毛发的种类和部位的不同而有差别。毛发的生长也受遗传、激素水平、健康状况、营养状况及药物等诸多因素的影响。

（二）皮脂腺

皮脂腺（sebaceous gland）在人体的分布数量是不等的，头皮、面部、胸前、肩胛间最多，故称皮脂溢出部位。四肢，尤其是小腿外侧数量最少，手掌、足跖及指（趾）屈侧则缺如。皮脂腺多数是和毛囊联系在一起构成毛囊皮脂腺单位（图 1-1-1，图 1-1-11），因此有毛的部位均有皮脂腺存在，然而，有皮脂腺的部位却不一定有毛，例如颊黏膜、唇红部、眼睑、包皮内侧、小阴唇、女性的乳晕等处，该处

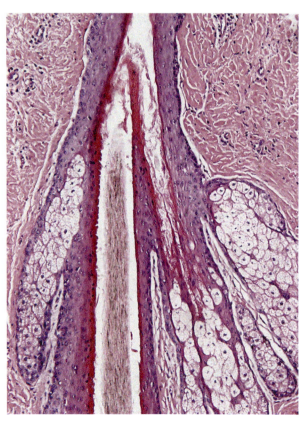

图 1-1-11　皮脂腺

的皮脂腺系直接开口于皮肤表面。皮脂腺通常由一至数个小叶组成腺体，通过皮脂腺导管与毛囊相连，导管由复层鳞状上皮组成。丰满的皮脂腺小叶，其周边的基底层由一排小的、扁平、深嗜碱性细胞组成，是皮脂腺细胞的生发层，中央由含类脂质小滴的细胞组成，称皮脂腺细胞。皮脂腺细胞大，圆形或多边形，胞浆呈泡沫状，当皮脂腺充分成熟时，通过小叶中央的细胞分解释放出类脂质，连同细胞残片作为皮脂，借助立毛肌收缩的力量经由皮脂腺导管排出。这种整个腺体细胞参与排泄的称为全浆分泌腺（holocrine gland）；随着排泄的继续进行导致皮脂腺小叶萎陷，其后小叶周边的生发层细胞又形成新的皮脂腺细胞，这样周而复始，使皮脂腺小叶具有各种不同的大小和形状。

（三）顶泌汗腺

顶泌汗腺（apocrine gland）曾称为大汗腺，主要分布于腋窝、脐窝、乳晕、腹股沟、包皮、阴囊、小阴唇、会阴、肛门、生殖器周围。外耳道的耵聍腺、眼睑的 Moll 腺和乳晕的乳轮腺属于大汗腺的变异腺。顶泌汗腺是一种管状腺，由分泌部和导管组成。分泌部由一层扁平、立方状或柱状（根据功能状态不同而有差异）分泌细胞组成，周围绕以一层扁平的不连续的肌上皮细胞（图 1-1-12），导管直径约为外泌汗腺的十倍。顶泌汗腺导管在皮脂腺导管入口处上方穿入毛囊，但也有少数顶泌汗腺导管直接开口于表皮。顶泌汗腺的分泌物为黏稠的乳状液，初排出的分泌物无气味，排出后在皮肤表面的细菌作用下分解，产生难闻的臭味。顶泌汗腺的分泌活动主要受性激素的影响，青春期分泌旺盛，经前期时腺细胞增大，分泌增多，月经期后腺泡缩小。

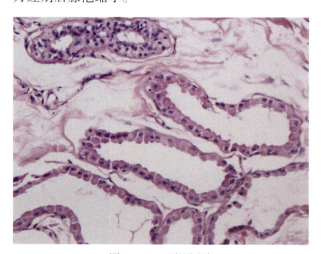

图 1-1-12　顶泌汗腺

（四）外泌汗腺

外泌汗腺（eccrine gland）又称小汗腺，除鼓膜、唇红、乳头、甲床、龟头、包皮内侧、阴蒂缺乏外，遍布全身。掌跖和腋窝最多，其次是额部。是一种管状腺，直接开口于表皮，包括分泌部和导管部（图 1-1-13），分泌部由内层分泌细胞和外层肌上皮细胞组成。分泌细胞呈两种类型：其一为明细胞（clear cell），主要分泌汗液，其二为暗细胞（dark cell），主要分泌黏蛋白和回收钠离子。肌上皮细胞具有深染的梭形核和螺旋形的原纤维，原纤维斜行攀附于

腺管壁上，通过原纤维收缩压缩腺腔，排出腔中汗液。肌上皮细胞外围环绕有一层由胶原纤维和成纤维细胞组成的基底带。导管部可分为真皮段和表皮内段：真皮段包括盘曲导管及直行导管，盘曲导管由一层腔细胞和一层基底细胞构成，紧接于分泌管上端，和分泌部盘缠在一起共同构成汗腺团。直行导管由内外两层嗜碱性立方形细胞组成，并于表皮嵴下端伸入表皮内，由下而上呈螺旋状伸向表皮面，即表皮内导管或称为末端汗管，由两层或更多层细胞组成。

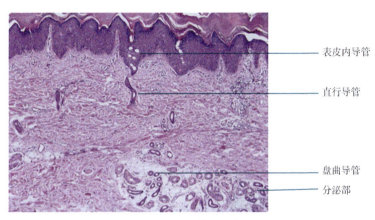

図 1-1-13　外泌汗腺

（五）甲

指（趾）末端伸侧有甲（nail），外露部分称甲板（nail plate），前端游离缘称甲游离缘，近端新月状的淡白色区称甲半月（nail lunula）或甲弧影，伸入近端皮肤部分称甲根。围绕甲板的近端、两侧以及远端的皮肤分别称为近端甲皱襞、侧甲皱襞和远端甲皱襞，甲小皮是近端甲皱襞延伸的一层角质层并部分覆盖甲板。甲板下的基底组织称甲床（nail bed），甲根下的基底组织称甲母质（nail matrix），甲板是由甲母质形成的，是甲的生发区（图 1-1-14）。指甲生长速度约每日 0.1mm，趾甲生长的速度为指甲的 1/2～1/3。疾病、营养状况、环境及生活习惯等都可影响指（趾）甲的生长速度和外观。

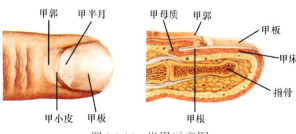

図 1-1-14　指甲示意图

第 6 节　皮肤的神经、血管、淋巴管和肌肉

（一）皮肤的神经

皮肤的神经是周围神经的分支，分为感觉神经和运动神经两类：

1. 感觉神经　可分为神经小体和游离神经末梢（图 1-1-15）。有毛发的皮肤多见游离神经末梢，只有少量感觉小体；掌跖及黏膜除游离神经末梢外，感觉小体较多。游离神经末梢呈细小树枝状分支，主要分布在表皮下和毛囊周围。神经小体分为非囊状小体（如 Merkel 细胞 - 轴突复合体）和囊状小体，后者包括 Pacinian 小体（又称环层小体）（图 1-1-15，图 1-1-16）、Meissner 小体（图 1-1-15，图 1-1-17）、Ruffini 小体（图 1-1-15）及 Krause 小体等，这些特殊的感觉小体分别是感受压觉、触觉、热觉及冷的感受器。目前证明，只有游离神经末梢而无神经小体的部位也能感受触、压、冷、热觉，表明皮肤的感觉神经极为复杂。

2. 运动神经　运动神经受交感神经支配，其中肾上腺素能神经纤维支配立毛肌、血管、血管球、顶泌汗腺和外泌汗腺的肌上皮细胞，胆碱能神经纤维支配

外泌汗腺的分泌细胞；面部横纹肌由面神经支配。

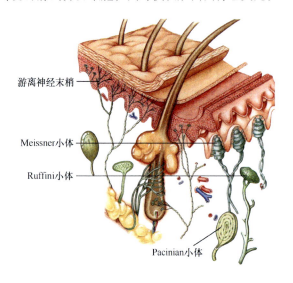

图 1-1-15　皮肤的神经模式图

游离神经末梢

Meissner小体

Ruffini小体

Pacinian小体

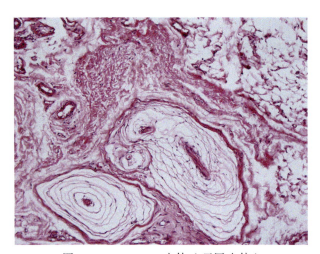

图 1-1-16　Pacinian 小体（环层小体）

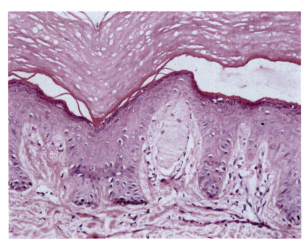

图 1-1-17　Meissner 小体

（二）皮肤的血管

真皮及皮下组织血管丰富，有两个主要的水平方向的血管丛，二者之间通过垂直走行的起源于网状真皮的血管相连，并形成丰富的吻合支（图 1-1-18）。一个是浅层血管丛或乳头下丛，位于乳头真皮 - 网状真皮交界处。从浅层血管丛分支而来的上升的动脉血管逐渐形成微动脉，进而在每一个真皮乳头内形成毛细血管袢为表皮提供营养，并从那里形成静脉下降支而加入到浅层血管丛的静脉血管系统。另外一个水平丛是深层血管丛，位于真皮 - 皮下组织交界处。附属器也有特异的血管丛包绕，供应附属器的血液来自于连接浅层和深层血管丛的垂直血管的侧支。皮肤的毛细血管大多为连续型，由连续的内皮构成管壁，相邻的内皮细胞间有细胞连接。某些部位的真皮深层有特别的动 - 静脉吻合，称血管球（glomus），此动 - 静脉吻合开放时可使局部血流量显著增加，循环加快，对体温调节起一定的作用，但不能进行营养物质、代谢产物和气体的交换，血管球最多见于手足的掌跖侧和甲床等处，也见于耳部皮肤及面中部。

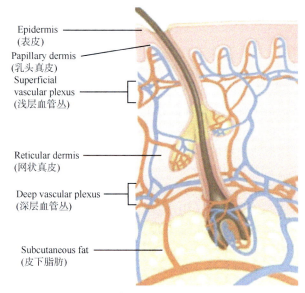

Epidermis
（表皮）

Papillary dermis
（乳头真皮）

Superficial
vascular plexus
（浅层血管丛）

Reticular dermis
（网状真皮）

Deep vascular plexus
（深层血管丛）

Subcutaneous fat
（皮下脂肪）

图 1-1-18　皮肤的浅层和深层血管丛示意图

在组织学上动脉的壁分为三层，由里向外各为内膜、中层和外膜，静脉的壁亦分为三层，但中层较相应的动脉为薄，内弹力膜亦不如动脉厚。毛细血管由一排围绕管腔的内皮细胞及其周围一些周皮细胞组成，内皮细胞和周皮细胞外围由网状纤维环绕。

（三）皮肤的淋巴管

皮肤的淋巴管（lymphatic vessels）最小的称毛细淋巴管，其次为后毛细淋巴管和深部淋巴管。毛细淋巴管的盲端起始于真皮乳头，后毛细淋巴管向真皮深部下行，且管壁的厚度逐渐增加，并具有瓣膜，在乳头下及真皮深部的淋巴管汇合成与浅层和深层血管丛相平行的浅层和深层淋巴管网，经过皮下组织进入淋巴结。后毛细淋巴管管腔较大，壁内有少许平滑肌细胞，且具有瓣膜。深部淋巴管位于真皮深部和皮下组织，具有三层结构和瓣膜，与静脉相似。毛细淋巴管不同于毛细血管在于无周皮细胞及管腔中不含红细胞。毛细淋巴管内的压力低于毛细血管及周围组织间隙的渗透压，因而通透性也较大，因此，皮肤中的组织液、游走的细胞、肿瘤细胞、细菌、病理反应的产物等均易进入淋巴管到达淋巴结。

（四）皮肤的肌肉

皮肤的肌肉分为平滑肌（smooth muscle）和横纹肌（striated muscle）两种。平滑肌为不随意肌，如立毛肌、外生殖器肉膜、乳晕区的平滑肌及血管壁的肌层。立毛肌起于真皮浅层，斜向真皮深部而与毛囊下部的膨出部相连，受自主神经支配，收缩时压迫皮脂腺，促使皮脂分泌，精神紧张和寒冷可引起立毛肌收缩，毛竖立而呈鸡皮状，俗称鸡皮疙瘩。横纹肌为随意肌，如面部的表情肌和颈部颈阔肌。在组织学上平滑肌和横纹肌不同之处在于，前者无横纹，胞核在肌细胞的中央，核钝圆，两端呈"雪茄"样，肌细胞周围有网状纤维环绕；后者有横纹，胞核位于肌细胞的边缘。

第 7 节　口腔黏膜组织学

口腔黏膜（oral mucosa）与皮肤组织学基本相同，分为黏膜上皮和结缔组织。黏膜上皮无颗粒层和角

质层（但部分区域的黏膜有颗粒层和角质层），细胞内因富含糖原而染色浅，呈空泡化（图 1-1-19），近表面时，棘细胞变小，皱缩，最终脱落。黏膜下方的结缔组织系固有膜及黏膜下层，固有膜相当于皮肤的乳头层，黏膜下层相当于皮肤的真皮层及皮下组织。固有膜与黏膜上皮之间的连接不如皮肤中表皮与真皮之间紧密。固有膜内主要成分为弹力纤维，其次为胶原纤维，而黏膜下层恰巧相反，主要为胶原纤维，而弹力纤维较少。固有膜和黏膜下层的组织中有丰富的血管。

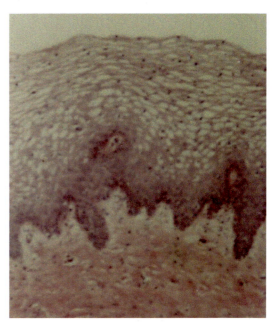

图 1-1-19　正常黏膜组织学表现

（黄长征）

第 2 章　皮肤的生理学

皮肤是人体最大的器官，具有屏障、吸收、体温调节、分泌和排泄、感觉、代谢和免疫功能。

第 1 节　屏障作用

人体正常皮肤有两方面的屏障作用，一方面保护机体内各种器官和组织免受外界环境中机械的、物理的、化学的和生物的有害因素的损伤；另一方面防止组织内的各种营养物质、电解质和水分的丢失。

（一）对机械性损伤的防护

正常皮肤的表皮、真皮及皮下组织共同形成一个完整的整体。它坚韧、柔软，具有一定的张力和弹性。这些物理特性都与真皮内的胶原纤维和弹力纤维等的性质有关，并且受年龄、性别及身体部位等因素的影响，故在一定程度内，皮肤对外界的各种机械性刺激，如摩擦、牵拉、挤压及冲撞等，有一定的防护能力，并能迅速地恢复正常状态。经常受摩擦和压迫的部位，如手掌、足跖、四肢和臀部等处，角质层增厚或发生了胼胝，增强了对机械性刺激的耐受性。如果外界机械性刺激太强烈，则可引起保护性的神经反射动作，回避对机体的损伤。

（二）对物理性损伤的防护

（1）正常皮肤对光有吸收能力，以保护机体内的器官和组织免受光的损伤，光透入人体组织的能力和它的波长及皮肤组织结构有密切的关系，一般波长愈短，透入皮肤的程度愈表浅。皮肤组织吸收光有明显的选择性，如角质层内的角质形成细胞能吸收大量的短波紫外线（波长 180～280nm），棘层的棘细胞和基底层的黑素细胞则吸收长波紫外线（波长 320～400nm），故皮肤组织对不同的光的吸收情况是不同的，紫外线大部分都被表皮吸收，随着波长的增加，光的透入程度也有变化，红光及其附近的红外线透入皮肤最深，但也都被皮肤吸收，而长波红外线透入程度很差，大部分也都被表皮所吸收。

（2）皮肤对外界机械性刺激有保护作用。皮肤富有弹性，在数秒内可牵拉超过原长的 10%～50%，并可回复。但长时间的持续牵拉可使皮肤伸长且难以回复原状。临床有时利用这一特性可获得多余的皮肤组织。皮下脂肪的软垫作用可缓解外界击打。

（3）皮肤是电的不良导体，它对低电压电流有一定的阻抗能力。电阻值受皮肤部位、汗腺分泌和排泄活动、精神状态及气候等因素的影响，特别和皮肤角质的含水量及其表面湿度有关，电阻值的高低和水分的多少成反比，即干时皮肤电阻值比潮湿时大，导电性低。

（4）磁对人体组织，包括皮肤在内，可产生一定的磁生物效应，但目前认为一般不会引起组织损伤。

（三）对化学损伤的防护

正常皮肤对各种化学物质都有一定的屏障作用，屏障部位主要是角质层，其次是皮肤表面的氢离子浓度对酸、碱等的缓冲能力。

（四）对微生物的防御作用

致密的皮肤角质层可以阻止皮肤寄生菌或致病菌的侵袭。如受到损伤或在某些疾病状态下的皮肤则可能招致细菌、真菌或病毒的感染；皮肤附属器也作为皮肤受感染的途径。干燥的皮肤或角质细胞稳定脱落的皮肤抵御感染的能力较强；湿润的皮肤（如皱襞部位皮肤）则易招致病菌繁殖。皮脂、磷酸糖脂、非还原脂肪酸有抑菌作用。

（五）防止营养物质的丧失

正常皮肤的角质层具有半透膜性质，可防止体内营养物质、电解质的丢失，皮肤表面的皮脂膜也可大大减少水分丢失。正常情况下，成人每天经皮肤丢失的水分大约为 240～480mL（不显性出汗），但如果角质层完全丧失，每天通过皮肤丢失的水分将增加 10 倍以上。

第 2 节　吸收作用

皮肤具有吸收功能，经皮吸收是皮肤局部药物治疗的理论基础。皮肤主要通过三个途径吸收外界物质，即角质层、毛囊、皮脂腺及汗管，其中角质层是皮肤吸收最重要的途径。

影响皮肤吸收的因素很多，大致可分为三个方面。

（一）皮肤的结构和部位

婴儿和老人的皮肤吸收能力比成人强。不同部位的皮肤吸收能力有差别，这与角质层的厚薄有关，一般认为，阴囊＞前额＞大腿屈侧＞上臂屈侧＞前臂＞掌跖。角质层被水合后，许多物质的渗透性可增加。封包式湿敷或封包用药可阻止汗液或不显性汗的蒸发，致使角质的水合作用增强，因此可使药物吸收增加。皮肤损伤时，由于破坏了皮肤的角质层，可使皮肤的吸收能力明显增强。如果皮肤被烫伤，则吸收可增加130%。

（二）被吸收物质的理化性质

一般认为，透入物质的浓度愈高，皮肤吸收愈多。少数物质如苯酚，对角蛋白有凝固作用，反而影响了皮肤的通透性，苯酚浓度高时，不但吸收不好，还会造成皮肤损伤。另外，一般能离解的物质比不能离解的物质更易于透入皮肤，如皮肤吸收水杨酸钠强于水杨酸。

（三）外界环境因素

外界温度升高时，可使皮肤血管扩张、血流速度增加，加快已透入组织内的物质弥散，从而使皮肤的吸收能力增强。环境湿度也可影响皮肤对水分的吸收，当环境湿度增大时，角质层水合程度增加，皮肤吸收能力增强。药物的剂型对物质的吸收也有明显的影响。粉剂、水溶液等很难吸收，霜剂中的药物可少量吸收，软膏及硬膏可促进药物吸收。有机溶媒（如二甲基亚砜）可增加脂溶性及水溶性物质的吸收。

第 3 节　体温调节作用

皮肤对体温保持恒定具有重要的调节作用。一方面它作为外周感受器，向体温中枢提供外界环境温度的信息，另一方面又可作为效应器，通过物理性体温调节的方式保持体温恒定。皮肤中的温度感受器分为热感受器和冷感受器，呈点状分布于全身，当环境温度发生变化时，这些温度感受器就向下丘脑发送信息，引起血管扩张或收缩，出现寒战或出汗等反应。

正常成人皮肤体表面积可达 $1.5m^2$，为吸收环境热量及散热创造了有利条件。皮肤动脉和静脉之间的吻合支丰富，其活动受交感神经支配，这种血管结构有利于机体对热量的支配。冷应激时交感神经兴奋，血管收缩，动静脉吻合关闭，皮肤血流量减少，散热减少；热应激时动静脉吻合开启，皮肤血流量增加，散热增加。四肢大动脉也可通过调节浅静脉和深静脉的回流量进行体温调节。体温升高时，血液主要通过浅静脉回流使散热量增加；而体温降低时，主要通过深静脉回流以减少散热。

体表散热主要通过热辐射、空气对流、热传导和汗液蒸发，其中汗液蒸发是环境温度过高时的主要散热方式，每蒸发 1g 水可带走 2.43kJ 的热量，热应激情况下汗液分泌速度可达 $3 \sim 4L/h$，散热率为基础条件下的 10 倍。

第 4 节　分泌和排泄作用

皮肤的分泌和排泄功能主要通过皮脂腺和汗腺完成。

（一）外泌汗腺的分泌

除黏膜部位外，外泌汗腺几乎遍布全身，总数约 160 万～ 400 万个，其密度因人种、年龄、性别及部位而有所不同，一般掌跖最多而背部最少。外泌汗腺周围有丰富的节后无髓鞘交感神经纤维，神经介质主要是乙酰胆碱。外泌汗腺腺体的透明细胞在其作用下分泌类似血浆的超滤液，后者经过导管对 Na^+ 重吸收形成低渗性汗液并排出体外。外泌汗腺的分泌受到体内外温度、精神因素和饮食的影响。外界温度高于 31℃时全身皮肤均可见出汗，称为显性出汗；温度低于 31℃时无出汗的感觉，但显微镜下可见皮肤表面出现汗珠，称为不显性出汗；精神紧张、情绪激动等大脑皮层兴奋时，可引起掌跖、前额等部位出汗，称为精神性出汗；口腔黏膜、舌背等处分布有丰富的神经末梢和味觉感受器，进食（尤其是辛辣、热烫食物）可使口周、鼻、面、颈、背等处出汗，称为味觉性出汗。正常情况下外泌汗腺分泌的汗液无色透明，呈酸性（pH $4.5 \sim 5.5$），大量出汗时汗液碱性增强（pH 7.0 左右）。汗液中水分占 99%，固体成分仅占 1%，后者包括无机离子、乳酸、尿素等。外泌汗腺的分泌对维持体内电解质平衡非常重要；另外出汗时可带走大量的热量，对于人体适应高温环境极为重要。

（二）顶泌汗腺的分泌和排泄

顶泌汗腺的分泌在青春期后增强，并受情绪影响。感情冲动时其分泌和排泄增加；局部和系统应用肾上腺素能类药物也可使顶泌汗腺的分泌和排泄增加，其机制目前尚不清楚。新分泌的顶泌汗腺液是一种黏稠的乳样无味液体，细菌酵解可使之产生臭味。有些人的顶泌汗腺可分泌一些有色物质，呈黄、绿、红或黑色，称为色汗症。

（三）皮脂腺的分泌和排泄

除掌跖部位外皮脂腺几乎分布全身，但手背足背处较少，背部中线、面部、前额、外耳道、外阴部等处皮脂腺数目多，而且体积较大，故称为脂溢区。皮脂腺一般开口于毛囊，但某些部位的皮脂腺直接开口于皮肤，如眼睑、包皮。此外，在女性生殖器的皮肤黏膜表面、乳晕、舌、宫颈等处亦可见游离的皮脂腺，最明显的是在唇边缘可见呈淡黄色直径约 1.5mm 的 Fordyce 斑点。皮脂腺是全浆分泌腺，即整个皮脂腺细胞破裂，胞内物全部排入管腔，进而分布于皮肤表面，形成皮脂膜。皮脂是多种脂类的混合物，其中主要有角鲨烯、蜡脂、甘油三酯及胆固醇酯等。皮脂腺的分泌受各种激素（如雄激素、孕激素、雌激素、肾上腺皮质激素、垂体激素等）的调节，其中雄激素可加快皮脂腺细胞的分裂，使其体积增大，皮脂合成增加；雌激素可抑制内源性雄激素产生或直接作用于皮脂腺，减少皮脂分泌。禁食可使皮脂分泌减少及皮脂成分改变，其中蜡脂和甘油三酯显著减少。此外，表皮损伤也可使损伤处的皮脂腺停止分泌。

第 5 节   感觉作用

正常皮肤内分布有感觉神经及运动神经，它们的神经末梢和特殊感受器广泛地分布在表皮、真皮及皮下组织内，以感知体内外的刺激，引起相应的神经反射，维护机体的健康。

皮肤的感觉可以分为两类：一类是单一感觉，皮肤内感觉神经末梢和特殊的囊状感受器感受体内外单一性刺激，转换成一定的动作电位，并沿相应的神经纤维传入中枢，产生不同性质的感觉，如痛觉、触觉、压觉和温觉；另一类是复合感觉，是皮肤中不同类型的感觉神经末梢或感受器共同感受的刺激传入中枢后，由大脑综合分析形成的感觉，如湿、粗糙、硬软、光滑等；此外皮肤还有形体觉、两点辨别觉和定位觉等。

瘙痒是一种引起搔抓欲望的特殊感觉，其产生机制尚不清楚，组织学迄今未发现特殊的痒觉感受器。一般认为痒觉与痛觉关系密切，很可能是由同一神经传导；中枢神经系统的功能状态也对痒觉有一定的影响，如精神安定或转移注意力可使痒觉减轻，而焦虑、烦躁或过度关注时痒觉加剧。

痛觉由痛觉感受器传导。痛觉感受器只对可损伤组织的刺激发生反应。痛觉感受器包括三型：机械的、温度的和多形式（对多种复合刺激反应）感受器。

皮肤的神经传导递质除经典的去甲肾上腺素和乙酰胆碱外，还包括神经多肽，如 P 物质、血管活性肽、降钙素基因相关肽等。

第 6 节   代谢作用

（一）糖代谢

皮肤中的糖类物质主要为糖原、葡萄糖和黏多糖等，葡萄糖浓度约为血糖的 2/3，表皮中的含量高于真皮和皮下组织。在糖尿病时，皮肤中糖含量更高，易受真菌和细菌的感染。有氧条件下，表皮中 50% ～ 75% 的葡萄糖通过糖酵解途径分解提供能量，而缺氧时则有 70% ～ 80% 通过无氧酵解途径分解提供能量。人体皮肤糖原含量在胎儿期最高，至成人时含量明显降低；糖原的合成主要由表皮细胞内的滑面内质网完成；糖原的降解很复杂，主要受环磷酸腺苷系统的控制，凡能使细胞内 cAMP 水平增加的因素均能促使糖原分解。真皮中黏多糖含量丰富，主要包括透明质酸、硫酸软骨素等，多与蛋白质形成蛋白多糖（或称黏蛋白），后者与胶原纤维结合形成网状结构，对真皮及皮下组织起支撑固定作用；黏多糖的合成及降解主要通过酶促反应完成，但某些非酶类物质如氢醌、核黄素、维生素 C 等也可降解透明质酸。此外，内分泌因素也可影响黏多糖的代谢，如甲状腺功能亢进可使局部皮肤的透明质酸和硫酸软骨素含量增加，而形成胫前黏液性水肿。

（二）蛋白质代谢

皮肤蛋白质包括纤维性和非纤维性蛋白，前者包括角蛋白、胶原蛋白和弹性蛋白等，后者包括细胞内的核蛋白以及调节细胞代谢的各种酶类。角蛋白是角质形成细胞和毛发上皮细胞的代谢产物及主要成分，至少有 30 种；胶原蛋白有 Ⅰ 、Ⅱ 、Ⅳ 、Ⅶ 型，胶原纤维主要成分为 Ⅰ 型和Ⅲ型，网状纤维主要为 Ⅲ 型，基膜带主要为 Ⅳ 型和Ⅶ型；弹性蛋白是真皮内弹力纤维的主要成分。

（三）脂类代谢

真皮和皮下组织中含有丰富的脂肪，可通过 β-氧化途径提供能量。其合成主要在表皮细胞中进行。皮肤中的脂类包括脂肪和类脂质。人体皮肤的脂类总量大约占皮肤总重量的 3.5% ～ 6%。脂肪的主要功能是储存能量和氧化供能，类脂质是细胞膜结构的主要成分和某些生物活性物质合成的原料。表皮中最丰富的必需脂肪酸为亚油酸和花生四烯酸，后者在日光作用下可合成维生素 D，有利于预防佝偻病。血液脂类代谢异常也可影响皮肤脂类代谢，如高脂血症可使脂质在真皮局限性沉积，形成皮肤黄瘤。

（四）水和电解质代谢

皮肤是人体内的一个主要贮水库，大部分水分贮存于真皮内，后者不仅为皮肤的各种生理功能提供了重要的内环境，也对整个机体的水分调节起到一定的作用，当机体脱水时，皮肤可提供其水分的 5% ～ 7% 以维持循环血容量的稳定。

皮肤中含有各种电解质，主要贮存于皮下组织，其中 Na^+、Cl^- 在细胞间液中含量较高，K^+、Ca^{2+}、Mg^{2+} 主要分布于细胞内，它们对维持细胞间的晶体渗透压和细胞内外的酸碱平衡起着重要的作用；K^+ 还可激活某些酶，Ca^{2+} 可维持细胞膜的通透性和细胞间的黏着。在某些炎症性皮肤病中，局部 Na^+、Cl^- 及水含量增高。因此，适当限制食盐有利于炎症性皮肤病的康复；Zn^{2+} 缺乏可引起肠病性肢端皮炎等疾病；铜在黑素形成、角蛋白形成中起重要作用，铜缺乏时可出现角化不全或毛发卷曲。

第 7 节　免疫功能

皮肤既是免疫反应的效应器官，又有主动参与启动和调节皮肤相关免疫反应的作用。1986 年 Bos 提出了"皮肤免疫系统"（skin immune system）的概念，1993 年 Nickoloff 提出了真皮免疫系统的概念，进一步补充了 Bos 的观点。皮肤免疫系统包括免疫细胞和免疫分子两部分。皮肤免疫系统的细胞成分见表 1-2-1

表 1-2-1　皮肤主要免疫细胞的分布与功能

细胞种类	分布部位	主要功能
角质形成细胞	表皮	合成分泌细胞因子、参与抗原递呈
Langerhans 细胞	表皮	抗原递呈、合成分泌细胞因子、免疫监视等
淋巴细胞	真皮	介导免疫应答
内皮细胞	真皮血管	分泌细胞因子、参与炎症反应、组织修复等
肥大细胞	真皮乳头血管周围	Ⅰ型变态反应
巨噬细胞	真皮浅层	创伤修复、防止微生物入侵
成纤维细胞	真皮	参与维持皮肤免疫系统的自稳
真皮树枝状细胞	真皮	不详，可能是表皮 Langerhans 细胞的前身

第 8 节　毛发和甲的生理

人体表面除掌跖、指趾末节背面、唇红部、乳头、龟头、包皮内侧、小阴唇、大阴唇内侧和阴蒂外，都有毛发。但毛发的长度、质地、颜色因人而异，甚至在同一个体中差异也很大。人体毛发分长毛、短毛和毳毛三种。长毛多可长至 1cm 以上，质地粗硬，色泽浓，如头发、胡须、腋毛。短毛一般不超过 1cm，质地较粗硬，如睫毛、眉毛、鼻毛。毳毛短，质软色淡，如汗毛。不同人种毛发的形状可有不同，如黄种人毛发多为直毛，白种人毛发多为波状，黑人毛发多为卷曲毛发。毛发色泽有多种，包括黑色、褐色、金黄色、红色、白色等。毛发的密度随性别、年龄、个体和部位而异，头皮部约有 10 万根。面颊部、额部毛发的密度较之躯干和四肢高约 4 ～ 6 倍。头发、腋毛每日生长约 0.27 ～ 0.4 mm。一般女性头发多于男性，男性腋毛多于女性，眉毛男女相当。男性毛发生长速度多快于女性。头发在 15 ～ 30 岁时生长最快。毛发的生长有周期性：包括生长期、退行期和休止期。不同的毛发生长周期不同。头发的生长周期 3 ～ 4 年，退行期 2 ～ 3 周，休止期 2 ～ 6 月，其他部位的毛发生长期相对较短，而休止期较长，这也是头发长于其他体毛的原因。需注意的是，各毛发的生长周期性是相对独立的。

指甲或趾甲位于手指或足趾末端的伸面，为紧密而坚实的角化上皮。甲中钙的含量很低，但硫含量高，主要以胱氨酸及其双硫键形式存在。

第 9 节　皮肤衰老

皮肤自然老化是指随年龄增长而发生的皮肤生理性衰老，老化程度受遗传、内分泌、营养、卫生状况、免疫等因素的影响。皮肤老化虽为自然规律，但在一定条件下可以延缓衰老的过程。

光老化是指皮肤长期受光照而引起的老化，主要由 UVA、UVB 照射引起皮肤基质蛋白酶表达异常，氧自由基产生过多，胶原纤维、弹力纤维变性、断裂和减少，黑色素合成增加，从而使皮肤松弛、皱纹增多、皮肤增厚粗糙、色素沉着、毛细血管扩张，并容易发生皮肤肿瘤。

坚持自我面部保健按摩可改善皮肤血液循环、加速新陈代谢、增加皮肤细胞活力、防止真皮乳头层的萎缩、增加弹力纤维的活性，从而延缓皮肤衰老。可根据气候、年龄和个体皮肤类型选择合适的抗衰老、保湿、抗氧化化妆品，切勿选用含激素、汞、砷等成分的化妆品。

（周　辉）

第3章　皮肤病与免疫学

第1节　免疫学基本概念

"免疫"一词源于拉丁文"immunitas"，其原意为免除赋税或徭役，后引申为免除瘟疫。现指机体识别和排除抗原异物，维持机体生理平衡和稳定的功能。

免疫系统是机体抵御外来有害物质、微生物、抗原、毒素和恶性细胞等的重要系统，具有三大功能，即免疫防御、免疫监视、免疫稳定。其主要由免疫器官和组织、免疫细胞及免疫分子组成，并通过血管、淋巴管形成复杂的网络。免疫器官分中枢性和周围性。前者包括骨髓和胸腺，是免疫细胞产生、分化和成熟的场所；后者包括脾、淋巴结、黏膜相关淋巴组织及皮肤相关淋巴组织，是免疫应答的场所。免疫细胞泛指所有参加免疫反应的细胞。

免疫应答包括固有免疫应答（innate immune response）和获得性免疫应答（adaptive immune response）。固有免疫应答反应迅速但特异性低，缺乏免疫记忆，基本组分包括巨噬细胞、中性粒细胞、嗜酸性粒细胞、嗜碱性粒细胞、肥大细胞、自然杀伤细胞（NK）、Toll样受体、补体以及抗菌肽等。获得性免疫应答具有特异性和免疫记忆积累，在抗原提呈后发生，主要组分包括抗原提呈细胞（朗格汉斯细胞和树突状细胞）、T淋巴细胞、B淋巴细胞等。

获得性免疫应答又分为细胞免疫应答和体液免疫应答。前者主要由T细胞介导，后者由B细胞产生的抗体介导。获得性免疫应答包括三个阶段：识别抗原，T细胞受体（TCR）/B细胞受体（BCR）特异性识别、结合抗原肽/抗原表位；T细胞/B细胞活化、增殖和分化，T细胞/B细胞接受双信号刺激开始活化增殖分化产生效应T细胞/浆细胞；效应阶段，效应T细胞或效应抗体分子发挥免疫效应。T细胞包括：辅助性T细胞（Th）、细胞毒性T细胞（Tc）、调节性T细胞（Tr）、自然杀伤T细胞和γ/δ T细胞。辅助性T细胞又分为Th1、Th2和Th3细胞。主要组织相容性复合体（MHC）抗原在人类称为人类白细胞抗原（human leukocyte antigen，HLA）。HLA Ⅰ类分子几乎分布于所有有核细胞的表面，Ⅱ类分子主要分布于单核巨噬细胞、B细胞、树突状细胞及激活的T细胞表面。抗原需与HLA分子结合才能被抗原提呈细胞和T细胞识别。T细胞通过TCR识别抗原肽-MHC Ⅱ类分子复合物，并增殖活化。抗体是由成熟的B细胞（浆细胞）产生并分泌的免疫球蛋白（immunoglobulin，Ig）分子，包括IgM、IgG、IgA、IgD、IgE等。免疫细胞在正常或活化状态下可产生多种小分子量蛋白质，称为细胞因子和趋化因子，它们作为短程介质在免疫应答中发挥重要作用。

第2节　皮肤免疫细胞

皮肤是机体与外界环境间的机械防御屏障和免疫学屏障，并且皮肤常是免疫性疾病的靶器官。药物反应、自身免疫性疾病如红斑狼疮、皮肌炎、自身免疫性水疱病等及移植物抗宿主反应常侵犯皮肤。皮肤不仅是免疫反应的效应部位，也是免疫反应的启动部位。1986年，Bos在皮肤相关淋巴组织概念的基础上提出了皮肤免疫系统（skin immune system）。皮肤免疫系统主要包括角质形成细胞、朗格汉斯细胞、淋巴细胞、内皮细胞、肥大细胞、巨噬细胞、成纤维细胞、真皮树突状细胞等免疫细胞和多种免疫分子。

占表皮绝大多数的细胞是角质形成细胞。角质形成细胞可以表达MHC Ⅰ类抗原，在某些病理条件下可表达MHC Ⅱ类抗原。角质形成细胞可以产生多种细胞因子和趋化因子，不但是免疫应答靶点，也是免疫启动细胞。

表皮内的朗格汉斯细胞来源于骨髓，属抗原提呈细胞。光镜下难以辨认，通过免疫组化染色可以识别，电镜下可观察到特征性的Birbeck颗粒。朗格汉斯细胞捕获抗原后，可将抗原处理并游走至局部淋巴结，将抗原肽提呈给T细胞，启动免疫应答。

正常皮肤内几乎没有B细胞。正常表皮内的T细胞约为皮肤内全部T细胞的2%，多为CD8$^+\alpha/\beta$T细胞。正常真皮内有CD4$^+$T细胞和CD8$^+$T细胞，常表达CD45RO和皮肤淋巴细胞抗原-1（CLA-1）。真皮内浸润的单个核细胞多为激活的T细胞。真皮内其他免疫细胞包括血管内皮细胞、肥大细胞、巨噬细胞、真皮树突状细胞等。肥大细胞表面的FcεRI受体能结合IgE，在速发型变态反应中发挥作用。巨噬细胞的吞噬作用比朗格汉斯细胞强，也能加工并提呈抗原，但刺激T细胞的作用比朗格汉斯细胞弱得多。真皮树突状细胞的表面标志与朗格汉斯细胞不同。

第3节　皮肤免疫分子

皮肤免疫细胞在某些刺激下或免疫应答阶段可

产生多种小分子量的蛋白质，称为细胞因子和趋化因子。这些因子在免疫应答过程中调节细胞的生长和分化、淋巴细胞的游走以及细胞间的相互作用。皮肤免疫细胞还可表达黏附分子，包括整合素、免疫球蛋白、选择素和钙黏素等，介导细胞与细胞间或细胞与基质间的接触或结合。此外，皮肤内的分泌型 IgA、补体、神经肽等分子也起相应的作用。

第4节 变态反应

变态反应（allergic reactions）也称超敏反应（hypersensitivity reactions），是指机体再次接触某种抗原后产生的病理性免疫应答，表现为机体生理功能的紊乱或组织的损伤。变态反应的发生需要具备免疫应答的基本条件，如抗原刺激、反应潜伏期、反应的特异性等。变态反应所致疾病的临床和病理学表现主要由两个因素决定：①导致组织损伤的免疫应答类型；②引起这种应答的抗原或应答靶抗原的性质及定位。变态反应分为四型，前三型由抗体介导，第四型由 T 细胞介导。

I型变态反应 又称速发型超敏反应。发生速度快，组织细胞破坏不明显。药物、某些化学物质、蛋白等抗原或半抗原（需与蛋白质结合后才具有免疫原性）进入机体，刺激体内产生 IgE 抗体，与肥大细胞或嗜碱性粒细胞表面的 IgE 受体结合，使机体处于致敏状态。当相同变应原再次进入机体后，与肥大细胞或嗜碱性粒细胞表面的 IgE 分子结合，并将激活信号传导入细胞，活化的细胞产生并分泌多种介质，引起临床及病理表现。常见的效应器官为皮肤、呼吸道和消化道。临床常见于荨麻疹、过敏性休克等。

II型变态反应 又称抗体介导的细胞毒型或细胞溶解型超敏反应。主要机制为细胞毒抗体与靶细胞表面的抗原或半抗原结合（或抗原抗体复合物吸附于靶细胞），激活补体系统，导致细胞溶解破坏。吞噬细胞或自然杀伤细胞也可参与该型变态反应。临床常见于溶血性贫血、血小板减少等。

III型变态反应 又称免疫复合物型或血管炎型超敏反应。血管内形成的可溶性免疫复合物不能被吞噬细胞清除，沉积于局部或全身多处毛细血管基底膜，激活补体，并在中性粒细胞、血小板、嗜碱性粒细胞等的参与下，引起以充血水肿、局部坏死和中性粒细胞浸润为主要特征的病理反应和组织损伤。临床常见于系统性红斑狼疮、类风湿性关节炎、Arthus 反应、血清病、链球菌感染后肾炎等。

IV型变态反应 又称迟发型超敏反应，主要由 T 细胞介导。活化的 T 细胞（主要是 CD4+T 细胞）释放多种细胞因子，使大量单核巨噬细胞浸润于局部组织，造成免疫损伤。临床常见于接触性皮炎、药疹伴嗜酸性粒细胞增高和内脏损害/药物超敏反应综合征、大疱性药疹、急性泛发性发疹性脓疱病等。

第5节 自身免疫与耐受

免疫系统避免产生破坏性自身反应的过程统称耐受。耐受分为天然耐受和获得性耐受。免疫系统对自身抗原无反应性称为天然耐受或自身耐受；机体通过非己抗原诱导而获得的耐受，称为获得性耐受。在中枢淋巴器官中绝大多数抗自身抗原的淋巴细胞被破坏的过程称为中枢性耐受，该过程通过阴性选择来维持。外周耐受指某些逃避了阴性选择的 T 细胞在外周仍对自身抗原无免疫应答。B 细胞在骨髓发育过程中，与自身抗原反应的克隆成熟过程或对抗原的应答会受到影响，而未遭遇抗原的 B 细胞克隆则继续发育成熟，并进入外周淋巴组织。在外周组织，自身反应性 B 细胞克隆也可出现外周耐受。如某些因素导致耐受的破坏，则会导致自身免疫应答。

自身免疫指失去自身耐受，发生抗自身抗原的免疫反应，由此引发的疾病称为自身免疫病。其可能的机制有遗传因素、中枢耐受的丧失、外周耐受的抑制、多克隆淋巴细胞的激活、自身抗原与外来抗原的免疫交叉反应、异常淋巴细胞调节、自身抗原结构的改变及隐蔽抗原的释放等。许多皮肤疾病与自身免疫有关，如系统性红斑狼疮、皮肌炎、系统性硬皮病、天疱疮、类天疱疮等。

（肖 汀）

第 4 章　皮肤组织病理学

第 1 节　皮肤组织病理检查

（一）皮肤组织病理检查的作用和意义

皮肤组织病理检查在皮肤病的诊断中具有非常重要的作用，如皮肤肿瘤可凭借皮肤组织病理检查而确诊，部分感染性皮肤病借助 HE 染色及结合特殊染色能找到病原体而明确诊断；大疱性、脓疱性、代谢障碍性皮肤病、结缔组织病、部分遗传性皮肤病和血管性疾病及某些肉芽肿性皮肤病等在临床和病理的密切配合下常可得出诊断或排除可疑的诊断。但一些皮肤病的病理改变是非特异性的，只能为临床提供参考以及在鉴别诊断上具有一定的意义。进行皮肤组织病理诊断时必须密切结合临床。

（二）皮肤组织病理检查取材方法、注意事项和标本处理

皮肤组织病理检查的第一步是皮肤活检术。皮肤活检术是皮肤科日常工作中最重要和最常用的操作之一，对皮肤病理的正确诊断往往起到非常重要乃至决定性的作用。皮肤活检术的方法包括：环钻或钻孔活检术、削切活检术、皮损内楔形切除活检术、全皮损切除活检术和刮取活检术。采取哪种方法应根据皮损的大小、形态、解剖部位、美容要求、对损害的评估、诊断需求（如是否需要免疫组化及免疫荧光检查）、治疗要求、患者的健康状况等来决定。有时需要对不同性质的皮损进行多部位取材，为对比需要，有时需取皮损临近未受累的正常皮肤。

1. 皮肤活检术的取材方法

（1）环钻活检术（punch biopsy）或钻孔活检术：采用 3 ～ 6mm 环钻取材，可以用来取小范围的全层皮片。应深达皮下脂肪层。主要用于炎症性皮肤病，也用于肿瘤损害取材。

（2）削切活检术（shave biopsy）：应达乳头真皮。浅表削切活检术适用于损害位于表皮或真皮浅层者，如脂溢性角化病、日光性角化病、疣。有时也用于痣细胞痣、基底细胞癌。深部削切活检术能取得更多的组织。

（3）皮损内楔形切除活检术（incisional biopsy）：是皮肤科最常用的活检术。能根据需要从损害内楔形切取不同大小和深度的组织。

（4）全皮损切除活检术（excisional biopsy）：用于损害比较小、能全切除或患者要求切除的损害、需要评估边缘的损害以及某些非典型性色素性损害，既能明确诊断又能达到治疗目的。

（5）刮取活检术（curettage biopsy）：用刮勺器刮取损害，一般不采用。

2. 皮肤活检术的要点和取材的注意事项

（1）皮肤活检术的要点

1）在常规消毒后应用 1% ～ 2% 盐酸普鲁卡因注射于皮损周围，避免直接注射于皮损内而造成真皮内出现空泡。

2）钻孔取材时根据皮损的大小选用不同口径的钻孔器，常用 4mm 环钻。手术者左手固定皮损部位，用拇指和食指沿皮肤纹理垂直方向展开皮肤，右手握钻孔器向下用适当力度旋转，达到皮下组织时，术者会感到阻力减小，组织浮起后用注射器针头或有齿镊小心提起，勿挤压，提起组织后用剪刀在底部剪下，然后缝合。

3）浅表削切活检术时刀片与皮面成 30° 以下角度切取损害。深部削切术时刀片与皮面成 45° 切取损害。

4）皮损内楔形切除活检术或全皮损切除活检术时刀锋与皮面垂直，以保证切除之必要深度。切开标本周围的真皮后，损害与周围组织脱离联系，即自动向上浮起，然后连同皮下组织切除取出标本。

（2）皮肤活检术皮损及取材部位的选择：正确的病理诊断与损害的选择关系极大。原则上水疱、大疱、脓疱性皮肤病宜选择早期的损害，而其他皮肤病则应取比较成熟的损害。原发损害不同，选择的时间各异。

1）皮损的选择要点

A. 水疱、大疱、脓疱：宜选择初发的、小的为佳，一般不超过 24 小时，陈旧的疱由于表皮的再生常影响正确的诊断。

B. 丘疹、结节、斑块：宜切取充分发展的损害，即取成熟的、浸润明显的损害。

C. 肿瘤：宜选择浸润深的、最硬的损害。

2）部位选择要点：

A. 避开面部、活动、受压的部位。面部取材有损容貌，在满足诊断需求的前提下尽可能选择耳后、发际或颌下等隐蔽处的皮损。也要避免切取腋窝、腹股沟及掌跖等活动受压的部位。

B. 选择好发部位的损害。很多皮肤病有惯发的部位，如银屑病惯发于四肢伸侧，皮脂腺痣好发于

头皮，皮肌炎好侵犯近端的肌组织。

（3）皮肤活检术取材的注意事项：

1）活检术前应取得患者的知情同意，向患者交代清楚检查的目的和基本步骤，询问用药史及药物过敏史，详细填写病理检查申请单，拍摄临床照片存档。

2）在取材的整个过程中切忌挤压及过度牵拉，以免造成组织分离断裂，忌用镊子或钳子镊取损害，以免组织破坏和细胞变形影响诊断。

3）标本应以完整的一块为原则，切勿零碎分割或拼凑。

4）孤立较小的皮损应一次切除，做到诊断与治疗兼顾。

5）取材形状：梭形、椭圆或圆形。

6）标本大小：为减轻病人痛苦，减少瘢痕，一般应按丘疹、结节大小，沿皮损边缘正常皮肤切除，如果是水疱则应当切宽些，可包括水疱外围 1mm 左右之正常皮肤，以资保护，避免水疱破裂。

7）切口方向：应注意神经、血管、皮纹、皮肤张力及损害形状。

8）深度：应切取表皮、真皮和皮下组织，力求完整。有不少皮肤病其典型病变常在真皮深部及皮下组织内。

9）皮肤有感染的，应在控制感染后取材，迫切需要及时明确诊断时取材后不宜缝合。

10）如怀疑为恶性肿瘤，取材应以争取及时明确诊断为第一要点，选择适当部位上足够的标本以供检查，力求一次解决诊断问题，避免多次取材增加病人痛苦及促使肿瘤扩散。

3. 标本处理 组织取材后应立即置于适当的固定液中以免组织自溶。切下的组织一般投入 10% 甲醛液中固定，也可用 95% 乙醇溶液。标本固定后可做石蜡切片染色。通常用苏木精 - 伊红（HE）染色，称为常规染色。如需做电镜检查可将标本置于 2% 戊二醛中固定。有的组织如弹力纤维、网状纤维、神经、黑素细胞等尚需做特殊染色。

第 2 节 皮肤组织病理学基本术语

1. 角化过度（hyperkeratosis） 正常的表皮角质层厚度可因解剖部位不同而有生理性差异。如果该部位角质层较正常者厚，称为角化过度（图 1-4-1）。因角质形成过多所造成者，颗粒层会相应增厚，见于扁平苔藓、慢性皮炎等；由角质滞留堆积而引起的则颗粒层并不随之增厚，见于寻常型鱼鳞病。角化过度可同时合并有角化不全。如角化过度由完全角化的细胞构成称为正角化过度。包括网篮型角化

过度、致密型角化过度和板层型角化过度。

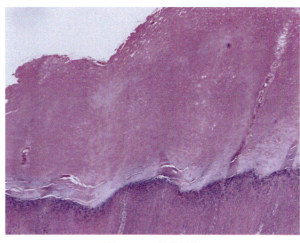

图 1-4-1 角化过度

（1）网篮型角化过度：增厚的角质层呈网篮状，见于扁平疣、花斑糠疹等。

（2）致密型角化过度：增厚的角质层排列紧密。见于慢性搔抓和摩擦的皮损，如慢性单纯性苔藓、结节性痒疹、原发性皮肤淀粉样变等。

（3）板层型角化过度：角质滞留堆积排列成薄的板层状。见于寻常型和性联鱼鳞病。

2. 角质栓（horny plug）或**毛囊角栓**（follicular plug） 指增厚的角质在毛囊口或汗孔口形成栓塞状（图 1-4-2）。见于红斑狼疮、硬化萎缩性苔藓、毛发红糠疹、汗孔角化症、毛发苔藓、小棘苔藓等。

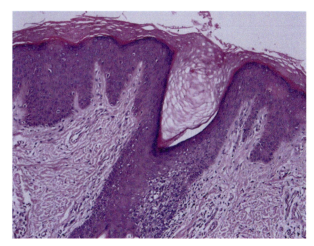

图 1-4-2 角质栓或毛囊角栓

3. 角化不全（parakeratosis） 由于不完全角化导致细胞核滞留于角质层内，在角化不全区域颗粒层往往减少或消失（图 1-4-3）。可表现为局灶性角化不全如点滴状银屑病、连续性角化不全如斑块型银屑病。角化不全可以是连续的水平方向上，如玫瑰糠疹；或垂直方向上的，如汗孔角化症；或水平与垂直方向交替出现，如毛发红糠疹。

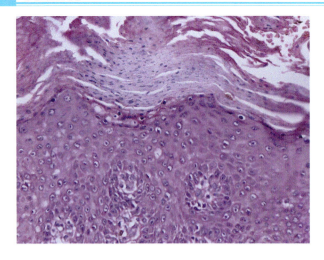

图 1-4-3　角化不全

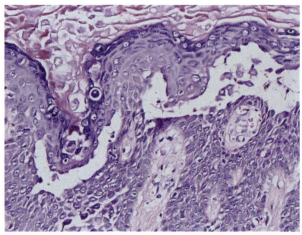

图 1-4-5　圆体

4. 柱状板层（Cornoid lamella）　以一定角度呈楔形或柱状插入表皮凹陷内的角化不全称为柱状板层（图 1-4-4），是汗孔角化症的特点。

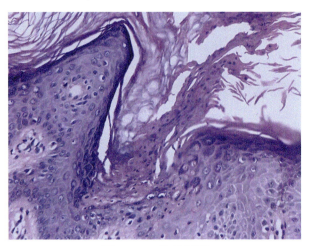

图 1-4-4　柱状板层

5. 角化不良（dyskeratosis）　指角质形成细胞提前不成熟的角化。表现为胞核固缩，细胞质均质红染，是细胞凋亡现象。有以下几种表现形式：

（1）良性角化不良（benign dyskeratosis）：常见于棘层松解性良性皮肤病，如毛囊角化病、家族性良性慢性天疱疮和疣状角化不良瘤等，因此，又称为棘层松解性角化不良（acantholytic dyskeratosis）。可表现为圆体（corps ronds）或谷粒（grain），圆体见于颗粒层和棘层上部，中心为一大而圆、均匀的嗜碱性固缩核，周围绕有透亮的晕，晕的周围有一嗜碱性外壳（图 1-4-5）。谷粒见于角质层内，似角化不全细胞而略大，但核清晰，状如谷粒，周围绕有嗜碱性的、也可呈嗜酸性的角化不良的物质（图 1-4-6）。良性角化不良还见于核黄素缺乏病，其特点是角化不良细胞呈均质嗜伊红的外貌，有时会有固缩的残核成群的存在于棘细胞层、颗粒层以及角质层中。

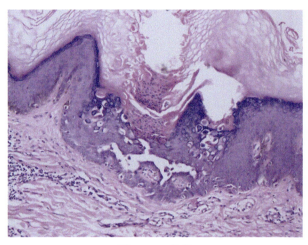

图 1-4-6　谷粒

（2）肿瘤性角化不良（neoplastic dyskeratosis）：见于鲍温病、鳞状细胞癌和增生性毛鞘瘤等。其特点是角化不良细胞以个别的姿态出现，细胞呈均质嗜伊红，界限清楚，有时会有残存固缩的核（图 1-4-7）。角珠（keratin pearl）也属于肿瘤性角化不良，表现为呈同心圆排列的鳞状细胞团的中央出现逐渐角化的均质红染的凋亡细胞（图 1-4-8）。

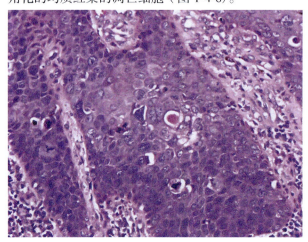

图 1-4-7　肿瘤性角化不良

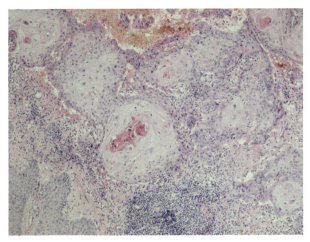

图 1-4-8　角珠

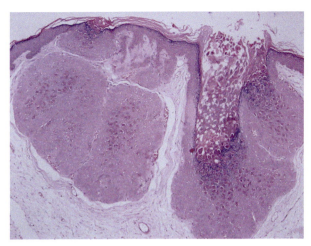

图 1-4-10　病毒包涵体

（3）胶样小体（colloid body）：也称 Civatte 小体（Civatte body）。在靠近基底层和棘层，或真皮乳头层内出现单个或几个均质的嗜伊红小体，可有或无皱缩的细胞核（图 1-4-9）。主要见于扁平苔藓、红斑狼疮、多形红斑和移植物抗宿主病。

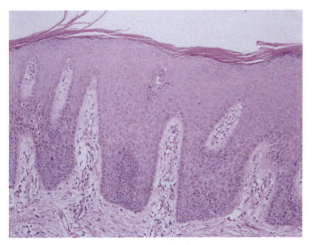

图 1-4-11　颗粒层减少

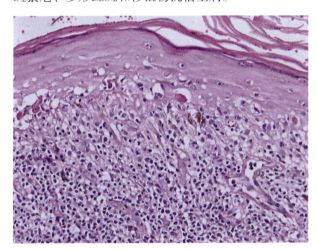

图 1-4-9　胶样小体

（4）病毒包涵体（viral inclusion body）：病毒在感染的角质形成细胞内形成均质嗜伊红的小体（图 1-4-10）。见于疱疹病毒和痘病毒感染性皮肤病，如单纯疱疹、带状疱疹、传染性软疣、羊痘、挤奶人结节等。

6. 颗粒层减少（hypogranulosis）　颗粒层数目减少，常伴有角化不全（图 1-4-11）。常见于银屑病、寻常型鱼鳞病等。

7. 颗粒层增厚（hypergranulosis）　正常颗粒层通常由 1～3 排细胞组成，如厚度增加，谓之颗粒层增厚（图 1-4-12）。常与角化过度相伴随，因此见于角化过度的疾病如扁平苔藓、慢性单纯性苔藓、原发性皮肤淀粉样变等。

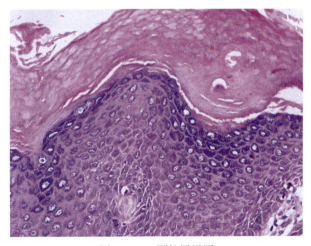

图 1-4-12　颗粒层增厚

8. 棘层增厚（acanthosis）　棘细胞层的厚度因皮肤的生理性解剖部位的不同而有差异，一般由 4～8 排细胞组成，如果厚度显著增加称棘层增厚（图 1-4-13）。通常由于棘层细胞数目增多所致。棘层增厚常伴表皮嵴的延长或增宽。个别情况下棘层细胞数目并不增多，而是由于细胞体积增大所致，如尖锐湿疣。

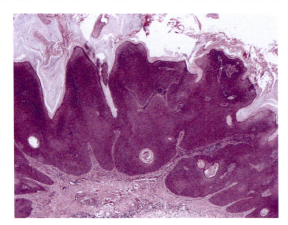

图 1-4-13　棘层增厚

9. 乳头瘤样增生（papillomatosis）　真皮乳头不规则向上延伸使得表皮呈凹凸不平的波浪起伏，常伴有角化过度和表皮嵴向下延伸（图 1-4-14）。见于寻常疣、尖锐湿疣、脂溢性角化病、皮脂腺痣和黑棘皮病等。

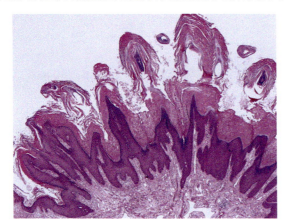

图 1-4-14　乳头瘤样增生

10. 疣状增生（verrucous hyperplasia）　表皮角化过度、颗粒层增厚、棘层增厚以及乳头瘤样增生同时存在（图 1-4-15）。见于寻常疣、疣状皮肤结核、疣状痣等。

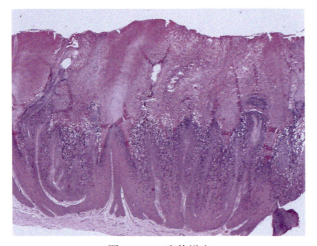

图 1-4-15　疣状增生

11. 假上皮瘤样增生（pseudoepitheliomatous hyperplasia）　棘层显著增厚，表皮嵴延长增宽，增生的表皮可达汗腺以下水平，颇似癌变，但细胞分化良好，无异型性（图 1-4-16）。见于疣状皮肤结核、着色真菌病、慢性溃疡边缘等。

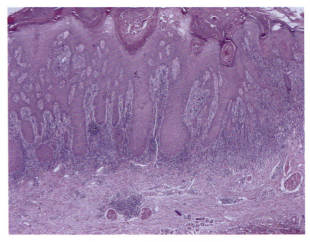

图 1-4-16　假上皮瘤样增生

12. 表皮萎缩（epidermal atrophy）　棘层变薄、表皮嵴萎缩或消失致使表皮和真皮交界处波浪起伏的形态消失，甚至形成一条直线（图 1-4-17）。见于萎缩性皮肤病、硬化萎缩性苔藓、硬皮病等。

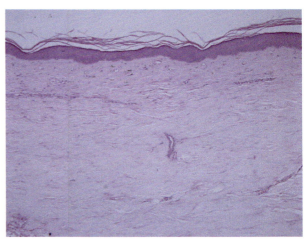

图 1-4-17　表皮萎缩

13. 表皮水肿（epidermal edema）　表皮水肿分为细胞间和细胞内水肿，其实表皮发生水肿时，这两种情况往往不同程度地合并存在。

（1）细胞间水肿（intercellular edema）：细胞彼此的间隙增宽，细胞间桥拉长清晰可见，似海绵状，因此细胞间水肿又称海绵水肿或海绵形成（spongiosis）（图 1-4-18）。见于湿疹、接触性皮炎等。

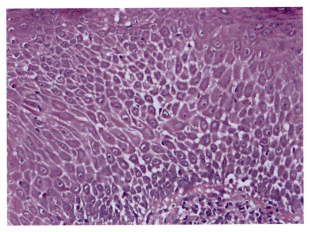

图 1-4-18 海绵形成

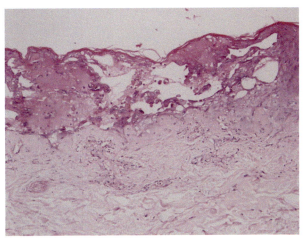

图 1-4-20 网状变性

（2）细胞内水肿（intracellular edema）：细胞内水肿而使细胞肿胀，胞浆色淡，核可被挤至边缘。当明显的细胞内水肿时，表皮细胞高度肿胀、细胞间桥消失，导致棘层松解和大疱形成，游离的棘细胞状如圆球飘荡于疱中或沉积于疱的低位处，貌似气球，称之为气球细胞，形成气球细胞这一过程称为气球变性（ballooning degeneration）（图 1-4-19），见于病毒性水疱如带状疱疹，具有诊断意义。严重的细胞内水肿使细胞破裂，形成多房性水疱，房间隔由毗邻残留的细胞膜构成，呈网状，称为网状变性（reticular degeneration）（图 1-4-20），主要见于疱疹病毒感染等。

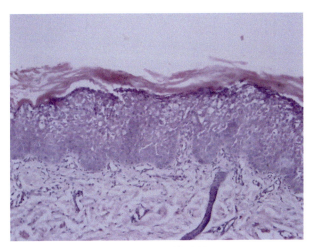

图 1-4-21 颗粒变性

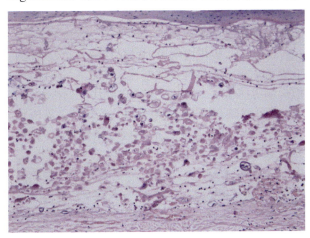

图 1-4-19 气球变性

14. 颗粒变性（granular degeneration） 又称为表皮松解性角化过度（epidermolytic hyperkeratosis）。在颗粒层和基底层上的棘层内有大量含有嗜碱性的透明角质颗粒、胞浆空淡的细胞，常伴有角化过度和棘层增厚（图 1-4-21），是由于角蛋白基因异常导致大量功能缺陷的角蛋白聚集于角质形成细胞所致。见于遗传性大疱性鱼鳞病样红皮病（又称表皮松解性角化过度性鱼鳞病）、表皮松解性掌跖角化病、表皮痣、表皮松解性棘皮瘤等。

15. 棘层松解（acantholysis） 由于棘细胞间黏合物质包括桥粒内物质的溶解，使棘细胞间的联系丧失，导致在表皮内形成裂隙、水疱或大疱的过程称为棘层松解。因为松解而失去联系的细胞单个或聚集成簇游离于大疱之中，细胞胞体较大而圆，核呈圆形，染色均一，其周围常绕以浓缩的嗜酸性胞浆，称为棘层松解细胞（acantholytic cell）（图 1-1-22）。见于天疱疮、病毒性大疱、毛囊角化病和日光性角化病等。真皮乳头上覆盖一层基底细胞呈指状突出到棘层松解而形成的裂隙或大疱内称为绒毛（villus）（图 1-4-23），见于寻常型天疱疮、家族性良性慢性天疱疮、毛囊角化病等。

16. 基底细胞液化变性（liquefaction degeneration of basal cell） 基底细胞变性使基底细胞胞浆失去嗜碱性的特点，随着变性程度的加重，胞浆由苍淡变为透亮，细胞肿胀呈圆形，核被压缩成多角形或星芒状，有时核被挤向一边，细胞呈空泡状，即空泡变性。肿胀严重时可使细胞破裂，胞核和黑素游离，基底层完全消失，使表皮和真皮直接接触，二

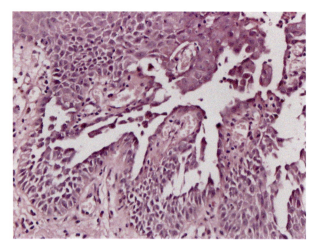

图 1-4-22　棘层松解

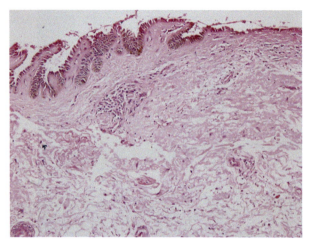

图 1-4-23　绒毛

者的界限模糊,甚至导致表皮下裂隙或大疱(图 1-4-24)。见于许多具有界面改变的炎症性皮肤病,如扁平苔藓、线状苔藓、光泽苔藓、硬化萎缩性苔藓、红斑狼疮、皮肌炎、多形红斑、固定型药疹、皮肤淀粉样变等。

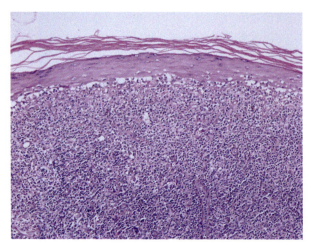

图 1-4-24　基底细胞液化变性

17. 空泡细胞或凹空细胞（koilocyte） 在棘层的中上部有大小不一、胞浆比较透明、胞核周围有空晕的细胞称为空泡细胞或凹空细胞(图 1-4-25)。生理情况见于口唇、外阴黏膜。病理情况下见于乳头瘤病毒感染,如尖锐湿疣、扁平疣等。

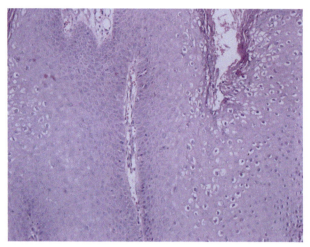

图 1-4-25　空泡细胞或凹空细胞

18. 水疱（vesicle）和大疱（bulla） 为含有液体的空腔,临床上将疱的直径小于 0.5 cm 者称为水疱,而大于 0.5 cm 者(有的作者认为大于 1 cm)称为大疱。在组织病理的实用基础上,水疱与大疱之间没有明显的界线。将位于表皮内和表皮下的疱分别称之为表皮内疱(图 1-4-26)和表皮下疱(图 1-4-27)。表皮内疱可因棘层松解(如天疱疮、毛囊角化病、家族性良性慢性天疱疮)、感染(如疱疹病毒感染)、变态反应性皮肤病(如接触性皮炎、多形红斑、中毒性大疱性表皮松解症)等所致。表皮下疱常见于类天疱疮、疱疹样皮炎、大疱性表皮松解症、大疱性系统性红斑狼疮、线状 IgA 大疱性皮病等。

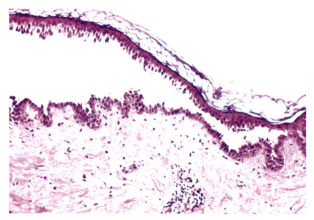

图 1-4-26　表皮内疱（天疱疮）

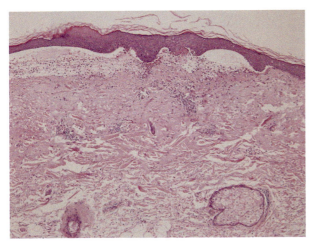

图 1-4-27　表皮下疱 - 类天疱疮

19. 微脓肿（microabscess）　① Munro 微脓肿（Munro microabscess）：位于角质层的角化不全区内由嗜中性粒细胞聚集而成（图 1-4-28），见于寻常型银屑病。② Kogoj 海绵状脓肿（Kogoj spongiotic abscess）：在颗粒层和棘细胞层上部的海绵水肿区域有嗜中性粒细胞聚集（图 1-4-29），见于脓疱型银屑病、

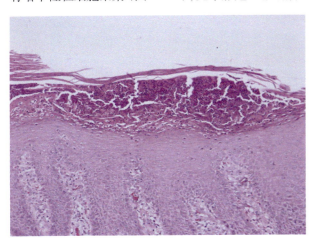

图 1-4-28　Munro 微脓肿

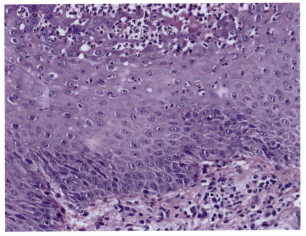

图 1-4-29　Kogoj 海绵状脓肿

掌跖脓疱病、疱疹样脓疱病等。③ Pautrier 微脓肿（Pautrier's microabscess）：在棘细胞层内由异型的淋巴细胞聚集而成，其周围有透亮区（图 1-4-30），见于蕈样肉芽肿。

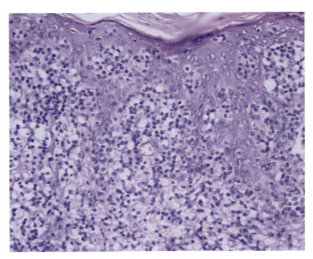

图 1-4-30　Pautrier 微脓肿

20. 基底层色素增多（hyperpigmentation of basal layer）　表皮基底层黑素增多（图 1-4-31），见于脂溢性角化病、皮肤纤维瘤、黑棘皮病、阿狄森病和炎症后色素沉着等。

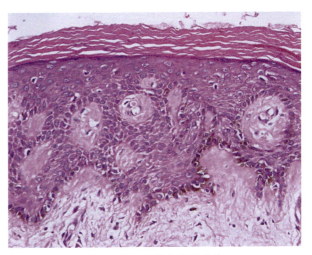

图 1-4-31　基底层色素增多

21. 色素减少（hypopigmentation）　基底层内色素减少或缺如，后者见于白癜风。

22. 色素失禁（pigment incontinence）　在病理过程中，基底细胞受损，导致黑素脱落到真皮的浅层，或被吞噬细胞吞噬，或游离在组织间隙，这种色素游离的现象，称为色素失禁（图 1-4-32），吞噬了黑素的细胞称噬黑素细胞。色素失禁有原发性和继发性，前者见于色素失禁症，后者见于扁平苔藓、红斑狼疮、固定型药疹等。

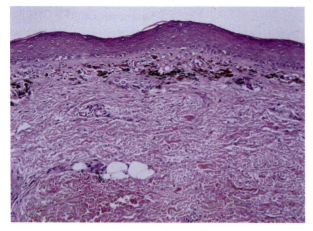

图 1-4-32　色素失禁

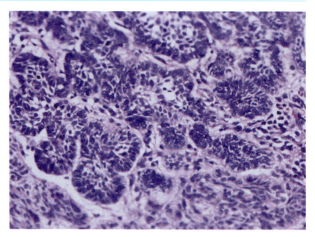

图 1-4-34　收缩间隙

23. 间变（anaplasia）　是肿瘤细胞的异型表现，具有大而深染的大小不匀称和形状不规则的核，且伴有异型核分裂现象，见于恶性肿瘤（1-4-7）。

24. 鳞状涡（squamous eddy）　角质形成细胞呈同心圆状排列呈漩涡状，中央的细胞质淡红染、透明，但无角化不良或不典型性细胞（图 1-4-33），见于倒置性毛囊角化病。

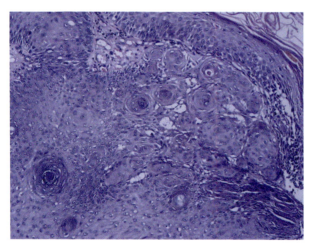

图 1-4-33　鳞状涡

25. 收缩间隙（retraction space）　肿瘤团块与其周围的间质之间由于其间的黏蛋白在切片的制作过程中脱失形成的裂隙，常见于基底细胞癌（图 1-4-34）。

26. 真皮萎缩（atrophy of the dermis）　整个真皮厚度减少，由于胶原纤维或弹力纤维减少所致。常伴有毛囊及皮脂腺萎缩或消失，见于斑状萎缩或线状萎缩。

27. 肉芽肿（granuloma）**及裸结节**（naked tubercle）肉芽肿是指由不同比例的上皮样细胞、组织细胞和多核巨细胞组成的结节状增生，可伴有淋巴细胞、嗜中性粒细胞、嗜酸性粒细胞及浆细胞。可分为感染性和非感染性肉芽肿。前者见于结核、麻风、深部真菌病等，由结核引起者称为结核性肉芽肿（图

1-4-35）；后者见于结节病、环状肉芽肿、类脂质渐进性坏死、异物肉芽肿等。肉芽肿周边很少或无淋巴细胞浸润，有时有纤维组织包绕称为裸结节，见于结节病（图 1-4-36）。肉芽肿的变性和 / 或坏死区周边的组织细胞呈栅栏状排列者称为栅栏状肉芽肿（palisading granuloma）（图 1-4-37），见于环状肉芽肿、类脂质渐进性坏死和类风湿结节等。

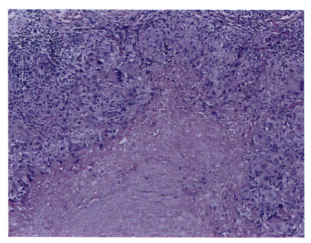

图 1-4-35　结核性肉芽肿和干酪样坏死

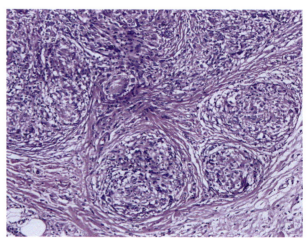

图 1-4-36　裸结节

28. 干酪样坏死（caseous necrosis）　是一种特殊的凝固性坏死，坏死组织完全破坏而失去其原有结构形成无定形的颗粒状物质，在 HE 切片中呈淡红色（图 1-4-35），常见于皮肤结核、晚期梅毒和结核样型麻风的神经损害。

29. 渐进性坏死（necrobiosis）　组织坏死不完全，失去其正常的着色，但保留正常结构的轮廓，周边可见组织细胞、成纤维细胞、异物巨细胞或上皮样细胞呈栅栏状围绕，见于环状肉芽肿（图 1-4-37）、类脂质渐进性坏死、类风湿结节等。

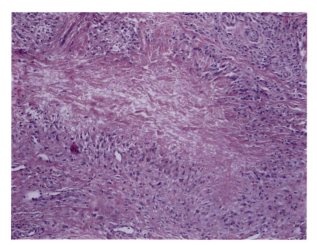

图 1-4-37　渐进性坏死

30. 均质化（homogenization）　真皮结缔组织的一种无定形均质一致的变化，表现为嗜伊红暗淡不透光（图 1-4-38），见于硬化萎缩性苔藓和硬皮病。

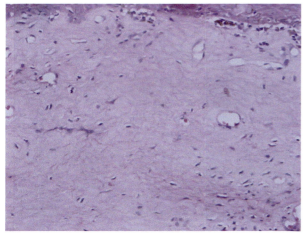

图 1-4-38　均质化

31. 玻璃样变性（glassy degeneration）**或透明变性**（hyaline degeneration）　在组织或细胞内出现玻璃样半透明的均质性物质，即所谓透明蛋白，在 HE 染色时呈均一淡红色，具有折光性（图 1-4-39），见于瘢痕疙瘩。如发生于浆细胞内，则称 Rusell 小体（Rusell body），见于麻风、鼻硬结病。

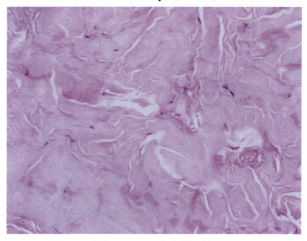

图 1-4-39　玻璃样变性

32. 纤维蛋白样变性（fibrinoid degeneration）　纤维蛋白渗透入通常伴有变性改变的胶原纤维或沉积于受损伤的血管壁及其周围，使其呈现折光嗜伊红均质的外观，称纤维蛋白样变性（图 1-4-40），见于红斑狼疮、变应性血管炎等。

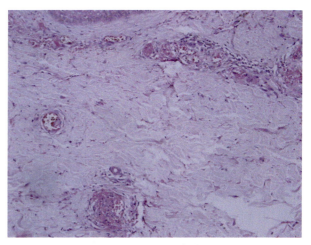

图 1-4-40　纤维蛋白样变性

33. 弹力纤维变性（degeneration of elastic fibers）　弹力纤维断裂、破裂，聚集成团或粗细不均呈卷曲状，呈嗜碱性变（图 1-4-41），常需弹力纤维染色方能证实，见于弹力纤维性假黄瘤、肢端角化性类弹力纤维病等。

34. 胶样变性（colloid degeneration）　其性质尚无一致意见，大多数认为是胶原纤维变性的一种形式，也有人认为是弹力纤维变性的结果。在组织切片中显示胶原纤维结构消失，呈无结构的均一性物质，HE 染色呈淡红色，有时染成轻度嗜碱性，呈灰蓝色。在均一性物质中有明显的裂隙，并有残留的胞核（图 1-4-42），见于胶样粟丘疹等。

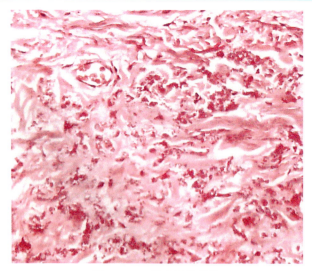

图 1-4-41　弹力纤维变性

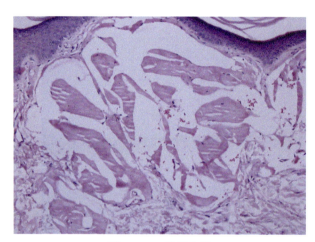

图 1-4-42　胶样变性

35. 淀粉样变性（amyloid degeneration）　真皮乳头内或小血管的基底膜下有淀粉样物质的沉积，HE染色切片中显示为淡红色均匀一致的团块（图 1-4-43）。由于固定脱水时淀粉样物质收缩，可发生裂隙。对甲紫呈异染现象，即染成与甲紫不同的紫红色。Van Gieson 染色呈黄色，见于皮肤淀粉样变。

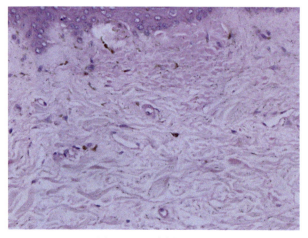

图 1-4-43　淀粉样变性

36. 黏液变性（mucinous degeneration）　在真皮纤维束间有黏液物质聚积，主要成分为酸性黏多糖和蛋白质，导致胶原纤维束间隙增宽。HE 染色呈淡蓝色，阿辛蓝染色呈蓝色（图 1-4-44），见于胫前黏液性水肿、黏液水肿性苔藓等。

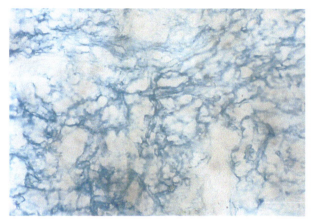

图 1-4-44　黏液变性

37. 嗜碱性变（basophilic degeneration）　真皮浅层胶原纤维失去其正常特点而呈淡蓝灰色、无定形或颗粒状（图 1-4-45），见于日光性角化病、盘状红斑狼疮、日光性弹性纤维病等。

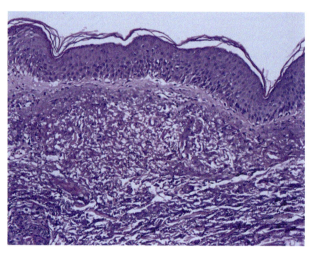

图 1-4-45　嗜碱性变

38. 脂膜炎（panniculitis）　指皮下脂肪组织发生炎症细胞浸润、水肿、变性或坏死，晚期可发生纤维化，组织细胞吞噬由变性坏死的脂肪细胞释放的脂质后称为泡沫细胞。病变以脂肪间隔为主者称为间隔性脂膜炎（septal panniculitis）（图 1-4-46），如结节性红斑；以脂肪小叶内为主者称为小叶性脂膜炎（lobular panniculitis）（图 1-4-47），如结节性血管炎；二者均累及者称为混合性脂膜炎。

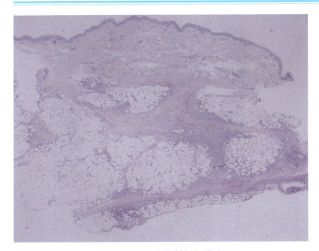

图 1-4-46　间隔性脂膜炎

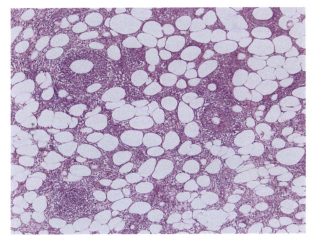

图 1-4-47　小叶性脂膜炎

第 3 节　皮肤免疫病理

皮肤组织标本的 HE 检查是诊断皮肤病的重要手段之一，但有些皮肤病仅仅依靠 HE 切片的组织学改变尚不能做出确切的诊断，需要联合免疫荧光或免疫组织化学（免疫组化）检查才能做出明确的诊断或对诊断和鉴别诊断提供重要依据。

（一）免疫荧光检查（immunofluorescence test）

该方法是根据抗原与抗体反应具有高度特异性的特点，结合荧光标记技术检测皮肤组织或血液中的抗体或抗原的方法。常用的方法有直接免疫荧光法（DIF）和间接免疫荧光法（IIF）。

DIF 主要用于检测病变组织中存在的抗原、抗体和补体，常用于天疱疮、大疱性类天疱疮、疱疹样皮炎、线状 IgA 大疱病、红斑狼疮、皮肤血管炎等的诊断与鉴别诊断。简要步骤是将病变组织切片

固定于玻片上，滴加荧光标记的抗人免疫球蛋白或抗 C3 或抗微生物抗体，置 37℃ 孵育 30 分钟，洗掉未结合的抗体，置荧光显微镜下观察结果。如天疱疮表现为棘细胞间 IgG、IgM、IgA 及 C3 网状荧光沉积（图 1-4-48），红斑狼疮和大疱性类天疱疮表现为基底膜 IgG、C3 线状荧光沉积（图 1-4-49）。组织中的病原微生物也可以用该方法检测，如衣原体。

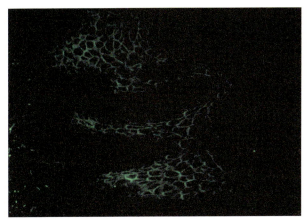

图 1-4-48　天疱疮棘细胞间网状荧光

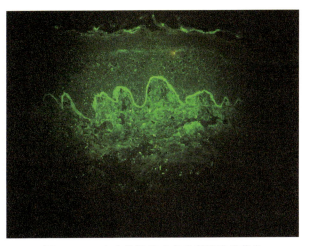

图 1-4-49　大疱性类天疱疮基底膜线状荧光

IIF 的简要步骤为将患者不同稀释度的血清滴于取自正常人皮肤、人喉癌上皮细胞（Hep-2）、鼠肝切片底物上，再滴加荧光标记的抗人免疫球蛋白抗体，荧光显微镜下观察。主要用于检测血清中存在的循环的自身抗体及其性质、类型和滴度，对疾病的诊断、鉴别诊断和病情观察有一定的指导意义。如检测天疱疮与类天疱疮血清中的抗体、结缔组织病特别是红斑狼疮中抗核抗体（ANA）（图 1-4-50 ～ 图 1-4-53）、抗双链 DNA（dsDNA）抗体（图 1-4-54）。红斑狼疮 ANA 抗体不同的抗体核型在临床中的意义有所不同。

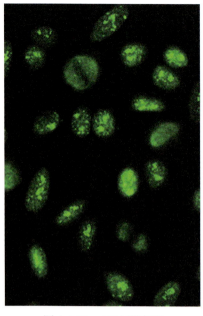 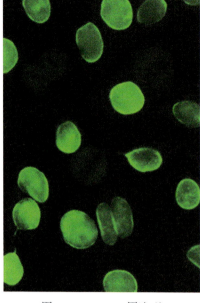 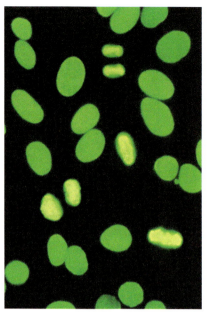

图 1-4-50　ANA 斑点型　　　　图 1-4-51　ANA 周边型　　　　图 1-4-52　ANA 均质型

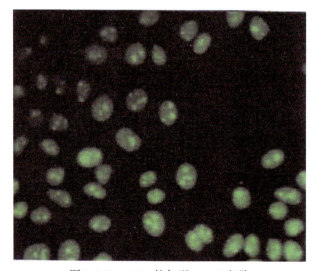

图 1-4-53　ANA 核仁型 -Hep-2 细胞

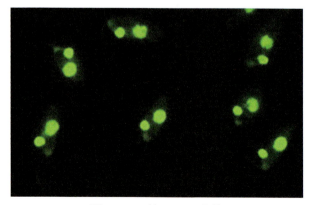

图 1-4-54　抗 dsDNA 抗体

（二）盐裂皮肤免疫荧光法

将患者的皮损或皮损邻近皮肤标本置于 1mol/

L 的 NaCl 溶液中，4℃冰箱内磁力搅拌器搅动，换液，72 小时后 OCT 包埋，采用上述方法行免疫荧光检查。主要用于自身免疫性大疱病和遗传性大疱病的诊断与鉴别诊断。

（三）免疫组化（immunohistochemistry，IHC）

将 OCT 或石蜡包埋的组织块切成薄片后置于防脱玻片上，滴加酶（常用的如辣根过氧化物酶、碱性磷酸酶）标记的特异性抗体，再滴加特殊的显色剂如 DAB，对相应的抗原进行定位、定性和辅助定量的方法。对细胞类型的鉴定和肿瘤的诊断及鉴别诊断具有重要作用。如 B 细胞抗原 CD79a 在 B 淋巴细胞胞膜表达（图 1-4-55）、S100 在黑素瘤细胞胞质中表达（图 1-4-56）、核增殖抗原 Ki67 在胞核表达（图 1-4-57）。

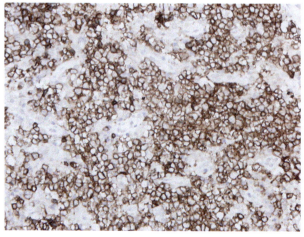

图 1-4-55　CD79a 在 B 淋巴细胞胞膜表达（400 倍）

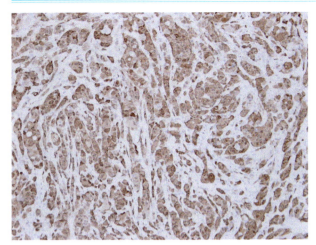

图 1-4-56 S100 在黑素瘤细胞胞质表达（200 倍）

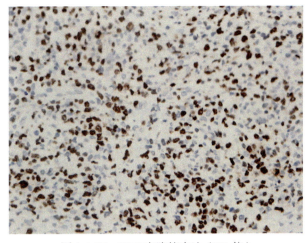

图 1-4-57 Ki67 在胞核表达（400 倍）

（黄长征 安湘杰 钟 萍）

第 5 章　皮肤性病的病因学与症状学

第 1 节　皮肤性病的病因学

了解皮肤性病的病因，对于疾病的诊断、鉴别诊断、治疗及预后判断都非常重要。皮肤性病的病因比较复杂，包括一般的发病因素、主要致病因素、使皮肤性病发展或加重的因素。

（一）一般的发病因素

1. 年龄　大多数皮肤病可以发生于人生任何年龄段，而某些皮肤病往往发生于一定年龄段或在一定年龄段发病率较高。如新生儿期发生尿布皮炎、新生儿毒性红斑、新生儿硬肿症、新生儿剥脱性皮炎；婴儿期发生婴儿湿疹、金黄色葡萄球菌性烫伤样皮肤综合征等多见。儿童期易患丘疹性荨麻疹、色素性荨麻疹、特应性皮炎、面部单纯糠疹、水痘等。青年和中年易患痤疮、脂溢性皮炎、银屑病等。天疱疮、大疱性类天疱疮、皮肤瘙痒症、脂溢性角化病、皮肤癌等易于中年至老年时期发病。

2. 性别　某些皮肤病好发于女性，如系统性红斑狼疮、系统性硬皮病、硬红斑、结节性红斑、黄褐斑等。男性易发生痤疮、脂溢性脱发、酒渣鼻等。月经疹、更年期角皮症只发生于女性。须疮只发生于男性。

3. 职业　不同职业者在不同的环境中工作，接触到不同的有害因素，因此可发生与职业有关的皮肤病，如化学工厂的工人容易受化学物质的刺激或对化学物质过敏而发生接触性皮炎，电焊工易发生电光性皮炎，演员发生油彩皮炎，农民发生稻田皮炎，矿工在潮湿环境中易患真菌性皮肤病等。

4. 种族　不同种族其遗传体质、外界环境、饮食习惯的不同，某些皮肤病的发生率也有差异，如白种人顶泌汗腺、皮脂腺比黄种人丰富，因此易患腋臭、痤疮；白种人的色素较黄种人少，因而日光性角化病、恶性黑素瘤的发病率也比黄种人高。

5. 季节　有的皮肤病与季节有一定关系，如多形红斑、玫瑰糠疹易发生于春秋季节；夏季炎热多汗，易发生痱子和感染性皮肤病；冬季寒冷易发生冻疮；多数银屑病冬季加重，夏季缓解，少数病例则相反。

6. 个人卫生　讲究个人卫生可较少发生细菌、寄生虫及真菌感染，如脓疱疮、疥疮、头癣和足癣等。

7. 社会因素　有的皮肤性病与社会因素有密切关系。中华人民共和国成立前性传播疾病在我国广泛流行，中华人民共和国成立后政府高度重视性传播疾病的防治，大力禁止卖淫嫖娼行为，性传播疾病在我国一度几乎灭绝。但 20 世纪 80 年代改革开放后，由于人员流动和交往的频繁，在我国又出现了性传播疾病。随着国民经济的发展和人民生活的富裕，目前营养不良性皮肤病如维生素 A 缺乏病及烟酸缺乏病等在我国已极少见。

（二）主要致病因素

1. 外因

（1）物理因素：压力及摩擦可引起胼胝及鸡眼。高温可引起烫伤，低温可引起冻疮。放射线可引起急性或慢性放射性皮炎或诱发肿瘤。接触光敏性物质后受到日光或紫外线照射可发生光接触性皮炎。某些个体服用喹诺酮类药物、磺胺、四环素类药物后，经日光或紫外线照射后可引起光感性药疹，食用某些植物如灰菜、紫云英后，日晒可引起植物 - 日光性皮炎。

（2）化学因素：某些个体接触染料、化工原料或其制品及家庭日用化学物品如染发剂、化妆品、洗涤剂等可能产生接触性皮炎，药物可引起药物性皮炎。

（3）生物性因素：①动物性：如昆虫咬伤及水母刺伤等均可发生皮炎。②植物性：如漆树及荨麻等可引起漆树皮炎或荨麻疹等。③微生物：如由细菌引起的疖、毛囊炎、痈、丹毒、脓疱疮、麻风、皮肤结核等；由病毒引起的扁平疣、寻常疣、传染性软疣、带状疱疹及单纯疱疹等；由螺旋体引起的梅毒等；由真菌引起的各种浅部及深部真菌病。④寄生虫：如食用绦虫感染的生猪肉后其幼虫可引起人的皮肤猪囊虫病，人体接触血吸虫尾蚴污染的水源可引起尾蚴皮炎等。

（4）食物因素：某些个体食用海产品食物后可引起变态反应性皮肤病如荨麻疹、湿疹等，食物中缺乏某种维生素可发生维生素缺乏性皮肤病。

2. 内因

（1）代谢障碍：代谢障碍性皮肤病常见的有黄瘤、皮肤淀粉样变、皮肤钙质沉着症等。

（2）内分泌紊乱：当肾上腺皮质功能亢进时发生库欣综合征，表现为满月脸、肥胖、萎缩纹、多毛、痤疮。甲状腺功能减退发生胫前黏液性水肿，妊娠时发生妊娠疱疹、黄褐斑等。

(3) 神经因素：脊髓空洞症及周围神经损伤时，可引起皮肤感觉障碍或穿通性溃疡。

(4) 精神因素：持续过重的精神压力可诱发斑秃、多汗症、胆碱能性荨麻疹、慢性单纯性苔藓、白癜风、扁平苔藓等。精神愉快、乐观，正确认识疾病，主动配合治疗则皮肤病能治愈得较为顺利。

(5) 内脏疾病：糖尿病患者可发生黄瘤、瘙痒症、念珠菌病及疖病等；肝病可伴发瘙痒症及掌红斑；内脏恶性肿瘤可伴发皮肌炎、黑棘皮病等。

(6) 血液循环和淋巴循环障碍：小腿静脉曲张者可发生淤积性皮炎，小腿淋巴液回流障碍可出现象皮肿等。

(7) 遗传：常见的遗传性皮肤病有鱼鳞病、毛囊角化病、大疱性表皮松解症、家族性良性慢性天疱疮、结节性硬化症等，有的皮肤病虽然未归纳为遗传性皮肤病，但也可能与遗传因素有关，如系统性红斑狼疮、银屑病等。

（三）皮肤病发展或加重的因素

1. 热水烫洗　急性湿疹和皮炎，患者用热水烫洗时常常感觉舒适，当时虽然可止痒，但烫后毛细血管更加扩张、糜烂、渗出加重。

2. 过度搔抓　慢性单纯性苔藓常因不断搔抓而使皮损变厚，皮损变厚又加重了瘙痒，因此形成恶性循环，并易发生继发细菌或病毒感染。一些感染性皮肤病如脓疱疮、扁平疣及传染性软疣等可因搔抓而蔓延发展；银屑病、扁平苔藓等可因搔抓或外伤而发生同形反应使疾病发展。

3. 过度洗浴　过度洗浴导致皮肤屏障保湿功能下降后致使病情恶化，如特应性皮炎、乏脂性湿疹、老年性皮肤瘙痒症及冬季瘙痒症等过度洗浴后皮肤会更干燥，瘙痒更重。

4. 食用辛辣刺激性食物　一些变态反应性皮肤病如特应性皮炎、湿疹等可因食用辛辣刺激性食物如酒、辣椒、蒜、葱等或异种蛋白性食物如羊肉、海洋鱼类等，即所谓"发物"，而使病情加重。

5. 紫外线照射　一些皮肤病如光敏性皮肤病（如多形性日光疹）、红斑狼疮等，常因强烈或过长时间的日晒而加重。

总之，皮肤病的病因很复杂，同一疾病在不同的患者中其病因可不同，同一患者的某一皮肤病可由多种不同的因素交互或协同作用所致。皮肤病的发生与发展往往是多种因素的作用。

第 2 节　皮肤性病的症状学

皮肤性病的症状包括自觉症状和皮肤损害。

（一）自觉症状

自觉症状是患者主观感觉到的不适，主要有瘙痒、烧灼、疼痛、麻木等。瘙痒是皮肤病最常见的自觉症状，有全身性和局部性。疼痛有刺痛、烧灼痛或闪电式疼痛等。感觉异常有触觉、痛觉、温度觉的减退甚至消失，可产生麻木感、蚁行感。

自觉症状与疾病的性质、严重程度和个体差异有关。同一皮肤病不同患者表现的自觉症状轻重不同。而同一自觉症状有的是由实质性病理变化所致，也有的是精神因素不稳定的结果。

（二）皮肤损害

皮肤损害简称皮损或皮疹，是指可以被视觉和触觉检查出来的皮肤黏膜及其附属器的病变。它分为原发性损害和继发性损害两大类。但两者不能截然分开，如黑变病的色素沉着斑是原发性的，而炎症后的色素沉着斑是继发性。脓疱疮的脓疱是原发性的，而湿疹皮炎继发感染引起的脓疱是继发性损害。

1. 原发损害（primary lesion）　是指皮肤病理改变直接产生的结果。

(1) 斑疹（macule）：指皮肤颜色的改变，为既不高起也不凹陷，可看见而不可触及的皮疹。斑疹直径一般小于1cm，直径超过 1cm 者称斑片（patch）。因发生机制不同，斑疹可表现为红斑、色素沉着斑、色素减退斑、色素脱失斑、瘀点、瘀斑等。

1) 红斑（erythema）：分为炎症性红斑和非炎症性红斑。炎症性红斑是因炎症使毛细血管扩张充血，皮肤表现为红色，压之褪色（图 1-5-1），见于湿疹、皮炎；非炎症性红斑不是炎症所致，而是毛细血管增多或扩张所致的红斑（图 1-5-2），见于鲜红斑痣、毛细血管扩张症。

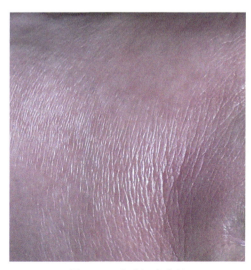

图 1-5-1　红斑 - 炎症性

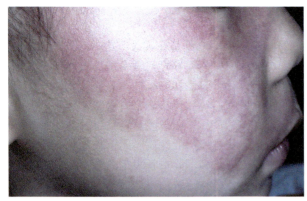

图 1-5-2　红斑 - 非炎症性（毛细血管扩张性）

2）色素沉着斑（hyperpigmented macule）：是色素增加所致，见于黄褐斑、黑变病、固定型药疹（图 1-5-3）等。

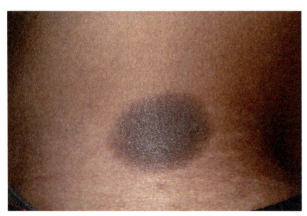

图 1-5-3　色素沉着斑

3）色素减退斑（hypopigmented macule）与色素脱失斑（depigmented macule）：色素减退斑是色素减少或部分消失所致，见于花斑糠疹、单纯糠疹等。而色素脱失斑是色素大部分或完全消失所致，见于白癜风（图 1-5-4）。

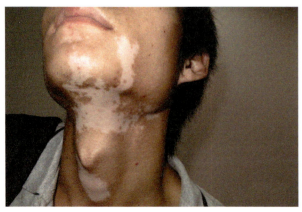

图 1-5-4　色素脱失斑

4）瘀点（petechia）和瘀斑（ecchymosis）：瘀点是红细胞外渗到周围组织的皮肤表现。开始为鲜红色斑，压之不褪色，数日后因红细胞破坏留有含铁血黄素而形成黄褐色。瘀点和瘀斑只是大小之分。直径小于 2mm 称瘀点（图 1-5-5），大于 2mm 称瘀斑（图 1-5-6），常见于出血性疾病，如过敏性紫癜。

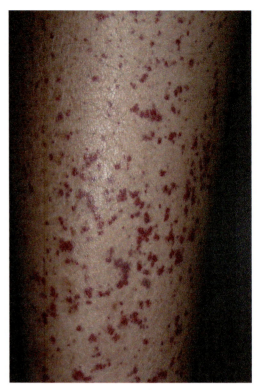

图 1-5-5　瘀点

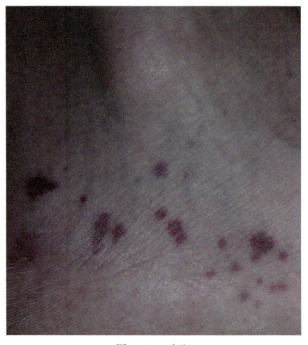

图 1-5-6　瘀斑

（2）丘疹（papule）和斑块（plaque）：丘疹为高出皮面、实性的、直径小于 1cm 的局限性皮肤损害（图 1-5-7），常见于皮炎、湿疹类皮肤病。直径大于 1cm 者称为斑块（图 1-5-8），常见于慢性湿疹与银屑病。界于斑疹与丘疹之间稍隆起者称为斑丘疹（maculopapule）（图1-5-9）。丘疹是由于真皮细胞浸润、或表皮增生或代谢产物的沉积所致。丘疹形态呈尖形、多角形、扁平形、半球形等。丘疹顶端有水疱者称为丘疱疹（papulovesicle）（图1-5-10），常见于湿疹。若丘疹顶端有小脓疱者称为丘脓疱疹（papulopustule），常见于脓疱型银屑病。

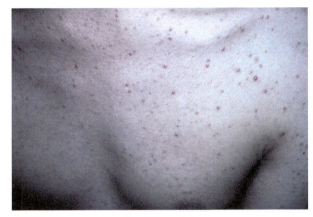

图 1-5-7　丘疹

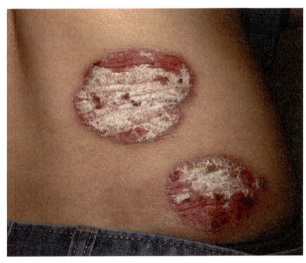

图 1-5-8　斑块

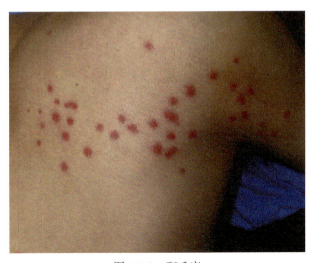

图 1-5-9　斑丘疹

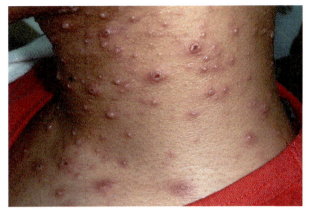

图 1-5-10　丘疱疹

（3）结节（nodule）与肿块（mass）：结节为局限性、实质性、可触及的圆形或椭圆形损害，可隆起于皮面，亦可不隆起但触诊时查出，有一定的硬度（图1-5-11），常见于结节性红斑、结节性血管炎、疥疮结节、皮肤钙质沉着症等。若直径超过2cm者称肿块（mass）（图1-5-12），常见于皮肤肿瘤与脂膜炎等。

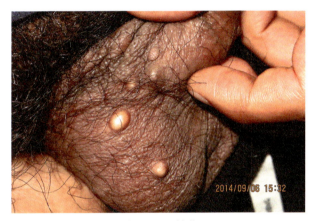

图 1-5-11　结节

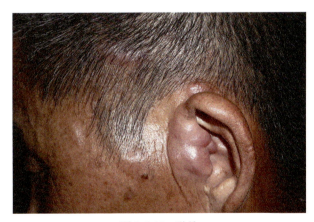

图 1-5-12　肿块

（4）风团（wheal）：由真皮浅层水肿引起的急性、局限性、暂时性、隆起性损害。突然发生，常伴瘙痒。存在时间短暂，数小时内可消退，不留痕迹，呈淡红色、暗红色或中央水肿呈白色、周围血管扩张形成红晕，形状圆形、环形或地图形，常见于荨麻疹（图 1-5-13）。

（5）水疱（vesicle）和大疱（bulla）：为局限性、高出皮面、内含液体的腔隙性损害。直径小于 0.5cm 者称水疱（图 1-5-14），大于 0.5cm 者称大疱（图 1-5-15）。疱内含血液时呈血红色称为血疱（hemorrhagic vesicle）。按水疱发生的位置不同可分为表皮内水疱和表皮下水疱。表皮内水疱见于天疱疮等，疱壁常常薄而松弛。表皮下疱见于类天疱疮、疱疹样皮炎等的水疱，疱壁常常厚而紧张。

（6）脓疱（pustule）：为局限性、高出皮面、内含脓液的腔隙性损害（图 1-5-16）。依据脓疱的病因不同，脓疱的大小不等、形态各异、深浅不一。脓疱一般分细菌性脓疱和非细菌性脓疱。细菌性脓疱见于脓疱疮、毛囊炎等，脓液细菌培养阳性。非细菌性者见于角层下脓疱病、脓疱型银屑病等，脓液细菌培养阴性。

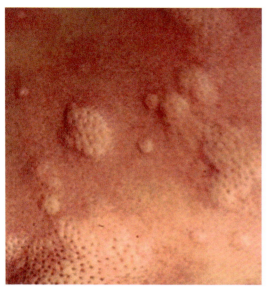

图 1-5-13　风团

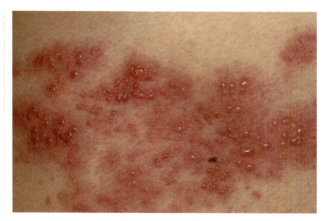

图 1-5-14　水疱

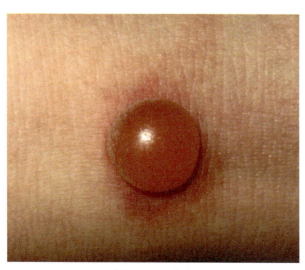

图 1-5-15　大疱

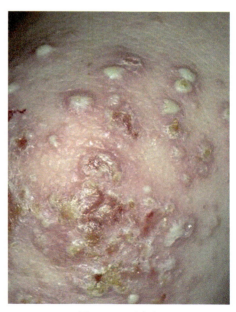

图 1-5-16　脓疱

（7）囊肿（cyst）：是真皮内或皮下的囊性损害，内含液体或半固体物，呈圆形或椭圆形，外表皮肤多正常，触之有囊性感（图 1-5-17），见于表皮囊肿、多发性脂囊瘤等。

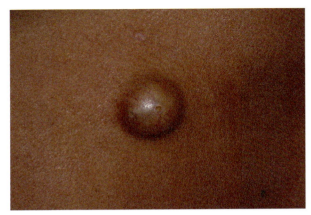

图 1-5-17　囊肿

2. 继发损害（secondary lesion）　可由原发损害演变而来或由于烫洗、搔抓及治疗不当等原因引起。

（1）鳞屑（scale）：为脱落的表皮角质层细胞层状堆积，表皮正常角化过程受到干扰所致（图 1-5-18）。鳞屑的大小、形态及厚薄因不同的皮肤病可不一样，糠秕样鳞屑见于单纯糠疹；云母状鳞屑见于银屑病进行期；鱼鳞状鳞屑见于鱼鳞病；落叶状鳞屑见于剥脱性皮炎。

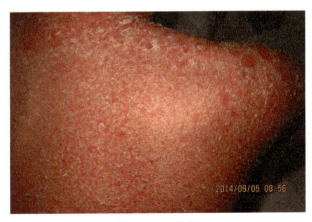

图 1-5-18　鳞屑

（2）浸渍（maceration）：由于皮肤长时间在水中浸泡或处于潮湿环境中，角质层吸收较多水分后变软、发白、起皱称为浸渍（图 1-5-19）。多发生于指、趾间，浸渍处易发生糜烂和继发感染，常见于指、趾间部位的浅部真菌感染。

（3）糜烂（erosion）：表皮或黏膜上皮表浅的缺损，露出红色湿润面，常由水疱、脓疱或浸渍处表皮脱落所致（图 1-5-20）。常见于急性皮炎类皮肤病及寻常型天疱疮。由于缺损部位在表皮基底层上部，可由基底层细胞修复，故愈后不留瘢痕。

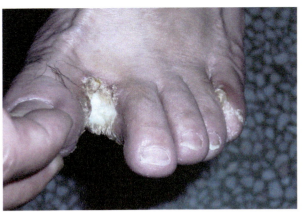

图 1-5-19　浸渍

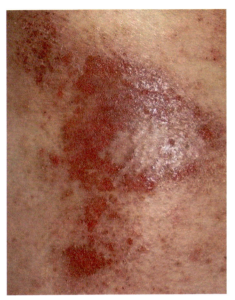

图 1-5-20　糜烂

（4）溃疡（ulcer）：皮肤或黏膜较深的局限性缺损，累及到真皮甚至深达皮下组织（图 1-5-21）。溃疡面可有浆液、血液、脓液或坏死组织。溃疡的大小、形态、深浅和边缘等因其病因不同而异。常见于皮肤组织感染、外伤、血管炎、肿瘤等所致的皮肤组织破坏。因缺损部位深达真皮，故愈后留有瘢痕。

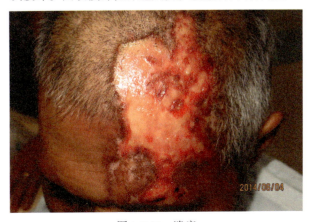

图 1-5-21　溃疡

（5）皲裂或裂隙（fissure）：为线状的皮肤缺损，可深达真皮，常伴有出血、疼痛（图1-5-22）。其原因主要是慢性炎症导致皮肤增厚、干燥，使皮肤的弹性减低或消失，再加上外力的牵拉所致。多见于手指、掌跖、口角及肛门等处的慢性炎症性皮肤病。

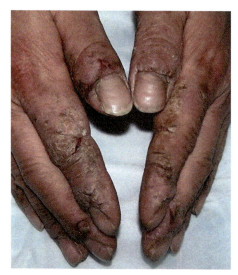

图1-5-22　皲裂

（6）表皮剥脱（excoriation）或抓痕（scratch mark）：因搔抓致使表皮或真皮浅层的缺损，呈点状或线状（图1-5-23），表面有淡黄色血清痂或血痂，愈后一般不留瘢痕，但若损伤深达真皮，则愈后留有瘢痕，常见于瘙痒性皮肤病。

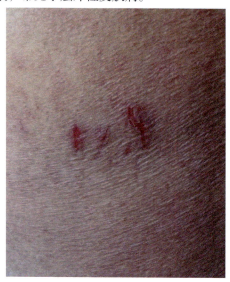

图1-5-23　表皮剥脱或抓痕

（7）痂（crust）：皮损表面的浆液、血液、脓液、脱落组织或药物等干涸后凝结而成的附着物（图1-5-24）。痂的厚薄与渗出物量的多少有关，其颜色因所形成的物质的不同而异。血清痂呈淡黄色，脓液形成的脓痂呈黄色，血液形成的血痂呈暗红色。如果组织坏死形成干燥的黑色痂，称为焦痂（eschar）。

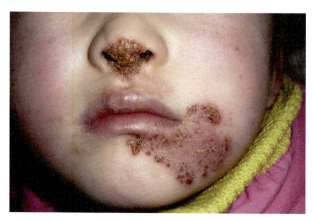

图1-5-24　痂

（8）苔藓样变（lichenification）：因慢性炎症、经常搔抓、长期刺激等使皮肤局限性增厚，皮沟加深，皮嵴突起如编蓆样外观（图1-5-25）。见于慢性皮炎、慢性单纯性苔藓、瘙痒性皮肤病等。

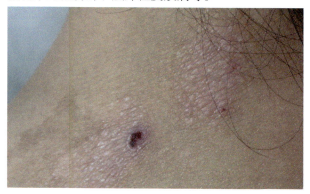

图1-5-25　苔藓样变

（9）萎缩（atrophy）：累及表皮、真皮或皮下组织的退行性变，导致表皮厚度变薄或真皮和皮下结缔组织减少。表皮萎缩呈半透明状，有细皱纹，正常皮纹消失（图1-5-26）；真皮萎缩呈皮肤表面凹陷而纹理正常；表皮与真皮同时受累时，皮肤凹陷，同时伴有表皮萎缩的特点，真皮内的血管也清晰可见。皮下组织萎缩，系皮下脂肪减少，皮肤凹陷更明显。

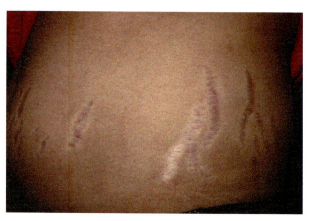

图1-5-26　萎缩

（10）瘢痕（scar）：为真皮或深部组织受损伤后由新生的结缔组织修复而形成。因表皮及附属器受到破坏，表面平滑、无纹理（图 1-5-27）。比正常皮肤凹陷者称萎缩性瘢痕（atrophic scar）；高出皮肤表面者称增生性瘢痕（hypertrophic scar）。

掌握皮肤病的自觉症状和皮肤损害的特点以及分布情况，结合其他检查，有助于疾病的正确诊断。因此临床表现是诊断皮肤病的重要依据。

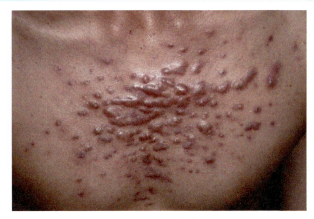

图 1-5-27　瘢痕

（曹育春　段　铱）

第6章　皮肤性病的诊断及实验室诊断技术

诊断对疾病的防治非常重要，有了正确的诊断，才能进行有效的防治。皮肤病的诊断步骤与其他学科一样，必须根据病史、体格检查及实验室检查进行综合分析，但也有其特点。

一、病　　史

与其他学科一样，应包括患者之年龄、性别、职业、籍贯、种族、婚姻状况等一般资料。

1. 现病史

(1) 疾病最初发生时的特点。

(2) 皮损的部位，发生的先后次序。

(3) 疾病发展情况，有无加重、缓解或复发。

(4) 病程中皮损特点是否曾发生变化。

(5) 有无全身症状及局部症状。

(6) 病期。

(7) 激发因素——使病损加重或减轻。

(8) 治疗情况，用过哪些药物，疗效如何，有无副作用。包括自购药物的治疗。

(9) 详细询问病因，包括内因、外因及诱因。

2. 既往史　曾患疾病，有无类似病史及药物过敏史等。

3. 家族史　对一些遗传性疾病或传染性疾病需详细询问家族史，健康状况如何，有无近亲结婚史等。

4. 个人史　生活习惯、饮食习惯、嗜好、月经、婚姻、生育情况、国外生活或旅游史等。

二、体格检查

人是有机的整体，皮肤病往往是全身性疾病的一种反映，因此必须有一个整体观念，必要时要作全身体格检查。

（一）视诊

检查皮肤时光线要明亮，最好是自然光。对皮损分布较广的皮肤病，应检查全身的皮肤。除皮肤外，还应检查患者的毛发、指（趾）甲及黏膜。对怀疑为接触性皮炎及寄生虫性皮肤病（如虱病）者还要检查其衣服。

1. 视诊注意点

(1) 明确损害的性质：是原发疹还是继发疹；是一种损害还是多种损害同时存在。

(2) 分布：皮损是全身性还是泛发性；是对称性还是单侧性；是局限性还是播散性；是沿神经分布、

沿血管分布还是按皮区分布。

(3) 排列：散在或融合；孤立或群集。是否排列成线状、带状、环状、弧状或不规则。

(4) 大小：用直径是几厘米、几毫米来表示，或用针尖、针头、绿豆、黄豆、核桃及鸡蛋大小等实物来比喻。

(5) 数目：单发或多发；数目多少最好用数字来标明。

(6) 颜色：正常皮色，红、黄、紫、黑、蓝、白等色（见表1-6-1）。

表1-6-1　皮肤损害的颜色及举例

颜色	举例
黑色	黑素，如某些痣、黑素瘤；外源性颜色，如文身、铅笔/黑水；外源性化学物，如硝酸银、金盐；深在的血管或黑素，如血管瘤、蓝痣。
蓝灰色	炎症性疾病，如羊痘；药物引起的色素，如吩塞嗪、米诺环素。
深棕色	靠近皮肤表面的黑素，如大多数的黑素细胞痣；外源性色素，如地蒽酚染色。
灰棕色	靠近皮肤表面的黑素，如雀斑样痣、雀斑。
褐色	真皮表层黑素，如炎症后色素沉着。
紫色	血管损害，如血管瘤；其他毛细血管扩张明显的疾病，如冻疮性狼疮（慢性结节病）、皮肌炎。
暗蓝色	氧合血红蛋白量减少，如动脉供血不足，中央性发绀，正铁血红蛋白血症。
紫色及淡紫色	扁平苔藓、硬斑病斑块的边缘、结缔组织病，如皮肌炎。
粉红色	很多发疹性疾病及常见病如银屑病。
红棕色	炎症性皮肤病，如脂溢性皮炎、二期梅毒；含铁血黄素，如色素性紫癜性皮病。
猩红色	动脉血供给充足的损害，如化脓性肉芽肿；碳氧血红蛋白，如一氧化碳中毒。
橙色	含铁血黄素，如金黄色苔藓；炎症性疾病，如毛发红糠疹。
黄白色/黄粉红色	黄瘤类疾病
黄橙色	胡萝卜素血症（摄入胡萝卜，黏液性水肿）
黄绿色	黄疸
绿色	外源性色素，如铜盐
白色—象牙色	硬化萎缩性苔藓、硬斑病
白色（或浅粉红色，决定于血液供给）	白癜风，贫血痣，动脉供血不足，化学脱色

（7）边缘及界限：清楚、比较清楚、模糊、整齐、隆起、凹陷等。

（8）形状：圆形、椭圆形、多角形、弧形、线状、环状、不规则等。见表 1-6-2。

表 1-6-2　皮疹的主要形状及举例

形状	举例
盘状（钱币状）	盘状湿疹、银屑病
花瓣状	躯干部的脂溢性皮炎
弓形	麻疹
环状	体癣、环状肉芽肿
多环状	银屑病
青斑	热激红斑、结节性多动脉炎、其他型的血管炎
网状	口腔扁平苔藓
靶状	多形红斑
星状	脑膜炎球菌败血症的损害
线状	同形反应（扁平苔藓或银屑病搔抓后）
匐形状	皮肤幼虫移行症
螺纹状	表皮痣、色素失禁症后期

（9）基底：宽阔、狭窄、蒂状等。

（10）表面：光滑、粗糙、扁平、隆起、中央脐窝、乳头状、菜花状、半球形、圆锥形等。

（11）湿度：潮湿、干燥、浸渍等。

（12）鳞屑或痂：油腻、脆、黏着、糠秕样、鱼鳞状、云母片样及叠瓦形等。

（13）内容（指水疱、脓疱、囊肿等）：清澈、浑浊、血液、浆液、黏液、汗液、脓、皮脂、角化物及异物等。

（14）与皮面的关系：高出皮面、低于皮面或与皮面平行。

（15）部位：暴露部位、遮盖部位、伸侧、屈侧、间擦部、皮脂分泌多的部位、皮肤黏膜交界部位等。

2. 损害的形状与排列　皮损的形状与排列有助于皮肤病的诊断，常见下列几种。

（1）线状损害及线状排列：①由于同形反应或自身接种所致的，如银屑病、传染性软疣等。②由于先天发育的因素，如线状痣、色素失禁症等。③由于血管淋巴管的分布关系，如血栓性静脉炎、孢子丝菌病等。④由于外因引起的，如人工性皮炎、接触性皮炎、隐翅虫皮炎等。⑤其他原因如线状苔藓、线状神经性皮炎、线状硬皮病、线状红斑狼疮等。

（2）环状、弧形损害及环状、弧状排列：当一圆形损害向周围扩展，而中心消退时可形成一环状损害。环状损害中的一个特殊型是虹膜状损害，它由红斑性环状斑疹或丘疹组成，其中心有一紫色的

丘疹或水疱，是多形红斑的特征性损害。

1）有红斑、紫癜或真皮水肿者：①离心性环形红斑；②慢性游走性红斑；③风湿性边缘性红斑；④多形红斑；⑤ Majocchi 环状紫癜；⑥荨麻疹。

2）真皮有肉芽肿性改变者：①环状肉芽肿 / 类脂质渐进性坏死；②麻风；③寻常狼疮；④结节病；⑤三期梅毒皮肤损害。

3）表皮真皮均有病变者：①扁平苔藓；②蕈样肉芽肿；③玫瑰糠疹；④汗孔角化症；⑤银屑病；⑥脂溢性皮炎；⑦角层下脓疱病；⑧二期梅毒皮疹；⑨体癣。

（3）损害呈群集性排列：丘疹、风团、结节及水疱可呈群集排列。水疱呈簇状或成群排列时，称为疱疹样型，如单纯疱疹、疱疹样皮炎、疱疹样脓疱病等。带状疱疹之水疱随一皮节（dermatome）而排列成带状，称为带状样型。伞状（corymbiform）系指一种群集的排列，其中央的损害成簇，周围有单个散在的损害，如寻常疣。

无一定型的群集损害可见于扁平疣、扁平苔藓、荨麻疹、虫咬症、平滑肌瘤及限局性淋巴管瘤。

（4）网状排列：血管扩张呈网状者，如火激红斑、网状青斑及大理石样皮肤（cutis marmorata）。网状损害伴有萎缩、毛细血管扩张、色素沉着及色素减退者见于皮肤异色症。

3. 皮损的分布　很多皮肤病皮损的分布有一定的规律性，可呈全身性、局限性、泛发性、对称性、双侧性、单侧性、沿血管分布、沿神经分布或按皮节分布。

全身性分布系指全身皮肤、毛发及指（趾）甲均受累。双侧性及对称性分布的皮损常由内因引起，提示病理因子通过血行播散，如药物过敏及变应性血管炎。局限性分布者及分布于露出部位者多与接触外部因素或日光照射有关。某些皮肤病往往好发于一定的部位，大疱性表皮松解症发生于皮肤经常受摩擦或反复受外伤的部位；念珠菌病主要局限于皮肤黏膜温湿处，如腋下、腹股沟、臀沟及口腔；扁平疣好发于面部和手背；寻常痤疮好发于面部和胸背部；单纯疱疹好发于黏膜与皮肤交界处等等。

某一部位常见为几种疾病所侵犯，因此在某部位发生皮损时应多考虑某几种疾病的可能。现将常见者分述如下。

头部：脂溢性皮炎、银屑病、头癣、各种脱发、毛囊炎、疖病、外毛根鞘囊肿、疣、头虱、湿疹、脓疱疮等。

面部：痤疮、扁平疣、脂溢性皮炎、黄褐斑、白癜风、丹毒、婴儿湿疹、接触性皮炎、红斑狼疮、皮肌炎、麻风、酒渣鼻、单纯疱疹、带状疱疹、冻疮、

睑黄瘤、汗管瘤、毛发上皮瘤、日光性皮炎。

唇部：单纯疱疹、血管性水肿、皮脂腺异位、剥脱性唇炎、腺性唇炎、扁平苔藓、红斑狼疮、黏膜白斑。

舌部：白斑病、地图舌、扁平苔藓、癌。

颈部：慢性单纯性苔藓、毛囊炎、接触性皮炎、瘰疬性皮肤结核、花斑糠疹、光化性肉芽肿、匐行性穿通性弹力纤维病、放线菌病。

躯干部：玫瑰糠疹、银屑病、脂溢性皮炎、荨麻疹、带状疱疹、体癣、疱疹样皮炎、药疹、痱、体虱。

乳部：湿疹、Paget 病、传染性湿疹样皮炎、擦烂。

腋部：多汗症、臭汗症、疖疮、癣菌病、Fox-Fordyce 病、脂溢性皮炎、红癣、玫瑰糠疹、化脓性汗腺炎。

腹股沟及臀部：股癣、疖、湿疹、皮肤结核、间擦疹。

生殖器与肛周：黏膜白斑、念珠菌病、单纯疱疹、扁平苔藓、硬化萎缩性苔藓、接触性皮炎、尖锐湿疣、疖疮、阴虱。

下肢：湿疹、紫癜、痒疹、扁平苔藓、胫前黏液性水肿、静脉曲张性湿疹及溃疡、银屑病、皮肤淀粉样变、虫咬皮炎、鱼鳞病、硬红斑、结节性红斑。

前臂和手：癣、湿疹、疖疮、多汗症、多形红斑、汗疱疹、接触性皮炎、放射性皮炎、环状肉芽肿、扁平苔藓、孢子丝菌病、烟酸缺乏症、冻疮。

足部：癣、鸡眼、胼胝、多汗症、湿疹、冻疮、接触性皮炎、跖疣、麻风。

单个皮损可呈不同的颜色。虽然很多皮损为红色并有鳞屑，彼此很相似，但很多皮肤病有其独特的颜色，可帮助识别：如毛发红糠疹及胡萝卜素血症手掌呈橘黄色，类脂质渐进性坏死及黄瘤有带黄色的色泽。在某些病种，可有几种颜色特殊的结合，可帮助诊断，如扁平苔藓的紫红色皮损，消退时留有持久的棕色斑。

皮肤的颜色可被光散射而有很大的改变，如鳞屑可呈白色，深部真皮中黑色素可呈蓝色。

（二）触诊

1. 坚硬度　坚实或柔软。

2. 与周围组织关系　与其下组织粘连、固定、可以推动等。

3. 温度　升高或降低。

4. 附近淋巴结　有无肿大、触痛。下列皮肤病可引起淋巴结肿大。

（1）感染：特别是①脓毒症、丹毒、一期梅毒等可引起局部淋巴结肿大；②HIV 感染，常伴有不常见的皮肤病；③传染性单核细胞增多症；④二期梅毒。

（2）慢性炎症皮肤病：特别是表皮剥脱的红皮症。

（3）恶性肿瘤：淋巴瘤及转移癌（特别是黑素瘤）。

（4）结节病。

（5）系统性红斑狼疮。

（三）其他物理检查

1. 玻片压诊法　将玻片用力压在病损上至少 10～20 秒，一般的炎性红斑、毛细血管扩张或血管瘤会在压力下消失，而瘀点、色素沉着就不会消失。寻常狼疮的结节用玻片压后出现特有的苹果酱颜色。贫血痣用玻片压后可消失。

2. 皮肤划痕试验　用钝器划皮肤，可在钝器划过处先产生红色线条，再在红色线条两侧出现红晕，接着划过处出现隆起、苍白色风团状线条，此现象称为皮肤划痕征（dermographism）（图 1-6-1）。用钝器划色素性荨麻疹患者的棕色或红棕色斑，可出现风团，称为 Darier 征（Darier's sign）。

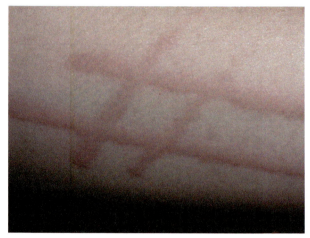

图 1-6-1　皮肤划痕试验 - 皮肤划痕征阳性

3.Köbner 现象（Köbner phenomenon）或同形现象（isomorphic phenomenon）　即正常皮肤在受非特异性损伤后可诱发与已存在的某一种皮肤病相同的皮肤变化（皮损），最特征的见于银屑病，也见于扁平苔藓、湿疹的急性期及某些其他皮肤病。具有损伤性的光照及热可引起很多皮肤病的暴露部位皮损加重。

4. 感觉检查　包括触觉、温觉及痛觉，见第 10 章第 7 节"麻风"。

5. 棘层细胞松解现象检查法　又称 Nikolsky 征（Nikolsky's sign），参见第 25 章第 1 节"天疱疮"。此征在天疱疮及某些大疱性疾病如中毒性表皮坏死松解症（TEN）等疾病中呈阳性。

三、实验室检查

很多皮肤病根据临床症状及体格检查就可以作

出诊断，但在某些病例中则尚需作实验室检查才能作出诊断。此外，实验室检查还可作为观察疾病发展、治疗中有无副作用及疗效的指标。以下详述皮肤科相关实验室细胞学检查。

1. 细胞学诊断　在皮肤科中细胞学诊断用于大疱性疾病、病毒引起的水疱性疾病及某些皮肤肿瘤如基底细胞癌、鳞状细胞癌等，但它不能取代皮肤的组织病理检查，因后者可提供更完全的资料；更不能作为恶性肿瘤的常规诊断手段，因其有引起肿瘤细胞发生播散的危险性。其方法如下：

（1）水疱性损害：一般应选择小的、早期的及无感染的水疱，剪去疱顶，疱底面用消毒纱布吸干，然后用钝刀轻刮底面取材，以不出血为度。将刮取物很薄地涂于玻片上。在红斑性天疱疮或增殖性天疱疮中，必须先将其表面的痂去除后再取材。

（2）肿瘤：溃疡性肿瘤先去痂，再用钝刀或刮匙取材；未破溃的肿瘤，可用尖刀切开，再刮取材料，或用注射针头垂直刺入损害中，然后用针筒抽取材料，涂于玻片上。用尖刀切开或针头刺入取材时，均不宜过深，尽量避免出血。如所取的材料较大，可先用两张玻片紧压后再作涂片。

以上两种损害还可采用印片法来取材，即用消毒玻片在疱底面、溃疡面紧压一下而获得所需的材料。

用上述方法制备的涂片在空气中干燥后染色，作镜检。也有人主张涂片应立即用无水酒精固定2min，再染色作镜检。染色可用 Giemsa 染色、HE 染色或 Pappenheim 染色。

2.Sézary 细胞检查　取患者耳垂血作涂片，立即在空气中干燥，用甲醛固定，再用 0.1% 淀粉酶消化 30 ~ 60min，PAS 染色后作镜检。Sézary 细胞之特征为，细胞核大而扭曲，核周有一圈狭窄的胞质，胞质中有空泡及伪足，其中含有 PAS 染色阳性的颗粒状物质，排列成项链状，此物质为耐淀粉酶消化的中性黏多糖。

四、皮 肤 试 验

用以测定被试者对某些物质（如花粉、细菌、食物、药物、化学品）是否过敏，是否感染了某些传染病，目前还常用来测定机体的免疫功能。被试物质（变应原）可分为特异性及非特异性两种，前者用于测定对某种物质是否过敏，或是否感染了某种传染病；后者用于测定机体的免疫功能。常用的试验如下：

（一）斑贴试验

用于寻找某种引起接触性皮炎的刺激物或致敏原。

1. 方法　在前臂屈侧皮肤进行，将斑试器（标准芬兰小室）标好顺序；将斑试物放于斑试器小室中，将加有变应原的斑试器用胶带敷贴于上背部或前臂屈侧，用手掌轻轻按压几次，使之均匀贴敷于皮肤上。

2. 结果　斑贴 48h 后除掉斑试胶带，间隔 30min 待斑试器压痕消失后判定反应强度。如结果为阴性，为避免遗漏迟发反应，可于 72h 和 96h 分别再观察一次结果。反应标准如下：

（-）　无反应。

（±）　淡红斑、无浸润。

（+）　红斑、浸润、丘疹。

（++）　红斑、水肿、丘疹、小水泡。

（+++）　在红斑、水肿上出现大水疱。

（二）划痕试验

测定被试者对某种物质是否过敏，用于荨麻疹、特应性皮炎、药物性皮炎及食物过敏等疾病；对高度敏感者可有危险性，宜慎重。

1. 方法　在前臂屈侧皮肤进行，如同时需用多种变应原作试验时，也可用上臂外侧或背部皮肤。消毒皮肤后，用针尖在皮肤上划一 0.5 ~ 1cm 长的条痕，以不出血为度，将试验物滴于其上，轻擦之。如同时用多种变应原作试验，划痕间应有 4 ~ 5cm 的距离。试验时必须有对照。

2. 结果　通常在试验后 20min 观察结果，并将试验物擦去洗净。反应标准如下：

（-）　无红斑、风团。

（±）　水肿性红斑或风团，直径 < 0.5cm。

（+）　风团有红晕，直径等于 0.5cm。

（++）　风团有明显红晕，直径 0.5 ~ 1cm，无伪足。

（+++）　风团有显著红晕及伪足，直径 > 1cm。

（三）皮内试验

适应证同划痕试验。但必须注意，对高度敏感者，其危险性比划痕试验更大，试验时必须做好处理严重反应的急救准备。

1. 方法　前臂屈侧或上臂外侧（同时用多种变应原作试验时）皮肤消毒后，用结核菌素注射器皮内注射 0.1mL 适当浓度的变应原，使成直径 0.3 ~ 0.4cm 大小的丘疹。应注意避免注入皮下及针头与注射器连接不紧而漏液。同时用多种变应原作试验时，两个注射部位之间应有 4 ~ 5cm 的距离。试验时也必须有对照。

2. 结果　分为即刻反应和迟发反应两种。即刻反应通常于 15 ～ 30min 内出现反应，如有风团发生，即为阳性。迟发反应通常于几小时至 24 ～ 48h 后才出现反应，如有浸润结节，即为阳性。

（四）点刺试验（prick test）

是皮内试验的改良

1. 方法 患者上肢屈侧皮肤用 75% 乙醇消毒后，将少量的测试液滴在皮肤上，用锐针垂直通过该液刺破表皮，约 2 ～ 3mm 深。如需作多个点刺，点刺间的间隔为 2 ～ 3cm。以生理盐水为阴性对照。

2. 结果 15min 后观察结果，测量红斑大小与风团，与阴性对照相比较。

（-）：无红斑或风团。

（±）：红斑直径 < 1cm，无风团。

（+）：红斑直径 ≥ 1cm，伴轻度风团。

（++）：红斑直径约 2cm，伴风团。

（+++）：红斑直径 > 2cm，及（或）伪足。

此试验的结果重复性好，便于作常规的过敏试验。用点刺试验的测试液作皮内注射，可发生危险。

（五）改良的点刺试验（modified prick test）

消毒皮肤后，将一滴测试液置于皮肤上，用一锐针几乎是垂直的通过测试液，非常浅的刺入皮肤，将表皮挑起一个小突起。此试验比通常的点刺试验稍敏感，但其重复性不如后者好。

（六）结核菌素试验

可协助结核病的诊断。皮肤结核病患者对结核菌素的反应一般比其他内脏结核病强，特别是丘疹坏死性结核疹、硬红斑及瘰疬性苔藓，但苔藓样结核疹患者抵抗力低，反应可阴性。对具有免疫缺陷或免疫功能低下的患者可用之测定其细胞免疫功能。常用的试验物有旧结核菌素或纯蛋白衍生物（PPD）。

1. 方法 常用皮内注射法。将旧结核菌素用含有 0.3% 苯酚（石炭酸）的生理盐水稀释成不同浓度：1 ∶ 100、1 ∶ 1000、1 ∶ 1 万、1 ∶ 10 万，即每 0.1mL 中分别含旧结核菌素 1mg、0.1mg、0.01mg 和 0.001mg。在皮肤科，旧结核菌素试验一般第一次用 1 ∶ 10 万稀释液，以防发生严重的全身反应或坏死性的皮肤反应。PPD 的用量，第一次试验液为每 0.1mL 中含 0.00002mg（相当于旧结核菌素 1 ∶ 1 万），第二次试验液为每 0.1mL 中含 0.0001mg。

注射后 48 ～ 72h 看结果，如 48h 结果不清楚，应以 72h 的结果为准。阴性者用高一级的浓度再试，直到 1 ∶ 100 稀释度（旧结核菌素）为止。

2. 结果

（1）局部反应

（-）局部无红晕及硬肿。

（±）红晕及硬肿直径 < 0.5cm。

（+）红晕及硬肿直径为 0.5 ～ 0.9cm。

（++）红晕及硬肿直径为 1 ～ 1.9cm。

（+++）红晕及硬肿直径 > 2cm。

（++++）除红晕及硬肿外，还有水疱或坏死。

（2）病灶反应：局部病灶及皮损恶化。

（3）全身反应：可有发热、全身无力、食欲减退等症状。

（七）麻风菌素试验

见第 10 章第 7 节。

（八）癣菌素试验

协助皮肤癣菌病及癣菌疹的诊断。阳性反应表示既往或现在有皮肤癣菌感染，而阴性反应则不能除外皮肤癣菌的感染。目前还用之来测定机体的细胞免疫功能。

1. 方法 将癣菌素溶液稀释成 1 ∶ 50 或 1 ∶ 100 的浓度，在前臂屈侧皮内注射 0.1mL。注射后 24 ～ 48h 内观察反应。同时用生理盐水作对照。

2. 结果 阳性时在注射处出现直径 1cm 的浸润性红斑或结节。

（九）Kveim 试验

有助于确诊活动性的结节病。活动性患者 75% 试验阳性，病期长者阳性率下降，缓解时转为阴性，皮质类固醇可抑制阳性反应的发生。

1. 方法 取结节病患者之皮损、淋巴结或脾脏捣碎成匀浆，以生理盐水稀释成 10% 混悬液，过滤，消毒，加入 0.5% 苯酚即可作为抗原备用。试验时在前臂屈侧皮内注射抗原 0.1 ～ 0.2mL。

2. 结果 注射后 2 ～ 3 周，注射处出现红斑和硬结，并逐渐明显。6 周后切除硬结，作病理切片，如呈典型的结节病组织病理象，即为阳性。

（十）即刻风团试验（immediate weal tests）

用于检测 IgE 抗体。被动转移试验可用于检查循环 IgE，但已不推荐用之，因有发生血清性肝炎或 HIV 感染的危险。IgE 抗体在发生花粉症（曾称枯草热）、哮喘、特应性皮炎及过敏性反应中起作用，特别见于特应性背景的个人或家族的患者中。在这些病人中常对很多抗原的皮肤试验呈阳性，但必须与其病史相联系。这些试验主要用于评价花粉症及哮喘，但对特应性皮炎的价值则有限，对诊断荨麻疹则更差，假阳性与假阴性反应很常见。

在试验中可发生严重的全身性反应，甚至致命的反应（极罕见），因此在做试验时应准备好肾上腺素及氢化可的松以作抢救用。

检测循环抗体的替代方法有放射变应原吸附试验（radioallergosorbent test，RAST）及酶联免疫吸附试验（ELISA），RAST 与皮肤试验相关性较好，特别适用于：①对幼童的检测；②对用一些变应原做划痕试验有危险者。

五、特殊检查

（一）滤过紫外线检查（Wood 灯检查）

采用通过含氧化镍的滤玻片而获得的 320 ～ 400nm 长波紫外线对某些皮肤病作检查，有助于这些皮肤病的诊断和治疗。

1. 头癣的诊断与防治　用 Wood 灯检查，黄癣的病发呈暗绿色荧光，白癣之病发呈亮绿色荧光，因此可有助于黄癣及白癣之鉴别及判断疗效。还可对头癣的接触者检查，而有助于头癣的防治。

2. 其他真菌、细菌感染的诊断　在 Wood 灯下，红癣呈珊瑚红色荧光，绿脓杆菌感染因有绿脓青素而呈黄绿色荧光，花斑糠疹可发生棕黄色荧光，腋毛癣呈暗绿色荧光。

3. 检查卟啉类物质　迟发性皮肤卟啉症的尿、粪或偶尔其疱液，红细胞生成性卟啉症的牙齿，原卟啉症的血，在 Wood 灯下呈淡红、红色或橙红色荧光。有细菌感染的小腿溃疡可能由于产生原卟啉及粪卟啉在 Wood 灯下也可呈红色荧光。

4. 皮肤肿瘤　某些恶性皮肤肿瘤，特别是鳞状细胞癌在 Wood 灯下呈鲜红色荧光，基底细胞癌则不发生荧光。

5. 检查人体中的药物　某些药物在人体中，用 Wood 灯照射也出现荧光反应，如服四环素者的牙齿，服阿的平（米帕林）者的指（趾）甲等。

6. 有助于色素性皮肤病的诊断　在 Wood 灯下，某些皮肤病如白色糠疹、结节性硬化症及花斑糠疹等的色素减退斑较易与正常皮肤的颜色相区别。某些轻型或有怀疑的局限性色素增加性疾病如雀斑、着色性干皮病或多发性神经纤维瘤的咖啡色斑等，在 Wood 灯下色素的增多可变得更明显。区别白癜风与贫血痣，白癜风由于表皮黑素的丧失，在 Wood 灯下皮损区脱色加强；贫血痣是由于局部真皮血管收缩，而其上面的表皮色素是正常的，因此在 Wood 灯下贫血痣的苍白斑完全消失。

7. 接触性皮炎　可检出在皮肤上或在化妆品与工业品中发荧光的接触致敏原，在有些病例可确定发荧光致敏原在身体上、物品上的分布，如圆珠笔油、伊红及呋喃并香豆素，还可检出一些光敏性的荧光物质，如带卤素的水杨酰苯胺及沥青的成分。

8. 皮肤上的矿物油　可检出即使经过清洗仍持续存在于毛囊中的矿物油，可用 Wood 灯来评价屏障性霜剂的价值。

9. 其他用途　静脉注射荧光素后计算血液循环时间，检查隧道中的荧光素来确认疥疮，通过在外用药中掺入荧光物质来做双侧临床试验的对照，以及用荧光"标记物"来研究皮肤穿透性及表皮更新。

（二）角质层细胞及皮肤表面微生物的检查

此方法是一种检查角层质细胞的快速及比较简单的方法。在玻片上贴一张特殊的不干胶纸或双面胶带，将之压在皮肤上，取下、染色，在显微镜下检查角质细胞及细菌、真菌或常驻的糠秕孢子菌。

（三）皮肤窗技术（skin-window technique）

用一解剖刀将一数平方毫米的皮肤表面刮去，在其上滴加试验溶液，再覆盖玻片，在不同的时间间隔（如 3h、6h、12h、24h、48h）取下盖玻片并立刻覆盖另一盖玻片。将取下的盖玻片染色（一般的血液学染液），可对不同时间间隔的细胞反应作出评价。

（四）毛细血管镜检查

是利用毛细血管镜（也可用改装的普通显微镜）检查皮肤毛细血管的一种方法。某些皮肤病如红斑狼疮、皮肌炎、硬皮病、银屑病等在疾病过程中有毛细血管的改变，经治疗后可发生好转，因此可用之来协助诊断、鉴别诊断及评价疗效。

一般在患者手指甲缘处或皮损处进行观察。放大倍数从 12 倍至 60 倍不等，不宜过高。用一较强的光源，以 45° 角度从上面照到受检部位；如用改装的普通显微镜，需要用一绿色隔热滤片，以防止光源的热度使毛细血管扩张。受检部位应加一滴显微镜油，使受检部位表面平滑，减少反射，光线较易透入。毛细血管约为 8 ～ 15 个 / mm²，大多数呈发夹形。某些皮肤病时可呈各种畸形，如过度弯曲、扭结、分支。乳头瘤时形成梅花形，排列不整齐。

毛细血管可分为动脉段、顶端及静脉段。动脉段直径约为 9～25μm，静脉段约为 9～40μm，顶端约为 13～40μm。动脉段一般都比静脉段细，静脉段血管进入乳头下血管丛，后者一般观察不到。毛细血管袢的长度约为 0.1～0.25mm，有时可呈多层排列。正常血流状态多呈线形，持续向前运动，有时可以看到一段为血细胞，继之一段为血浆。在不正常时血细胞可聚集呈颗粒状、絮状或散在分布在血液中。

由于正常人毛细血管有很大的变异，而且同一个体全身各处皮肤毛细血管也有较大的变异，因此评价结果时要慎重。

（五）皮肤镜检查（dermoscopy or dermatoscopy）

也称落射光显微镜检查（epiluminescence microscopy，ELM），是简单放大镜的扩展，它具有内置的照明系统，检查时在皮损上加一滴油，以增加角质层下结构的能见度。

1. 工作原理　用一显微镜从一个锐角将光照射到皮损上，皮损上加一滴油，盖上一玻片，并轻压以消除皮损表面的反射光，使射入的光吸收、散射及皮肤表面下的结构发生反射。加浸油后角质层呈半透明，使观察者能穿过表皮看到表皮真皮交界处，在色素很少的皮损甚至可看到表皮真皮交界处的下面。因此皮肤镜检查代表真正的、非侵袭性的、在活体内的、皮肤浅层的显微镜检查。

2. 技术设备　皮肤镜可用双目立体显微镜，放大倍数从 6× 到 80×，可装摄像系统，以便即刻照相。但其缺点是体积大，量重及价格高。皮肤镜也可用手提式显微镜，为小的单目镜，易于操作，配以消色差镜头，可放大 10×，有内置式光源，照射角为 20°，以电池为电源。手提式皮肤镜虽然倍数低及只能二维观察，但其优点是价廉及便于临床应用。

3. 临床应用　临床上可检查表皮及浅层真皮中黑素的分布，主要用于诊断一些可疑的色素性皮损，特别是用于区别良性黑素细胞性损害与黑素瘤。其图像可直接观察，照相或用数码系统记录，随后作分析或序列分析。

皮肤镜检查所见的为一些形态各异的表现，这些表现有其相应的组织病理学变化，这些表现有以下几种：色素网（pigment network）、弥漫性色素沉着（diffuse pigmentation）、棕色小球（brown globules）、黑色小点（black dots）、放射状条纹与伪足（radial streaming and pseudopods）及灰兰色幔（gray-blue veil）。分析这些表现可增加诊断黑素瘤的准确性。

已设计出记分系统，如 ABCD 皮肤镜记分（ABCD dermatosopy score），评估皮损的不对称性（A，asymmetry）、边界（B，border）、颜色（C，color）、皮肤镜下的结构（D，dermatoscopic structures）以及 7 种结构（seven-point check list）。简化了标准的皮肤镜下结构表现的分析，这些记分系统易学、易用，能很快计算出记分，对诊断黑素瘤较可靠。还开发出了电子计算机处理影像分析系统，以助于区别良性黑素细胞性损害与黑素瘤，色素细胞性与非色素细胞性皮损，避免不必要的切除过多的良性损害。皮肤镜检查也可用于确认疥疮的隧道及疥虫，区分血管瘤、血管角化瘤，以及将色素细胞性损害与色素性基底细胞癌及脂溢性角化病区分开来。

（六）共聚焦激光扫描显微镜检查（confocal laser scanning microscopy，CLSM）

是近年来发展的无损伤性的皮肤影像学技术，又称皮肤在体三维影像分析系统、皮肤 CT，可对皮肤深层结构进行检查，对皮肤病的损害进行诊断、鉴别诊断、疗效评价及预后判断，具有重要的价值。

1. 工作原理　此系统由光学显微镜、激光光源、扫描装置、检测器、计算机系统、图像输出设备和共聚焦系统等部分组成。采用激光点光源代替传统的光镜的场光源，点光源可通过对样品进行左右扫描来获得标本同一横断面的图像，也可上下移动对皮肤不同层面（深度可达 400μm）进行聚焦成像，即对细胞或组织厚片进行类似 CT 断层扫描的无损伤性连续光学切片（optical sectioning），连续光学切片经过计算机三维重建处理，能够从任意角度观察标本的三维剖面或整体结构，因此该项技术被称为皮肤 CT。皮肤 CT 图像是基于细胞器和组织结构自身的折射率不同致使反射系数不同而得以实现高分辨率；皮肤组织中黑素和角蛋白具有较高的折射率。折射率高的结构对比明亮，低折射率结构则呈灰暗。

2. CLSM 的优点

1）无损伤性，检查不会造成肿瘤的转移，患者无痛苦。

2）可实时动态地进行监测，可对同一皮损进行多次成像，对皮损的发展、治疗效果进行观察，还能观察皮肤血流的动态变化。

3）当常规组织病理检查难于确定取材部位时，CLSM 在一次检查中可观察许多可疑病灶。

4）成像迅速，数据易于存储，输出和日后分析。

3. 在皮肤科的应用

1）实时动态检测 / 监测药物经皮输送的过程、

评价不同药物、不同剂型经皮吸收的效率。

2）实时动态地对表皮和真皮乳头层细胞进行逐层扫描，检测细胞器超微结构，检测 / 监测伤口愈合的过程。

3）用于皮肤病的诊断、鉴别诊断、疗效评价及预后判断。

①皮肤肿瘤或癌前期性皮损的诊断，疗效及预后评价。

②对变应性接触性皮炎和刺激性接触性皮炎进行鉴别诊断。

③对皮肤血管进行研究，如观察鲜红斑痣治疗前后血管内的血流变化来监测疗效。

④感染性皮肤病的检测，如甲真菌病可在体或离体（剪下的指甲或碎屑）实时快速确认分支的菌丝和炎性浸润。毛囊炎的图像可见脓疱、炎性浸润、海绵水肿和毛细管扩张，与常规病理变化基本一致。

CLSM 已在皮肤科临床得到了应用，但还存在一些问题，扫描的深度为 400μm，还不能达到真皮网状层和皮下组织，其图像质量尚不能与组织切片相比较等，尚待进一步研究。

六、放射学及影像学检查（radiological and imaging examinations）

在皮肤科中有重要的作用，因为皮肤很容易看到并触摸，超声、磁共振成像，甚至正电子发射断层显像（positron emission tomography，PET-CT）可用于临床检查诊断，但更常作为研究工具。可用于准确检测硬皮病皮损的厚度，严重型蜂窝组织炎的感染程度或肿瘤范围；还可用于检查神经纤维瘤病的中枢神经系统受累、皮肌炎的肌肉改变。

淋巴闪烁造影术（lymphoscintigraphy）可对肿胀的下肢淋巴系统作功能评价。治疗小腿静脉溃疡时在用高压绷带前，对下肢外周的动脉作多普勒评价（Doppler assessment）是一项很重要的技术。

七、口服激惹试验（oral provocation）

有时需用口服一种药物、食物或化学制剂来确定一种皮疹的诊断或肯定其确切的病因。这些试验用于下列情况：

（1）确定药疹的病因或从一些药物中或复合药物中决定其某一种成分为药疹的病因。但是此试验仅用于所给的药物或选择的剂量不会引起严重的反应。此方法对证明固定性药疹是很有用的，但是如果药物反应为全身性的或急性的，则不应用之。

（2）寻找食物过敏原。对食物过敏的患者，为发现其对哪一种特殊的食物过敏，可以每次只食一种食物来确定其过敏的食物。当发现对某一种食物过敏后，再给患者吃此食物来加以证实，因此在给此食物时应加以伪装，使患者不能认出是这种食物。

此试验可用于特应性皮炎、慢性荨麻疹以及与过敏有关的皮肤病。此试验应小心地进行，而且要有较好的对照，并且取得病人的合作，才有价值。

（3）确定添加剂在慢性荨麻疹或血管性水肿中的作用，特别是苯甲酸盐及抗氧化剂的作用，但其可靠性还不完全肯定。

八、远程医学（telemedicine）

通过电子联系的远距离会诊，这对没有皮肤科专家的边远地区或农村地区将特别有用，但作出正确的皮肤病的诊断，还需要相当多的临床经验，而且是训练有素的皮肤科医师，即使在很多发达国家还相当缺乏。

很多年来皮肤科医师通过电话或邮寄病理切片或临床照片来进行远距离会诊，但远程医学的特点是可通过双向电子网络（two-way electronic network）在病人、基层医生及专家之间进行即刻的相互交流。对病人不同部位的病损放大不同的倍数进行观察，还可补充询问一些问题，如有必要可建议在最合适部位取材进行活检。

已有一些尝试证明远程医学是有效的，病人、全科医师及医院专家的报告都很满意，最近对远程医学的研究报告，有些视觉图像对皮肤科医生来说还不够满意。因此需进一步对图像进行技术改进，这样远程医学将对皮肤病的诊断特别有帮助。

（纪　超　程　波）

第 7 章　皮肤性病的治疗与预防

皮肤性病的治疗主要有内服药物、外用药物、物理治疗和皮肤外科治疗。

第 1 节　皮肤性病的内用药物疗法

皮肤性病的常用内服药物主要包括以下几类。

一、抗组胺类药物

抗组胺类药物（antihistamine drugs）根据药物与组胺竞争靶细胞受体的不同，分为 H_1 受体和 H_2 受体拮抗药两大类。

（一）H1 受体拮抗药

H_1 受体拮抗药种类繁多，大多具有与组胺相同的乙基胺结构，即—CH_2—CH_2—N＝，能与组胺竞争 H_1 受体，从而消除组胺引起的毛细血管扩张、血管通透性增高、平滑肌收缩及腺体分泌增加等作用而发挥治疗效果。H_1 受体拮抗药根据其拮抗受体的选择性、中枢镇静作用的强弱、持续时间的长短不同分为第一代和第二代 H_1 受体拮抗药。

1. 第一代 H_1 受体拮抗药　这类药物对 H_1 受体选择性较差，除有抗组胺作用外，还有阻断乙酰胆碱、α 肾上腺素及色胺能受体的作用。由于此类药物具有脂溶性，能通过血脑屏障，因而有抗震颤麻痹、止吐、抗眩晕、便秘、口干、局麻及嗜睡等作用。口服以后经胃肠吸收，15 ～ 30min 即可起效，1 ～ 2h 达高峰，持续 4 ～ 6h，药物经肝脏代谢，24h 内由肾脏完全排泄。常用的 H_1 受体拮抗药见表 1-7-1。

表 1-7-1　第一代 H_1 受体拮抗药

药名	规格	用法	不良反应及注意事项	特殊功效
氯苯那敏（扑尔敏）(chlorphenamine)	4mg/ 片 10mg/mL	口服：4mg，3 次 / 日 儿童：0.35mg/(kg·d) 肌内注射：10mg，1 ～ 2 次 / 日	嗜睡、困倦、咽喉痛	
苯海拉明 (diphenhydramine)	25 ～ 50mg/ 片 20mg/mL	口服：25 ～ 50mg，3 次 / 日 肌内注射：20mg，1 ～ 2 次 / 日	用药 6 个月以上可致贫血，头昏、嗜睡明显，青光眼慎用	镇吐、抗晕动症作用较强
赛庚啶 (cyproheptadine)	2mg/ 片	口服：2 ～ 4mg，3 次 / 日	嗜睡明显，青光眼及新生儿禁用	寒冷性荨麻疹、坏疽性脓皮病
酮替芬 (ketotifen)	0.5 ～ 1mg/ 片	口服：1mg，1 ～ 2 次 / 日	嗜睡、头昏、口干	色素性和寒冷性荨麻疹
异丙嗪（非那根）(promethazine)	12.5 ～ 25mg/ 片 25mg/mL	口服：12.5 ～ 25mg，3 次 / 日；肌内注射：25 ～ 50mg，1 次 / 日	明显嗜睡，青光眼、肾功能减退者慎用	

适应证：荨麻疹、血管性水肿、接触性皮炎、湿疹、药疹、皮肤瘙痒症、痒疹、虫咬皮炎、慢性单纯性苔藓、扁平苔藓等疾病。

不良反应：有嗜睡、头晕、注意力不集中、口干、排尿困难、瞳孔扩大等；肝肾功能障碍者、高空作业者、驾驶员等需禁用或慎用，青光眼和前列腺肥大者慎用。

2. 第二代 H_1 受体拮抗药　这类药物对 H_1 受体也具有较高的选择性，且与 H_1 受体的结合为非竞争性，分子极性大，不易通过血 - 脑屏障，一般无中枢抑制作用和抗 M 胆碱样作用，作用持续时间长，达 12 ～ 24h。口服经胃肠吸收后主要分布于肝、肺、肾等脏器。适用于需长期服药者及驾驶员等特殊职业的患者。临床适应证同第一代 H_1 受体拮抗药，常用第二代 H_1 受体拮抗药见表 1-7-2。

表 1-7-2　第二代 H_1 受体拮抗药

药名	规格	用法	不良反应及注意事项
氯雷他定 (loratadine)	10mg/ 片 糖浆：1mg/1mL	口服：10mg，1 次 / 日 ≤30kg 的 2 岁以上儿童：5mg，1 次 / 日	偶有口干、头痛。2 岁以下儿童、孕妇、哺乳期妇女慎用
地氯雷他定 (desloratadine)	5mg/ 片	口服：5mg，1 次 / 日	偶有头痛、嗜睡、疲倦、口干，孕妇慎用、服药期间停止哺乳

续表

药名	规格	用法	不良反应及注意事项
枸地氯雷他定 (desloratadine citrate disodium)	8.8mg/ 片	口服：8.8mg，1 次 / 日	偶有口干、嗜睡、困倦、乏力。孕妇慎用、服药期间 停止哺乳
西替利嗪 (cetirizine)	10mg/ 片	口服：10mg，1 次 / 日	偶有口干、头痛，婴幼儿、孕妇、哺乳期妇女慎用
左西替利嗪 (levocetirizine)	5mg/ 片 5mg/ 胶囊	口服：5mg，1 次 / 日 口服：5mg，1 次 / 日	偶有嗜睡、口干、头痛，2 岁以下儿童、孕妇、哺乳 期妇女慎用
非索非那定 (fexofenadine)	60mg/ 片	口服：60mg，2 次 / 日	偶有疲倦、头痛、嗜睡
依巴斯汀 (ebastine)	10mg/ 片	口服：10mg，1 次 / 日	偶有头痛、嗜睡、口干
咪唑斯汀 (mizolastine)	10mg/ 片	口服：10mg，1 次 / 日	偶有嗜睡、乏力

（二）H_2 受体拮抗药

这类药物能与 H_2 受体结合，有较强的亲和力，从而对抗组胺引起的各种效应。H_2 受体拮抗药口服吸收后大部分经小肠吸收，$1 \sim 1.5$ h 血中浓度达峰值，半衰期约 2 h，$50\% \sim 70\%$ 以原形从尿液中排出。H_2 受体拮抗药有西咪替丁（cimetidine，0.2g，4 次 / 日，口服）、雷尼替丁（ranitidine，0.15g，2 次 / 日，口服）、法莫替丁（famotidine，20mg，2 次 / 日，口服）、尼扎替丁（nizatidine，0.15，1 次 / 日，口服）。通常与 H_1 受体拮抗药联合使用，治疗人工性荨麻疹、慢性荨麻疹、血管性水肿及皮肤瘙痒症等。也可治疗痤疮和女性多毛。不良反应有头痛、眩晕、呕吐、便秘，长期应用可引起血清转氨酶升高，对男性还可引起阳痿及精子减少等。

二、糖皮质激素

糖皮质激素又称糖皮质类固醇激素（glucocorticoid），具有抗炎、抗过敏、抗毒、抗休克、抗肿瘤及免疫抑制等作用，在皮肤科用途较广泛。

（一）适应证和禁忌证

1. 适应证

（1）急性和严重的自限性疾病，如重症多形红斑、重症药疹、急性荨麻疹、中毒性表皮坏死松解症、剥脱性皮炎、妊娠疱疹、急性放射性皮炎和接触性皮炎等。

（2）危及生命的急性过敏性疾病，如过敏性休克、伴喉头水肿的急性荨麻疹或血管性水肿、多发性蜂蜇伤等。

（3）病情严重威胁生命需长期治疗的皮肤病，如系统性红斑狼疮、皮肌炎、天疱疮、类天疱疮、结节性多动脉炎等。

（4）其他重症皮肤病，如急性泛发性扁平苔藓、严重的结节性红斑、干燥综合征、囊肿性和聚合性痤疮、白塞病等。

2. 禁忌证　消化性溃疡、严重高血压及糖尿病、骨质疏松、眼部单纯疱疹、心肾功能不全者等。慎用于原发性单纯疱疹及其他急性病毒感染、细菌感染、活动性肺结核等。

（二）常用糖皮质激素制剂

见表 1-7-3

表 1-7-3　常用糖皮质激素

类别	药名	抗炎作用 （比值）	糖代谢 （比值）	水盐代谢 （比值）	等效剂量 (mg)	维持时间 (h)	片剂 / 注射 (mg)	成人一般剂量 (mg/d)
低效	氢化可的松 (hydrocortisone)	1	1	1	20	$8 \sim 12$	$4 \sim 20/10 \sim 100$	口服：$20 \sim 40$ 静脉滴注：$100 \sim 400$
中效	泼尼松（强的松） (prednisone)	3.5	4	0.8	5	$12 \sim 36$	5	口服：$10 \sim 60$
	泼尼松龙（强的松 龙）(prednisolone)	4	4	0.8	5	$12 \sim 36$	$1 \sim 5/25 \sim 125$ （混悬液）	口服：$15 \sim 40$；肌内注射： $10 \sim 40$；局部注射：$5 \sim 25$
	甲泼尼龙（甲基强的 松龙） (methylprednisolone)	5	5	0.5	4	$12 \sim 36$	$2 \sim 4/20 \sim 40$	口服：$16 \sim 40$ 静脉滴注：$10 \sim 40$

续表

类别	药名	抗炎作用（比值）	糖代谢（比值）	水盐代谢（比值）	等效剂量（mg）	维持时间（h）	片剂/注射（mg）	成人一般剂量（mg/d）
高效	曲安西龙（去炎松）(triamcinolone)	5	5	0	4	12～36	1～8/50～200（混悬液）	口服：8～16；肌内注射：40～80；局部注射：5～20
	地塞米松 (dexamethasone)	30	20～30	0	0.75	36～54	0.75/1～10	口服：1.5～12；静脉滴注或肌内注射：5～15
	倍他米松 (betamethasone)	25～35	20～30	0	0.6	36～54	0.5/1.5～5.26	口服：1～4；静脉滴注或肌内注射：2～20

（三）糖皮质激素的使用方法

应依据不同病种、病情轻重、治疗效果及个体差异来选择不同的药物、剂量和疗程。疗程分短程（不超过1个月）、中程（2～3个月）和长程（6个月以上）。短程和中程都包括治疗和减量阶段，长程包括治疗、减量和维持三个阶段。给药方法可采用分次给药（每日剂量分3～4次）、一次给药（每日剂量早晨一次服用）、隔日疗法（将两日的药量于隔日早晨一次服用）、冲击疗法（静脉给药，于3～10h滴完，连用3～5日）和皮损内注射。剂量一般以泼尼松1～2mg/(kg·d)计算，其他糖皮质激素按此剂量换算为所选用的相应制剂的等效剂量。

1. 短程 用于重症药疹、重症多形红斑、中毒性表皮坏死松解症、严重接触性皮炎等。常用地塞米松5～10mg或氢化可的松200～300mg，1次/日，静脉滴注，症状控制后每3～5日减量1次，每次减少20%剂量，逐渐停药，全疗程约一月。

2. 中程 用于病期较长及病情反复者，如过敏性紫癜、泛发性湿疹、关节病型或红皮病型银屑病、多形红斑、结节性多动脉炎、变应性血管炎、Sweet综合征等。多采用口服法，症状控制后每2～3周减量1次，逐渐停药，全疗程2～3个月。

3. 长程 用于慢性复发、多系统累及的皮肤病，如系统性红斑狼疮、皮肌炎、天疱疮、大疱性类天疱疮、系统性血管炎、坏疽性脓皮病、淋巴瘤等。治疗初始剂量要以控制或缓解症状为准，以泼尼松为例，轻至中度每日20～40mg、中至重度40～60mg、暴发型或危急病人每日100～200mg。减量阶段一般在症状和皮疹控制后1～2周开始，最初2～3周减量速度可快些，每周减总药量的10%，以后每2～4周减一次。病情稳定后则采用维持剂量（泼尼松5～15mg/日）。为减少糖皮质激素的不良反应，可采用每日1次给药法或隔日给药法，以减少对下丘脑-垂体-肾上腺（PHA）轴的

抑制。

4. 冲击疗法 用于危重病例，如过敏性或中毒性休克、伴喉头水肿的急性荨麻疹或血管性水肿、系统性红斑狼疮伴脑损害或严重肾损害、严重天疱疮等。对常规糖皮质激素治疗效果不佳的重症患者也可采用。用法为甲基强的松龙0.5～1.0g加入5%～10%葡萄糖液150mL静脉滴注，3～10h内滴完，每日1次，连用3～5次，疗程结束后即改用泼尼松60～80mg/日，口服。根据病情，每2～4周再冲击1次。治疗期间密切观察电解质平衡及心电图监护。对肾功能不全及电解质紊乱者禁用，勿与利尿药并用。

5. 皮损内注射 用于瘢痕疙瘩、结节性痒疹、肥厚性扁平苔藓、盘状或肥厚性红斑狼疮、囊肿性痤疮、斑秃、局限性斑块型银屑病等。常用1%曲安西龙混悬液0.3～1.0mL加等量1%普鲁卡因注射液或复方倍他米松注射液0.5～1mL，皮损内注射，前者每1～2周一次，后者2～3周一次，共3～5次。具有起效快、疗效好、作用持久的特点。常见不良反应有注射部位皮肤萎缩、毛细血管扩张、色素改变、出血甚至溃疡等。

（四）糖皮质激素的不良反应

糖皮质激素长期应用的不良反应，主要有诱发和加重感染、糖尿病、高血压、胃及十二指肠溃疡或穿孔、消化道出血、骨质疏松、骨折或骨缺血性坏死、白内障等。可使儿童生长发育迟缓、诱发或加重精神症状等。皮肤可出现满月脸、痤疮、多毛及萎缩纹等。因此，应严格掌握适应证，密切观察不良反应，一旦发生及时处理。

三、抗菌药物

抗菌药物或抗生素（antibiotics）种类繁多，应根据病情轻重及抗菌谱选药。必要时做药物敏感试验，依据试验结果来选用。常用抗生素见表1-7-4。

表 1-7-4　常用抗菌药物

种类	常用制剂	抗菌谱	主要适应证	主要不良反应及注意事项
青霉素类	青霉素 苯唑西林 阿莫西林 哌拉西林	G⁺ 菌、螺旋体	丹毒、类丹毒、疖、蜂窝织炎、炭疽、梅毒、放线菌、原发和继发性皮肤感染	过敏反应，用药前询问过敏史，做皮试
头孢菌素类	头孢唑啉（第一代） 头孢拉啶 头孢氨苄 头孢呋辛（第二代） 头孢克洛 头孢丙烯 头孢噻肟（第三代） 头孢曲松 头孢他啶 头孢克定（第四代） 头孢吡肟 头孢匹罗	G⁻ 菌、部 分 G⁺ 菌、螺旋体	原发性或继发性皮肤感染，主要用于耐青霉素的一些金葡菌和 G⁻ 杆菌的感染、梅毒、淋病、雅司、炭疽	过敏反应，对青霉素过敏者注意与本类药物的交叉过敏，做皮试
β- 内酰胺类	亚胺培南 / 西司他丁 美罗培南 厄他培南	G⁺ 菌和 G⁻ 菌	主要用于 G⁺ 菌和 G⁻ 菌引起的各种严重感染	过敏反应，对青霉素或头孢菌素类药物过敏者注意交叉过敏
氨基糖苷类	链霉素 庆大霉素 大观霉素	G⁻ 菌、部分 G⁺ 菌	主要用于 G⁻ 菌引起的皮肤黏膜感染、淋病、皮肤结核	过敏反应，耳、肾毒性
大环内酯类	红霉素 罗红霉素 阿奇霉素	G⁺ 菌、衣原体、厌氧菌	淋病、生殖道衣原体感染、软下疳、红癣	胃肠道反应
四环素类	四环素 米诺环素 多西环素	G⁺ 菌和 G⁻ 菌、衣原体、立克次体、螺旋体、非典型分枝杆菌	痤疮、酒糟鼻、淋病、生殖道衣原体感染、立克次体感染、Lyme病、坏疽性脓皮病	光敏、色素沉着、儿童长期应用可使牙齿黄染。米诺环素可引起眩晕
喹诺酮类	氧氟沙星 氟罗沙星 加替沙星	G⁺ 菌和 G⁻ 菌、衣原体	生殖道衣原体感染、脓皮病	胃肠不适，含氟离子可能引起骨病变
磺胺类	复方新诺明	G⁺ 菌和 G⁻ 菌、衣原体、奴卡菌	脓皮病、软下疳、衣原体及奴卡菌感染	过敏反应
硝基咪唑类	甲硝唑 替硝唑 奥硝唑	G⁺ 菌、G⁻ 菌、厌氧菌、原虫	滴虫、阿米巴、毛囊蠕形螨及厌氧菌引起的感染	胃肠道反应、口腔异味、儿童及老年人慎用

续表

种类	常用制剂	抗菌谱	主要适应证	主要不良反应及注意事项
其他类	万古霉素 利福平 克林霉素	G⁺菌、结核杆菌、G⁺球菌、厌氧菌、G⁺需氧菌	严重G⁺菌感染、皮肤结核、麻风、军团菌肺炎敏感菌所致皮肤软组织感染及泌尿生殖道感染	过敏反应、耳、肾毒性、恶心、呕吐、肝损害、胃肠道反应、过敏反应

四、抗病毒药

1. 核苷类抗病毒药

（1）阿昔洛韦（acyclovir）为无环鸟嘌呤的衍生物，在病毒感染的细胞内，阿昔洛韦利用病毒胸腺嘧啶核苷激酶的催化作用生成单磷酸阿昔洛韦，在细胞激酶的作用下转化为磷酸阿昔洛韦，后者对病毒 DNA 多聚酶具有强大的抑制作用，干扰病毒 DNA 的合成。用于单纯疱疹、带状疱疹和生殖器疱疹的治疗。用法为单纯疱疹 0.2g，5 次 / 日，口服，连用 5 ～ 10 日；带状疱疹 0.8g，5 次 / 日，口服，连用 5 ～ 7 日；复发性生殖器单纯疱疹 0.2g，3 ～ 4 次 / 日，口服，连用 3 ～ 6 个月。对严重的原发性生殖器疱疹、新生儿单纯疱疹、免疫功能受损者的单纯疱疹和带状疱疹，采用静脉滴注，用法为5 ～ 7mg/kg，每 8 小时 1 次，连用 7 日，静脉滴注1 ～ 2h。不良反应为注射部位静脉炎、暂时性血清肌酐升高。肾功能不全者慎用。

（2）伐昔洛韦（valaciclovir）为阿昔洛韦的前体，口服吸收快，在体内水解为阿昔洛韦，生物利用度是阿昔洛韦的 3 ～ 5 倍，半衰期 2.86 小时，大部分药物随尿液排泄。抗病毒谱广，在体外对单纯疱疹病毒Ⅰ、Ⅱ型作用最强，对水痘 - 带状疱疹病毒、巨细胞病毒和 EB 病毒也有抑制作用。较阿昔洛韦安全，口服方便，用法为 0.3 ～ 0.5g，2 ～ 3 次 / 日，疗程 7 ～ 10 日。不良反应有皮疹、头痛、头晕及胃部不适。肾功能不良者及哺乳期妇女慎用。

（3）更昔洛韦（ganciclovir）为阿昔洛韦的衍生物，能竞争性抑制病毒 DNA 聚合酶，直接掺入DNA，终止 DNA 复制。在体内外可抑制疱疹病毒复制，尤其对人巨细胞病毒有较强的抑制作用。半衰期 2.9h，以原形随尿液排出。用法为 5mg/kg，静脉滴注，1 ～ 2 次 / 日，疗程 2 ～ 3 周。可发生粒细胞、中性粒细胞或血小板减少。出现头疼、恶心、腹痛等不良反应，肾功能不良者及老年人慎用。

（4）泛昔洛韦（famciclovir）通过干扰病毒核酸合成而阻止病毒复制，对多种 DNA 和 RNA 病毒感染有效。口服吸收良好，在小肠和肝脏迅速转化为喷昔洛韦（penciclovir），在感染细胞内具有活性的三磷酸喷昔洛韦的半衰期达 10 ～ 20 h。用法为0.25 ～ 0.5g，3 次 / 日，口服，连用 5 ～ 7 日。肾功能不全者慎用。

2. 阿糖腺苷（vidarabine）
通过抑制病毒的 DNA 多聚酶，阻断病毒 DNA 的合成，产生抗病毒作用，对单纯疱疹病毒、带状疱疹病毒、巨细胞病毒均具有抗病毒活性，用法为 10 ～ 15mg/kg，静脉滴注，1 次 / 日，连用 7 ～ 10 日。肝肾功能不全者慎用。

3. 利巴韦林（ribavirin）
又称病毒唑（virazole），为广谱抗病毒药。通过抑制次黄嘌呤脱氢酶阻断次黄嘌呤核苷 - 磷酸向黄嘌呤核苷 - 磷酸的转化等作用，抑制核酸合成，阻止病毒复制。对疱疹病毒、麻疹病毒、腺病毒、流感和副流感病毒等均有抑制作用。口服吸收快，清除半衰期为 24 h。主要由肾脏排泄。用法为 0.3g，3 次 / 日，口服，连用 7 日；或 10 ～ 15mg/(kg·d)，用 5% 葡萄糖液或生理盐水稀释，分 2 次静脉滴注，也可肌内注射。治疗疱疹性口炎还可用口含片，200mg 含服，每 2 小时 1 次。不良反应有口渴、食欲减退、腹泻、白细胞减少等。哺乳期妇女及肝功能异常者慎用。

4. 干扰素（interferon）
是由灭活的或活病毒作用于易感细胞所产生的或由基因工程而得到的一种具有抑制病毒复制、调节免疫功能及抗肿瘤作用的小分子蛋白质。根据其产生的来源细胞分为三类：α-干扰素（主要由单核 - 吞噬细胞产生）、β- 干扰素（主要由成纤维细胞产生）、γ - 干扰素（主要由活化的T 细胞和 NK 细胞产生）。用于尖锐湿疣、寻常疣、扁平疣、带状疱疹、单纯疱疹等病毒性皮肤病和肿瘤患者。临床应用干扰素 -2α，剂量为 100 万 ～ 300万 U，肌内注射或病灶局部注射，隔日 1 次。疗程依病种和病情而定。也可病灶处局部外搽。不良反应有头痛、寒战、发热、乏力等流感样症状，白细胞或血小板减少、肾损害等不良反应。哺乳期妇女及严重肝肾功能不全者慎用。

5. 干扰素诱导药（interferon inducer）
是一类能诱导干扰素产生的微生物或化合物。聚肌胞是最常用的干扰素诱导药。其诱导产生的干扰素能与病毒DNA 多聚酶结合而阻止病毒复制。用于单纯疱疹、带状疱疹、扁平疣、寻常疣等病毒性皮肤病、自身免疫性皮肤病及抗肿瘤治疗。用法为 2mg，肌内注射，隔日 1 次或一周 2 次。不良反应有一过性低热，孕妇忌用。

五、抗真菌药

1. 灰黄霉素（griseofulvin）　是一种窄谱抗真菌药物，对皮肤癣菌有抑制作用。其作用机制是灰黄霉素的结构与鸟嘌呤相似，能竞争性抑制鸟嘌呤进入 DNA 分子中，干扰真菌 DNA 的合成而抑制真菌生长。口服吸收后经汗腺进入角质层，与毛囊及甲角蛋白结合，保持较高浓度。主要用于头癣的治疗。用法为 0.6 ～ 0.8g/ 日，儿童 15 ～ 20mg/(kg•d)，分 2 ～ 4 次，饭后口服。需 2 ～ 4 周以上，并配合外用药。可有头痛、嗜睡、胃肠道反应、白细胞减少、光敏性皮炎、肝损害等不良反应，肝功能不全及光过敏者禁用。

2. 多烯类（polyene）　这类药物能与真菌细胞膜的麦角固醇相结合，使膜形成微孔，通透性增加，细胞内的物质外渗，从而导致真菌死亡。

（1）两性霉素 B(amphotericin B) 及其脂质体 (amphotericin B liposome)：为广谱抗真菌药，对多种深部真菌如念珠菌、隐球菌、着色真菌、申克孢子丝菌、球孢子菌及光滑球拟酵母等均有强大抑制作用，但对皮肤癣菌无效。口服吸收不良且不稳定，主要为静脉用药，为避免严重不良反应的产生，初始剂量用 1 ～ 2mg 加入 5% 的葡萄糖液 20mL 中静脉滴注，如无反应则加至 0.1 ～ 0.3mg/ kg 加入 5% 葡萄糖液 500mL 中，6 ～ 8 小时缓慢滴完，根据反应情况，每日增加 0.5 ～ 1mg，最大剂量为 1mg/(kg•d)，液体的浓度应 < 0.1mg/mL。不良反应有寒战、高热、低血钾、肾损害、静脉炎、胃肠道反应等。两性霉素 B 脂质体为一种双层脂质体，内含有两性霉素 B 的新剂型，其毒性仅为两性霉素 B 的 1/7。用法为从 0.3mg/(kg•d) 开始，逐渐增加至 1 ～ 2mg /(kg•d)。治疗隐球菌性脑膜炎时，总量可达 5 ～ 8g，8 ～ 12 周为一疗程。

（2）制霉菌素（nystatin）：作用机制与两性霉素 B 相同。对白念珠菌和隐球菌有抑制作用。由于毒性强，不能注射。口服难吸收，大部分从粪便排泄，因此主要治疗消化道念珠菌病。用法为 200U/d，儿童 5 万～ 10 万 U/(kg•d)，分 3 ～ 4 次口服。还有软膏、栓剂等供使用。有轻微胃肠道反应。

3. 5- 氟胞嘧啶（5-flucytosine）　是一种人工合成的系统性抗真菌药，能选择性进入真菌细胞内，并在真菌细胞的胞核嘧啶脱氨基酶作用下脱去氨基转

化为氟尿嘧啶，干扰真菌核酸的合成。人体组织细胞缺乏此酶，因而不受此药物的影响。口服经肠道吸收良好，极易进入体液、脑脊液。此药毒性低，口服后 70% 于 24 小时内由尿液排出，停药 2 日后尿液中即无药物成分。主要用于治疗念珠菌病、隐球菌病、着色芽生菌病。用法为 50 ～ 150mg/(kg•d)，分 3 ～ 4 次口服。用于念珠菌病和隐球菌病时与两性霉素 B 合用可发挥协同作用，并可减少耐药性的发生率及后者的毒性。可有胃肠道反应、白细胞、血小板减少、血清转氨酶升高，肾功能不良者慎用。

4. 唑类（azole）　是人工合成的广谱抗真菌药。对浅部与深部真菌病的致病菌均有抗菌活性。作用机制是通过抑制细胞色素 P450 依赖酶（羊毛固醇 14- 脱甲基酶），干扰真菌细胞的麦角固醇合成，导致麦角固醇缺乏，真菌细胞的生长因而受到抑制。包括咪唑类和三唑类。咪唑类中的克霉唑（clotrimazole）、咪康唑（miconazole）、益康唑（econazole）、联苯苄唑（bifonazole）等因口服吸收差或难以耐受而多用于外用治疗，或仅作为消化道真菌感染的选择药物。三唑类药物常用的如下：

（1）伊曲康唑（itraconazole）：为广谱高效抗真菌药。对皮肤癣菌、酵母菌和霉菌均有效。口服吸收良好，血浆清除半衰期 15 ～ 25 h，具有高度亲脂和亲角质的特性，组织中的浓度较血浆中的高 2 ～ 3 倍，在脂肪组织中可高达 20 倍，在皮肤中的浓度维持数周，甲板中达 6 个月。不良反应有胃肠道反应、头痛、血清转氨酶升高等。不宜与多种抑制胃酸剂、利福平、苯妥英、洋地黄、阿司咪唑等合用。药物剂量和疗程依据真菌感染的部位而定。

1）甲真菌病：0.2g，2 次 / 日，每月服药一周停药三周为一个冲击疗程，指、趾甲真菌感染分别服 2 ～ 3 个疗程和 3 ～ 4 个疗程。

2）皮肤癣菌病：0.2g，1 次 / 日，连服 7 日；掌跖部感染者 0.2g，2 次 / 日，连服 7 日。

3）皮肤念珠菌病、马拉色菌毛囊炎：0.1g，2 次 / 日，或 0.2g，1 次 / 日，连服 7 日。

4）口腔念珠菌病：0.2g，1 次 / 日，连服 7 日。

5）真菌性口角炎：0.2g，1 次 / 日，连服 21 日。

6）头癣：3 ～ 6mg/(kg•d)，1 次 / 日，连服 6 周，配合局部外用各种抗真菌软膏等治疗。

7）深部真菌病：0.2g，1 次 / 日，口服，疗程 2 ～ 6 月。

（2）氟康唑（fluconazol）：属广谱抗真菌药，水溶性，口服吸收良好，可静脉注射，渗入脑脊液浓度较高，不经肝脏代谢，血浆清除半衰期为 30 h，90% 以上由肾脏排泄。用于治疗皮肤癣菌引起的浅部真菌感染及肾脏念珠菌病、真菌性脑膜炎、着色

真菌病等各种深部真菌感染。治疗浅部真菌病用法为 50mg/d，口服，疗程 4 周；指、趾甲真菌病 0.15g，1 次 / 周，分别连用 8 周和 12 周；深部真菌病 0.2g/d，口服或静脉注射，疗程数月。可有胃肠道反应、皮疹、白细胞减少、低钾、肝功能异常等。对三唑类药物过敏者禁用。

5. 丙烯胺类（allylamine） 第一个丙烯胺类药物萘替芬（naftifine）仅限于局部外用。特比萘芬（terbinafine）是其第二代衍生物。可口服及局部应用。这类药物的作用机制是抑制角鲨烯环氧化酶而干扰麦角固醇的合成，并使角鲨烯在真菌体内产生蓄积毒性，起到杀灭和抑制真菌的双重效应。特比萘芬口服吸收好，半衰期 16h，有较好的亲脂和亲角质性，能较快渗入皮肤角质层和甲板，并在其中维持较长时间。适用于皮肤、甲的浅部真菌感染，口服对花斑糠疹无效，对念珠菌及酵母菌效果较差。用法：①体股癣：0.25g，1 次 / 日，连服 2 ～ 3 周。②手足癣：0.25g，1 次 / 日，连服 2 ～ 4 周。③甲真菌病：0.25g，1 次 / 日，指甲真菌病疗程 8 周，趾甲真菌病 12 周。④头癣：体重＜ 20kg，62.5mg/ 日；体重 20 ～ 40kg，0.125g/ 日；体重＞ 40kg，0.25g/ 日，连服 4 ～ 6 周，并配合局部外用抗真菌药和剃发等措施。少数患者有胃肠道反应及皮疹。

6. 碘化钾（potassium iodide） 作用机制尚未明了，是治疗孢子丝菌病的首选药物。一般用 10% 碘化钾 10mL，3 次 / 日，饭后口服。儿童 25 ～ 50mg/（kg·d），分 3 次口服。临床治愈后，继续服用 1 ～ 2 个月。不良反应有胃肠道反应、眼睑肿胀、流泪、喷嚏、头痛、咽喉炎等感冒症状、腮腺肿大、皮疹等。结核患者禁用。

六、维 A 酸 类

维 A 酸类（retinoids）是一组在化学结构上与天然维生素 A 相似的化合物。维 A 酸分子结构由环结构、多烯侧链和极性终末基团三部分组成。根据其分子中环状终末基团、多烯链和极性终末基团的不同变化已产生三代维 A 酸。作用机制尚未完全清楚，这类药物主要是通过与维 A 酸核受体（目前已知 5 种：RAR-α、RAR-β、RAR-γ、RXR-α、RXR-β）相结合而发挥生理效应，具有调节上皮细胞及其他细胞的生长和分化、抑制恶性肿瘤细胞的生长、影响免疫和炎症过程及改变细胞间的黏附等作用，在皮肤科有广泛用途，开辟了皮肤病治疗学上的新纪元。

（一）第一代维 A 酸

第一代维 A 酸是维 A 酸的天然代谢产物，包括：

1. 维 A 酸（tretinoin，全反式维 A 酸 all-transretinoic） 治疗痤疮、鱼鳞病、毛囊角化病等。用法为 10mg，2 ～ 3 次 / 日，口服。

2. 异维 A 酸（isotretinoin，13 顺式维 A 酸，accutanc） 治疗痤疮、皮脂溢出症、Darier 病、鱼鳞病、掌跖角化病、银屑病等。用法为 10mg，2 ～ 3 次 / 日，口服，疗程 6 ～ 8 周。异维 A 酸 0.5 ～ 1 mg /（kg·d），顿服或分 2 ～ 3 次口服。

3. 维胺酯（viaminate） 用于治疗痤疮、角化异常性皮肤病、鱼鳞病等。用法为 25 ～ 50mg，2 ～ 3 次 / 日，口服。

第一代维 A 酸有致畸作用，在服药期间及服药后应避孕。可引起高甘油三酯血症、高血钙、血清转氨酶升高、抑郁、口唇及皮肤干燥脱屑甚至皲裂等。

（二）第二代维 A 酸

第二代维 A 酸是维 A 酸合成的衍生物，为单芳香族维 A 酸。

1. 阿维 A 酯（依曲替酯，etretinate） 主要治疗寻常型、脓疱型、红皮病型银屑病、毛发红糠疹、Darier 病、角化异常性皮肤病等。初始量 0.5 ～ 1 mg /（kg·d），分 2 ～ 3 次口服，最大量＜ 1.5mg/（kg·d），疗程 1 ～ 2 个月，维持量 0.25 ～ 0.5mg/（kg·d）。常见不良反应有口腔黏膜干燥，大剂量时可致疼痛性剥脱性唇炎、尿道炎、包皮炎等。

2. 阿维 A（依曲替酸，etretin） 是阿维 A 酯在体内的代谢产物。适应证与阿维 A 酯类似。初始剂量为 0.6mg/（kg·d），口服，最大量为 50 ～ 60mg/d，维持治疗，3 ～ 6 个月。最常见的不良反应为皮肤黏膜干燥。尚可有口炎、牙龈炎、鼻出血、胃肠道不适或血清转氨酶升高等。

第二代维 A 酸的不良反应较第一代轻，同样有致畸和升高血脂作用。

（三）第三代维 A 酸

第三代维 A 酸为多芳香族维 A 酸。

1. 阿达帕林（adapalene） 外用软膏，用于治疗痤疮。

2. 他扎罗汀（tazarotene） 外用软膏，用于治疗银屑病、痤疮。

3. 芳香维 A 酸乙酯（arotinoid） 用于治疗银屑病、鱼鳞病、Darier 病、多发性角化棘皮瘤、鳞癌、皮肤 T 细胞淋巴瘤、大疱性扁平苔藓等。用法为每晚进餐时口服 0.03mg，维持量也为 0.03mg，隔日 1 次。

七、免疫抑制药

这类药物能抑制或降低机体的免疫反应，或抑制肿瘤细胞的增殖和分裂。此类药物的种类很多，皮肤科常用的有以下几种：

1. 环磷酰胺（cyclophosphamide，CTX） 本身无细胞毒性和免疫抑制作用，在肝微粒体细胞色素 P450 酶作用下，在体内形成活性产物 4- 羟环磷酰胺和醛磷酰胺，与细胞核发生交联，破坏 DNA 的结构和功能，对 B 淋巴细胞的抑制作用更强。主要用于红斑狼疮、皮肌炎、天疱疮、类天疱疮、变应性血管炎、蕈样肉芽肿等。用法为 50 ～ 150mg/d，分 2 ～ 3 次口服；或 100 ～ 200mg，每日或隔日静脉注射，连用 4 ～ 6 周。冲击治疗时 8 ～ 12mg/kg 加入 10% 葡萄糖或生理盐水中静脉滴注，连用 2 日，每 2 周一次，累计总量不超过 150mg/kg。主要不良反应包括白细胞减少、出血性膀胱炎、恶心、呕吐、脱发等。

2. 甲氨蝶呤（methotrexate，MTX） 通过对二氢叶酸还原酶的竞争性抑制使二氢叶酸变成四氢叶酸及脱氧尿嘧啶核苷甲基化转变成胸腺嘧啶核苷的过程受阻，从而阻断 DNA 和 RNA 的合成。除有抗细胞增殖作用外，还有抗炎和免疫调节作用。主要用于银屑病、天疱疮、大疱性类天疱疮、皮肌炎、白塞病、蕈样肉芽肿等。用法为 0.03 ～ 0.1mg/(kg•d)，口服，7 ～ 14 日为一疗程。治疗银屑病时可每 12 小时口服 2.5mg，一周连服 3 次；或 10 ～ 25mg，静脉滴注，1 次 / 周。主要不良反应有胃肠道反应、白细胞和血小板减少、肝功能受损等。

3. 硫唑嘌呤（azathioprine，AZP） 在体内代谢为 6- 巯基嘌呤，抑制腺嘌呤核苷酸合成，从而抑制 DNA 和 RNA 的合成，对 T 淋巴细胞抑制作用强于环磷酰胺。主要用于红斑狼疮、皮肌炎、天疱疮、大疱性类天疱疮、银屑病性关节炎等。用法为 50mg，2 次 / 日，口服。主要不良反应为胃肠道反应、肝损害及骨髓抑制。

4. 环孢素 A（cyclosporin A，CsA） 是一种选择性作用于 T 淋巴细胞的免疫抑制药，主要针对 T 辅助细胞和细胞毒性 T 细胞，抑制白介素 -2 的释放，也抑制 NK 细胞的活性。主要用于白塞病、获得性大疱性表皮松解症、扁平苔藓、坏疽性脓皮病、严重的银屑病、天疱疮、类天疱疮、重症药疹如中毒性大疱性表皮松解症、特应性皮炎、脱发等。用法为 5 ～ 10mg/(kg•d)，分次口服，根据病情和疗程调整剂量。主要不良反应为肾毒性、高血压、震颤、头痛、厌食、恶心等。肝肾功能不全者禁用。

5. 他克莫司（tacrolimus，FK506）或吡美莫司（pimecrolimus） 是一种钙调磷酸酶抑制剂，其免疫抑制作用的机制似环孢素，但效力为后者的 10 ～ 100 倍，并具有抑制人嗜碱性粒细胞及肥大细胞释放组胺、LTC4 及前列腺素 D2 等反应，具有抗炎作用。主要用于严重的银屑病。用法为 0.1 ～ 0.2mg/(kg•d)，分 2 ～ 3 次口服；或 0.075 ～ 0.1mg/(kg•d) 静脉滴注。不良反应同环孢素，但较低。

6. 雷公藤多苷（雷公藤总苷，triptergium glycosides） 是雷公藤属植物经水浸氯仿提取层析而得。具有免疫抑制、抗炎、抗肿瘤及抗生育等作用。用于红斑狼疮、皮肌炎、硬皮病、天疱疮、类天疱疮、银屑病、掌跖脓疱病、红皮病、Sweet 综合征、变应性血管炎、湿疹等。用法为 1 ～ 1.5mg/(kg•d)，分 2 ～ 3 次口服。主要不良反应有消化道症状、头晕、乏力、肝脏损害、白细胞减少、精子活动降低及月经量减少或闭经。

7. 氯喹（chloroquine）及羟氯喹（hydroxy chloroquine） 具有抑制细胞免疫反应、淋巴细胞转化、抗核抗体反应及补体活性，抑制中性粒细胞的趋化性和吞噬功能，调节巨噬细胞释放细胞因子，稳定溶酶体膜。能降低皮肤对紫外线的敏感性。用于红斑狼疮、日光性荨麻疹、多形性日光疹、扁平苔藓、白塞病等。用法为氯喹 0.25 ～ 0.5g/d，羟氯喹 0.2 ～ 0.4g/d，分次口服。主要不良反应有恶心、呕吐、头痛、白细胞下降、视力模糊、复视和视网膜病、肝功能受损等。长期应用需定期检查视力、眼底和肝肾功能。

八、免疫调节药

免疫调节药（immuno-modulatory agents）能增强或调节机体的非特异性和特异性免疫反应，使不平衡的免疫反应趋于正常。

1. 白细胞介素 -2（interleukin-2，IL-2） 通过作用于 IL-2 受体而发挥效应。能诱导及增强 NK 细胞的活力，激活肿瘤浸润淋巴细胞（TIL），诱导淋巴因子活化的杀伤细胞（LAK）的活化增殖，调节 T 细胞的生长分化，促进活化的 T、B 细胞的增殖以及诱导 γ- 干扰素（IFNγ）及其他淋巴因子的产生。用于治疗恶性黑素瘤，用法为 10 万 U/(kg•d)，静脉滴注，每周连用 5 日，3 ～ 4 周为一个疗程。皮损内注射治疗蕈样肉芽肿也有效。主要不良反应为寒战、发热、全身不适等流感综合征样症状、肝损害、消化道反应以及贫血、血小板减少、淋巴细胞减少，停药后反应性淋巴细胞、嗜酸粒细胞增多，而中性粒细胞减少。

2. 静脉内注射免疫球蛋白（intravenous immunoglobulin，IVIG） 健康人血浆中提取的免疫球蛋白，

90% 以上为丙种球蛋白。半衰期 21～25 日。能与多种自身抗体相结合，阻止后者与抗原结合。促进自身抗体清除，具有广谱抗病毒和抗细菌作用。主要用于治疗危重红斑狼疮及有严重感染、昏迷或消化道出血合并症者、SLE 合并妊娠、激素或免疫抑制剂治疗无效的 SLE、皮肌炎及多发性肌炎、天疱疮、大疱性类天疱疮、重症药疹等。用法为 0.4g/(kg·d)，连用 3～5 天后，视病情可每周给药一次。不良反应较小，可出现头痛、背痛、心慌、恶心、轻微发热。过敏体质及 IgA 缺乏症者禁用。

3. 转移因子（transfer factor） 是免疫活性淋巴细胞在抗原的刺激下产生的一种小分子量（< 1000）多肽，能选择性将供者的某种特定的细胞免疫功能转移给受者，使受者获得该种细胞的免疫能力。用于带状疱疹、病毒疣、念珠菌病、特应性皮炎、白塞病、SLE、硬皮病及皮肤肿瘤等的辅助治疗。用法为 3～6mg，2～3 次 / 日，口服；或 2～4mL，每周 1～2 次，肌内注射或皮下注射，1 个月为一疗程，也可病灶内注射。带状疱疹一般注射 1～3 次。无抗原性，不引起过敏反应。不良反应有皮疹、发热、注射部位酸胀、疼痛及暂时性肝肾功能损害。

4. 胸腺肽（thymopeptide） 是一种具有免疫活性的多肽。国内产品为从猪胸腺中提取的胸腺素和胸腺因子 D。作用于淋巴细胞分化、增生和发育的各阶段，刺激全身 T 淋巴细胞转化为细胞免疫功能的 T 淋巴细胞，增强成熟 T 淋巴细胞对抗原和其他刺激的反应，并能增强巨噬细胞吞噬功能。主要用于 SLE、干燥综合征、白塞病、病毒感染、免疫缺陷病及恶性肿瘤。用法为 10～20mg，1～3 次 / 日，口服；或 5～10mg，肌内注射或皮下注射，每日或隔日 1 次。不良反应有头痛、发热、皮疹及注射局部红肿、硬结和瘙痒。

5. 卡介菌（bacillus calmette-guerin，BCG） 是牛型结核杆菌经在特殊培养基上反复培养失去致病性，但仍有免疫原性而制成的菌苗。目前制备的卡介菌多糖核酸是去掉菌体蛋白提取的菌体多糖而用于临床。具有刺激 T 细胞增殖、激活巨噬细胞的各种功能并促进其 IL-1 的产生。能增强机体的抗感染和抗肿瘤的免疫功能。用于恶性黑素瘤、皮肤淋巴瘤的辅助治疗。用法为 1mL/ 次，肌内注射，隔日 1 次。主要不良反应有注射部位红斑、硬结，重者发生化脓和溃疡。可有恶心、寒战、关节痛等全身症状。结核菌素反应强阳性者慎用。

6. 左旋咪唑（levamisole） 能提高细胞免疫功能或使异常的细胞免疫功能恢复正常，调节抗体的产生，其代谢产物可清除吞噬细胞产生的氧自由基。但大剂量应用时有抑制免疫功能作用。用于疱疹病毒感染、寻常疣、跖疣、扁平疣等病毒性疾病及 SLE、白塞病、皮肤肿瘤等。用法为 50mg，3 次 /d，每 2 周连服 3 日。可重复 2～3 个疗程。常见不良反应有恶心、呕吐、胃部不适、皮疹、发热、粒细胞和血小板减少。

7. 香菇多糖（lentinan） 具有免疫调节作用，能恢复被抑制的 Th 和 Tc 细胞的功能，增强 NK 细胞活性，提高巨噬细胞的吞噬功能，有抗菌、抗病毒及辅助抗肿瘤作用。适应于各种细胞免疫功能低下者、SLE、银屑病、皮肤肿瘤及病毒感染的辅助治疗。用法为 20mg，3 次 /d，口服。无明显不良反应，少数有轻度消化道反应。

九、维生素类

1. 维生素 A 维持上皮组织的完整结构和正常功能，调节人体表皮角化过程。缺乏时导致眼干燥症（干眼病）、皮肤干燥和毛周角化等。用于鱼鳞病、毛周角化病、毛发红糠疹等。用法为 2.5 万 U，3 次 / 日，小儿 2000～4000U/d，口服。大剂量应用可有头痛、恶心、疲乏、血清转氨酶升高等不良反应。

2. 维生素 B_1 与神经系统及内分泌系统关系密切，并参与糖代谢的调节。能抑制胆碱酯酶的活性，减轻皮肤炎症反应。用于各种瘙痒性皮肤病、带状疱疹、湿疹等。用法为 10～20mg，3 次 / 日，口服；或 50～100mg，1 次 / 日，肌内注射。过量可引起头痛、抽搐、震颤、心律失常、肝脂肪变等不良反应。

3. 维生素 B_6 能增强表皮细胞的机能，改善皮肤黏膜的代谢过程，参与氨基酸和脂肪的代谢，抑制组胺和缓激肽引起的炎症。用于脂溢性皮炎、脂溢性脱发、斑秃、寻常痤疮、酒渣鼻等。用法为 10～20mg，3 次 / 日，口服；或 50～100mg，1 次 / 日，肌内注射或静脉滴注。不良反应少，大剂量时可有头痛、腹痛，偶有皮疹。

4. 维生素 B_{12} 是体内多种代谢过程中必需的辅酶。用于带状疱疹、扁平苔藓、DLE 等。用法为 0.5～1mg，1 次 / 日，肌内注射；或 500μg，3 次 / 日，口服。不良反应主要是注射部位疼痛。

5. 维生素 C 促进结缔组织中胶原蛋白和细胞间质的合成，增强毛细血管的致密性，改善血管的通透性。大剂量时能提高机体抗感染和抗肿瘤的能力。用于湿疹、接触性皮炎、荨麻疹、紫癜性皮肤病、色素障碍性皮肤病、静脉曲张综合征等。用法为 0.2g，3 次 / 日，口服；或 1g，1 次 / 日，静脉注射；或 3～5g，1 次 / 日，静脉滴注。大剂量时可引起恶心、呕吐、腹泻等。

6. 维生素 E 抗氧化、抗衰老、维持毛细血管正常通透性、生物膜的正常结构以及肌肉的正常结构和功能，恢复变性的胶原纤维和弹力纤维。用于结缔组织病（如 SLE、DLE、皮肌炎、硬皮病）、角化性皮肤病（如毛囊角化病、毛周角化病、鱼鳞病、毛发红糠疹）、大疱性表皮松解症、冻疮、多形红斑等。用法为 0.3 ～ 0.6g/d，分 3 次口服，最大剂量 1.6g。不良反应少，偶有恶心、呕吐、头痛、乏力等。

7. 维生素 PP（烟酸和烟酰胺）　烟酸在体内转化为烟酰胺。后者是辅酶Ⅰ和Ⅱ的组成部分。烟酸能扩张血管、拮抗 5- 羟色胺、降低体内卟啉含量和皮肤对光线的敏感性。用于烟酸缺乏病（pellagra）、日光性皮炎、冻疮、血栓闭塞性脉管炎等。用法为 50 ～ 100mg，3 次 / 日，口服；或 50 ～ 100mg，1 次 / 日，静脉滴注。常见不良反应有皮肤潮红（烟酰胺可无）、瘙痒、心悸等。偶有胃肠道反应及肝功能损害。

十、其他药物

1. 钙剂　能增加毛细血管的致密性，降低其通透性、减少渗出，有抗炎、抗过敏和消肿作用。用于接触性皮炎、湿疹、荨麻疹、药疹、慢性单纯性苔藓等。常用 10% 葡萄糖酸钙 10mL，缓慢静脉注射，1 次 / 日。注射过快可引起心律失常或停搏的危险。有心律失常、心传导阻滞者、老年人慎用。

2. 硫代硫酸钠（sodium thiosulfate）　有非特异性抗过敏和解毒作用。用于慢性荨麻疹和某些重金属中毒。用法为 10% 硫代硫酸钠溶液 10mL，缓慢静脉注射，1 次 / 日。

3. 普鲁卡因（procaine）封闭　可阻断恶性刺激的神经传导，恢复机体的正常防御和调节功能。用于慢性单纯性苔藓、银屑病、湿疹等。局部封闭用 0.25% ～ 0.5% 盐酸普鲁卡因 10 ～ 20mL 病灶处皮下注射，2 ～ 3 日 1 次，10 次为一疗程；静脉封闭用量为 4 ～ 8mg/（kg·d），用生理盐水或 5% 葡萄糖液配成 0.1% 浓度，同时可加入维生素 C 1 ～ 3g 静脉滴注，4 ～ 6 小时滴完，每日 1 次，连用 10 日为一疗程。使用前须做普鲁卡因皮试。磺胺药过敏者及心、肝、肾功能不全者禁用。

4. 氨苯砜（diaminodiphenylsulfone，DDS）　为 5-脂氧合酶抑制剂，抑制花生四烯酸代谢途径和（或）阻断白三烯 B_4 受体，以及抑制溶酶体酶和中性粒细胞趋化。用于麻风、疱疹样皮炎、天疱疮、大疱性类天疱疮、角层下脓疱病、疱疹样脓疱病及泛发性脓疱性银屑病等。用法为 100 ～ 150mg/d，分次口服。用药期间应定期查血象，注意由变性血红蛋白引起的紫癜。长期服用者需加服铁制剂和维生素 B_{12}。可致畸。

5. 沙利度胺（thalidomide，反应停）　能稳定溶酶体膜和抑制中性粒细胞的趋化，调节免疫及抗朗格汉斯细胞增殖作用。用于Ⅱ型麻风反应、DLE、SCLE、多形红斑、白塞病、阿弗他溃疡、结节性痒疹、带状疱疹后遗神经痛等。用法为 100 ～ 200mg/d，分 4 次口服。有皮疹、瘙痒、胃肠道反应等不良反应。可致畸。

（任万明）

第 2 节　皮肤性病的外用药物疗法

外用药物在皮肤病的治疗中占有非常重要的地位，了解各种外用药物的基本成分、外用药的种类剂型、外用药物的作用及可能出现的不良反应、外用药物的使用原则等，将有助于根据皮肤病的性质选择合适的外用药物。

一、外用药的种类和作用

在治疗中起主导作用的药物称为主药，分为以下几种类型。

1. 清洁剂（cleaning agents）　具有清除皮损上的浆液、脓血、痂等的作用。常用的有皂类、油类、溶液等。皂类包括碱性和中性肥皂，油类包括植物油、矿物油和动物油，溶液有生理盐水、高锰酸钾溶液（1 ∶ 8000）、0.1% 依沙吖啶（利凡诺，rivanol）溶液、呋喃西林溶液（1 ∶ 5000）等。

2. 保护剂（protective agents）　无刺激性，具有保护皮肤、减少摩擦和防止外来刺激的作用。常用的有矿物粉如氧化锌粉、滑石粉、炉甘石粉等，植物粉及植物油等。

3. 止痒剂（antipruritic agents）　可抑制末梢感觉神经或作用于末梢血管，使血管扩张散热，产生清凉作用，从而起到止痒效果。

（1）苯酚（phenol）：又称石炭酸，能溶于水、乙醇和甘油。低浓度（1% ～ 2%）时可通过麻醉皮肤末梢神经达到止痒止痛的效果，但对破损的皮肤有刺激性；高浓度有强烈的腐蚀作用。

（2）樟脑（camphor）：溶于酒精及油类，微溶于水，有局部刺激并兴奋中枢神经的作用，1% ～ 5% 酊剂止痒，10% ～ 20% 软膏治疗冻疮。

（3）薄荷脑（menthol）：微溶于水，易溶于酒精，具有清凉止痒作用，剂型包括 1.5% ～ 10% 的粉剂、酊剂和软膏；因有刺激性可导致皮炎，黏膜和破损皮肤不宜使用。

（4）苯佐卡因（benzocaine）、利多卡因（lidocaine）、

盐酸达克罗宁（dyclonine hydrochloride）：均为表面麻醉剂，可止痒。

另外，抗组胺药以及各种含冰片、百部、苦参、蛇床子、地肤子和野菊花等中药水也有一定的止痒作用。

4. 糖皮质激素　主要有抗炎、抗增生、免疫抑制和血管收缩的作用。常用的弱效激素有 1% 醋酸氢化可的松（hydrocortisone acetate）、0.25% 醋酸甲基氢化泼尼松（methylprednisolone acetate）；中效的 1% 丁酸氢化可的松（hydrocortisone butyrate）、0.1% 曲安奈德（triamcinolone acetonide）；强效的 0.1% 糠酸莫米他松（mometasone furoate）、0.025% 丙酸倍氯米松（beclomethasone dipropionate）；超强效的 0.02% 丙酸氯倍他索（clobetasol propionate）、0.5% 卤米松（halometasone monohydrate）等。适应证包括皮炎、湿疹、银屑病、苔藓类皮肤病、自身免疫性大疱性皮肤病、结缔组织病以及其他如斑秃、白癜风、坏疽性脓皮病、环状肉芽肿、皮肤淀粉样变、类脂质渐进性坏死等。禁忌证：已知对拟用糖皮质激素的基质或其他成分过敏；皮肤细菌、真菌、病毒和寄生虫感染；皮肤破溃。局部应用糖皮质激素常见的不良反应包括：皮肤萎缩及萎缩纹、面部酒渣样改变及口周皮炎、多毛、毛囊炎等。

5. 抗细菌药物

（1）抗生素

1）莫匹罗星（mupirocin）：是荧光假单胞菌产生的代谢产物假单胞菌酸 A（pseudomonic acid A），为局部用抗生素。本品对革兰阳性球菌有很强的抗菌活性，尤其对葡萄球菌属、链球菌属和奈瑟淋球菌具有高度活性，对耐药金黄色葡萄球菌也有效，而对正常菌群抑制弱。因其独特的结构及作用机制，与其他抗生素无交叉耐药。2% 莫匹罗星软膏常用于治疗脓疱疮、毛囊炎等细菌感染性皮肤病。

2）夫西地酸（fusidic acid）：本品对金黄色葡萄球菌有高度活性，对白喉杆菌、梭状芽孢杆菌属、奈瑟淋球菌等也有抑制作用。临床上常用 2% 乳剂、软膏治疗耐药金黄色葡萄球菌引起的感染。

3）喹诺酮类药物：抗菌谱广，对革兰阳性菌和阴性菌均有较强的抗菌作用。用于治疗脓疱疮、毛囊炎、疖肿、烧伤等。如 1% 环丙沙星（ciprofloxacin）乳膏、0.1% ～ 1% 氧氟沙星（ofloxacin）乳膏、0.3% 左氧氟沙星（levofloxacin）软膏、1% 诺氟沙星（norfloxacin）乳膏、0.5% 洛美沙星（lomefloxacin）乳膏等。

（2）化学抗菌剂

1）碘（iodine）：本品具有强大的杀细菌、真菌、病毒及芽胞作用。1% 碘酊用于黏膜消毒，2% ～ 10%

碘酊用于皮肤消毒，治疗头癣、甲癣和毛囊炎等。

2）甲硝唑（metronidazole）：又称灭滴灵，用于治疗和预防厌氧菌感染，对滴虫、毛囊虫、疥螨等寄生虫有强大的杀灭作用。栓剂可用于治疗滴虫性阴道炎。常用剂型有：0.75% 霜剂、洗剂或凝胶，1% 霜剂或凝胶。

3）过氧化苯甲酰（benzoyl peroxide）：是苯甲酸的氧化物，本品外用于皮肤后可被还原而释放出游离氧，转变成苯甲酸。游离氧能使痤疮丙酸杆菌等菌体蛋白氧化，菌量减少，从而减少游离脂肪酸。本品具有角质剥脱和角质溶解作用，可用于治疗皮脂腺过度分泌及痤疮。本品还可刺激肉芽生成和上皮细胞增生，用于治疗褥疮、皮肤慢性溃疡。也可配成霜剂、洗剂或凝胶。常用浓度为 2.5%、5% 或10%。常见不良反应有皮肤干燥、皮肤发红、刺痛等。

（3）染料杀菌剂：甲紫（methylis violaceum），又称龙胆紫，主要对革兰阳性菌、真菌及绿脓杆菌有效。可配成 1% ～ 2% 水溶液，主要用于口腔及阴道念珠菌病。

（4）氧化杀菌剂：高锰酸钾（kalii permanganas），本品遇有机物即释放出氧而发挥强杀细菌和真菌作用，可配成 0.01% ～ 0.02% 溶液用于创面冲洗及皮肤消毒等。

6. 抗真菌药物

（1）苯甲酸（benzoic acid）：本品具有抗细菌和抗真菌作用。目前主要以 6% ～ 12% 浓度与水杨酸等配成醑剂或软膏，用于治疗皮肤真菌感染。

（2）11- 烯酸（undecylenic acid）和 11- 烯酸锌（zinc undecylenatre）：2% ～ 20%11- 烯酸粉剂、酊剂、乳膏及软膏均可用于皮肤癣菌病的治疗。

（3）硫化硒（selenium sulfide）：具有抗皮脂溢出作用，还有杀真菌、寄生虫以及抑制细菌的作用，用于治疗花斑糠疹、糠秕马拉色菌毛囊炎。

（4）制霉菌素（nystatin）：有杀菌和抑菌双重活性，是一种非常有效的抗念珠菌药物，但对皮肤癣菌疗效不佳，用于口腔、阴道皮肤念珠菌感染。

（5）唑类药物：通过抑制真菌细胞膜麦角固醇的合成，增加细胞膜通透性而发挥抗真菌作用，属广谱抗真菌剂，也有抗细菌作用。适应于皮肤癣菌感染、皮肤念珠菌病、阴道念珠菌病。主要包括咪康唑（miconazole）、益康唑（econazole）、克霉唑（clotrimazole）、酮康唑（ketoconazole）、联苯苄唑（bifonazole）等。

（6）丙烯胺类：通过抑制真菌角鲨烯环氧化酶，干扰真菌细胞壁麦角固醇的合成，使角鲨烯在细胞内积蓄，导致真菌细胞损伤或死亡而起到杀菌和抑菌作用。对毛癣菌属、小孢子菌属、表皮癣菌属有杀菌作用，对马拉色菌属、念珠菌属及其他酵母菌有抑菌作用，包括萘替芬（naftifine）、布替萘芬（butenafine）、特比萘芬（terbinafine）。

（7）其他抗真菌药物：环吡酮胺（ciclopiroxolamine）、阿莫罗芬（amorolfine）。

7. 抗病毒药物

（1）碘苷（idoxuridine）：又称疱疹净，本品对单纯疱疹病毒及腺病毒等 DNA 病毒都有抑制作用。可配成 5% ～ 10% 乳膏、软膏及二甲基亚砜制剂。用于治疗疱疹病毒感染、寻常疣及尖锐湿疣等。

（2）酞丁安（phthiobuzone）：又称增光素，对沙眼衣原体有较强的抑制作用，对病毒性疾病也有效。可配成 0.1% ～ 3% 霜剂、软膏、混悬液及二甲基亚砜制剂。用于治疗单纯疱疹、带状疱疹及尖锐湿疣。

（3）阿昔洛韦（acyclovir）：具有较强的抗单纯疱疹病毒和水痘 - 带状疱疹病毒活性，对正常细胞毒性非常小。可配成 2% ～ 5% 霜剂、乳膏、软膏及凝胶。用于治疗单纯疱疹、带状疱疹。

（4）喷昔洛韦（penciclovir）：为核苷类抗病毒药，对 Ⅰ 、Ⅱ 型单纯疱疹病毒有抑制作用，可配成 1% 乳膏，用于治疗疱疹病毒感染。

（5）斑蝥素（cantharidin）：对疱疹病毒等有明显抑制作用，常配成 25% 乳剂，用于治疗尖锐湿疣。

（6）足叶草毒素（podophyllotoxin）：又称鬼臼毒素，是足叶草脂的主要活性成分，是细胞毒素、细胞分裂抑制剂。疗效优于足叶草脂，局部刺激性及毒性均较足叶草脂低。常配成 0.5% 酊剂治疗尖锐湿疣。

（7）干扰素（interferon）：是病毒或诱导剂进入宿主细胞内诱导该细胞产生的一种糖蛋白，通过与细胞表面的特异性膜受体相结合而发挥抗病毒作用，并有抗细胞增生及免疫增强作用。可配成 10000U/mL 溶液、4000U/g 软膏，用于单纯疱疹、带状疱疹、扁平疣、寻常疣及尖锐湿疣的治疗。

8. 杀寄生虫剂

（1）百部（radix stemonae）：有杀虫、抗菌和止痒作用。可配成 10% ～ 20% 酊剂，治疗头虱及阴虱。

（2）克罗米通（crotamiton）：对疥螨、虱子等有杀灭作用，可配成 10% 洗剂或霜剂，用于治疗疥疮和体虱。

（3）六氯苯（hexachlorobezene）：简称 666，99% 以上丙体 666 称林旦（lindane）。1% 林旦乳剂治疗疥疮，1% 林旦香波治疗头虱。要注意其中枢毒性，主要用于其他药物无效时，婴幼儿及孕妇慎用。

（4）硫磺（sulfur）：本品有止痒、祛脂及角质形成作用，并有杀细菌、真菌、疥虫的作用。5% ～ 10% 乳膏、软膏可用于治疗皮肤真菌病，10% 软膏、糊剂用于治疗疥疮，5% ～ 10% 洗剂可治疗痤疮及脂溢性皮炎。

（5）苯甲酸苄酯（benzyl benzoate）：有杀疥虫、虱、蚤等作用。

（6）扑灭司林（permethrin）：氯菊酯是人工合成的类除虫菊酯，对哺乳动物低毒、无中枢毒性，5% 乳剂治疗疥疮，1% 乳剂治疗体虱、阴虱、螨虫感染。对哺乳动物毒性低，可用于儿童。

（7）马拉硫磷（malathion）：是有机磷胆碱酯酶抑制剂，对虱等有杀灭作用。常制成 0.5% 乙醇溶液、1% 香波治疗阴虱和头虱。

9. 免疫调节药物

（1）他克莫司（tacrolimus）：是大环内脂类免疫抑制剂，与 T 细胞胞质受体免疫亲和蛋白有高度亲和力，结合后能抑制钙调磷酸酶活性，阻止胞质中的核因子亚单位转至胞核内而抑制细胞因子转录，尤其 IL-2、IL-4、TNF-α、INF-γ 等，从而抑制 T 细胞活性。体外也可抑制肥大细胞、嗜酸粒细胞和嗜碱粒细胞释放炎症介质，降低朗格汉斯细胞对 T 细胞刺激活性。可治疗特应性皮炎、扁平苔藓、白癜风、坏疽性脓皮病及银屑病等。

（2）吡美莫司（pimecrolimus）：是一类子囊霉素衍生物，与他克莫司结构相似，治疗范围相近。

（3）咪喹莫特（imiquimod）：是一种免疫调节剂，能独特地增强获得性及先天性免疫功能，可刺激机体产生 IFN、TNF、IL-1、IL-6 等细胞因子激发免疫应答，并直接增强 B 细胞活性和间接增强 T 细胞活性等从而产生抗病毒、抗肿瘤作用。5% 乳膏用于治疗尖锐湿疣、日光性角化病、浅表性基底细胞癌、鲍温病等。

10. 免疫抑制和细胞毒性药物

（1）盐酸氮芥（mustine hydrochloridum）：具有较强的细胞毒作用及弱免疫抑制作用。用于治疗银屑病、白癜风、斑秃、蕈样肉芽肿等。常配成 0.05% 水溶液或酒精溶液（现用现配）。

（2）5- 氟尿嘧啶（5-fluorouracil）：抑制胸腺嘧啶核苷酸的合成酶和 DNA 的合成，从而抑制细胞增生。用于治疗日光性角化病、日光性唇炎、寻常疣、扁平疣、尖锐湿疣、浅表性基底细胞癌、黏膜白斑、鲍温病、鲍温样丘疹病、银屑病等。可配成 1%、2%、5% 溶液或 0.5%、1%、5% 乳剂及凝胶。

（3）喜树碱（camptothecinum）：可抑制 DNA 合成，作用于 DNA 合成期。主要配成 0.1% 二甲基亚砜溶液、软膏，用于治疗银屑病、白癜风。

11. 外用防光剂　分为物理性和化学性两种，物理性遮光剂主要是通过将紫外线反射或散射而起到防晒作用，常用 5% 二氧化钛（titanium dioxide）、10% 氧化锌（zinc oxide）。化学性遮光剂是通过对一定波长光线的固有吸收特性，将光吸收转变为热能或荧光后再释放出去，而使光不能进入皮肤引起损害。常用的有对氨基苯甲酸及其酯类（para-aminobenzoic acid and its esters）、水杨酸酯类（salicylic acid esters）、二苯甲酮类（diphenyl ketonum）、肉桂酸酯类（cinnamic esters）。

12. 角质促成剂　煤焦油（coal tar）、黑豆馏油（pix fabae nigrae）、糠馏油（pityrol）、蒽林（anthralinum）有止痒、消炎、抗菌、角质促成及角质松解等作用。用于治疗慢性湿疹、银屑病、白癜风、瘙痒症等。

13. 角质松解剂　水杨酸（salicylic acid）、乳酸（lactic acid）、丙二醇（propylene glycol）、尿素（urea）、尿囊素（allantoin）具有溶解细胞间基质及软化角质层而起到角质溶解作用，用于鱼鳞病、掌跖角化病、慢性湿疹、银屑病等。

14. 腐蚀剂

（1）冰醋酸（acidum aceticum glaciale）：具有杀菌止痒、角质溶解作用，用于手足多汗、手足癣、甲癣、鸡眼、胼胝等。

（2）三氯醋酸（trichloroacetic acid）：具腐蚀性和吸湿性，可沉淀和凝固蛋白质，有腐蚀、收敛和消毒作用。1% 溶液治疗多汗，25%～50% 溶液治疗皮赘、胼胝、鸡眼、病毒疣等。

（3）硝酸银（silver nitrate）：0.1%～0.3% 水溶液湿敷，用于急性皮炎、渗出性湿疹；1%～2% 水溶液有恢复上皮作用，2%～5% 水溶液有收敛作用，用于皮炎、急性女阴溃疡；20% 以上浓度或硝酸银棒用于鸡眼、胼胝、过度生长的肉芽。

15. 收敛止汗剂　能使蛋白质沉淀，具有收敛作用。常用的有硫酸锌（zinc sulfate）、甲醛（formaldehyde）、乌洛托品（urotropine）、氯化铝（aluminium chloride），用于手足多汗、腋臭等。

16. 脱色剂　能抑制黑素的合成，有使皮肤脱色作用。常用有氢醌（hydroquinone）、壬二酸（azelaic acid），用于治疗黄褐斑、雀斑及炎症后色素沉着。

17. 其他

（1）米诺地尔（minoxidil）：可增加皮肤血流量，调节免疫，使毛囊体积增大，刺激毛母质细胞的分裂，延长头发的生长周期，促进头发生长。可配成 2%、5% 溶液，对斑秃及雄激素源性脱发有一定疗效。

（2）辣椒辣素（capsaicin）：为茄科植物衍化而来的一种天然产生的生物碱，可阻断皮肤中由各种化学物质所诱发的轴突反射性血管扩张，可以拮抗和耗竭 P 物质，用于治疗银屑病、皮肤瘙痒症、带状疱疹后遗神经痛等。

（3）维生素 D_3 类似物：骨化三醇（calcitriol）、他卡西醇（tacalcitol）、卡泊三醇（calcipotriol），可以抑制角质形成细胞的增殖并诱导其分化，治疗银屑病、角化异常性皮肤病、毛发红糠疹、先天型鱼鳞病、Reiter 病等。

二、外用药物的剂型

1. 溶液（solution）　是一种或多种药物的水溶液，具有清洁、收敛作用，主要用于湿敷。常用生理盐水、高锰酸钾、呋喃西林、硼酸等，用于湿敷、洗涤。湿敷是治疗急性湿疹的重要方法。

2. 振荡剂（shake lotion）　当粉悬浮于液体中时，粉与液体的混合物形成振荡剂，又称洗剂，具有止痒散热作用。如果粉与水处于某种比例而使其具有类似生面团样稠度时则称为干糊。振荡剂可分为水性：由水和药物组成；醇性：用 50%～75% 乙醇作为溶剂，与水性相比，本型蒸发快，干燥和冷却作用强，但刺激性较大；水醇性：溶剂由水和醇混合组成，兼具两者优点。

3. 粉剂（powder）　粉混合物是非常缓和的外用药物，有干燥、保护和散热作用。常用于急性皮炎无渗出皮损，尤其适用于间擦部位。

4. 软膏（ointment）　为有一定稠度的单纯油脂制剂，如油脂中加入 15% 氧化锌形成锌软膏。软膏应用广泛，但易污染衣物。40% 水杨酸软膏可用于治疗鸡眼、胼胝及疣等。

5. 糊剂（paste）　为含有 25%～50% 固体粉末成分的软膏，有一定吸水和收敛作用，多用于渗出较少的亚急性皮炎湿疹，但毛发部位不宜使用。

6. 乳剂（emulsion）　液体和脂肪在乳化剂作用下产生的混合物。通常包括两种类型：①水包油型（O/W），水为连续相，油为分散相，也称为霜剂（cream），适用于油性皮肤；②油包水型（W/O），油为连续相，主要用于干燥皮肤。

7. 酊剂（tincture）　为药物的乙醇溶液，最初起源于草药泡浸的乙醇溶液。有清凉、止痒及因所含药物不同而起的作用。常用的有 2.5% 的碘酊。

8. 油剂（oil）　植物油溶解药物或与药物混合而成，有清洁和润滑作用，主要用于亚急性皮炎和湿疹。常用的有氧化锌油等。

9. 硬膏（plaster） 由脂肪酸盐、树脂和橡胶等组成的黏柔带韧性的固体制剂，优点是黏着力强、作用持久、简便清洁，可阻止水分散失、软化皮肤以及增加药物渗透性。但因基质中含有松香、树脂、抗氧化剂、橡胶老化剂及无水羊毛脂而具有致敏性。

10. 搽剂（liniment） 为专供揉擦或涂抹皮肤表面的一种外用液体制剂，系将药物溶解于乙醇或植物油中而制成。可分为①溶液型：将药物溶解于乙醇中，但与酊剂不同，本品中尚有混悬药物；②混悬型：药物溶解于植物油中，必要时略加热以促进溶解；③乳浊型：根据药物的不同性质，采用适当乳化剂制成。搽剂因含乙醇有利于药物渗透吸收，油类可起润滑柔软吸收和保护作用。

11. 凝胶（gel） 由高分子化合物和有机溶剂如丙二醇等为基质配成的外用药物。凝胶凉爽润滑、经皮吸收效果好、刺激弱，急慢性皮炎均可使用。常用的有阿达帕林凝胶。

三、外用药治疗原则

外用药的治疗主要是病因治疗和对症处理。

首先应选择正确的药物种类，根据皮肤病的病因及发病机制进行选择，如细菌性皮肤病应选用抗细菌药物，病毒性皮肤病应选用抗病毒药物，真菌性皮肤病应选用抗真菌药物，变态反应性皮肤病宜选用糖皮质激素或抗组胺剂等。

治疗过程中要掌握药物的药理作用和浓度，如水杨酸和焦油类低浓度是角质促成剂，高浓度是角质剥脱剂。低浓度的硝酸银溶液有收敛作用，而硝酸银棒有腐蚀作用。此外，年龄、性别、部位不同选择药物的浓度也有差异，儿童、妇女、屈侧皱褶等部位皮肤柔嫩，宜选择温和低浓度的药物；掌跖可用高浓度药物。一般都应由低浓度逐渐至高浓度，注意个体差异，预防药物不良反应。

其次应选择合理的剂型。根据皮肤病的皮疹特点进行选择。急性皮炎仅有红斑、丘疹而无渗液时，可选用粉剂或洗剂，如炉甘石洗剂；如炎症较重，甚至有糜烂渗出时，应选用溶液湿敷。亚急性期皮炎干燥脱屑、渗液不多时，可选用油剂、乳剂、霜剂或糊剂。慢性皮炎可选用乳剂、软膏、硬膏、酊剂等。单纯瘙痒无皮疹时可选用乳剂、酊剂等。

最后详细向患者解释用法和注意事项。用药应当个体化，根据患者具体情况向患者详细说明使用方法、使用部位、时间、次数，以及可能出现的不良反应及其处理方法等。

（满孝勇 李 伟）

第 3 节 皮肤性病的物理疗法

物理疗法是指利用各种物理因子如光、电、热、水、低温等来治疗皮肤疾病的方法，与皮肤科密切相关的治疗方法有电疗、光疗、冷冻疗法、水疗及放射疗法。

一、电 疗

1、电疗法 电疗法（electrolysis）是利用直流电对机体内电解质产生的电解作用，即于阴极附近组织中产生具有强腐蚀作用的 NaOH 破坏组织，从而达到治疗目的。可用于治疗小皮赘、睑黄瘤、病毒疣、毛细血管扩张症、蜘蛛痣、局限性多毛症等。

2、电离子透入疗法 电离子透入疗法（ionotherapy）指利用直流电的电场作用将带有电荷的药物离子导入皮肤，而非电离性药物则借助电泳作用进入皮肤；另外，直流电作用导致角质层发生改变，增加了对药物的渗透，因而具有直流电和药物双重作用。可用于治疗手足多汗症、汗腺炎、腋臭、慢性溃疡、局限性硬皮病、慢性前列腺炎、扁平苔藓、增生性瘢痕等。

3、高频电外科治疗 高频电外科治疗（high-frequency electrosurgery）是利用高频震荡电流产生的电火花或电场的快速改变，使组织内分子快速振荡而产生高热，破坏并去除赘生物或病变组织的一种治疗方法。皮肤科常用电流振荡频率为 1～3MHz，根据治疗作用的方式不同可分为电火花、电干燥疗法、电凝固疗法、高频电脱毛等。临床适应证较为广泛，可用于多种皮肤病的治疗如各种良性皮肤赘生物、癌前病变及直径范围小于 2cm 的基底细胞癌和鳞状细胞癌等。治疗时应注意无菌操作，避免损伤骨、关节、软骨。瘢痕体质和安装心脏起搏器者不宜使用此疗法。

4、射频疗法 射频是介于调幅和调频无线电波之间的电磁波，通过选择性电热作用对组织进行切割、切除、破坏、止血及电凝等，从而达到治疗疾病的方法。可用于换肤、去眼袋与重睑术、瘢痕整复、脱毛和毛发移植、血管瘤、痤疮、酒渣鼻等。

二、光 疗

（一）红外线

红外线（infrared ray）由热光源产生，为不可见光线，对机体主要产生热效应，可使局部血管扩张，血流加快，改善局部血液循环，新陈代谢旺盛，加速组织的再生能力，促进白细胞浸润，增强单核吞噬细胞系统吞噬功能，提高人体抗感染能力，进而促进炎症消退和组织修复，还能松弛肌肉，解痉止痛。可用于各种感染如疖、毛囊炎等、慢性皮肤溃疡、冻疮、多形红斑及雷诺征等。

（二）紫外线

紫外线（ultraviolet ray）为不可见光，分为短波紫外线（UVC，波长 180 ～ 280nm）、中波紫外线（UVB，波长 290 ～ 320nm）及长波紫外线（UVA，波长 320 ～ 400nm）。医用紫外线主要是 UVB 和 UVA，其生物学效应有加速血液循环、促进合成维生素 D、抑制细胞过度生长、杀菌、镇痛、止痒、促进上皮再生和色素生成及免疫抑制作用。适用于银屑病、玫瑰糠疹、白癜风、慢性溃疡、带状疱疹、痤疮及皮肤感染等。一般 10 次为一疗程。照射时注意保护眼睛及非照射区皮肤。活动性肺结核、着色性干皮病、光敏感者、皮肌炎、系统性红斑狼疮、甲亢或严重心、肝、肾疾病禁用。

1. 窄波 UVB（narrow-band UVB） 波长为 311nm，因波长单一，其紫外线的不良反应相对减少，治疗作用相对增强。适用于银屑病、白癜风、特应性皮炎、早期蕈样肉芽肿等疾病。

2. 光化学疗法（photochemotherapy） 是利用内服或外用光敏剂加紫外线照射引起光化学反应来治疗皮肤病的一种方法。目前最常用的光敏剂是补骨脂素（psoralen），包括 8- 甲氧补骨脂素（8-MOP）、三甲基补骨脂素（TMP）及 5- 甲氧补骨脂素（5-MOP）等，其中 5-MOP 引起光毒性反应相对较轻，目前我国以 8-MOP 最常用。中药补骨脂、白芷等也是光化学物质。补骨脂素加长波紫外线（UVA）被称为PUVA。光敏剂在紫外线的作用下可使表皮细胞内DNA 复制延缓，抑制免疫反应，抑制细胞增生和炎症。PUVA 疗法一般为口服 8-MOP 0.6mg/kg，2 小时后或外用 0.1% ～ 0.5%8-MOP 酊剂 1 小时后进行 UVA 照射，一般先从 0.3 ～ 0.5 最小光毒量开始，约为 0.5 ～ 1J/cm^2，逐渐增加 UVA 剂量，每周 3 次，大部分皮损消退后次数逐渐减少。PUVA 可应用于治疗银屑病、白癜风、蕈样肉芽肿、特应性皮炎、斑秃、掌跖脓疱病、手部湿疹等，而禁用于白内障、肝病、卟啉病、着色性干皮病、红斑狼疮、恶性肿瘤、孕妇及儿童等人群。不良反应包括皮肤色素沉着、红斑反应、胃肠道反应、白内障、皮肤光老化、头痛、肝损害、光毒性反应、诱发皮肤肿瘤。治疗期间禁食胡萝卜、香菜、芹菜、无花果、芥末等，忌用其他光敏感性药物或吩噻嗪类药物。长期治疗者定期检查血象、肝肾功能、晶状体及皮肤肿瘤等。

3. UVA1 光疗法 近年来，UVA1（波长为340 ～ 400nm）光疗法在皮肤科的临床应用逐渐增多，穿透性较深，无光敏剂所致的不良反应和光毒性反应，UVA1 可诱导 T 细胞凋亡，因而可用于特应性皮炎、硬皮病和蕈样肉芽肿等的治疗，UVA1 主要诱导早期凋亡或预编程序的细胞死亡，研究显示还可以抑制 TNF-α、IL-12、IFN-γ、ICAM-1，促进胶原酶的合成等。仅适用于 PUVA 和 UVB 等治疗无效或不耐受的患者，且禁用于对 UVA 和 UVB 高度敏感者、HIV 感染者、服用光敏药物者、皮肤肿瘤患者、孕妇和哺乳期患者等。

（三）激光

激光（laser）是能够产生激光的物质在特殊的条件下发生离子数反转、通过谐振腔的作用放射出来的光，具有高亮度（高功率）、单色性、相干性好的特点。依其能量释放方式，一般可分为连续激光和脉冲激光。前者如二氧化碳激光、氦氖激光、氩离子激光等，后者如各种 Q 开关激光、脉冲二氧化碳激光。根据发光物质的不同，激光可分为气体、液体和固体激光。

在皮肤性病科可用于激光手术、激光理疗和激光动力学疗法等，近年来，"光热分离"理论的提出，激光治疗范围更加广泛。皮肤科常用的激光主要有以下几类：

1. 激光手术 用二氧化碳激光器（属远红外线）等发生高功率激光破坏组织，适用于各种皮肤良性赘生物，如寻常疣、尖锐湿疣、跖疣、软纤维瘤、脂溢性角化病、鸡眼、汗管瘤、化脓性肉芽肿等。

2. 激光理疗 氦氖激光器等产生的低功率激光，能改善局部微循环，促进组织新陈代谢、促进炎症吸收和创伤修复，可用于治疗皮肤黏膜溃疡、带状疱疹及后遗神经痛、斑秃、毛囊炎、疖肿、甲沟炎等。

3. 光动力学疗法（photodynamic therapy，PDT）是光敏剂进入皮损后照射特定波长的激光，产生单态氧或其他自由基，达到破坏组织细胞的目的，而对正常组织损伤极小。皮肤科最常用的光敏剂是 5-氨基酮戊酸（5-aminolevulinic acid，ALA），为一种卟啉前体，一般外涂后 3 ～ 4 小时照射。常用光源有氩离子染料激光（630nm）、非连续性激光（卟啉可用 505、580、630nm）、脉冲激光（金蒸气激光）等。适应证有鲜红斑痣、日光性角化病、痤疮、尖锐湿疣、Bowen 病、基底细胞癌、蕈样肉芽肿等。不良反应为局部灼热感、红斑、疼痛。

4. 选择性激光 1983 年"光热分离"理论的提出，使激光的选择作用得到明显提高，如果脉冲时间短于靶组织的热弛豫时间，靶区皮肤组织吸收特定波长的激光能量就不致引起相邻组织的损伤，只出现局部范围内的热破坏效应，从而提高治疗的选择作用。这种激光包括：511nm 或 578nm 铜蒸汽脉冲激光、578nm 或 585nm 可调染料脉冲激光，可用于治疗鲜红斑痣、毛细血管扩张、蜘蛛痣、血管角皮瘤、红色文身等；694nm Q 开关脉冲红宝石激光、755nm Q 开关翠绿宝石激光、1064nm Nd：YAG Q 开关激光，可用于治疗皮肤真皮层褐色或黑色皮病如太田痣、异物色素沉着、黑色文身等；532nm Q 开关激光、510nm 染料激光可用于治疗皮肤浅层褐色或红色病变如鲜红斑痣、雀斑、咖啡斑等；2940nm 铒激光和超脉冲二氧化碳激光除可用于治疗皮肤皱纹外，还可用于治疗面部痤疮瘢痕、部分良性浅表性皮肤肿瘤。

5. 激光脱毛　根据选择性光热作用的原理，选择对毛囊和毛干中的黑素颗粒具有良好吸收性的特定波长激光，并选择合适的脉宽和能量，使毛囊达到破坏又不损伤其周围组织。有两种方式，一是利用脉冲半导体激光（800nm）、Q 开关脉冲红宝石激光（694nm）、Q 开关翠绿宝石激光（755nm）直接照射皮肤，这种方法对白种人并具有黑毛或棕色毛发者效果最佳，对黄种人有引起正常皮肤色素减退的不良反应；另一种通过含有微小碳颗粒（1～5μm）的碳霜对所治疗区域进行均匀涂抹后，用 1064nm Nd：YAG Q 开关激光照射治疗部位，利用碳粒对 1064nm 的光吸收强于黑素，可避免对正常皮肤可能引起皮肤色素减退的不良反应。

6. 308nm 准分子激光　是氯化疝准分子激光器发出的脉冲激光，通过硅纤维束传导到发射手柄。其属于 UVB 范畴，主要作用机制是诱导皮损内 T 细胞凋亡，且引起凋亡的能力比 NB-UVB 高数倍，临床上可用于银屑病、白癜风、特应性皮炎等治疗。不良反应主要是治疗部位的红斑、水疱。

（四）强脉冲光

强脉冲光（intense pulsed light，IPL）波长 400～1200nm，属于非相干光。临床可用于治疗色素性皮肤疾病、血管性皮肤疾病、脱毛、消除细小皱纹等。适应证可分为Ⅰ型和Ⅱ型：Ⅰ型光嫩肤技术适用于表皮和真皮浅层的病变，如雀斑、黄褐斑、色素沉着、良性血管性病变和皮肤异色症等；Ⅱ型光嫩肤技术适用于治疗涉及真皮变化的皮肤损伤，如毛孔粗大、弹性组织变性和皱纹、多毛等。

三、冷冻疗法

冷冻疗法（cryotherapy）是利用制冷剂产生低温，使病变组织的细胞内冰晶形成、细胞脱水、脂蛋白复合物变性及局部血液循环障碍，进而使病变组织坏死达到治疗的目的。冷冻剂主要有液氮（－196℃）、二氧化碳雪（－70℃）等。皮肤科以液氮最常用，它具有制冷温度低、无毒性、应用方便、安全、价格低廉等优点。冷冻时可按皮损大小及形状选择适当的冷冻头进行接触冷冻，亦可喷射冷冻或棉签浸蘸液氮冷冻。冷冻后局部组织发白、肿胀。一般冷冻后 1～2 天内起水疱，然后干燥结痂，约 10～14 天脱痂而愈，留有色素沉着斑或色素减退斑，时间长后可自然消退。适用于各种疣、结节性痒疹、血管瘤、雀斑、脂溢性角化病、化脓性肉芽肿、瘢痕疙瘩、鸡眼等。不良反应主要有疼痛、继发感染及色素异常等。

四、微波疗法

微波（microwave）是一种超高频电磁波，可使病变组织中电解质偶极子、离子随微波的频率改变而发生趋向运动，微波的热效应可改善局部营养代谢、促进组织再生，同时有解痉、止痛、消炎等作用，热凝固可使病变组织坏死；非热效应具有抗菌作用。适用于增生性皮肤病如各种疣、皮赘、血管瘤、脂溢性角化病、汗管瘤、化脓性肉芽肿等。

五、水　疗　法

水疗（hydrotherapy）也称浴疗，是利用水的温热作用和清洁作用以及加入水中药物的作用来治疗皮肤病的方法。常用的有淀粉浴、温泉浴、人工海水浴、高锰酸钾浴、补骨脂素浴、中药浴等。适用于银屑病、慢性湿疹、瘙痒症、慢性单纯性苔藓、红皮病等。

六、放　射　疗　法

放射疗法（radiotherapy）是利用某些设备或核素产生的射线来治疗某些恶性肿瘤和良性皮肤病的方法。皮肤科常用的放射源有浅层 X 线、核素和电子束三种，但近年来 X 线在皮肤科已经较少应用。放射治疗时应注意防护，特别是眼、甲状腺、胸腺、乳腺、阴囊等重要部位。同一部位 X 线照射不应过量，以免引起放射性皮炎。

1. 浅层 X 线治疗　可抑制核酸合成，使 DNA 产生突变或影响蛋白质合成，以致细胞死亡，它主要抑制分化不良的或增生的细胞。可用于局限性慢性单纯性苔藓、慢性湿疹、瘢痕疙瘩、手足多汗症、草莓状和海绵状血管瘤、恶性皮肤肿瘤等。

2. 放射性核素治疗　主要是利用 ^{32} 磷和 ^{90} 锶能

放射出纯β射线，能量强，穿透力小，作用表浅，不损伤深部组织。主要用局部贴敷治疗，可用于各种增殖性皮肤病如血管瘤（特别是草莓状和海绵状血管瘤）、瘢痕疙瘩、恶性肿瘤（基底细胞癌、蕈样肉芽肿）等的治疗。

3. 电子束　常用的是电子直线加速器，其产生的电子束穿透力可调节。可应用于治疗人体皮肤广泛浸润的疾病如蕈样肉芽肿、皮肤鳞状细胞癌。浅层电子束结合局部手术等综合措施治疗瘢痕疙瘩有效。

（涂彩霞　张荣鑫）

第4节　皮肤外科疗法

皮肤外科治疗在我国开展很早，可用于皮肤肿瘤的切除、活体组织取材、清理皮肤创伤、改善或恢复皮肤异常功能及纠正某些美容上的缺陷。

1. 匙刮术　是一种利用刮匙刮除皮肤浅表病变组织的治疗方法，具有简便、易行等优点，一般不留瘢痕。主要用于各种疣（如传染性软疣、寻常疣）、脂溢性角化病、粟丘疹、化脓性肉芽肿、皮肤囊肿等的治疗。

2. 切割术　是指用五锋切割刀做局部切割，破坏局部皮肤增生、扩张的毛细血管，以达到减轻或消退红斑、恢复组织正常形态或刺激头皮促使毛发生长的治疗方法，主要用于酒渣鼻、毛细血管扩张症及斑秃等的治疗。

3. 皮肤磨削术　皮肤磨削术（dermabrasion）是利用电动磨削器或微晶体磨削皮肤，减轻或消除凹凸性病变及常规方法难以治疗的皮损，或为美容目的削去一些正常组织的治疗方法。适应于面部各种瘢痕（如痤疮、水痘、颜面播散性粟粒狼疮、脓皮病及烧伤等遗留的瘢痕）、色素性损害（如爆炸伤引起的粉尘染色、文身及雀斑等）、良性肿瘤（如汗管瘤、汗孔角化症、皮脂腺瘤等）以及酒渣鼻、口角放射纹、鼻红粒病、皮肤淀粉样变、皱纹等皮肤病的治疗。近年来随着磨削工具的改进，磨削术的应用范围更广，是一种集整容和治疗某些皮肤疾患为一体的有效方法，已成为皮肤外科的重要治疗手段。瘢痕体质者禁用。

4. 化学剥脱术　化学剥脱术是指在色素性皮损或某些皮肤病上涂以腐蚀性药物，使皮肤发生接触性皮炎，待表皮剥脱或使表皮坏死结痂脱落，色素性或其他损害随之消失，以达到治疗目的。常用的药物有酚、三氯醋酸和水杨酸。适用于光老化类皮肤病（如日光性角化等）、色素性皮肤病（如雀斑、炎症后色素沉着、雀斑样痣、黄褐斑等）、其他皮肤病（如脂溢性角化病、疣、痤疮、浅表瘢痕等）。不良反应主要为色素异常如色素沉着或色素减退，因此避免日晒或直接照射紫外线。

5. 皮肤移植术　皮肤移植术（skin transplantation）是把人体或动物的皮肤从其原来生长的部位移植到另一个部位或机体。包括游离皮片移植术、皮瓣移植术和表皮移植。是皮肤外科用以覆盖创面，促进创口早愈及治疗部分局限性皮肤病的方法。游离皮片有表层皮片（厚度约0.2mm，含少许真皮乳头）、中厚皮片（约为皮肤厚度的1/2，含表皮和部分真皮）和全层皮片（含真皮全层），适用于浅表性皮肤溃疡、烧伤后皮肤修复、肿瘤切除、瘢痕切除后皮肤修复等。皮瓣移植是同时转移相邻部位的皮肤和皮下脂肪，有血液供应，易于成活，适用于较大皮肤肿瘤切除后修复或较深的创伤修复。自体表皮移植适用于白癜风、无色素性痣的治疗，是采用负压吸引法分别在正常皮肤供皮区和白斑皮肤受皮区吸疱（表皮下水疱），再将供皮区疱壁移至受皮区，使移植处皮肤色素恢复。

6. 毛发移植术　毛发移植术主要用于修复雄激素源性脱发，是将健康毛发植入秃毛区，用来治疗永久性脱发、久治不愈的斑秃、早秃及脱眉等。按受植床的准备方式分为小孔植发、微孔植发以及切线或切口植发三种。体内存在脱发的潜在病因，如严重的心肝肾疾病等，供区毛发质量差等不宜手术。

7. 腋臭手术疗法　用于治疗较严重腋臭，有三种方法：①全切术：切除全部腋毛区的皮肤，适用于腋毛范围小的患者；②部分切除加剥离术：切除大部分腋毛区皮肤，剩余腋毛区用刀沿真皮下分离，剥离或刮除顶泌汗腺导管和腺体，缝合皮肤；③剥离术：沿腋窝皮纹切开，将毛区部位的皮肤真皮和脂肪层分离，破坏所有的顶泌汗腺导管和腺体，然后缝合，术后切口小，恢复快，愈后瘢痕小。

8. 皮肤外科手术

（1）皮肤组织病理检查：是皮肤科临床常用的诊断手段，常用的取材方法包括钻孔取材和手术刀取材两种。适用于某些皮肤肿瘤、癌前期病变、角化性皮肤病、病毒性皮肤病、肉芽肿性疾病、结缔组织疾病等的诊断。

（2）皮肤良性肿瘤切除术：手术方法基本上按照普通外科的梭形切除法，剥离法切除肿瘤。适用于纤维瘤、皮肤囊肿、脂肪瘤、脂溢性角化病、疣状痣、皮脂腺痣等的治疗。

（3）皮肤恶性肿瘤切除术：皮肤恶性肿瘤的早期诊断和彻底治疗是十分重要的。目前所采用的手术方式可分为两大类，即根治性切除和姑息性切除。Mohs显微外科（Mohs micrographic surgery）切除技术是皮肤外科手术的发展，将切除组织立即冰冻切片进行病理检查，以确定进一步切除的范围。用于体表恶性肿瘤如基底细胞癌、鳞状细胞癌等的切除，此法皮肤肿瘤根治率高。近年来还开展了术中快速免疫组化检查，增加了对肿瘤细胞的鉴别能力。

（涂彩霞）

第 5 节　皮肤性病的中医治法

整体观念是中医学的基本特点之一。中医认为人体是一个有机的整体。在生理上，脏腑与脏腑之间，脏腑与皮、肉、脉、筋、骨等形体组织，以及目、舌、口、鼻、前阴、后阴等五官九窍之间，都是有机联系的，它们相互协调，相互作用。在病理上，脏腑之间的疾病可以相互影响，相互传变，内脏病变可以通过经络等反映到体表，体表的病变也可以通过经络等影响到内脏。所以在治疗上，从整体出发，分清疾病的主要矛盾和次要矛盾，可以脏病治腑，腑病治脏，也可以从脏腑治体表，从体表治脏腑。因而，皮肤病的治疗必须注意整体观念，除重视局部处理外，必须对全身进行兼顾，才能提高疗效。皮肤病的治法常分内治法和外治法两大类。内治法一般指内服法，即用药物通过口服，经由消化器官吸收，以扶正祛邪，调节机体气血阴阳，恢复健康的治法；外治法是运用药物或有关治疗操作，直接施于机体外表或病变部位，以达到治疗目的的一种方法。临床上根据配合操作的不同也可分为药物疗法、针刺疗法、灸灼疗法、推拿按摩疗法、饮食疗法、心理疗法等等。本节重点而简要介绍皮肤病的中医外治法。

一、内　治　法

内治法是指以药物内服治病的一种方法。临床上根据皮肤病致病因素及病机的变化，分为祛风法、清热法、祛湿法、温通法、活血法、补益法、补肾法、软坚法、润燥法等。

（1）祛风法：解表祛风法；固表祛风法；养血祛风法。

（2）清热法：清热解毒法；清热凉血法；清脏腑热法；清热解暑法。

（3）祛湿法：清热利湿法；健脾化湿法；滋阴除湿法；祛风胜湿法。

（4）温通法：温阳通络法；温通祛瘀法。

（5）活血法：理气活血法；破血祛瘀法；解毒活血法。

（6）补益法：补血法；补气法；滋阴法。

（7）补肾法：滋阴补肾法；温阳补肾法。

（8）软坚法：消痰软坚法；活血软坚法。

（9）润燥法：凉血润燥法；养血润燥法。

二、外　治　法

外治法与内治法是相对而言的，广义来说，是指除内服药物治疗以外的一切治疗方法。对于皮肤病的外治法，具体而言，是指运用药物或有关治疗操作，直接施于患者机体外表或病变部位，以达到治疗目的的一种方法。外治法在皮肤病的治疗中占有极其重要的地位，而且是治疗许多皮肤病不可缺少或具有独到之处的重要举措。根据治疗操作的方式及配合药物的情况可分为药物外治法、针灸疗法及其他疗法等。

（一）药物外治法

又称中药外治法。是在中医理论指导下，包括所有中药制剂除口服外，直接施于患者机体体表或病变部位的各种治疗方法。

1. 常见药物治疗法　皮肤病常见的药物外治法大致可归纳为薄贴法、围敷法、敷贴法、熏洗法、掺药法、药捻法、吹烘法、热敷法、烟熏法、湿敷法、摩擦法、擦洗法、浸渍法、涂擦法、蒸汽法、点涂法等。

（1）薄贴法：又称膏药疗法，是用膏药外贴穴位或患部，以达到治疗目的的一种治疗方法。可用于急性化脓感染性皮肤病如淋巴结核、银屑病、神经性皮炎、慢性湿疹等。

（2）围敷法：又称箍围消散法，是指药散与药液（或水）调制成糊状，敷贴于患处，能使阳性肿疡初起得以消散，化脓时使其局限，溃破后束其根盘，截其余毒。可用于急性化脓感染性皮肤病如丹毒、毒虫咬伤等。

（3）敷贴法：又称外敷法，是将药物研磨成细末，并与各种不同的液体调成糊状制剂，敷贴于一定的穴位或患部，以治疗一种疾病的方法。可用于急性化脓性感染性皮肤病、复发性口腔炎、丹毒等。

（4）熏洗法：是以药物煎汤，趁热在患处熏蒸、淋洗和浸浴的一种治疗方法。可用于化脓感染性皮肤病、湿疹、皮肤癣病、皮肤瘙痒症、神经性皮炎等。

（5）掺药法：是将药粉掺布于膏药上外敷，或直接撒布于创面上的一种治疗方法。可用于化脓感染性皮肤病、痱子、无显著渗液的急性或亚急性皮炎等。

（6）药捻法：是将腐蚀药加赋形剂制成细条的药捻，插入细小的疮口或瘘管、窦道内，以化腐引流，使疮口愈合的一种方法。可用于化脓感染性皮肤病溃破后疮口过小，引流不畅，或已成瘘管或窦道者。

（7）吹烘法：又称热烘疗法，是在病变部位涂药后或在病变部位敷用吸透药液的纱布后，再加热烘的一种治疗方法。可用于皲裂型手足癣、慢性湿疹、神经性皮炎、瘢痕疙瘩、皮肤淀粉样变、掌跖角皮症等。

（8）热熨法：又称药包热敷法。是将药物炒热或煮热，用布包裹敷于患处或穴位上的一种治疗方法。可用于淋巴结核、冻疮、疥疮、神经性皮炎等。

（9）烟熏法：是将药物点燃后并在不完全燃烧过程中发生浓烟，利用烟熏患处以治疗皮肤疾患的一种方法。可用于神经性皮炎、皮肤淀粉样变、疥疮、慢性湿疹、慢性溃疡、结核性溃疡等。

（10）湿敷法：用纱布浸吸药液，敷于患处以治疗皮肤疾患的一种方法。可用于皮损渗液较多或脓性分泌物较多的急慢性皮肤病。

（11）摩擦法：又称药物按摩法、介质摩擦法，是医者以手掌或其他物品蘸药物在患处表皮摩擦治疗皮肤疾患的一种方法。可用于花斑糠疹、手癣、白癜风、疥疮、神经性皮炎、斑秃等。

（12）擦洗法：以药物煎汁擦洗患处的一种治疗方法。可用于各种疣、花斑糠疹等。

（13）浸渍法：又称溻渍法。是以药煎液、鲜药汁、药酒、药醋、药稀糊等浸渍患处或其他局部的一种治疗方法。可用于皮肤瘙痒症、角化型手足癣、化脓感染性皮肤病等。

（14）涂搽法：是将药物制成煎剂、油剂、酊剂、洗剂、软膏等剂型，涂搽于病变部位的一种治疗方法。

（15）蒸气法：又称中药蒸气浴，是通过药液加热蒸发产生含有药物的蒸汽对皮肤病进行治疗的一种方法。可用于皮肤瘙痒症、荨麻疹、花斑糠疹、硬皮病、结节性红斑等。

（16）点涂法：此法类似于涂搽法，但此法面积小，涂搽法面积大。是一种将药膏或药液等涂点在体表某一特定点上不加覆盖的外治法。如水晶膏、点毒丹、鸡眼膏等的使用。可用于寻常疣、扁平疣、跖疣、鸡眼、小痣、小息肉等。

2. 运用药物外治法应掌握的几个要点

（1）外治药物的功用：皮肤病外治药物种类繁多，可按其功用归纳为如下 8 类：

止痒类药：蛇床子、地肤子、苍耳子、防风、荆芥、薄荷、白鲜皮、威灵仙、艾叶、香附、川椒、紫苏叶、樟脑、冰片、铜绿、大蒜、甘草、浮萍等。

清热类药：黄连、黄芩、大黄、黄柏、栀子、蒲公英、紫花地丁、大青叶、马齿苋、龙胆草、寒水石、人中黄、紫草、半边莲、鱼腥草、青黛、苦参、青蒿、白花蛇舌草、木芙蓉等。

收涩药：五倍子、儿茶、苍术、海螵蛸、熟石膏、滑石、枯矾、赤石脂、煅龙骨、煅牡蛎、海蛤粉、花蕊石、钟乳石、铅粉、密陀僧、海桐皮、百草霜、地榆等。

杀虫类药：土槿皮、百部、大枫子、藜芦、芫花、芦荟、硫磺、雄黄、砒石、轻粉、水银、铅丹、蟾酥、天南星、川楝、胆矾、羊蹄等。

润肤类药：杏仁、麻油、胡麻、蜂蜜、当归、槟榔、蓖麻、生地、猪脂、羊脂、大枫子油、桃仁等。

腐蚀类药：鸦胆子、乌梅、石灰、木鳖子等。

发泡类药：巴豆、斑蝥、红娘子、毛茛等。

活血类药：乳香、没药、三棱、莪术、川红花等。

（2）外治药物的剂型：皮肤病外治法外用药的剂型随着制剂技术的发展，除传统的膏、丹、丸、散外，文献还有不少新剂型报道，结合文献报道及临床试验，可将常用皮肤病外用药剂型归纳为散剂、洗剂、溶液剂、油剂、酊剂、醋剂、乳剂、鲜植物汁剂、软膏、硬膏、烟熏剂、丸剂、药捻剂等 13 种。

（二）针灸疗法

是中医外治法的一种。随着治疗技术的不断发展，针灸疗法除一般体针疗法、艾炷灸、艾条灸外，还有多种归属针灸疗法的方法，现归纳介绍如下：

1. 体针疗法 是用金属的毫针，刺入人体有关的穴位，通过一定的操作手法，发挥经脉的相应作用，调节人体脏腑、气血功能，激发机体抗病能力，达到治疗多种皮肤病目的的一种疗法。可用于荨麻疹、神经性皮炎、皮肤瘙痒症、银屑病、玫瑰糠疹、带状疱疹、湿疹、斑秃、硬皮病、白癜风等。

2. 梅花针疗法 又称七星针疗法。是用 5-7 根针联合叩打于皮肤浅表穴位上或病变部位，有促进气血流畅、止痒生发、软坚散结等作用的一种治疗方法。可用于斑秃、白癜风、神经性皮炎、慢性湿疹、皮肤淀粉样变、瘙痒症、银屑病、痒疹等。

3. 三棱针疗法 又称刺血疗法。是以三棱形刺针刺于有关的穴位上，使之少量出血，以达到开窍、散热、消瘀、散结、活血的作用。可用于银屑病、痤疮、丹毒、疖、斑秃等。

4. 耳针疗法 是用短的毫针或皮内针扎在耳壳上一定的穴位，留针或不留针，通过耳穴与全身经络、脏腑的联系，调节人体脏腑、经络、气血的功能，激发机体抗病机能，以达到治疗多种皮肤病目的的一种疗法。可用于皮肤瘙痒症、神经性皮炎、荨麻疹、痒疹、银屑病、湿疹、带状疱疹、扁平疣、斑秃等。

5. 火针疗法 是将针烧红后快速烙刺患处的一种治疗方法，以火热消除病变。可用于皮肤化脓感染性疾病、淋巴结结核等。

6. 挑刺疗法　又称截根疗法。在患者一定部位的皮肤上，用三棱针或弯的三角皮肤缝合针挑断皮下白色纤维样物，以疏通经络，使气血调和的一种外治法。可用于肛门瘙痒症、外阴瘙痒症、神经性皮炎、慢性湿疹、瘰疬性皮肤结核、慢性荨麻疹、毛囊炎等。

7. 穴位注射疗法　是将药液注入一定的穴位内，既有针刺穴位的功效，又有药物本身的作用的一种治疗方法。可用于皮肤瘙痒症、荨麻疹、神经性皮炎、银屑病、湿疹、痤疮、脱发等。

8. 穴位埋线疗法　是用医用羊肠线埋植于有关的穴位中，通过持续的刺激发挥该经络穴位的治疗作用的一种外治法。可用于慢性荨麻疹、皮肤瘙痒症、慢性湿疹、斑秃、神经性皮炎等。

9. 划耳疗法　是割划耳部皮肤使其少量出血，通过耳穴等作用，以调节机体气血功能的一种外治法。可用于神经性皮炎、斑秃、白癜风、脂溢性皮炎、银屑病等。

10. 割治疗法　是于人体一定部位或穴位，切开皮肤，割除皮下少量脂肪组织，在切口部位行一定机械刺激的一种外治疗法。可用于皮肤瘙痒症、神经性皮炎、慢性荨麻疹、银屑病等。

11. 放血疗法　一般是在委中穴作经络刺激，然后挤放出少量血液，以疏通经络，活血祛瘀，使气血调和的一种外治法。可用于下肢慢性丹毒、银屑病、慢性疖病、毛囊炎等。

12. 艾灸疗法　是取艾绒制成艾炷或艾条，燃灼或熏烤穴位或患处，使局部产生温热或轻度灼痛的刺激，温经活络，通达气血，调整人体生理机能，达到治疗作用的一种治疗方法。可用于神经性皮炎、慢性湿疹、荨麻疹、鸡眼、寻常疣、跖疣等。

13. 拔罐疗法　又称吸杯疗法，是利用燃烧或温热的作用，减少罐（常用玻璃罐、陶瓷罐、竹罐）中空气，造成负压，使罐口附于人体表局部，产生局部郁血现象，以调整人体脏腑、经络、气血功能的一种治疗方法。可用于皮肤瘙痒症、神经性皮炎、慢性湿疹、毒虫咬伤、冻疮等。

14. 磁穴疗法　又称经穴敷磁疗法，是利用磁场作用于人体的经络穴位或病变部位，达到镇静止痒、消炎止痛、促进组织细胞新生作用的一种治疗方法。可用于神经性皮炎、硬皮病、斑秃、慢性湿疹、带状疱疹、结节性红斑、丹毒等。

15. 发泡疗法　是用较强烈刺激性的药物敷贴某一特定的点或穴位，使皮肤发泡，达到泄毒消肿，调整脏腑气血功能，激发与调动人体自身的抗病能力的一种治疗方法。可用于神经性皮炎、白癜风、慢性湿疹、脓肿等。

（三）其他疗法

1. 滚刺疗法　是用带小钝刺滚筒在病变部位推滚，使局部气血流通，破坏皮肤乳头层的神经末梢，达到活血止痒的作用的一种治疗方法。可用于神经性皮炎、慢性湿疹、皮肤淀粉样变等。

2. 划痕疗法　是用手术刀片在病变部位划破表皮，使局部气血流通，毒血宣泄，达到活血化瘀、解毒止痒作用的一种疗法。可用于神经性皮炎、慢性湿疹、皮肤淀粉样变等。

3. 开刀法　是运用各种器械和手法操作，以促使脓液排出，腐败组织脱落，或消除赘生物以达到治疗目的的一种治疗方法。可用于疖、痈、毛囊炎、甲沟炎及一些皮肤赘生物、部分色素痣等。

总之，中医认为皮肤病可以是内脏疾患在局部或全身浅表的反映，如糖尿病患者可发生皮肤瘙痒症、念珠菌病、疖病等；精神因素的影响可引起多汗症、斑秃、神经性皮炎等；代谢障碍可发生黄色瘤、皮肤淀粉样变、皮肤钙沉着症等；而局部和全身浅表的病变往往又可反映全身状况，如带状疱疹、单纯疱疹、严重的癣症的发生多数与全身免疫功能降低有关。局部和全身浅表皮肤的病变也可波及整体，如细菌性皮肤病、病毒性皮肤病、真菌性皮肤病可并发多种整体性疾患。所以，皮肤病的治疗除了应用外治法，绝大部分皮肤病的治疗需要应用内治法，往往多种疗法适当配合疗效更好，如严重感染性皮肤病、结缔组织病及有关免疫性疾病必须应用内治法；而荨麻疹、斑秃、固定型药疹等单纯施以内治法可以治愈，若配合外治法往往能增强疗效，减轻症状。

辨证论治也是中医学基本特点之一，在中医皮肤病的治法上也要从辨证论治出发选用。内治法是这样，外治法也是如此。

（陆　原）

第 6 节　皮肤性病的预防

皮肤性病发病率高，又严重影响患者的身心健康，认真做好各类皮肤性病的预防工作，对减少皮肤性病的发生和流行有着重要的意义。皮肤性病的预防要有整体的观念，要防止重治轻防、重局部轻整体的倾向。要注意皮肤性病与环境、精神因素等的关系，重视卫生防治知识的宣传教育，根据不同疾病的病因、流行规律、疾病的性质等不同而采取相应的措施。

1. 感染性皮肤性病的预防　如麻风、结核、艾滋病、梅毒、淋病、脓疱疮、疥疮、真菌病等，应格外强调预防为主，控制好传染源，切断传播途径。

2. 职业性皮肤病的预防　调查工作环境中化学物质与发病的关系，找出病原，改进相应的劳动条件和生产流程等，针对不同的环节做好个人防护。

3. 超敏反应性皮肤病的预防　详细询问发病与各种因素的关系，查找过敏原，避免再次接触或摄入；对有药物过敏的患者，尽量找出致敏药物，并向患者和家属交代清楚，禁用有关致敏药物，并注意避免使用与致敏药物结构相似的药物。

4. 瘙痒性皮肤病的预防　积极寻找并去除病因，避免可能加重的刺激性因素如搔抓、热水烫洗及食用辛辣刺激性食物等，注意受损皮肤屏障的修复及保湿护理。

5. 美容、美肤导致的皮肤病的预防　化妆品的不恰当使用导致了化妆品皮炎、激素依赖性皮炎等逐渐增多。应加强美容化妆卫生知识的宣传，使患者了解皮肤的常规护理和保养，不要轻信各种快速美白、嫩肤产品和美容措施，慎重对待美容手术，可减少各种美容操作而导致的皮肤病的发生。

6. 皮肤肿瘤的预防　避免日光长期、过度曝晒，避免接触化学致癌物质，定期专科检查，早期发现并治疗。

（涂彩霞）

第8章 皮肤的保健与美容及护理

第1节 皮肤的保健

一、皮肤的性状和分型

皮肤由表皮、真皮和皮下组织构成。皮肤中含有各种皮肤附属器如皮脂腺、汗腺、毛囊以及丰富的血管、淋巴管、神经和肌肉。其中，从皮脂腺分泌出来的皮脂、从汗腺分泌出来的汗液与角质层细胞崩解产生的脂质乳化形成的膜，称皮脂膜。它是与皮肤美容密切相关的一种结构，呈弱酸性，其主要成分为神经酰胺、角鲨烯、亚油酸、亚麻酸及其他脂质成分。皮脂膜具有保湿、屏障、防晒和调节炎症反应的功能。

不同个体的皮肤具有不同的特性，因而表现出不同的类型。皮肤的类型是皮肤保健的基础，对于美容保健方式及护肤品的选择具有指导作用。目前，多根据皮肤含水量、皮脂腺分泌情况、皮肤 pH 以及皮肤对外界刺激反应性的不同，将皮肤分为五种类型：

1. 中性皮肤 属健美型皮肤，为理想的皮肤类型。角质层皮脂与含水量适宜。角质层含水量达 20% 以上，pH 为 4.5～6.5，皮肤不干燥，不油腻，表面光滑细腻，有弹性，能耐晒，不易出现皱纹，对外界刺激如气候、温度变化不敏感。

2. 干性皮肤 角质层含水量低于 10%，pH > 6.5，皮脂分泌量少，皮肤干燥，缺少油脂，皮肤外观皮纹细小，毛孔不明显，无光泽，耐晒性差，易出现脱屑和皱纹，洗脸后有紧绷感，对外界刺激敏感。干性皮肤既与先天因素有关，也与经常吹风日晒及过多使用碱性洗涤剂有关。

3. 油性皮肤 角质层含水量 20% 左右，pH < 4.5，皮脂分泌过多，皮肤油腻发亮，毛孔粗大，肤色往往较深，但弹性好，不易产生皱纹，对外界刺激一般不敏感，但易发生痤疮和脂溢性皮肤病。油性皮肤多与雄激素分泌旺盛、偏食高脂、高糖食物及辛辣刺激性食物有关。

4. 混合性皮肤 同时存在两种或两种以上不同性质类型称混合性皮肤。多表现为面部中央部位（即前额、鼻部、鼻唇沟及下颏部）呈油性，而双面颊、双颞部等表现为中性或干性皮肤。躯干部位和毛发性状一般与头面部一致，如油性皮肤者毛发亦油腻发亮。

5. 敏感性皮肤 这类皮肤对外界刺激反应性过

强，如对低温、高温、紫外线、高蛋白食物、酒精及化妆品等均较敏感，易出现红斑、丘疹及瘙痒等。敏感性皮肤容易发生接触性皮炎、湿疹等超敏反应性疾病。

皮肤的表现并非一成不变，随着季节和年龄不同可能发生变化，夏季皮肤油腻者可能冬季皮肤较干燥，中青年时由于皮脂分泌旺盛表现为油性皮肤，到老年由于皮脂腺功能减退而表现为干性皮肤。

皮肤的光生物学分型即日光反应性皮肤分型（sun-reactive skin typing），又称皮肤光型（skin phototype），是根据皮肤对日光照射的反应特点以及反应程度来分型。其概念在皮肤光生物学、皮肤色素研究、防晒化妆品功效评价以及皮肤美容等许多领域广泛应用。目前，最常使用的是 Fitzpatrick 皮肤日光反应性分型系统（见表 1-8-1），中国人皮肤的光型多数是 Ⅲ～Ⅳ 型。

表 1-8-1 Fitzpatrick 皮肤日光反应性分型

皮肤光型	日晒红斑	日晒黑化
Ⅰ	极易发生	从不发生
Ⅱ	容易发生	轻微晒黑
Ⅲ	有时发生	有些晒黑
Ⅳ	很少发生	中度晒黑
Ⅴ	罕见发生	呈深棕色
Ⅵ	从不发生	呈黑色

二、健美皮肤的特征

人的审美观随国家、种族和文化背景等的不同而存在差异。但是，具有光滑、细腻且富有弹性的肌肤是人们所共同追求的目标。对于多数中国人来说，健美皮肤的标准为：皮肤颜色均匀红润；皮肤水分含量在 10%～20%，水油分泌平衡；肤质细腻有光泽，光滑有弹性；面部皱纹程度与年龄相当；皮肤对外界刺激（包括日光）反应正常，无皮肤疾病。了解皮肤健美的标准对于维护皮肤的健美和皮肤美容有重要意义。

1. 颜色 皮肤的颜色与皮肤内各种色素的含量与分布、毛细血管功能、皮肤的厚度及光线在皮肤表面的散射密切相关。黑素、胡萝卜素及皮肤血液中氧化或还原血红蛋白的含量影响皮肤着色。其中，黑素是决定肤色的主要因素，日光照射、内脏疾病、睡眠不好及皮肤炎症疾病等因素都会导致皮肤黑素增多，使肤色变黑。对我国多数人群而言，健康的肤色应该是黄中带白，白里透红。

2. 润泽　是指皮肤的湿润和光泽的程度。健美的皮肤能保持表皮水分含量在 10%～20%，水油分泌平衡，并呈现湿润而有光泽。如果表皮水分及皮脂含量不足，皮肤就会失去光泽，出现干燥、粗糙和皱缩等皮肤老化的表现。患有痤疮、湿疹、鱼鳞病等损容性皮肤病，或者外用劣质化妆品、采用不正规美容方式时，都会引起皮肤脱屑、灰暗、失去光泽。

3. 细腻　皮肤细腻是指皮肤纹理细腻，毛孔细小。其特征是：皮沟浅而细、皮丘小而平整、毛孔和汗孔细小，表皮光洁，触之有柔嫩光滑感。日光或者其他因素会导致皮肤纹理加深，痤疮等疾病则会导致毛孔粗大，使皮肤外观粗糙，影响美观。

4. 弹性　正常皮肤的表皮、真皮及皮下组织共同形成一个有机体，它坚韧、柔软，具有一定的张力和弹性，这些特性与真皮内的胶原纤维、弹力纤维的性质有关。皮下组织中含有大量的脂肪组织，故具有脂肪软垫样作用。皮肤的张力和弹性，能防止和延缓皮肤松弛及皱纹出现。健康的皮肤，含水量和脂肪比例适中、血流量充足、新陈代谢旺盛，能始终保持良好的弹性，因而显得光滑平整。

5. 功能　健康的皮肤，除了需要保持红润、光滑细腻而有弹性的外观外，还需要具有健康的功能状态。健康的皮肤功能状态不仅能有效地保持皮肤内外环境的平衡，还能维持皮肤的灵敏性和协调性，避免机体受到各种外界刺激的伤害。

三、影响皮肤吸收的相关因素

皮肤具有吸收功能，皮肤外用药物及护肤品的吸收都依赖于皮肤的吸收功能。皮肤的吸收功能可受多种因素影响，掌握这些影响因素对研究皮肤美容以及对使用护肤品来改善和纠正损容性皮肤病是非常重要的。

1. 皮肤的结构　正常皮肤吸收有效物质有两条途径：一是角质层，约占整个皮肤吸收的 90%，角质层吸收以脂溶性物质为主，薄的角质层吸收功能更好，幼童和老年人皮肤较薄，故皮肤吸收能力较强；二是毛囊、皮脂腺和汗腺等皮肤附属器，约占整个皮肤吸收的 10%，附属器吸收以水溶性物质为主。所以油与水混合剂型护肤品更能被皮肤有效吸收。

2. 角质层的水合程度　角质层可被水合，角质层的水合程度越高，皮肤的吸收能力就越强。局部外用药密闭封包或者膏状护肤品可促进药物或者护肤品有效成分的吸收，这是因为角质细胞膜实际上是一层半透性渗透膜，当含水量增加时，膜孔直径增大，组织紧密性降低，形成孔隙，使药物或护肤品的渗透吸收增加。

3. 有效物质的分子量　一般而言，在人体皮肤吸收的有效物质中，该物质的分子量与被皮肤吸收的数量成反比关系，一般认为分子量小的物质更有利于皮肤的吸收。

4. 酸碱度因素　皮肤表面 pH4.5～6.6 之间，所以护肤品的 pH 只有在偏酸性的情况下其有效物质才能被皮肤更好地吸收。当弱酸或弱碱物质接触皮肤表面时，皮肤的 pH 有短暂变化，但能很快地在一定时间内自动调整，恢复到原来的 pH，这种性能称为皮肤中和性能或皮肤缓冲性能。所以符合皮肤 pH 的且缓冲性作用强的护肤品才是理想的。

5. 渗透剂因素　能促进皮肤吸收的物质又称"促渗剂"，其作用机制为：它能可逆地改变皮肤角质层的屏障功能，使细胞之间的间隙增加，增强皮肤通透性；同时也能提高皮肤附属器的吸收能力。如在护肤品中添加渗透剂 1% 的氮酮就可能增加 3～5 倍的吸收效果。

6. 外界环境因素　环境温度的升高可使皮肤血管扩张、血流速度增加，加快已透入组织内的物质弥散，也可促使皮肤表面与深层之间的护肤品有效物质浓度差增大，从而使皮肤吸收能力提高。环境湿度也影响皮肤对水分的吸收，当环境湿度增大时，皮肤的水合程度增大，从而使皮肤吸收能力增强。

7. 病理情况　皮肤充血、理化损伤及皮肤疾患均会影响皮肤吸收功能。

四、影响皮肤健康的主要因素

皮肤健康是综合因素的结果，影响皮肤健康的主要因素有：

1. 氧自由基　皮肤发生衰老病理改变的主要原因是活性氧自由基的作用。自由基的积累性作用可导致皮肤皱纹、色斑的出现与增加。

2. 营养因素　营养摄入不均衡，吸收功能下降都会造成皮肤营养不良，导致皮肤细胞新陈代谢迟缓，出现干燥、灰暗、弹性降低等异常。

3. 习惯因素　睡眠不足、日夜颠倒、抽烟、喝酒、饮食无规律、精神紧张、压抑、终日焦虑操劳等都可致皮肤衰老。

4. 体质因素　体弱多病，尤其是内分泌失调会导致面部皮肤出现黄褐斑、痤疮以及皮肤苍白、灰暗、浮肿等一系列症状。

5. 环境因素　水质污染、阳光灼晒、粉尘污染、空气湿度低、冷风袭击等均会损害皮肤，从而出现干裂、灰暗、粗糙等皮肤异常。

6. 疾病或药物因素　人体内的许多疾病或药物都可影响皮肤的颜色。例如肝肾疾病可引起皮肤发黄、色素沉着或黄褐斑；贫血时皮肤苍白并常有色素出现；红斑狼疮患者面部皮肤可出现蝶形红斑；长期外用糖皮质激素可引起皮肤萎缩和毛细血管扩张。

7. 其他因素　在妇女的经期、孕期、产期、哺乳期、更年期这五个生理特殊阶段应注意护理保养，否则极易因内分泌失调加速皮肤衰老。

五、皮肤保健的措施

（一）正确清洁皮肤

人的皮肤与外界关系最为密切，周围环境中的各种微生物、灰尘、化学物质、残存的化妆品以及人体皮肤自身分泌的汗液、排出的皮脂、死亡或衰老的细胞和体内排出的各种代谢产物，常积聚于皮肤表面形成污垢，如不及时清除，将会堵塞毛孔和汗孔，影响皮肤的正常生理功能，削弱其防御能力，不利于皮肤的健美。但是，新生的角质形成细胞从基底层逐层向上移行至角质层表面并脱落，共需要28 天，称为表皮更替时间，因此必须强调"适度清洁"，否则过度清洁会损伤表皮屏障。正确清洁皮肤应注意：

1. 水的选择　宜用含矿物质较少的软水（因硬水含钙盐和镁盐较多，容易对皮肤产生刺激），水温以 34 ～ 37℃左右为宜，天冷季节时可稍高些。过热的水会导致皮肤细胞脱水，引起血管过度扩张，使皮肤松弛、萎缩，变得粗糙，容易老化而出现皱纹；过冷的水会使毛孔收缩，污垢不易洗净，还容易使皮肤干燥以致脱屑。

2. 清洁次数　面部皮肤常暴露在外，一般应早晚各清洁 1 次，双手在饭前便后清洁，沾染灰尘、污物后立即洗净。夏天可每天洗澡 1 次，而冬天以3 ～ 6 天左右洗澡 1 次为宜，因为冬天皮肤干燥，洗澡次数过多会使皮脂含量减少，破坏皮脂膜，丧失对皮肤的滋润和保护作用，反而会引起一些皮肤疾患和促进皮肤老化。

（二）防晒

防晒是皮肤保健的重要手段。紫外线照射使皮肤变黑，且暴露部位的光老化与光损伤密切相关。中波紫外线（UVB）主要损伤表皮，过多接触 UVB可使皮肤产生红斑、水疱或大疱，甚至引起皮肤癌。80% 的长波紫外线（UVA）可穿透真皮层上部，是导致皮肤光老化的主要原因，过多接触 UVA 可使机体产生过量的氧自由基，使细胞损伤、变性甚至恶变。皮肤光老化的组织病理主要为真皮弹性纤维的改变，使皮肤出现松弛和皱纹。因此，防晒对防止皮肤色素沉着、皮肤光老化及预防皮肤病的发生具有重要意义。具体措施为：尽量避免每日上午 10 点～下午2 点外出，外出时应打伞、戴遮阳帽、穿浅色棉布衣服以减少紫外线吸收；使用防晒系数（SPF）大于15 及 PA++ 的防晒霜。

（三）保持心情舒畅

保持心情舒畅对皮肤保健具有重要作用。长期处于精神紧张、情绪不稳定、焦虑和烦恼状态的人，血液组织中的组胺、缓激肽类过敏介质和 5- 羟色胺等明显增多，促使人频繁地摩擦与搔抓，皮肤易出现苔藓样的粗糙。因此，保持良好的精神状态，对保护皮肤大有裨益。

（四）合理的饮食

饮食对于皮肤保健的作用不容忽视。蛋白质、脂肪和糖类都是皮肤所必需的营养成分，各种食物所含的营养成分各不相同，因此，日常饮食应摄入多样、均衡和适量的营养成分，避免偏食。注意多饮水，多吃水果和蔬菜及含铁、锌等微量元素较丰富的食物如瘦肉、鱼及豆类，以及适量摄入硫酸软骨素含量较丰富的食物如牛奶、蟹以及植物中的豆类、花生、核桃、芝麻等，以增进皮肤的光泽和弹性，并且有助于预防皮肤衰老，而油性皮肤者则应少吃高糖、高脂及辛辣食物。

（五）按摩和运动

面部按摩可消除疲劳，促进皮肤血液循环，促进皮脂分泌，防止真皮乳头层萎缩，增进弹性纤维的活力，从而有利于增加皮肤的润泽度及弹性，长期坚持按摩对于延缓皮肤衰老有一定作用。运动可以使更多的血液运行到身体外周和皮肤，使皮肤血流量增加，使皮肤显得红润，同时，促进皮肤的吸收和代谢，如增强机体清除氧自由基。所以，经常参加运动有助于延缓皮肤的衰老。

（六）睡眠

良好的睡眠习惯和充足的睡眠对于维持皮肤更新和功能非常重要，同时睡眠时大脑皮层处于抑制状态，有助于消除疲劳、恢复精力，使皮肤红润、光泽。成人每天应至少保持 6 ～ 8 小时睡眠时间，过度劳累或失眠者由于皮肤不能正常更新、修复而容易出现肤色暗淡。

（七）正确选择护肤用品

随着消费者对化妆品的质量与安全性愈加重视，以及科学技术的发展和基础研究的深入，一大类注重临床功效的新型化妆品开始形成和发展。它兼备化妆品和药品的优势，能够有效地改善皮肤、毛发状况，这类化妆品称为医学护肤品，也称功效护肤品。每天使用适当的护肤品能增加皮肤所需的水分、营养和增加角质形成细胞活力，延缓皮肤衰老，但如果护肤品使用不当则会适得其反。选择化妆品时，应注意以下几个方面：

1. 因人而异　不同皮肤类型应选择不同的化妆品。中、干性皮肤应选择油包水型的霜剂及软膏剂型；油性皮肤应选择水包油型的乳剂、凝胶剂和溶液；混合型皮肤应根据不同部位的皮肤分别进行选择和使用，面中部同油性皮肤，而面颊部、颞部同干性皮肤；敏感性皮肤最好选择医学护肤品，不要随便更换化妆品种类，如需更换，可先用少量样品作斑贴试验，阴性者方可使用。

2. 因季节而异　冬天皮肤较干燥，可适当选用一些油包水型的护肤品，夏天皮肤较油腻，可适当选用一些水包油型的护肤品。

3. 选用功能性化妆品　25～35岁，水分丢失，要以保湿为主，如保湿剂透明质酸；35～45岁时，真皮网状结构改变，要以营养为主，如胶原蛋白；45岁以后，体内激素水平改变，选择加有类激素作用的化妆品，如鱼精蛋白、胎盘制品。防晒剂中对紫外线有散射作用的有钛白粉、氧化锌、高岭土、碳酸钙、滑石粉等；对紫外线有吸收作用的有水杨酸酯类、邻氨基苯甲酸酯类等。

六、头发的保养

健康的头发应是整齐、清洁，没有头垢、头屑，富有光泽、弹性。不粗不硬，不打结，数量适中，分布均匀。头发的护理首要目的在于预防头发损伤。减少头发损伤应注意：

1. 洗发　根据皮脂分泌量和含水量，头发可分为干性、中性和油性三种类型。水温以38℃～45℃左右为宜，水温不要过冷，否则会使头屑残留在发间。因头发的生理pH值为4.0～6.0，故宜选用弱酸性洗发香波，可使头发变软易于梳理，忌用碱性太强的肥皂，以免造成头发角质层的破坏，使发变质变脆。对头皮屑较多、头皮瘙痒明显的人，可用硫磺洗发膏洗头，硫磺有溶解角质和杀菌作用。洗头前先要梳顺头发，洗时不要用力搔抓，以免影响头发生长。另外，护发素具有能使头发柔软、顺服、光亮等作用，因此，头发洗干净后，可再用少量护发素，但应用

清水冲净，以免刺激头皮。

2. 梳头　为使头发通顺，具弹性而富光泽，早晚可各梳数遍。梳头要用疏齿的梳子，可先在头发上涂些发乳等润滑剂，以免头发断裂。忌用硬梳梳理头发。

3. 吹风　洗完头发后应尽快吹干头发，既方便又能防止头部因受凉而疼痛。由于吹风机喷口附近温度可达150℃左右，故吹风时吹风口离头发至少应保持10cm的距离，以免烫伤头发，且吹发时间不宜过长。过长时间、频繁地吹风会使头发含水量降低，头发会变得脆弱易断。最后，尽量避免可能给头发带来严重伤害的漂、染、烫的处理。

（梁　虹　易文娟）

第2节　皮肤美容

随着生活水平的提高，科技的进步，人们对皮肤年轻态和视觉美的要求也越来越高，皮肤美容学应运而生。它是皮肤科学的一个亚学科，它将皮肤科学、美学、美容学三者有机结合，应用新兴的科学手段如激光、光子、射频、肉毒毒素及透明质酸注射等，以改善皮肤状态，使其舒适和悦目。

一、倒模面膜疗法

倒模面膜疗法是将护肤品、药物、按摩及理疗有机结合，以改善局部皮肤状态或治疗某些皮肤病的一种方法。它可分为热倒模面膜疗法和冷倒模面膜疗法，均是以相应的护肤品或外用药物作为底膜，前者利用热效应改善皮肤微循环，促进护肤品和药物的吸收，促进皮脂腺分泌；后者利用冷效应达到消炎、消肿、止痒、去脂的作用。

1. 适应证　热倒模面膜适用于黄褐斑、色素沉着斑、中性或干性皮肤护理；冷倒模面膜适用于敏感性皮肤护理、脂溢性皮炎、毛细血管扩张等。

2. 禁忌证　高血压、不能平卧的心肺疾病、病毒或真菌感染性皮肤病、面部外伤、皲裂以及神经精神性疾病等。

二、化学剥脱术

化学剥脱术的原理就是破坏与重建，通过化学试剂可控地破坏一定深度的皮肤，启动相邻皮肤组织和附属器的修复，促进表皮更替、真皮胶原增生，重建皮肤屏障。常见的化学剥脱配方包括果酸（最常用的为25%～70%的羟基乙酸）、维A酸、10%～35%三氯醋酸（TCA）、30%水杨酸、

Jessner 溶液等。

（一）剥脱深度的分类

建议按照组织学进行分类：1 级指剥脱深度仅限于表皮角质层；2 级指剥脱深度限于表皮内，不累及真皮；3 级指剥脱深度限于表皮全层及真皮乳头层。

（二）化学剥脱术的适应证、禁忌证以及术后注意事项

根据美国皮肤病学会制定的指南再结合亚洲人皮肤类型，描述如下：

1. 适应证

（1）适应证：痤疮、毛周角化病、炎症/日晒后色素沉着、黄褐斑、文身等。

（2）可能适应但需探讨的疾病或状态：脂溢性角化病、日光性角化病、鱼鳞病、传染性软疣、扁平疣、粟丘疹、脂溢性皮炎等。

2. 禁忌证　不能坚持剥脱术后避光者；目前面部有细菌或病毒感染性皮肤病者；目前局部有急性过敏性皮炎者；两周以内局部实行过化学剥脱术者；6 个月以内局部实行过外科手术者；近 6 个月口服或外用维 A 酸类药物者；瘢痕体质者等。

3. 术后注意事项　坚持皮肤保湿护理，术后禁食辛辣刺激性食物，避免强烈日晒 6 个月以上。

（三）化学剥脱的优越之处

化学剥脱术可与多种治疗手段相结合，如皮肤磨削术、激光磨削、非剥脱性激光/强光、甚至肉毒毒素或玻尿酸注射等。以痤疮为例，化学剥脱术可以明显减少毛囊角栓，作为辅助治疗手段，常与红/兰光照射、光动力治疗、外用或口服药物治疗等方案交替应用。

三、皮肤磨削术

皮肤磨削术是利用砂纸、微晶磨削机或装有砂石钻金刚钻的电动磨削器等对表皮和真皮浅层进行磨削来消除皮肤凹凸性病变，以达到美容效果。但传统磨削术创面大，误工期长，且感染、色沉等风险增大，故临床上更多选择激光磨削术。

1. 适应证　凹凸不平的浅表瘢痕（尤其痤疮后瘢痕）、雀斑、文身、脂溢性角化病、细小皱纹、粗大毛孔、表浅性皮肤良性皱纹等。

2. 禁忌证　位置较深的凹陷性瘢痕或明显高出皮肤的瘢痕疙瘩、过敏性皮肤、感染性皮肤、疤痕体质、凝血功能异常者等。

四、激光美容

在特殊条件下如电光激发能够产生激光的物质（原子、分子、离子、化合物等状态）通过谐振腔的放大所释放出来的光就是激光，激光是受激发释放并放大的光（light amplification by stimulated emission of radiation，Laser）。激光具有以下几个特性：单色性、相干性、平行性、高能量和易于聚焦。激光美容指应用不同激光作用于特定的靶点（主要有黑素、血红蛋白和水），靶点吸收光后受损伤，从而特异性地修复病灶或改善皮肤状态，达到美容效果。

激光照射皮肤组织后可产生反射、吸收、散射和传导四种现象。只有被皮肤组织吸收的光才是医疗上起作用的部分。一般来说波长与穿透深度成正比。皮肤组织受激光照射会产生高热反应、显微热反应、光化学反应、光震碎作用以及光剥离作用，以前三种效应为主。因此，选择激光治疗有三个关键点：①波长能被靶组织强烈吸收和穿透；②脉冲持续时间短，仅仅将热能限于靶组织内；③有足够的能量将靶组织的温度升至阈温度。激光治疗要注意波长、脉冲宽度、能量密度、光斑大小等参数。不同波长的激光可对多种皮肤病进行治疗，按照功能的不同主要从以下四个方面阐述：

（一）激光治疗色素增加性皮肤病

当组织中的靶色基（黑素）的吸收峰与入射激光相同或接近，且后者的脉宽短于靶色基的热弛豫时间（thermal relaxation time，TRT，即显微靶目标温度降低 50% 所需的时间）时，该激光就能选择性地破坏靶色基，而对周围正常组织的热损伤则相当轻微，谓之选择性光热作用。靶色基吸收一定能量的激光后，即被破坏分解，最终被体内的吞噬细胞、淋巴系统清除。

1. 适应证

（1）色素病变：雀斑、黄褐斑、颧部褐青色痣、太田痣、老年斑、外源性色素沉着症等。

（2）文身：（黑色或蓝黑色）文身、文眉、文眼线等。

2. 常用的激光　Q- 开关翠绿宝石激光（755nm）、Q- 开关红宝石激光（694nm）、Q- 开关掺钇钕石榴石激光（1064nm）和倍频激光（532nm）等。

3. 不良反应　远期副作用主要为色素沉着和色素减退，多为暂时性。深肤色人种或易晒黑者发生副作用的风险明显要高。采用表面冷却、下调能量密度、增加脉宽、延长波长以及严格防晒可减少不良反应。

（二）激光治疗血管性皮肤病

激光治疗血管性皮肤病的原理是扩展的选择性光热作用。一定波长的激光可被血液中的血红蛋白选择性吸收，治疗时将脉冲宽度适当延长，以便血管内血红蛋白吸收光能所产生的热量，有足够的时间释放到血管内皮去，从而产生血管凝固或破坏，而不破坏周围正常组织。

1. 适应证　鲜红斑痣、皮肤血管瘤、蜘蛛痣、面部毛细血管扩张、酒渣鼻性红斑等。

2. 常用激光器　脉冲染料激光（585nm/595nm）、长脉宽 Nd：YAG 激光（1064nm）和倍频激光（532nm）等。

3. 不良反应　疼痛不适、红斑、紫癜、水肿、水疱、色素改变（多见于 Fitzpatrick Ⅲ～Ⅴ型）等。

（三）激光皮肤年轻化治疗

除了传统的微晶磨削等物理磨削方式，剥脱式和非剥脱式的激光治疗是嫩肤和皮肤年轻化治疗的好手段。激光嫩肤技术一方面通过汽化作用去除表皮及部分病变组织，并启动修复反应，促使表皮新生、胶原合成及重塑；另一方面通过热效应刺激，促进真皮胶原纤维及弹性纤维增生，真皮组织紧绷，使皮肤恢复青春，并可将细纹及瘢痕磨平，使皮肤或瘢痕比较平滑，从而达到治疗目的。

剥脱式激光主要包括二氧化碳激光（10600nm）和 Er：YAG 激光（2940nm），靶色基均为水。非剥脱式激光包括：Er：glass 激光（1540nm）、半导体激光（1450nm）、Q 调频 Nd：YAG 激光（1064nm）及 Nd：YAG 激光（1320nm）等。

点阵激光介于以上两者之间，其安全性和疗效均融合了剥脱性和非剥脱性激光的很多特点。通过点阵式光热分解作用理论，它将数百微米直径的点阵状的激光束在一定能量密度下作用于皮肤，这些激光束以水为靶基，穿过表皮及真皮层，产生一个个点阵状排列的显微治疗区域（microscopic treatment zones，MTZs），这些 MTZs 能够均匀地启动皮肤的修复程序，达到皮肤表皮和真皮的重塑和重建，这就是所谓的局灶性光热作用原理。在此理论基础上，以 CO2 激光（10600nm）、Er：YAG 激光（2940nm）等剥脱性激光，或 Er：glass 激光（1540nm）和半导体激光（1450nm）等非剥脱性激光等作为光源，用点阵治疗头将光源分割成点针状排列的激光束，即点阵激光技术。临床上甚至出现将射频技术和点阵模式联合的点阵射频技术。

适应证：脸部细小皱纹、浅表性瘢痕、毛孔粗大、光老化等皮肤问题。

（四）激光脱毛

毛囊生长部位毛乳头不含色素，毛囊隆突区的毛囊干细胞也不含黑素，因此根据扩展的选择性光热作用原理，将激光脉冲宽度适当延长，毛干及毛鞘内的黑素吸收光能后产生的热能足以扩散到邻近的毛囊隆突部位和毛根部，使毛囊干细胞或毛乳头发生不可逆损伤。为避免热能进一步扩散损伤靶组织以外的正常组织，脉宽必须与靶组织的热损伤时间相适应，即热损伤时间（指包括黑素和毛囊在内的所有靶组织冷却约 63% 的时间）。

毛发的生长有三个阶段：生长期、退行期和休止期。退行期和休止期含色素很少，因此对激光不敏感。待这些毛发转为生长期后，激光才能起作用，故激光脱毛要多次分阶段治疗，大概每 1～2 个月治疗一次，平均 3～6 次后即可达到较理想的效果。

常用激光器：长脉冲翠绿宝石激光（755nm）、长脉冲红宝石激光（694nm）、长脉冲 Nd：YAG 激光（1064nm）、半导体激光（800nm/810nm）等。另外，窄谱的强脉冲光也可取得较好疗效，如波长 650～1200nm、650～950nm 等。

五、脉冲强光

脉冲强光（intense pulsed light，IPL）是由闪光灯产生和发射的一种强复合光，波长 500～1200nm，包括可见光和近红外线。强光不是激光，但工作原理和激光一样，也遵循选择性光热作用原理。IPL 治疗头中配有滤光片，目的是滤掉连续光（500～1200nm）中波长较短的光，便于选择合适波长来满足选择性光热作用理论的治疗要求。脉冲强光属非剥脱治疗方式，在消除疾患的同时对皮肤损伤小，且治疗过程简单，术后可以洗脸化妆，误工期短，是目前较理想的美容方法。

1. 适应证　雀斑、黑子、光老化、细小皮肤皱纹、表浅的血管性皮肤疾病、脱毛等。

2. 注意事项

（1）治疗前作光斑测试。理想治疗参数是测试后 15min 左右皮损处出现适当的变化如色素斑出现加深或轻微水肿，而周围组织仅出现轻微的潮红反应。

（2）治疗部位涂一层冷藏的耦合凝胶，一般 1～2mm 厚，治疗头与皮肤垂直。

（3）治疗部位适当重叠，但不宜超过 1mm 或 10%。

六、射　频

射频（radiofrequency，RF）是一种新的非激光紧肤技术，通过加热皮肤达到改善皱纹和皮肤紧致的作用。射频能量以电或磁的形式存在和传播，其频率在数百 kHz 到数百 MHz 的范围之间。在生活中，收音机、手机、微波炉等都使用了射频技术，在医学上，用电热作用对组织进行的切割、消融、电灼、电凝等操作也是应用了射频能量，在皮肤美容领域，射频能量可作用于皮肤深层组织，用于改善皮肤皱纹、萎缩性瘢痕、皮肤松弛等皮肤问题。目前已经有包括单极射频、双极射频及多极射频在内的多种射频技术。其中有一种是将 RF 和 IPL/ 激光结合起来进行多重结合治疗，即光电协同治疗技术（Elos），也被称为 E 光。

适应证：皱纹、皮肤松弛、妊娠纹及其他光老化或自然老化的皮肤状态。

七、注 射 美 容

随着生活水平的提高，科技的进步，人们对皮肤年轻态和视觉美的要求也越来越高。除了病态皮损，光老化或自然老化也都在面部留下了痕迹，并导致皱纹、皮肤松弛、色斑、毛细血管扩张、轮廓凹陷等皮肤问题。注射美容技术则丰富了此类皮肤问题的改善或解决途径。

（一）肉毒毒素注射

肉毒毒素（botulinum toxin，BTX）是由肉毒梭状芽胞杆菌产生的一种神经毒素。将 A 型肉毒毒素注射于靶肌肉局部，作用于突触前运动神经元，抑制其释放乙酰胆碱，从而导致靶肌肉的化学性去神经作用，一段时间后，新生神经末梢通过肌纤维形成新的神经肌肉接头，其运动神经功能得到逐渐恢复。注射后疗效通常为 3 ～ 6 个月，不会使局部皱纹全部消失，若想保持疗效，需再次使用。

1. 适应证

（1）抬头纹、鱼尾纹、眉间纹、鼻背纹等动力性皱纹的治疗。

（2）临床扩大适应证：调整眉形、提升鼻尖、齿龈外露、咬肌肥大、瘦小腿及多汗症等。

2. 禁忌证

（1）精神心理疾病者或对术后期望值过高者；

（2）严重机体疾病者，尤其是神经肌肉传导障碍疾病如重症肌无力及上睑下垂者；

（3）注射部位有感染者；

（4）对肉毒毒素或其赋形剂如白蛋白、明胶、右旋糖酐等过敏者；

（5）孕妇或哺乳期妇女等。

3. 注意事项

（1）术前与患者充分沟通，签署知情同意书，根据患者的需求、治疗部位、肌肉的走向和力量等来决定注射方法和剂量。

（2）治疗前 2 周内不要服用可能会改变凝血状态的药物如阿司匹林、抗凝药等。

（3）肉毒毒素的并发症多为暂时性的，如表情不自然、局部肿胀、麻木、瘀斑、上睑下垂、眉下垂等。这些症状一般在数周至数月内逐渐消退。

（4）氨基糖苷类抗生素会增加肉毒素的作用，故在肉毒毒素治疗前或治疗中禁用氨基糖苷类抗生素如庆大霉素。

（二）透明质酸注射

透明质酸又名玻尿酸，广泛存在于机体眼球、关节、皮肤等组织，是一种由重复的二糖单位构成的氨基葡聚糖，这种重复的分子结构决定了其在所有生物种属中均具有结构的一致性，是一种较安全的生物性充填材料。透明质酸有很强的亲水性，保证了其保湿塑形特性，但也因此增加了发生水肿等不良反应的风险。其可被透明质酸酶降解，一旦注射效果不佳或发生严重不良反应，可得到及时矫正。

1. 适应证

（1）除皱：可用于改善法令纹、口周皱纹、皱眉纹、鱼尾纹、抬头纹等静态性皱纹。

（2）塑形：可用于隆鼻、丰苹果肌、丰唇、丰耳垂、人中再造、面部提升、隆下颏、改善面颊凹陷、瘢痕凹陷等。

（3）保湿：透明质酸具有良好的保湿功能，微量注射可用于皮肤保湿补水。

2. 禁忌证　对治疗效果期望值过高者；对透明质酸产品过敏者；过敏体质、瘢痕体质及使用免疫抑制剂患者；皮肤感染期；妊娠期及经期妇女；自身免疫性疾病及结缔组织病患者；风湿性疾病患者及其他严重疾病患者。

3. 注意事项

（1）术前与患者充分沟通，签署知情同意书，根据患者的需求及面部实际情况等来决定注射方法和剂量。

（2）术前局部冰敷以减少注射至血管的风险。

（3）治疗前 2 周内不要服用可能会改变凝血状态的药物如阿司匹林、抗凝药等。

（三）微针疗法

亦称为微针美塑、微针美容，指利用微细状器械实施的对皮层软组织机械的微细打孔或穿刺，往往往伴有药液有效成分或者射频能量的同步施予，以增进治疗或美容作用。微针治疗表现形式为微细针状器械。

微针治疗的起源最早可以追溯到中国的古代。梅花针是祖国针灸医学遗产的一部分，对于很多疾病具有独特的疗效。现今微针疗法在皮肤美容的应用主要包括滚针、水光针、射频微针等。临床使用较多的水光针就是微针搭配玻尿酸、胶原蛋白、肉毒素、PRP（platelet rich plasma）、维生素 C 等皮肤营养成分进行分程治疗。

随着技术的进步和皮肤科学的发展，新的仪器设备必将不断涌现，新的治疗手段将被验证，各种治疗适应证不断扩大，疗效也将有进一步的提高。

（梁　虹　易文娟）

第3节　皮肤护理

（一）常用护理诊断

护理学是一门独立的学科体系。护理诊断（nursing diagnosis）是对有关需要以护理措施来解决或减轻现有的、潜在的健康问题的陈述。皮肤科病人的常用护理诊断如下：

1.睡眠型态紊乱（sleepless）　与瘙痒、疼痛有关。

2.皮肤完整性（dermal integrality）**受损**　由原发皮损、继发皮损引起。

3.焦虑（anxiety）　与疾病顽固而缺乏治疗信心有关。

4.自我形象紊乱（self-visualization turbulence）与皮损在暴露部位影响容貌，某些疾病的不良气味影响交往有关。

5.潜在感染（latent infection）　与皮肤破损、搔抓、免疫功能减退有关。

6.舒适改变（comfort change）　由瘙痒、疼痛引起。

7.便秘（astriction）　由精神紧张和生活习惯改变引起。

8.知识缺乏（information absence）　多数患者对皮肤病的病因、预防、保健、治疗等方面的知识缺乏了解。

（二）住院病人的一般护理

（1）护士要热情接待病人，主动介绍病区环境、各种制度（如安全制度、住院病人离院管理制度、探视制度等）、管床医生、护士、联系订餐等，同时协助医生做好各项治疗、检查准备工作。

（2）新病人未经医生检查，不得淋浴、理发和擦药，以免影响诊断。进行各种外用药物治疗前，视皮损情况予以处理，如剪毛发、抽疱液、软化痂等。

（3）饮食宜清淡、营养丰富，禁烟酒及辛辣刺激性食物。过敏性皮肤病患者不宜食用鱼虾、海鲜、草莓及芳香挥发性食物；瘙痒性皮肤病忌辣椒、葱、蒜、浓茶、咖啡；感染性皮肤病不宜摄取过多的糖和脂肪；疱疹样皮炎忌食海带、紫菜等含碘食物、面食及面筋之类食品；光敏感性皮肤病患者禁食藜蒿、灰菜、泥螺和苋菜等；长期服用激素者，宜低盐饮食，禁用一切腌制品；凡营养缺乏的皮肤病，应补充所缺营养物质。

（4）环境要求整洁、安静、安全，为患者营造一个舒适的环境。保持床单被褥的清洁、干燥、整齐，不放置新鲜的花草及新漆家具，不喷洒有刺激性的药液、不烟熏药片，防止异味刺激及烟尘，保持室内无蚊、蝇，空气清新，温、湿度适宜。

（5）对生活能自理的患者，入院后指导其尽快适应医院的治疗和生活环境，教会病人一般外用药的使用方法。对病因尚不明确者，应协助寻找病因，如变态反应性皮肤病，应注意饮食、药物、接触物等致敏因素。

（6）心理护理：头面部、手部皮损的患者，外观不雅，有自卑感，精神压力大；病因不明的皮肤病，如银屑病、湿疹病程长，且反复发作，患者易产生焦虑、悲观的心理状况；与精神神经因素有关的，如泛发性神经性皮炎、瘙痒症等，会因不良的心理因素而诱发和加重病情。因此应根据患者的具体情况，针对性地进行心理护理，解除患者的思想负担，保持乐观情绪，树立信心，积极配合治疗。

（7）病情较重，伴全身中毒症状的患者，定时测体温、脉搏、血压，注意纠正水、电解质与酸碱失衡，加强支持疗法。密切观察皮损变化，防止继发感染。

（8）对传染性皮肤病患者，应做好消毒隔离工作，换药时清除的污物及敷料应焚烧，有光敏感的病人应避免日光照射；剧烈瘙痒者劝说病人避免一切不良刺激，如搔抓、肥皂热水烫洗。

（9）良好的个人卫生是促进皮肤病康复和防止复发的必要条件，指导或协助患者勤剪指（趾）甲；经常整理胡须、头发，洗发不用指甲搔抓；红肿、渗出明显的急性期皮损或继发感染者暂忌淋浴；鳞屑较多、肥厚皮损，要勤洗浴；年老者及皮肤干燥者应少洗，不用刺激性洗涤剂，不过度搓洗。

（10）按病种进行常规护理，除全身症状严重者卧床休息外，一般不鼓励病人卧床，以免影响夜间睡眠。较长时间卧床的患者，应做好各种生活护理，注意保持皮肤的清洁卫生，定时更换卧位。

（三）皮肤科常用护理技术操作

1. 湿敷护理技术

（1）目的：清除分泌物和痂，减少充血和渗出，并能达到抗菌、消炎和收敛等目的。

（2）物品：治疗盘：换药碗、镊子、纱布、药水、一次性中单、治疗卡。

（3）方法

1）根据医嘱执行湿敷，查对床号、姓名、住院号。

2）向患者解释，取合适体位。

3）将一次性中单垫于患处，以保持床铺清洁。

4）将 4～6 层纱布浸于药液中，取出拧干，以不滴水为度，按范围大小紧贴于皮损处。

5）每 10min 左右浸湿敷料一次，保持敷料湿润，每次 30～60min，每日 2～3 次，观察湿敷情况。

6）整理用物及床单元。

（4）注意事项

1）湿敷敷料不宜太薄，一般 4～6 层纱布，经常保持湿润，以免干燥后刺激皮损。

2）湿敷面积不宜过大，一般不超过体表 1/3，以防吸收中毒。

3）湿敷所用敷料器具每日消毒更换。

4）分泌物多者，宜勤换敷料。

5）要根据季节开关门窗，调节室温，防止受凉，并注意保护患者隐私。

2. 包敷护理技术

（1）目的：增加药物吸收，提高疗效。

（2）物品：药物、纱布、绷带、胶布、剪刀、酒精、棉签、调药板、调药刀。

（3）方法

1）根据医嘱执行包敷，查对床号、姓名、住院号。

2）向患者解释，温水清洁包敷部位，带至换药室。

3）用酒精棉签消毒调药板、调药刀。

4）取纱布 3～4 层放于调药板上，用调药刀将药物均匀涂在纱布上，平整贴于患处。

5）用胶布初步固定，再用绷带固定好。

6）送患者回病房并清理用物。

（4）注意事项

1）毛发部位需要包敷时，必须剃去毛发。

2）指、趾部位应分开包扎，外阴部剪成小条贴于患处。

3）再次用药前应用液体石蜡将残余药膏清除干净。

4）包敷持续 24h，避免沾水。

3. 封包护理技术

（1）目的：增加药物吸收，提高疗效，因塑料薄膜封包用药比单纯搽药的吸收系数高 100 倍。

（2）物品：药物、纱布、绷带、胶布、剪刀、酒精、棉签、调药板、调药刀、塑料薄膜。

（3）方法

1）根据医嘱及病情进行封包，查对床号、姓名、住院号。

2）向患者解释，温水清洁封包部位，带至换药室。

3）用酒精棉签消毒调药板，调药刀。

4）取纱布 3～4 层放于调药板上，用调药刀将药物均匀涂在纱布上，平整贴于患处，用胶布固定。

5）将塑料薄膜覆盖于包敷部位，固定好。

6）送患者回病房并清理用物。

（4）注意事项

1）每次封包面积不宜过大，如四肢同时有皮损者，可双上肢、双下肢分别封包。

2）长毛部位需要封包时，必须剃去毛发。

3）封包拆除后应观察皮损变化。

4）夏季不宜施行封包，尤其室温较高时。

5）再次用药前应将残余药膏清除干净。

6）封包持续 48h，避免沾水。

4. 囊肿冲洗护理技术

（1）目的：清除囊内物，破坏囊壁，消炎。

（2）物品：治疗盘：75% 乙醇、棉签、治疗巾、无菌纱布、无菌镊、5mL 注射器、12～16 号针头、弯盘、无菌巾、药物（碘伏、生理盐水或 0.5% 甲硝唑液）。

（3）方法

1）按医嘱吸取药液（碘伏 0.5 mL ＋ 0.9%NaCl 4.5mL 或 0.5% 甲硝唑 5mL），放于无菌巾内。

2）携用物至床旁，向患者解释，取合适体位。

3）再次查对床号、姓名、住院号。

4）用 75% 乙醇消毒囊肿及周围皮肤 2 次。

5）针头斜面向上，于囊肿下方进针，反复冲洗。

6）冲洗毕，迅速拔出针头，用棉签轻轻按压囊肿，排除残留液体。

7）消毒针眼处，覆盖无菌纱布块。

8）整理用物及床单元。

（4）注意事项

1）严格无菌操作。

2）应反复冲洗，以求彻底干净，囊肿消失。对于未治愈者，间隔 3 天方可再次冲洗。

3）冲洗时应观察冲洗物的颜色、性质及病人情况。

4）冲洗后 24h 内局部避免沾水。

5. 自血疗法护理技术

（1）目的：脱敏（自体血肌内注射可产生一种非特异性脱敏作用）。

（2）物品：治疗盘：碘伏、棉签、止血带、止血钳、弯盘、5mL 注射器、6$\frac{1}{2}$-7 号针头、治疗卡。

（3）方法

1）根据医嘱及病情行自血疗法,查对床号、姓名、住院号。

2）携用物至病床旁,向患者解释,取合适体位。

3）常规消毒皮肤,从患者肘部取静脉血5mL,立即在臂部做深部肌内注射。

4）操作完毕,协助患者按压穿刺部位3min。

5）整理用物及床单元。

（4）注意事项

1）严格无菌操作,防止发生感染。

2）肺结核、严重肾病、发热患者忌用。

3）治疗过程中发现有明显的局部或全身反应者应终止治疗。

4）两侧臂部交替进行,避免局部发生硬结。

5）每周2次,10次为一疗程。

6. 软疣刮除护理技术

（1）目的：刮除疣体,治愈疾病。

（2）物品：治疗盘：碘伏、75%乙醇、棉签、弯盘、换药碗内盛刮匙或弯血管钳（文式钳）、治疗卡。

（3）方法

1）根据医嘱及病情行软疣刮除,查对床号、姓名、住院号。

2）携用物至病床旁,向患者解释,取合适体位,再次查对。

3）用碘伏消毒皮肤,用刮匙刮除疣体,或用文式钳将软疣夹破,挤出疣体。

4）用棉签按压止血,用酒精清洗局部血迹。

5）整理用物及床单元。

6）清理用物,用自来水冲洗血管钳,再置于每升水中含有效氯1000mg的"84"液中浸泡30min,取出再次冲洗,擦干,高压蒸汽消毒。

（4）注意事项

1）严格无菌操作,避免继发感染。

2）嘱患者煮沸消毒内衣、毛巾。

3）疣体刮除后2天内避免淋浴,保持创面干燥。

4）如合并细菌感染者应外用抗生素,待感染消除后再实施软疣刮除术。

（周　辉）

第二篇
皮 肤 病

第 9 章　病毒性皮肤病

病毒性皮肤病是指病毒感染人类后引起的以皮肤黏膜改变为主的一类疾病。不同病毒感染所引起的皮肤黏膜改变差别很大，根据临床特点的不同，可将病毒性皮肤病分为三类：①水疱型，如单纯疱疹、带状疱疹、水痘等；②新生物型，如寻常疣、扁平疣、传染性软疣等；③红斑发疹型，如麻疹、风疹等。病毒感染导致全身多系统受累时，皮肤黏膜损害可成为全身病毒感染诊断的线索或依据。

第 1 节　单纯疱疹

单纯疱疹（herpes simplex）是由单纯疱疹病毒（herpes simplex virus，HSV）感染引起，以簇集性水疱为特征的一种常见的病毒感染性疾病，有自限性，但易复发。

【病因及发病机制】　病原体为 HSV，属双链 DNA 病毒中的疱疹病毒科，由立体对称的蛋白质衣壳包裹四周，其外围再包以类脂质的囊膜。根据病毒抗原性不同，可分为两型，即 Ⅰ 型（HSV-1）和 Ⅱ 型（HSV-2）。HSV 对外界抵抗力不强，56℃加热 30 min、紫外线照射 5 min 等均可使之灭活。

人是 HSV 的唯一自然宿主，HSV-1 感染比 HSV-2 感染更常见。原发性 HSV-1 的感染多发生于 5 岁以内的幼儿，主要引起生殖器以外的皮肤黏膜感染，大多为亚临床感染。原发性 HSV-2 感染多发生在青春期后，主要引起生殖器部位感染，可通过性交而传播，大多有临床症状，偶可经母婴传播致新生儿感染。HSV 可存在于感染者的疱液、口鼻和生殖器分泌物中，其传染方式主要通过直接接触传染，亦可通过间接接触传染。病毒经鼻、咽、眼结膜及生殖器等黏膜或皮肤破损处而进入人体，在入口处病毒复制、繁殖，形成原发感染；同时 HSV 可沿神经末梢逆行至支配皮损区域的神经节，形成潜伏感染并持续存在；HSV 也可经血行播散至其他部位。在原发性感染消退后，机体即产生相应的体液和细胞免疫，但它们无法完全阻止病毒的再次感染和复发。当机体抵抗力下降时，在一定的诱因（发热、受凉、暴晒、劳累、月经等）条件下，潜伏于感觉神经节中的 HSV 被激活并沿外周神经迁移至该神经支配区域的皮肤黏膜，可出现疱疹复发。

【临床表现】　可分为原发性单纯疱疹和复发性单纯疱疹。原发感染相对皮损范围广，自觉症状明显，病程稍长。

1. 原发性单纯疱疹　指首次感染 HSV 后发生的单纯疱疹，常为亚临床感染，仅 10% 的人出现临床症状，潜伏期为 2 ～ 12 天，平均 6 天。临床有以下类型：

（1）疱疹性龈口炎（herpes gingivostomatitis）：本型较为常见，绝大多数由 HSV-1 引起，多见于 1 ～ 5 岁儿童，成人少见。好发于口腔黏膜，包括牙龈、舌、硬腭、咽等部位，经约 5 日的潜伏期后，出现口炎症状，牙龈肿胀、大量口涎、剧烈疼痛影响进食，区域淋巴结肿大，可伴发热甚至高热、倦怠和全身不适。在口腔黏膜如牙龈、舌、硬腭、软腭、咽等部位可见群集性小水疱，很快破溃形成浅表溃疡，上覆淡黄色假膜，也可开始即表现为红斑、浅溃疡。3 ～ 5 日热退，溃疡逐渐愈合，自然病程 1 ～ 2 周。

（2）新生儿单纯疱疹（neonatal herpes simplex）：70% 患者由 HSV-2 型感染所致，多为患儿经过患有生殖器疱疹产妇的产道时感染所致。多见于早产儿以及缺乏获得性母体 IgG 的新生儿。一般于出生 5 ～ 7 日后发病，临床表现多样。轻者表现为局部皮肤黏膜的水疱、糜烂，严重者表现为播散性单纯疱疹，可伴发热、肝脾肿大、黄疸、意识障碍等。临床上可分为皮肤 - 眼睛 - 口腔局限型（SEM）、中枢神经系统型（CNS）及播散型，后两者病情凶险，感染的死亡率高达 15% ～ 50%。

（3）接种性单纯疱疹（incubation herpes simplex）：

由单纯疱疹病毒直接接种于擦伤或正常皮肤所致，经 5 ～ 7 日后，于接种部位形成群集性丘疹或水疱，伴区域淋巴结肿大。发生于指尖者，表现为深在疼痛性群集性水疱，被称为疱疹性瘭疽 (herpetic whitlow)。

（4）疱疹性湿疹 (eczema herpeticum)：又名 Kaposi 水痘样疹 (kaposi's varicelliform eruption)，详见本章第 3 节。

其他原发性单纯疱疹还包括疱疹性角膜结膜炎 (herpetic keratoconjunctivitis)、播散性单纯疱疹 (disseminated herpes simplex)、疱疹性肝炎 (herpetic hepatitis)、疱疹性脑炎 (encephalitis herpes) 等。

2. 复发性单纯疱疹 部分单纯疱疹患者在原发感染消退后，在各种诱发因素（发热、受凉、劳累、消化不良、月经等）刺激下，可复发，且有在同一部位或区域多次复发的倾向，称为复发性单纯疱疹，口唇复发率为 30% ～ 50%，在生殖器可高达 95%，HSV-2 感染复发率比 HSV-1 感染高。此型多见于成年人，好发于颜面，以口唇、鼻腔开口周围、外阴等皮肤黏膜交界部位最为常见，躯干、四肢等部位偶见，表现为局部灼热、针刺感或瘙痒，约 24 小时后，局部出现红斑基础上的簇集性丘疹、水疱（图 2-9-1），水疱破溃形成糜烂面、继而结痂，逐渐愈合，病程 1 ～ 2 周。HSV 引起的生殖器疱疹，多由 HSV-2 感染引起，属性传播疾病，详见第 36 章。

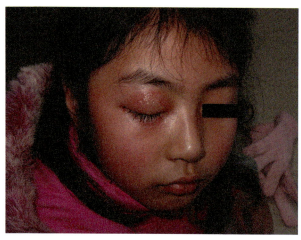

图 2-9-1 单纯疱疹

【组织病理】 原发感染和复发感染组织病理变化相同，表现为表皮棘细胞内、细胞间水肿，表皮内水疱形成，疱内可见棘层松解细胞及多核上皮巨细胞，棘细胞气球样变性，气球样变性细胞的胞核中，常可见到病毒包涵体 (lipschütz 小体)，真皮乳头层轻度水肿，真皮上部程度不等的炎细胞浸润。

【诊断与鉴别诊断】 根据红斑基础上的簇集性水疱、好发于皮肤黏膜交界部位及易于复发等特

点，自觉有灼热及痒感等即可诊断。本病有时需与脓疱疮、带状疱疹、水痘、手足口病等进行鉴别。

【预防和治疗】 治疗原则：缩短病程、减少复发、防止继发细菌感染和全身播散。

1. 系统治疗 目前治疗疱疹病毒最有效的药物是核苷类抗病毒药物，包括阿昔洛韦、伐昔洛韦、泛昔洛韦及喷昔洛韦等。

（1）原发性单纯疱疹：阿昔洛韦 200mg/ 次，5 次 / 日，或 400mg/ 次，3 次 / 日口服；或伐昔洛韦 500mg/ 次，2 次 / 日口服；也可选用泛昔洛韦 250mg/ 次，3 次 / 日；总疗程 7 ～ 10 天。

（2）复发性单纯疱疹：如果发作不严重或发作不频繁，可不予以治疗。如果治疗，应在出现前驱症状或皮损出现 24 小时内开始治疗。可选用阿昔洛韦 200mg/ 次，5 次 / 日，或 400mg/ 次，3 次 / 日口服；或泛昔洛韦 125mg/ 次，2 次 / 日口服；或伐昔洛韦 500mg/ 次，1 ～ 2 次 / 日口服。疗程一般为 5 天。

（3）频繁复发者（1 年复发超过 6 次）：为减少复发次数，可应用病毒抑制疗法，即阿昔洛韦 200 ～ 400mg/ 次，2 ～ 3 次 / 日口服；或伐昔洛韦 500mg/ 次，1 次 / 日口服；或泛昔洛韦 250mg/ 次，2 次 / 日口服，连续口服 6 ～ 12 个月，可抑制 85% 的复发。

（4）有严重的或潜在严重的原发感染症状者：可采用阿昔洛韦 5 ～ 10mg/kg，每 8 小时 1 次，静脉滴注，疗程一般为 7 ～ 14 天。伴有肾功能不全者需根据肾功能调节剂量。阿昔洛韦耐药的患者则可静脉注射膦甲酸 40mg/kg，每 8 ～ 12 小时 1 次，连用 2 周。

2. 局部治疗 局部治疗应以收敛、干燥、抗病毒和防止继发感染为主。水疱未破时可外用炉甘石洗剂、阿昔洛韦软膏及喷昔洛韦乳膏等；继发感染时可外用新霉素霜、莫匹罗星软膏等；渗出明显时可外用 3% 硼酸冷湿敷。疱疹性龈口炎应保持口腔清洁，并用 0.1% 新洁尔灭溶液含漱。

第 2 节 水痘 – 带状疱疹

水痘 (varicella) 和带状疱疹 (herpes zoster) 是由水痘 – 带状疱疹病毒 (varicella-zoster virus，VZV) 感染引起的两种不同的病毒性皮肤病。

【病因及发病机制】 病原体为 VZV，呈砖形，核酸为 DNA，有立体对称的衣壳，外有包膜，具有嗜神经和皮肤的特性，只有一种血清型。VZV 对体外环境的抵抗力较弱，在干燥的痂内很快失去活性。

人是 VZV 的唯一自然宿主，病毒主要通过呼吸道传播，偶可经直接接触疱液传染。水痘是 VZV 的

原发性感染，病毒经呼吸道或口腔黏膜进入机体，形成病毒血症，并播散至多个组织器官，特别是皮肤黏膜。原发感染 VZV 后，少数患者出现水痘，大多数并不出现临床症状，称为隐性感染。在发生水痘或隐性感染 VZV 后，病毒进入皮肤的感觉神经末梢，沿着脊髓后根和三叉神经节的神经纤维向中心移动，持久地潜伏于脊髓后根神经节或颅神经的感觉神经节内，一般没有任何临床症状。在各种诱发因素如创伤、疲劳、恶性肿瘤、病后虚弱、使用免疫抑制剂等刺激下，导致机体抵抗力下降时，潜伏病毒被激活，沿感觉神经下行，到达该神经所支配区域的皮肤，产生节段性水疱，同时受累神经形成痛觉敏化，产生神经病理性疼痛，这时发生带状疱疹。病愈后可获得一定的免疫力，复发少见。

【临床表现】

1. 水痘 好发于儿童，潜伏期 10～21 日，一般 2 周左右。起病急，常于发热 1～2 天后出现皮疹，皮疹初发为针头大小淡红色斑疹，数小时后在红斑基础上出现丘疹，于 24 小时内演变为绿豆大小透亮水疱，呈"泪滴"状，部分水疱可迅速演变为脓疱，水疱周围有一圈红晕，疱壁薄易破，疱破后结痂干燥，愈后一般不留瘢痕，某些大的皮损或伴继发感染的皮损愈合后形成具有特征性的圆形、凹陷性瘢痕。皮疹陆续分批出现，故往往可同时见到红斑、丘疹、水疱、脓疱、结痂等不同时期的皮损。皮疹多初发于躯干、头部，逐渐延及面部，最后四肢，以躯干部位为主，四肢相对较少，呈向心性分布（图 2-9-2）。皮损可累及黏膜，特别是口腔黏膜，起初为红色丘疹，迅速变为水疱，破溃后形成浅表性溃疡，伴有疼痛。病程约 2 周。成人水痘前驱期长，全身症状较重，皮损数目多，易继发细菌感染，常伴有高热，易伴肺炎等内脏并发症。

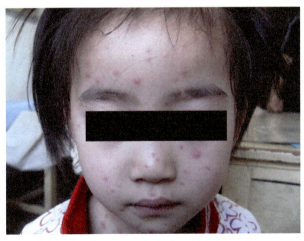

图 2-9-2 水痘

2. 带状疱疹 春秋季节多见，好发于成人。全身各部位均可发生，好发部位依次为肋间神经区、颅神经区（三叉神经区受累最常见）及腰骶部神经区。前驱症状常有受累部位皮肤感觉过敏、灼热、针刺样疼痛或瘙痒感，亦可有低热、疲倦、食欲缺乏、周身不适等全身症状。初发皮损为沿某一周围神经呈带状排列的不规则红斑，其上迅速出现群集的粟粒至绿豆大小的红色丘疹、丘疱疹，继而发展为簇集性水疱，疱壁紧张，疱液清亮，外周绕以红晕，各簇水疱间皮肤正常，数日后疱液浑浊，部分水疱破裂后形成糜烂面，愈后遗留暂时性色素沉着。皮损多发生在身体的一侧，一般不超过正中线（图 2-9-3），有时由于横过对侧的神经小分支受累，中线对侧可有少数皮疹。本病为自限性疾病，年轻患者病程约 2～3 周，年老患者往往需要 4 周以上才可痊愈，复发者罕见。神经痛是本病的重要特征，常于皮损出现前或伴随皮损出现，表现为持续性隐痛、烧灼痛或阵发性刺痛，常伴有痛觉过敏（局部皮肤非疼痛性刺激如轻触皮肤引起的疼痛，或轻度的疼痛刺激即可致严重的疼痛），疼痛程度不一，严重时可出现发作性撕裂痛和刀割痛。部分患者带状疱疹痊愈后 1 月仍有神经痛，称为"带状疱疹后遗神经痛"（post-herpetic neuralgia，PHN），其发生率与发病年龄呈正相关，40 岁以下患者很少发生，60 岁以上患者发生率约为 50%，75 岁以上患者发生率超过 75%。

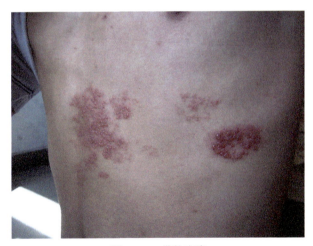

图 2-9-3 带状疱疹

临床上带状疱疹可表现为如下特殊类型：顿挫型：不出现皮损仅有神经痛；不全型：仅出现红斑、丘疹而不发生水疱；泛发型：同时累及 2 个以上神经节产生对侧或同侧多个区域内皮损；播散型：病毒经血液播散产生水痘样疹，在受累的皮节外有 20 个以上的皮损；此外也可见大疱型、出血型、坏疽型等。

病毒侵犯以下部位时，可有一些特殊表现：

眼带状疱疹（herpes zoster ophthalmicus）：是病毒侵犯三叉神经眼支（图2-9-4）所致，多见于老年人，可累及角膜形成溃疡性角膜炎，可因瘢痕形成而失明，严重者可发生全眼球炎、脑炎甚至死亡。如鼻睫支的外支受累，则鼻侧和鼻尖亦出现水疱，疼痛剧烈。

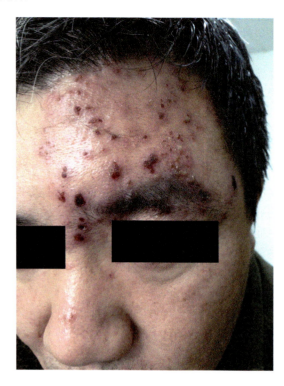

图 2-9-4　带状疱疹

耳带状疱疹（herpes zoster oticus）：是面神经及听神经受累所致，表现为外耳道或鼓膜有水疱，患侧轻重不等的耳聋、耳鸣，部分患者可有味觉失灵、眩晕、眼球震颤等症状。当膝状神经节受累，导致面神经的运动及感觉障碍，则出现面瘫、耳痛及外耳道疱疹三联征，称为 Ramsay-Hunt 综合征（Ramsay-Hunt syndrome）。

带状疱疹性脑膜脑炎（zoster meningoence-phalitis）：是病毒侵犯中枢神经系统或发生变态反应所致，常表现为头痛、恶心、呕吐或其他进行性感觉障碍等，多发生于发疹时或发疹后 3～14 天。

【组织病理】　水痘及带状疱疹的皮损病理变化同单纯疱疹；带状疱疹皮损相应的神经节内有炎性反应。

【诊断与鉴别诊断】

1. 水痘　依据成批出现的斑疹、丘疹、水疱、结痂及向心性分布特征，结合出疹前发热、黏膜受累等，可确定诊断。不典型水痘有时需与脓疱疮、丘疹性荨麻疹等鉴别。

2. 带状疱疹　根据沿周围神经单侧带状分布的红斑基础上簇集性水疱以及神经痛等临床特点，一般易于诊断。躯干、四肢带状疱疹在前驱期或无皮疹时需与肋间神经痛、阑尾炎、坐骨神经痛、尿路结石等相鉴别。发生于颜面部位者，有时需与单纯疱疹相鉴别，后者往往发生于皮肤黏膜交界部位，多反复发作，无明显的神经痛。

【预防和治疗】

1. 水痘　有自限性，治疗主要为对症处理，如高热患者予以退热治疗。注意休息，加强护理，防治并发症。对水痘患者需严格隔离。预防可接种疫苗。

（1）局部治疗：以干燥、收敛为主。水疱完整时，外用炉甘石洗剂、阿昔洛韦软膏、喷昔洛韦软膏等；水疱破裂后渗液较多时，可采用 3% 硼酸冷湿敷；如继发细菌感染，可外用莫匹罗星软膏或夫西地酸乳膏。

（2）系统治疗：病情较重者，可给予抗病毒治疗。首选阿昔洛韦，儿童剂量为 15mg/(kg•d)，成人剂量为 200mg/次，5 次/日，或者口服伐昔洛韦 300mg/次，3 次/日。对于新生儿水痘、免疫功能低下者及有中枢神经受累者，可采用阿昔洛韦静脉滴注，每次 5～10mg/kg，每 8 小时 1 次，疗程 5～7日。瘙痒明显者可适当给予口服抗组胺药。

2. 带状疱疹　有自限性，治疗目的主要是缓解症状，缩短病程，防止遗留后遗神经痛。治疗原则为抗病毒、止痛、消炎及防治并发症。对皮损重、范围广、愈合慢的患者，应注意明确基础疾病或诱因。

（1）局部治疗：同水痘。如合并眼部损害需请眼科医生协同处理。

（2）系统治疗

1）抗病毒治疗：发病后应早期进行，由于 VZV 对阿昔洛韦的敏感性较 HSV 低，所以用药剂量应较大，以有效抑制病毒复制及阻止病毒播散。常用阿昔洛韦口服，800mg/次，5 次/日；或口服伐昔洛韦 1000mg/次，3 次/日；或口服泛昔洛韦 500mg/次，3 次/日；或口服溴夫定（brivudine），125mg/次，1 次/日。疗程均为 7～10 天。对于眼带状疱疹、播散性带状疱疹、Ramsay-Hunt 综合征患者，静脉给予阿昔洛韦，剂量为每次 10mg/kg，每日 3 次，疗程 10～14 天。肾功能不全或年龄较大的患者，需要调整泛昔洛韦和伐昔洛韦的剂量。肾衰竭的患者，口服阿昔洛韦更安全，600mg/次，5 次/日。

2）止痛：亚急性或慢性疼痛者可单用加巴喷丁或普瑞巴林；急性期可用三环类抗抑郁药如阿米替林、多塞平等；二者亦可联合使用。对后遗神经痛除了口服止痛剂外，可局部外用辣椒素、复方利多卡因乳膏等药物减轻症状，也可应用局部理疗缓解疼痛，疼痛严重者可采用神经封闭。同时需应用营养神经的药物，如口服或肌内注射维生素 B1 和维生素 B12 等。

3）糖皮质激素：对于耳带状疱疹出现 Ramsay-Hunt 综合征时，糖皮质激素疗效肯定，其他类型带状疱疹目前尚有争议。一般认为，老年患者如果没有明显禁忌证，可考虑早期给予泼尼松，20 ～ 30mg/d，可抑制炎症过程，减轻急性期疼痛的程度，提高生活质量，疗程 7 ～ 10 天。

3. 物理治疗 紫外线、频谱治疗仪、红外线等局部照射治疗，可促进水疱干涸和结痂，缓解疼痛。

第3节 Kaposi 水痘样疹

Kaposi 水痘样疹（Kaposi's varicelliform eruption）又名疱疹样湿疹（eczema herpeticum），其特点为在原有特应性皮炎或其他某种皮损的基础上，感染单纯疱疹病毒引起的一种病毒性皮肤病。

【病因及发病机制】

本病的病原体主要为单纯疱疹病毒，以单纯疱疹病毒 I 型感染最为常见。基础皮肤病包括婴儿湿疹、特应性皮炎、脂溢性皮炎、银屑病、Darier 病、天疱疮、家族性良性慢性天疱疮、大疱性类天疱疮、变应性接触性皮炎、先天性鱼鳞病样红皮病、蕈样肉芽肿等，其中以特应性皮炎最为常见。目前，该病发病机制尚不明确，推测局限性损害可能是由病毒局部播散所致，广泛性皮损则可能是病毒由损伤的皮肤进入机体，通过血行播散而发生。

【临床表现】

本病发生于患有湿疹和特应性皮炎等皮肤病的病例，以 3 岁以内儿童及 20 ～ 40 岁青壮年最为常见。感染病毒后，部分轻症患者仅在原有皮肤病皮损处出现典型的脐窝状凹陷性水疱，继而糜烂，常伴低热及局部淋巴结肿大。重症及有广泛皮肤损害的患者，感染病毒后，经过约 10 日（5 ～ 19 日）的潜伏期，突然出现群集性水疱，迅速转变为脓疱，基底红肿明显，皮损可互相融合成片，部分水疱顶端仍可见典型脐凹（图 2-9-5）。皮疹可局限于原有皮肤病皮损处，也可扩散至周围正常皮肤，严重者甚至可扩散全身。可出现高热、食欲缺乏、全身不适等症状，局部淋巴结可肿大，经过 5 ～ 10 日后，热退，脓疱结痂，逐渐痊愈。多数患者预后良好，少数可合并结膜炎、角膜炎、脑炎、中耳炎、肺炎等。

【组织病理】

该病组织病理改变类似于单纯疱疹，由于原来有基础皮肤病，加之病毒感染后，其炎症复杂化，故常难以发现包涵体。

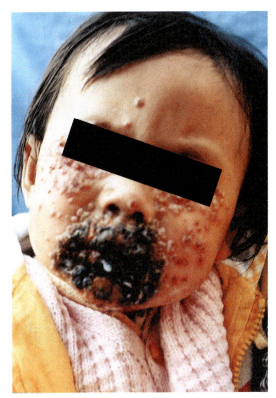

图 2-9-5　Kaposi 水痘样疹

【诊断与鉴别诊断】

根据原有皮肤病史和典型皮疹，有单纯疱疹等病毒接触史，一般易于诊断。对于表现不典型者可通过皮肤组织病理、电镜检查或组织培养进一步明确诊断。

鉴别诊断主要需与原有皮肤病继发感染相鉴别，后者表现为原有皮疹加重，出现脓疱，无典型的脐凹状水疱，抗生素治疗有效。

【预防和治疗】

加强教育，患有特应性皮炎等基础皮肤病的患儿，应避免与患有活动性单纯疱疹的患者密切接触。此外，本病患者应当隔离，以免感染其他儿童。病情严重者应尽早静脉滴注阿昔洛韦，病情较轻的患者可考虑口服抗病毒药物。对于继发细菌感染和相应基础疾病应作出相应处理。

第4节 疣

疣（verruca，wart）是人类乳头瘤病毒（human papilloma virus，HPV）感染皮肤黏膜上皮细胞后所引起的病毒性皮肤病。根据疣的临床表现及部位的不同，可分为寻常疣、跖疣、扁平疣和尖锐湿疣等不同类型。

【病因及发病机制】

病原体为 HPV，属乳头瘤病毒科，球形，直径

45～55nm，具有 72 个病毒壳微粒组成的对称性 20 面立体衣壳，基因组为双链环状 DNA。目前有 100 余种基因型，其中约 80 种与人类疾病相关，且不同类型 HPV 与疣的临床表现有一定关联性。

人类是 HPV 的唯一自然宿主，宿主细胞为皮肤和黏膜上皮细胞。HPV 通过皮肤黏膜的微小创伤进入上皮细胞并进行复制、增殖，导致皮肤和黏膜上皮细胞异常分化、增生，最终导致疣的产生。本病的传染源为患者和病毒携带者，主要通过直接或间接接触传播，尖锐湿疣主要通过性接触传播，人群普遍易感，好发于青壮年。疣的病程与机体免疫有重要的关系，在免疫缺陷患者中，疣的发病率增高，细胞免疫在防御机制中起主要作用。HPV 感染可分为临床型、亚临床型和潜伏型，临床型指有肉眼可见的皮损；亚临床型指肉眼不能辨认，但通过醋酸白试验等检查可看到皮损；潜伏型指感染部位无形态学改变，仅存在 HPV 病毒或病毒基因组。

【临床表现】

1. 寻常疣（verruca vulgaris）　俗称"刺瘊"、"瘊子"，多由 HPV-2 型感染所致，好发于青少年。由于自身接种，可发生于身体任何部位的皮肤，以手背、手指、足缘和甲缘等处多见。皮损大小不一，数目不等，典型皮损为黄豆大小的圆形或多角形灰褐色、棕色或正常皮色隆起性丘疹，表面粗糙，角化明显，质地坚硬，可呈乳头瘤样增生（图 2-9-6）。一般无自觉症状，偶有压痛。在某些患者中，可先出现单个疣，缓慢增长较长时间后，突发许多新的皮损。发生于甲周者称为甲周疣（periungual wart）；发生于甲下者称为甲下疣（subungual wart）；疣体细软丝状突起称为丝状疣（verruca filiformis），好发于眼睑、颈和额部；疣体指状突起伴顶端角化称为指状疣（digitate wart），好发于头皮、趾间等处。病程慢性，部分患者疣体可自行消退。

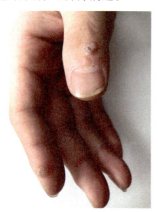

图 2-9-6　寻常疣

2. 跖疣（verruca plantaris）　以 HPV-1 型感染多

见，为发生于足底的寻常疣，外伤、摩擦、足部多汗等为其发病的诱因。好发于足底受压部位，常同时有多个皮损。皮损初为细小发亮的丘疹，逐渐增大、表面粗糙、角化明显、皮纹消失，灰褐色或灰黄色，圆形或类圆形，境界清楚，周围绕以略微隆起的角质环（图 2-9-7），去除表面角质后，其下方有柔软的角质软芯并可见由毛细血管破裂出血形成的多数小黑点。有时多个疣聚在一起或融合成一个大的皮损时，称为镶嵌疣（mosaic wart）（图 2-9-8）。皮损一般无任何症状，受压部位皮损较大时可自觉不同程度压痛。

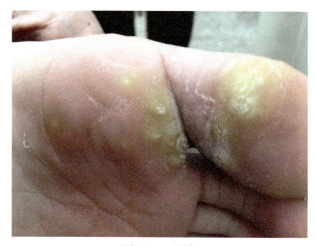

图 2-9-7　跖疣

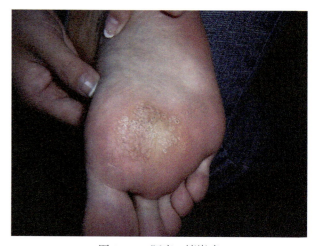

图 2-9-8　跖疣 - 镶嵌疣

3. 扁平疣（verruca plana）　又称青年扁平疣，以 HPV-3 型感染多见。多见于青少年，好发于颜面、手背及前臂等处。典型皮损为米粒至绿豆大小的皮色或浅褐色扁平隆起性丘疹，圆形或类圆形，多骤然出现，数目较多，呈密集分布，搔抓后可出现沿抓痕如串珠样线状排列的多数扁平丘疹，即 Koebner 现象（同形反应）（图 2-9-9），一般无自觉症状，偶有微痒。病程慢性，有时突然自行消退，但也可持续多年不愈，愈后不留瘢痕。

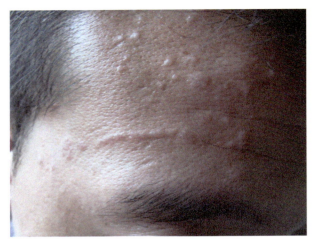

图 2-9-9　扁平疣

4. 生殖器疣（genital wart）　即尖锐湿疣（condyloma acuminatum）详见第 35 章。

【组织病理】

不同类型疣的组织病理表现不同，但均具有颗粒层和棘层上方空泡样变性。寻常疣：角化过度，棘层肥厚，乳头瘤样增生，表皮嵴延长，在疣周围的表皮嵴向中心弯曲呈抱球状，在乳头状隆起嵴上方的角质层内有叠瓦状角化不全，相邻嵴之间的凹陷处，颗粒层细胞增多、变大，胞内多数大而不规则的透明角质颗粒，棘层上部及颗粒层细胞空泡化。跖疣：与寻常疣类似，但整个损害陷入真皮，角质层明显增厚。扁平疣：表皮网篮状角化过度，颗粒层上方空泡化细胞较寻常疣更为明显，无乳头瘤样增生及角化不全。

【诊断与鉴别诊断】

根据患者病史及典型皮损可以诊断，必要时行组织病理学检查。跖疣有时需与鸡眼、胼胝相鉴别，鸡眼为圆锥形角质栓，压痛明显；胼胝皮纹清楚，边缘不清。

【预防和治疗】

本病主要采用局部外用药物治疗和物理治疗，皮损数目较多、经久不愈或反复发作者可同时予以系统药物治疗。

1. 外用药物治疗　常用药物包括：① 0.025% ～ 0.1% 维 A 酸软膏，可用于扁平疣；② 5% 咪喹莫特霜，可用于扁平疣、寻常疣等治疗；③ 5% 的 5- 氟尿嘧啶软膏，用于上述无效者，因可遗留色素沉着，故颜面慎用；④平阳霉素 10mg 用 1% 普鲁卡因 20mL 稀释于疣体根部注射，每个疣注射 0.1 ～ 0.2mL，适用于难治性寻常疣和跖疣。

2. 物理治疗　冷冻疗法、电灼疗法、CO_2 激光治疗等，尤其适用于寻常疣、跖疣等疣体数目较少者。

3. 光动力学治疗　可用于治疗扁平疣、跖疣等。

4. 系统治疗　目前无确切有效的抗 HPV 药物，可试用免疫调节剂如干扰素、左旋咪唑、胸腺肽等；中药有时可获得一定的疗效。

避免局部外伤，增强机体抵抗力可在一定程度上预防本病。

第 5 节　传染性软疣

传染性软疣（molluscum contagiosum）是由传染性软疣病毒（molluscum contagiosum virus，MCV）感染引起的一种病毒性皮肤病，俗称"水猴子"。

【病因及发病机制】

本病的病原体为 MCV，属于痘病毒科，目前已发现的 MCV 有四个亚型，其中以 MCV-1 感染最为常见。但免疫功能低下者以 MCV-2 感染为主。病毒亚型与皮损部位、皮损特点无相关性。人类是该病毒的唯一天然宿主，传染性软疣病毒的传播方式有直接皮肤接触、自体接种和性接触等，但以直接皮肤接触为主。托幼机构、游泳馆是较常见的传染场所。

【临床表现】

本病多见于儿童、性活跃人群和免疫功能低下者。潜伏期为 7 天～ 6 个月，皮损可发生于任何部位，但以躯干、面部及四肢为主，有时累及眼睑、阴囊、肛周。手掌及足底少见。典型皮损为直径约 3 ～ 5mm 大小的半球形丘疹，表面有蜡样光泽，中央微凹呈脐窝状（图 2-9-10），刺破顶端后可挤出白色乳酪样物质，即软疣小体。疣体可逐渐增大、增多并发生自体传染，有时疣体可达数十甚至上百个。

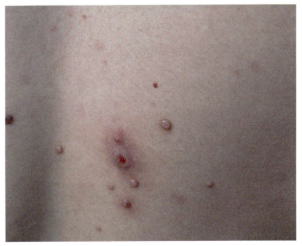

图 2-9-10　传染性软疣

【组织病理】

表皮增生并伸入真皮层，基底层细胞多正常，由棘层细胞开始逐渐变性，感染细胞开始有卵圆形小体形成，细胞体积增大，核固缩，胞质充满嗜酸性包涵体，即软疣小体。颗粒层细胞中软疣小体变为嗜碱性，角质层可含很多软疣小体。

【诊断与鉴别诊断】

根据皮损为蜡样光泽的丘疹，中央有脐凹，可挤出"软疣小体"等特点易于诊断，必要时结合病理检查。单发较大的皮损需要与角化棘皮瘤、基底细胞癌及皮肤附属器肿瘤等鉴别，后者无软疣小体，且皮肤病理表现各有特征。

【预防和治疗】

本病以局部治疗为主，如局部刮除、冷冻、激光治疗等。临床上最常用的方法是在无菌条件下用齿镊或血管钳将丘疹夹破，挤出软疣小体，然后外用碘酊并压迫止血。本病的预防主要是避免搔抓，以防自身接种传染。幼儿园或集体生活者，注意个人卫生，注意消毒，勿共用衣物及洗浴用品。

第6节 手足口病

手足口病（hand-foot-mouth disease）是由多种肠道病毒引起的，以手、足和口腔发生水疱为特征的一种病毒性皮肤病。

【病因及发病机制】

引发手足口病的病原体主要为小 RNA 病毒，包括肠道病毒属的柯萨奇病毒 A 组的 2、4、5、7、9、10、16 型等、B 组的 2、3、5 型等、肠道病毒的 71 型、埃可病毒等。其中以柯萨奇病毒 A16 型和肠道病毒 71 型最为常见。肠道病毒适合在湿热的环境下生存与传播，对紫外线和干燥敏感，在外界环境中病毒可长期存活。发生肠道病毒 71 型感染时，可合并中枢神经系统损害，可致死亡或留有后遗症。

患者和隐性感染者均为本病的传染源，本病主要经粪 - 口途径传播，亦可通过飞沫经呼吸道传播，疱液、咽部分泌物和粪便中均可以分离出病毒。感染后可获得特异性免疫力，产生的中和抗体可在体内存留较长的时间，对同血清型病毒产生比较牢固的免疫力，但不同血清型之间鲜有交叉免疫。

【临床表现】

本病春、夏季节高发，潜伏期 3 ～ 7 天，5 岁以下儿童多见。发疹前可有不同程度的低热、头痛、纳差等前驱症状。1 ～ 3 天后患者手、足、口部位出现皮损，表现为口腔黏膜及舌部疼痛性小水疱，很快破溃形成溃疡，四周绕以红晕（图 2-9-11）；在手、足部可发生米粒至豌豆大小的丘疹及水疱，半球状或椭圆形，疱液清亮，周围绕以红晕，主要分布于掌跖和指趾侧缘（图 2-9-12，图 2-9-13），手足部位出现与皮纹长轴一致的水疱最有诊断意义。皮疹可同时发生于手、足、口腔，也可不全表现，90% 的患者可有口腔损害。此外，也可在膝前、臀部、甚至全身发生广

泛性丘疹或水疱。病程约 1 周左右，愈后极少复发。少数患儿可引起心肌炎、肺水肿、无菌性脑膜脑炎等并发症。个别重症患儿病情发展快，可致死亡。

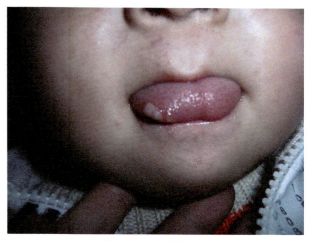

图 2-9-11　手足口病

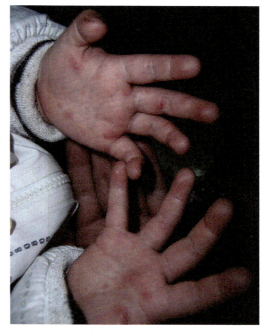

图 2-9-12　手足口病

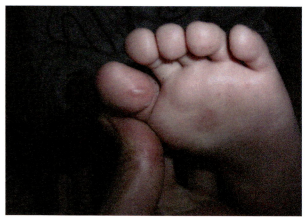

图 2-9-13　手足口病

【辅助检查】

末梢血白细胞数减低或正常，分类时淋巴细胞较高，中性粒细胞较低；尿、粪便一般无异常。可将咽拭子或粪便标本送至实验室检测病毒。

【诊断和鉴别诊断】

根据手足口部位的特征性皮损，结合流行病学可以作出诊断。必要时可进行病毒分离和血清抗体检测。本病有时应与多形红斑、疱疹性咽峡炎、水痘等进行鉴别。

【预防和治疗】

本病如无并发症，预后一般良好，多在一周内痊愈，因此以对症、支持治疗为主。做好口腔护理，可外用口腔溃疡涂膜剂或利多卡因液漱口等以减轻疼痛。手足部位皮疹可外用炉甘石洗剂，可口服利巴韦林等抗病毒药物或板蓝根冲剂等中药制剂。本病至今尚无特异性预防方法，应注意隔离患儿，避免交叉感染及疾病扩散。加强监测，提高监测敏感性是控制本病流行的关键。注意做好疫情报告。

（郭书萍）

第 10 章　细菌性皮肤病

细菌性皮肤病包括球菌感染性皮肤病和杆菌感染性皮肤病。球菌感染性皮肤病主要由葡萄球菌、链球菌或两者混合感染所致，包括脓疱疮、葡萄球菌性烫伤样皮肤综合征、毛囊炎、疖与痈、丹毒、蜂窝织炎等。杆菌感染性皮肤病本章主要介绍皮肤结核、麻风、非结核性分枝杆菌感染等。

第 1 节　脓　疱　疮

脓疱疮（impetigo）俗称黄水疮，是一种常见的细菌感染性皮肤病。

【病因及发病机制】　致病菌主要为金黄色葡萄球菌，其次为乙型溶血性链球菌或两者混合感染。可自身接种或接触传染。夏秋季节高热潮湿、出汗较多及皮肤出现浸渍时有利于细菌繁殖；患有瘙痒性皮肤病、皮肤外伤或个人卫生差可破坏皮肤屏障有利于细菌定植；儿童因免疫功能不全，皮肤细嫩，抗病力较差等均可诱发本病。

【临床表现】

1. 非大疱性脓疱疮（non-bullous impetigo）　又称接触传染性脓疱疮或寻常型脓疱疮（impetigo vulgaris），常由金黄色葡萄球菌引起，也可由溶血性链球菌所致。传染性强，多见于儿童，可在幼儿园中引起流行。好发于颜面、口鼻周围及四肢等暴露部位。初发皮损为红色斑点或小丘疱疹，迅速发展成脓疱，周围有明显的红晕，疱壁薄易破溃，露出红色糜烂面，疱液干涸后结成蜜黄色厚痂（图 2-10-1）。自觉瘙痒，常因搔抓而不断将细菌接种到其他部位，发生新皮损。陈旧皮损的脓痂一般于 6 ～ 10 日脱落自愈，不留瘢痕。少数病情严重者可伴有发热、淋巴管炎、淋巴结炎，甚至引起败血症，由溶血性链球菌感染者可导致急性肾小球肾炎。

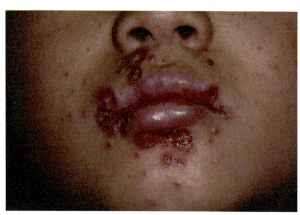

图 2-10-1　非大疱性脓疱疮（寻常型脓疱疮）

2. 大疱性脓疱疮（bullous impetigo）　主要由噬菌体 II 组 71 型金黄色葡萄球菌所致。多见于儿童。好发于面部、四肢等暴露部位。皮损初起为粟粒至豆粒大小水疱，迅速变为大疱，疱壁紧张，疱液呈清亮的淡黄色。1 ～ 2 天后疱液变浑浊，脓液沉积于疱底部，呈半月形的积脓现象，是本型的特征（图 2-10-2）。此时，疱壁薄而松弛，破溃后可形成糜烂面，脓液干涸后结痂，脱痂后遗留暂时性色素沉着或色素减退，不留瘢痕。自觉瘙痒，一般无全身症状。

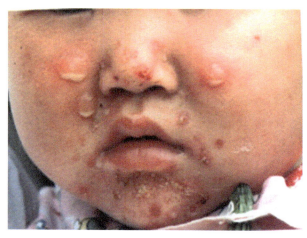

图 2-10-2　大疱性脓疱疮

发生于新生儿的大疱性脓疱疮称为新生儿脓疱疮（impetigo neonatorum），起病急，传染性强，皮损为广泛分布的多发性大脓疱，疱周有红晕，破溃后形成红色糜烂面，尼氏征阳性。黏膜也可受累。可伴有发热、呕吐、腹泻等全身中毒症状，易并发肺炎、脑膜炎、葡萄球菌性烫伤样皮肤综合征、败血症等而危及生命。

【诊断与鉴别诊断】　根据儿童发病，夏秋季流行，有传染性，典型临床表现及细菌学检查等不难作出诊断，应与下列疾病进行鉴别。

1. 丘疹性荨麻疹　其特征是红色风团样丘疹上出现水疱或大疱，好发于躯干、四肢，成批出现，反复发作，剧痒。

2. 水痘　多见于冬春季节，发疹时常伴有发热等全身症状，皮损呈向心性分布，豆粒大水疱为主，有的皮损顶部呈脐凹状，同时可见到斑疹、丘疹和结痂等皮损，可累及口腔黏膜。

【预防和治疗】　注意个人卫生，保持皮肤清洁，及时治疗各种瘙痒性皮肤病。隔离患者，防止传染。

1. 局部治疗　以清洁、杀菌、消炎、收敛、干燥为原则。脓疱较大时应抽取疱液；脓疱破溃结痂者，可先选用 0.05% ～ 0.1% 盐酸小檗碱溶液、0.5% 新霉素溶液、0.02% 高锰酸钾溶液清洗或湿敷，再外用 2% 莫匹罗星软膏、0.1% 依沙吖啶糊膏、1% 红霉素霜剂、1% 氯霉素霜剂等；脓痂较厚者可先用油剂去痂，再外用抗菌药物。

2. 系统治疗　皮损广泛、全身症状较重者或体弱婴幼儿应及早系统应用有效抗生素，最好根据药敏试验结果，选择敏感抗生素。

第 2 节　葡萄球菌性烫伤样皮肤综合征

葡萄球菌性烫伤样皮肤综合征（staphylococcal scalded skin syndrome，SSSS）是金黄色葡萄球菌引起的一种急性感染性皮肤病，以全身泛发性红斑、松弛性大疱及大片表皮剥脱为特征。

【病因及发病机制】　致病菌是凝固酶阳性、噬菌体Ⅱ组 71 型金黄色葡萄球菌。此菌分泌的表皮剥脱毒素，作用于表皮颗粒层，通过结合并破坏桥粒芯蛋白 1 导致表皮细胞松解，从而造成表皮剥脱。表皮剥脱毒素主要通过肾脏排泄，婴幼儿因肾脏功能发育尚未完善，影响毒素的排泄，使毒素在血中的含量升高而引起皮肤损害。患有慢性肾功能不全或免疫抑制的成人也可发病。

【临床表现】　多见于 5 岁以内的婴幼儿。初起在口周或眼周发生红斑，迅速蔓延到躯干及四肢，24 ～ 48 小时累及全身，在弥漫性红斑上出现松弛性大疱，很快发生大片表皮剥脱，露出鲜红色湿润糜烂面，状似烫伤，尼氏征阳性。手足皮肤可呈手套、袜套样剥脱。口、眼周围的皮肤出现放射状裂纹（图 2-10-3）。皮肤疼痛及触痛明显。2 ～ 3 日后皮损渗出减少，结痂和脱屑。一般经过 1 ～ 2 周可以痊愈。可伴发热、厌食、呕吐、腹泻等全身症状。病情严重者可合并肺炎、蜂窝织炎及败血症等而危及生命。

本病的顿挫型易发生在大龄儿童，表现为弥漫性猩红热样红斑伴皮肤触痛，尤以屈侧为重，一般不出现水疱，尼氏征阴性。

【组织病理】　表皮细胞变性、坏死，表皮浅层有不同程度的松解和水疱形成，真皮炎症反应轻微，仅在血管周围有少量淋巴细胞浸润。

【诊断与鉴别诊断】　根据发病年龄，在弥漫性红斑上出现松弛性大疱及大片表皮剥脱，烫伤样外观，尼氏征阳性等，不难诊断，应与下列疾病鉴别。

1. 脱屑性红皮病（Leiner 病）　多见于出生后 1 ～ 3 月的婴儿，全身皮肤弥漫性红肿，覆以细小糠状鳞屑，不断脱落，伴有消化不良、腹泻及营养障碍等，病程慢性。

2. 大疱性表皮松解型药疹　是药物过敏导致，无感染性病史，多见于成人，皮损为多形性，触痛较轻，常有明显的黏膜损害。组织病理为表皮全层坏死及表皮下水疱。

3. 新生儿脓疱疮　皮损以水疱、脓疱为主，尼氏征阳性，可认为是 SSSS 的一种轻型表现。

4. 大疱性表皮松解症　为一组遗传性疾病，是由于编码表皮、表皮与真皮连接或真皮乳头上部结构蛋白的基因突变所致。临床上很少见，以皮肤受到轻微机械牵拉后，数分钟内出现典型的张力性大疱为特点，破溃后可糜烂结痂。

【预防和治疗】　隔离患儿，加强护理，注意保暖，防治并发症。

1. 系统治疗

（1）及早应用敏感抗生素，首选耐 β - 内酰胺酶的青霉素类或头孢菌素类。

（2）注意水电解质平衡，加强支持疗法，必要时可应用静脉内注射免疫球蛋白（IVIG）。

2. 局部治疗　可用生理盐水、0.05% ～ 0.1% 盐酸小檗碱溶液、0.1% 依沙吖啶溶液清洗及湿敷。外用抗生素药膏。

第 3 节　毛囊炎、疖与疖病

毛囊炎、疖与疖病是一组累及毛囊及其周围组织的感染性皮肤病。毛囊炎是单个毛囊的浅表感染；疖是毛囊深部及其周围组织的感染；皮损多发及反复发作者称为疖病。

【病因及发病机制】　致病菌主要为金黄色葡萄球菌，有时也可分离出表皮葡萄球菌。高温多汗、皮肤卫生差、搔抓、糖尿病、贫血、营养不良、免

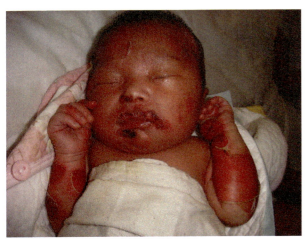

图 2-10-3　葡萄球菌性烫伤样皮肤综合征（SSSS）

疫功能低下、长期应用糖皮质激素等常为本病的诱因。

【临床表现】

1. 毛囊炎（folliculitis） 多见于成人。好发于头面部、颈部、臀部及外阴部。皮损初起为粟粒大红色毛囊性丘疹，迅速发展成为脓疱，周围有红晕，中心常有毛发贯穿（图 2-10-4）。皮疹可多发，互相不融合，脓疱破溃后有少量脓血流出，干涸结痂。自觉瘙痒或轻度疼痛。一般无全身症状。约经 1 周左右脱痂愈合，多不留瘢痕。易复发。部分病情迁延不愈者称为慢性毛囊炎；发生于胡须部位者称为须疮；发生于头皮且愈后留有秃发和瘢痕者称为秃发性毛囊炎。

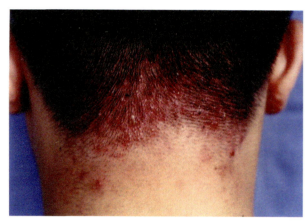

图 2-10-4　毛囊炎

2. 疖（furuncle） 任何年龄均可发病，但多见于中青年男性。好发于头面部、颈部及臀部。皮损初起为毛囊性炎性丘疹，逐渐增大形成红色硬性结节，基底浸润明显，局部皮温高，有灼痛及压痛。经 2～3 日后，结节中心坏死形成脓肿，有波动感，顶端有脓栓（图 2-10-5），脓栓脱落后有脓血及坏死组织排

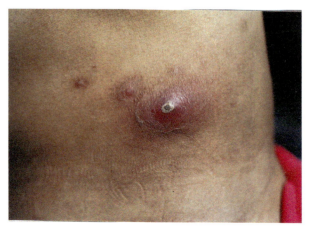

图 2-10-5　疖

出，炎症及肿胀逐渐消退，愈后多留瘢痕。局部淋巴结肿大。常伴有发热、头痛等全身症状，严重者

可引起脓毒血症或败血症。发生于面部的疖如受挤压可导致海绵窦血栓性静脉炎，甚至脑脓肿。皮损多发及反复发作者称为疖病（furunculosis）（图 2-10-6）。

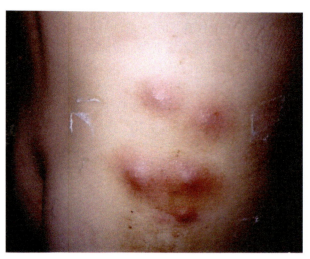

图 2-10-6　疖病

【诊断与鉴别诊断】 根据皮损为毛囊性炎性丘疹或结节，化脓坏死形成脓栓，自觉疼痛及压痛等易于诊断，应与下列疾病鉴别。

1. 痈 皮损炎症浸润更深而广泛，表面有多个脓栓，状似蜂窝，疼痛剧烈，全身症状明显。

2. 化脓性汗腺炎 是一种顶泌汗腺慢性化脓性炎症。好发于腋窝、肛周及外生殖器等顶泌汗腺分布的部位。皮损为单个或数个硬性结节及无菌性脓肿，自觉疼痛及压痛。破溃可形成潜行性溃疡，伴交通性窦道及增生性瘢痕形成。

【预防和治疗】 增强机体抵抗力，注意皮肤清洁卫生，避免搔抓，避免挤压排脓，尤其是面部的损害。积极寻找病因，治疗原发病。

1. 系统治疗 应用有效抗菌药物，可选用青霉素类、磺胺类、大环内酯类、头孢菌素类及喹诺酮类，最好根据药敏试验结果选择敏感抗菌药物。疖病患者可使用自身菌苗或多价葡萄球菌菌苗。

2. 局部治疗 毛囊炎可外用 1% 新霉素软膏、2% 莫匹罗星软膏、2% 碘酊、2% 夫西地酸霜剂等。疖早期可外用 10%～20% 鱼石脂软膏、3% 碘酊、5% 新霉素软膏等。脓肿形成后切开排脓。

3. 物理治疗 早期可用红外线、紫外线、超短波等。

第4节　丹　毒

丹毒（erysipelas）是溶血性链球菌引起的皮肤和皮下组织内淋巴管及其周围组织的急性炎症。

【病因及发病机制】 致病菌为乙型溶血性链

球菌。可通过皮肤黏膜细微损伤处侵入。抠鼻、掏耳、足癣、甲真菌病、小腿溃疡、慢性湿疹等均可诱发本病。糖尿病、慢性肝病、营养不良等机体免疫力低下为本病的促发因素。

【临床表现】 好发于足背、小腿及头面部，多为单侧。起病急剧，常先有发热、寒战、头痛、全身不适等先驱症状。典型皮损为境界清楚的鲜红色水肿性红斑，表面紧张发亮，迅速向周围扩大，严重者可出现水疱、大疱、脓疱、血疱，甚至发生坏疽（图 2-10-7）。局部皮温高，有灼痛及触痛。可继发淋巴管炎，局部淋巴结肿大，全身中毒症状重，白细胞总数与中性粒细胞增高。婴幼儿及年老体衰者可继发肾炎、皮下脓肿及败血症等。一般为急性过程，消退后局部可有轻度色素沉着及脱屑。

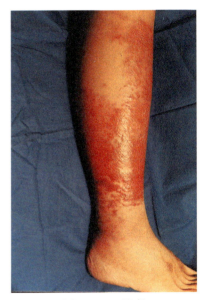

图 2-10-7　丹毒

本病在原发部位常有复发倾向，由于反复发作，皮肤淋巴管受损阻塞，引起慢性淋巴水肿，在下肢可导致象皮肿，发生于颜面者可形成慢性淋巴水肿样改变，称为慢性复发性丹毒。

【组织病理】 真皮高度水肿，毛细血管及淋巴管扩张，中、小动脉内皮细胞肿胀，管腔内可有纤维蛋白栓塞，真皮内弥漫性炎细胞浸润，以中性粒细胞为主，且多见于扩张的淋巴管内。病变严重者，可见表皮内水肿或形成大疱。Gram 染色在组织间隙及淋巴管内可见球菌。

【诊断与鉴别诊断】 根据起病急剧，主要表现为境界清楚的鲜红色水肿性红斑，伴有发热、寒战等全身症状，不难诊断，应与下列疾病相鉴别。

1. 接触性皮炎 发病前有明确接触史，皮损发生在接触部位，自觉瘙痒，多无全身症状。

2. 蜂窝织炎 炎症浸润深，红肿境界不清，皮

损中央红肿最显著，愈向边缘炎症逐渐减轻，化脓破溃后排出脓液及坏死组织。

3. 类丹毒 多有职业接触史及外伤史，好发于手部，皮损为紫红色斑片，皮温不高，无触痛，全身症状轻。

【预防和治疗】 注意休息，抬高患肢，大量饮水，去除诱因，积极治疗原发灶。

1. 系统治疗 早期、足量应用有效抗菌药物，首选青霉素，静脉滴注或肌内注射，体温恢复正常后仍需用药 2 周以防止复发。青霉素过敏者可选用大环内酯类、头孢菌素类及磺胺类等。

2. 局部治疗 可用 0.05% ～ 0.1% 盐酸小檗碱溶液、25% ～ 50% 硫酸镁溶液、0.1% 依沙吖啶溶液等局部冷湿敷。

第 5 节　蜂窝织炎

蜂窝织炎（cellulitis）是由溶血性链球菌和金黄色葡萄球菌引起的真皮深层和皮下组织的急性感染。

【病因及发病机制】 常见病原菌为溶血性链球菌和金黄色葡萄球菌，少数可由流感嗜血杆菌、肺炎链球菌、大肠杆菌等引起。原发性者细菌通过皮肤屏障的破坏侵入皮下；继发性者通过其他局部化脓性感染直接扩散而来，或由淋巴、血行感染所致。化学物质直接注入也可导致急性蜂窝织炎。

【临床表现】 发病前常先出现发热、寒战及乏力等全身症状。好发于四肢、面部、外阴及肛周等部位。皮损初起为肿胀浸润性红斑，境界不清，迅速向周围扩展，有显著的凹陷性水肿，皮损中央红肿明显，严重者可出现水疱、大疱和深在性脓肿及组织坏死，局部皮温高，疼痛明显。皮损中心组织逐渐溶解软化而出现波动感，破溃后排出脓液及坏死组织，形成溃疡，经 2 周左右形成瘢痕而愈。也有不破溃者，可自行吸收消散。常伴有淋巴管炎，淋巴结炎，重者可并发坏疽、转移性脓肿及败血症。

慢性蜂窝织炎皮肤常呈板样硬化，色素沉着或潮红，灼热疼痛不明显，可有皮肤萎缩，颇似硬皮病。

【组织病理】 真皮及皮下组织可见广泛的急性化脓性炎症改变，浸润细胞主要是中性粒细胞、淋巴细胞，血管及淋巴管扩张，有时可见血管栓塞。皮肤附属器被破坏。后期可见由成纤维细胞、组织细胞及巨细胞形成的肉芽肿。

【诊断与鉴别诊断】 根据境界不清的肿胀浸润性红斑，明显疼痛，中心可软化、波动、破溃等

特点可以诊断，应与下列疾病鉴别。

1. 接触性皮炎　有接触史，皮损境界清楚，自觉瘙痒，多无全身症状，白细胞总数不高。

2. 丹毒　皮损鲜红色，境界清楚，表面肿胀，中央较轻、边缘较重，可发生水疱，但不化脓。

【预防和治疗】　加强营养，支持疗法，卧床休息，抬高患肢，给予止痛、退热等。

1. 系统治疗　给予大剂量抗生素，可选用青霉素类或头孢菌素类，必要时根据药敏试验结果选择敏感抗生素。

2. 局部治疗　50% 硫酸镁溶液热湿敷，紫外线或超短波治疗，局部形成脓肿时可切开引流。

第6节　皮肤结核

皮肤结核（tuberculosis cutis）是由结核分枝杆菌感染所致的慢性皮肤病。

【病因及发病机制】　结核分枝杆菌根据其致病性可分为人型、牛型、鸟型、鼠型等。引起人皮肤结核的主要为人型结核分枝杆菌，其次为牛型结核分枝杆菌。皮肤结核的感染途径有①外源性感染：结核分枝杆菌通过皮肤黏膜轻微损伤处直接感染；②内源性感染：体内器官或组织已存在的结核病灶内的细菌经血行、淋巴系统或直接播散到皮肤所致。结核分枝杆菌的致病性与细菌在组织细胞内繁殖引起的炎症反应、菌体成分的毒性作用及机体对某些菌体成分产生的超敏反应有关。

【临床表现】　由于感染结核分枝杆菌的数量、毒力、传播途径及机体免疫力的差异，临床表现各异，主要类型分述如下。

1. 寻常狼疮（lupus vulgaris）　是最常见的类型。多由结核分枝杆菌直接感染皮肤所致。可发生于任何年龄，多见于儿童及青年。好发于面部，其次是颈部、臀部及四肢。典型皮损为粟粒至豆粒大红褐色结节，称为狼疮结节，触之质软，探针可刺入，玻片压诊呈苹果酱色，称为苹果酱现象。皮损逐渐增大增多，可融合成大片红褐色浸润性斑块，境界清楚。结节可自行吸收或破溃形成边缘穿凿不整的溃疡，愈合后形成萎缩性瘢痕，在瘢痕上又可发生新的皮损，与陈旧皮损并存（图 2-10-8）。一般无自觉症状。病程慢性，可迁延数年或数十年不愈。

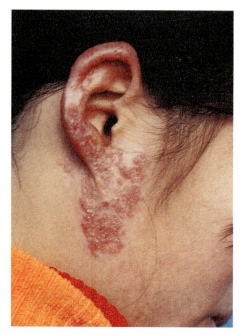

图 2-10-8　寻常狼疮

2. 疣状皮肤结核（tuberculosis cutis verrucosa）　大多为结核分枝杆菌直接感染皮肤所致。好发于手背、手指、臀部及小腿等暴露部位。皮损初起为豆粒大暗红色小结节，逐渐扩大形成表面粗糙不平的疣状增殖性斑块，境界清楚，挤压时有少量脓液排出。皮损中央可自然消退，形成萎缩性瘢痕，疣状边缘则继续向外扩展，周围绕以红晕，称为"三廓征"（图 2-10-9）。一般无自觉症状。局部淋巴结可肿大。病程慢性，可迁延不愈达数年至数十年。

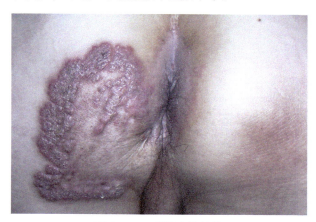

图 2-10-9　疣状皮肤结核

3. 瘰疬性皮肤结核（scrofuloderma）　常由淋巴结核、骨关节结核直接扩散或经淋巴管蔓延到皮肤所致。多见于儿童及青少年。好发于颈部及胸上部，其次为腋下、腹股沟等处。初起为无痛质硬可移动的皮下结节，逐渐增大，增多，成串排列，与皮肤黏连，局部皮肤呈暗红色，结节中心软化、破溃，形成溃疡及瘘管，排出干酪样稀薄脓液。邻近可陆续出现新的皮下结节，先后不断发生软化、坏死，形成多发性瘘管。瘘管在皮下相互沟通，交织成网状，久之，形成凹凸不平的索条状瘢痕，由于瘢痕挛缩可造成畸形或影响功能。无全身症状。病程迁延，经久不愈。

4. 丘疹坏死性结核疹（papulonecrotic tuberculid） 常伴有肺结核等其他体内结核病灶。多见于青年女性。皮损对称分布于四肢伸侧，可延及手背、足背和面部，也可发生于躯干。多无自觉症状。初发损害为散在毛囊性粟粒大淡红色至鲜红色丘疹，质硬，逐渐增大，颜色渐呈红褐色。部分丘疹可自行消退，但多数丘疹中心坏死，继而干涸结痂，痂下可见凹陷性小溃疡，愈后遗留萎缩性瘢痕及色素沉着。皮疹成批出现，病程慢性。

【组织病理】 各种类型皮肤结核的组织病理变化的共同特征是可见典型的结核性肉芽肿，即聚积成群的上皮样细胞和数量不等的郎罕巨细胞组成的结节，中央可见干酪样坏死，周围绕以淋巴细胞浸润。部分组织中可查到结核分枝杆菌。然而有时这种典型的结核性肉芽肿不易见到，而是一种结核样结构或仅为含上皮样细胞的慢性增生性炎症浸润。

【实验室检查】

1. 结核菌素纯蛋白衍生物（PPD）试验 若呈阳性反应，说明曾有过结核分枝杆菌感染或已建立免疫力。我国大多数人接种过卡介苗，PPD 试验在成年人中意义不大。若呈强阳性反应，说明体内存在活动性感染灶。若呈阴性也不能完全排除结核分枝杆菌感染，细胞免疫功能受抑制时可呈假阴性。

2. 结核感染 T 细胞斑点试验（T-SPOT） 是根据结核杆菌感染者外周血中存在结核特异性 T 细胞，这些 T 细胞在受到结核特异性抗原刺激后分泌 IFN-γ 而设计的试验。在诊断结核感染方面具有良好的敏感性和特异性，且不受机体免疫状态的影响。阳性结果说明患者体内存在针对结核杆菌的效应 T 细胞，阴性结果提示可能不存在针对结核杆菌的效应 T 细胞。

3. 胸部 X 线检查 可有活动性或陈旧性肺结核表现。

【诊断与鉴别诊断】 根据各型皮肤结核的临床特点，结合组织病理检查，一般不难诊断。寻常狼疮应与盘状红斑狼疮及结节病相鉴别；疣状皮肤结核应与着色芽生菌病相鉴别。

1. 盘状红斑狼疮 典型皮损为境界清楚的紫红色斑块，表面有黏着性鳞屑，剥离鳞屑可见扩张的毛囊口，内含角栓。无狼疮结节及溃疡。组织病理学检查有助于鉴别。

2. 结节病 本病的结节较寻常狼疮的更为坚实，有浸润感，一般不破溃。PPD 试验阴性。组织病理为真皮或皮下组织中大量聚积的上皮样细胞和郎罕巨细胞浸润，周围淋巴细胞少，即"裸结节"，中央无干酪样坏死，可有纤维素样变性。

3. 着色芽生菌病 皮损好发于下肢及足部，常有外伤史，皮损为疣状增殖性斑块，表面有稀薄脓液。真菌镜检和培养可见真菌成分。皮损分泌物和活检组织中可发现棕色厚壁孢子。

【预防和治疗】 积极治疗系统结核病，对易感人群普遍接种卡介苗。

1. 系统治疗 原则为早期、足量、规则及联合应用抗结核药物。为了提高疗效，减少耐药，通常主张选用 2 ～ 3 种药物联合应用，疗程一般不少于 6 个月。常用药物及成人剂量为：

（1）异烟肼：300mg/d，空腹顿服。

（2）异烟腙：500mg，每日 2 ～ 3 次口服。

（3）乙胺丁醇：250mg，每日 3 次口服。

（4）吡嗪酰胺：500mg，每日 3 次口服。

（5）链霉素：1g/d，分 2 次肌注，总量约为 60 ～ 100g。

（6）利福平：450mg/d，晨空腹顿服。

（7）利福喷丁：600mg/ 次，每周 2 次，空腹顿服。

2. 局部治疗 寻常狼疮及疣状皮肤结核皮损局限者，可考虑手术切除或采用冷冻、激光等治疗。

第 7 节　麻　风

麻风（leprosy）是由麻风分枝杆菌引起的慢性感染性疾病，主要侵犯皮肤、黏膜和周围神经。

【病因及发病机制】 麻风分枝杆菌一般呈细小棒状或略弯曲，长约 2 ～ 6μm，宽 0.2 ～ 0.6μm，是一种胞内寄生菌，抗酸染色阳性。体外培养迄今尚未成功。

人是麻风分枝杆菌的天然宿主。麻风患者是本病的唯一传染源。麻风的传播需要具有传染性的患者、易感人群和密切接触。主要通过带菌者鼻腔和口腔飞沫传播，少数通过破损的皮肤、黏膜传播。人对麻风分枝杆菌有不同的易感性，暴露的人群大多数并不发病，不仅反映了人群中易感性与抵抗力的差别，还与遗传因素和环境因素有关。麻风分枝杆菌进入人体后是否发病以及发病后的过程和表现，与机体的免疫功能状态特别是细胞免疫功能密切相关。

【临床表现】 潜伏期平均 2 ～ 5 年。根据宿主机体细胞免疫功能由强到弱、麻风杆菌的数量由少到多，临床分型主要采用五型分类法，即分为结核样型麻风、界线类偏结核样型麻风、中间界线类麻风、界线类偏瘤型麻风和瘤型麻风。此外还有早期的未定类麻风。为了便于防治工作，还可将麻风简化为多菌型（multibacillary，MB）和少菌型（paucibacillary，PB）两大类。多菌型麻风包括瘤型麻风、界线类偏瘤型麻风和中间界线类麻风，皮肤印片查菌阳性；少菌型麻风包括未定类麻风、结核样型麻风和界线类偏结核样型麻风，皮肤印片查菌阴性。

1. 结核样型麻风（tuberculoid leprosy，TT） 此型麻风患者的细胞免疫功能完整，故皮损局限，数量少，病情稳定。皮损为鲜红色或暗红色斑块，境界清楚，表面干燥伴鳞屑，毳毛脱落，不出汗及感觉减退，单发或 2～3 个皮损。好发于面部、肩部、臀部、四肢伸侧等易受摩擦的部位。皮损附近常可摸到粗硬而不规则的皮神经，最常累及的为耳大神经、尺神经及腓总神经等。本型患者局部损害的组织反应明显，神经功能障碍出现早而严重，包括感觉障碍和运动障碍。一般不累及黏膜、眼和内脏器官。常规查菌阴性，麻风菌素试验为强阳性。经治疗后皮损消退较快，预后好，少数患者可自愈。

2. 界线类偏结核样型麻风（borderline tuberculoid leprosy，BT） 常见皮损为斑疹或斑块，红色或略带淡黄色，境界清楚。有的皮损中央可见接近正常皮肤的"空白区"，形成内外境界均清楚的环状损害（图2-10-10）。好发于面部、躯干及四肢。皮损多发，但不对称。感觉障碍发生较早且较明显，神经损害多发。常规查菌阳性，麻风菌素试验为弱阳性或阴性。预后较好，仅次于结核样型麻风。

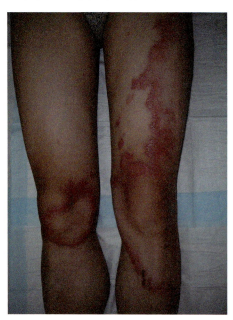

图 2-10-10 界线类偏结核样型麻风

3. 中间界线类麻风（mid-borderline leprosy，BB） 皮损呈多形性，可为斑疹、斑块、结节及浸润性损害等。颜色可呈橘黄色、黄褐色或红色，有

时同一皮损可带有两种以上色泽。皮损的边缘部分清楚，部分不清楚。皮损数目多，分布广但不对称。神经损害比结核样型轻，比瘤型重。常规查菌阳性，麻风菌素试验多为阴性。预后介于结核样型麻风和瘤型麻风之间，此型麻风最不稳定。

4. 界线类偏瘤型麻风（borderline lepromatous leprosy，BL） 皮损多形性，可有斑疹、斑块、丘疹和结节。皮损数目多，分布广但不对称。有时皮损中央隐约可见"空白区"，内缘清楚，外缘模糊。周围神经受累具有对称倾向，质较软且较均匀一致。感觉障碍表现轻。面部受累时眉毛及睫毛可脱落，晚期可形成"狮面"，发生鞍鼻或鼻内溃疡。内脏可受累。常规查菌强阳性，麻风菌素试验阴性。预后介于结核样型麻风和瘤型麻风之间。

5. 瘤型麻风（lepromatous leprosy，LL） 此型麻风患者的细胞免疫功能抑制，可查到大量病原菌，麻风菌素试验阴性。根据病期长短、症状轻重和累及范围的不同可分为早、中、晚三期。

（1）早期瘤型麻风：皮损以斑疹为主，或有少数浅在浸润性损害。境界模糊不清。皮损数目多，对称分布于四肢伸侧、面部及躯干。眉毛分布正常或仅有轻度稀疏。周围神经受累较轻，浅感觉正常或稍迟钝，有蚁走感。鼻黏膜充血伴鼻塞。浅表淋巴结轻度肿大，内脏器官无明显受累。

（2）中期瘤型麻风：皮损以浸润性损害和弥漫性损害为主，可见少数结节。皮损分布范围广泛。眉毛、头发脱落明显（图2-10-11）。鼻黏膜充血，有浸润甚至发生结节。周围神经普遍受累，除感觉障碍外，也可出现运动障碍、畸形及足底溃疡。浅表淋巴结中度肿大，肝、脾、睾丸轻度或中度肿大。

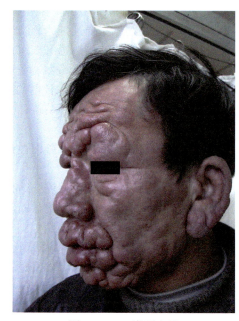

图 2-10-11 瘤型麻风

（3）晚期瘤型麻风：皮损以弥漫性浸润或结节为主，分布更加广泛，往往遍及全身。面部结节和深在性浸润可形成"狮面"。口唇肥厚、耳垂肿大、鼻梁塌陷、鼻中隔穿孔。口腔、腭垂及喉头均可有浸润或结节。眼部损害可导致失明。毛发均可脱落。神经严重受累，可产生面瘫、手足运动障碍、畸形及溃疡。骨质吸收，指端变细。下肢浮肿，小腿皮肤变硬呈蜡样发亮。淋巴结及内脏器官受累较重。

6. 未定类麻风（indeterminate leprosy，I ）　为麻风的早期阶段，临床症状较轻，不累及内脏。皮损为单个或数个浅色斑或淡红色斑，呈圆形、椭圆形或不规则形，表面光滑无浸润，毳毛可脱落，境界清楚或部分不清楚。有不同程度的感觉障碍。神经受累较轻。皮损查菌多为阴性。部分患者可自愈，有的演变为结核样型麻风，少数演变为中间界线类麻风或瘤型麻风。

麻风反应（leprosy reaction）：在麻风的慢性病程中，不论治疗与否，突然发生病情波动，原有的皮损或神经炎症加剧，或出现新皮损或神经损害，可伴有畏寒、发热、全身不适等症状，这种现象称为麻风反应。常见诱因包括药物、精神因素、妊娠、气候骤变、合并感染、预防注射或接种、内分泌紊乱、外伤、手术、酗酒及营养不良等。可分为两型：I 型麻风反应与细胞免疫有关，任何类型麻风患者均可发生 I 型反应，根据细胞免疫的增强或减弱可出现"升级"反应或"降级"反应。II 型麻风反应与体液免疫有关，主要发生于瘤型麻风和某些界线类偏瘤型麻风患者，表现为麻风结节性红斑。

【组织病理】　基本特点为肉芽肿性损害。未定类麻风不形成肉芽肿，显示为非特异性炎症，神经束膜周围有袖口状浸润或神经束内细胞增多。结核样型麻风可见真皮小血管及神经周围有上皮样细胞和淋巴细胞浸润，有时浸润侵入并破坏表皮，抗酸染色一般查不到麻风分枝杆菌。瘤型麻风表皮与真皮间有一无浸润带，真皮内可见弥漫致密的泡沫状组织细胞形成的肉芽肿，抗酸染色显示这些细胞内有大量麻风分枝杆菌。

【实验室检查】

1. 细菌检查　在皮肤黏膜活动性病变处切口刮取组织液印片，进行抗酸染色。结核样型麻风一般查菌阴性，瘤型麻风可见到较多麻风分枝杆菌。

2. 麻风菌素试验　可部分反映机体对麻风分枝杆菌细胞免疫反应的强弱或有无。结核样型麻风一般为强阳性，瘤型麻风为阴性。

3. 组胺反应　测定末梢神经功能。

4. 出汗试验　测定外泌汗腺及泌汗神经纤维功能，用于麻风可疑皮损。

【诊断与鉴别诊断】　麻风的诊断必须根据病史、临床表现、细菌检查及组织病理检查等综合分析，慎重诊断。临床上应具备下列四项中的两项或两项以上才可确诊：①感觉障碍；②周围神经粗大；③皮肤印片检查抗酸杆菌阳性；④组织病理学依据。

麻风的皮损呈多形性，易与其他皮肤病相混淆，主要区别点是多数皮肤病有瘙痒，无麻木闭汗；浅神经不粗大；麻风分枝杆菌检查阴性。

【预防和治疗】　应积极治疗麻风患者，普及防病知识，对密切接触者定期查体。治疗采用 WHO 推荐的标准的联合化疗方案。完成治疗的患者应继续接受防治机构的定期监测，每年做一次临床及细菌学检查，至少随访 5 年。

1. 多菌型麻风治疗方案　利福平 600mg，每月 1 次，监服；氨苯砜 100mg/d，自服；氯苯吩嗪 300mg，每月 1 次，监服，同时 50mg/d，自服。疗程至少两年。

2. 少菌型麻风治疗方案　利福平 600mg，每月 1 次，监服；氨苯砜 100mg/d，自服。疗程 6 个月。

3. 麻风反应的治疗　首选糖皮质激素，可用泼尼松 30～60mg/d，口服，症状控制后逐渐减量至停用；也可用沙利度胺 300～400mg/d，分 3～4 次口服，症状控制后减量，维持量 50mg/d，对 II 型麻风反应效果较好。此外，尚可选用氯苯吩嗪及雷公藤多苷等。

第8节　非结核性分枝杆菌感染

非结核性分枝杆菌感染（nontuberculous mycobacterium infection）是指结核分枝杆菌和麻风分枝杆菌以外的其他分枝杆菌引起的感染。

【病因及发病机制】　非结核性分枝杆菌广泛存在于水、土壤、屋尘、乳制品、冷血动物、植物及人类的粪便中。引起人类发病的非结核性分枝杆菌有 10 多种，与结核分枝杆菌相比，非结核性分枝杆菌的毒力及致病力均较低，属于机会性感染。非结核性分枝杆菌可以通过吸入、食入或经皮肤损伤进入机体，导致肺部、淋巴结或皮肤的感染。疾病的类型取决于分枝杆菌的种类、机体暴露的程度和宿主的免疫状况。非结核性分枝杆菌进入体内后，机体对其产生的免疫反应主要为细胞免疫，组织细胞对非结核性分枝杆菌进行吞噬、破坏，同时淋巴细胞浸润，释放多种细胞因子，形成肉芽肿样反应。

【临床表现】　非结核性分枝杆菌感染多见于肺部及皮肤软组织，不同的非结核性分枝杆菌感染后形成的临床症状各不相同，在免疫功能低下的患者中，也可发生血行播散性非结核性分枝杆菌感染。

1. 海分枝杆菌感染　也称游泳池肉芽肿（swimming pool granuloma）。海分枝杆菌存在于水体中，人体暴露于受污染的水体后，通过皮肤屏障的破损处而感染。潜伏期平均 2～3 周。多为单侧肢体受累。最初的损害是发生于接种部位的单个蓝红色炎性结节或脓疱，缓慢扩大，形成脓肿或疣状结节，可以破溃形成有痂的溃疡。皮损多发者呈孢子丝菌病样表现。局部淋巴结可轻度肿大，一般不会破溃。无明显自觉症状。

2. 龟 - 偶然分枝杆菌复合群感染　主要包括龟分枝杆菌与偶然分枝杆菌，此复合群存在于水、土壤、灰尘和动物体内。龟 - 偶然分枝杆菌感染多为医源性感染，往往发生于注射、创伤和手术后，包括接触污染的医疗器械和植入物。皮损表现为多发红色丘疹、脓疱、结节、脓肿、溃疡、窦道或蜂窝织炎。愈后多留瘢痕。好发于肢端。还可引起非空洞性肺炎、角膜炎、心内膜炎、淋巴结炎、骨髓炎等。

3. 鸟分枝杆菌感染　鸟分枝杆菌广泛存在于自然界，如淡水和咸水、土壤、乳制品及家养宠物。可以通过吸入传播到肺部，也可通过水和食物进入胃肠道。鸟分枝杆菌致病性较低，可定植于人体而不发病，免疫低下的患者易发生鸟分枝杆菌肺部感染，类似肺结核。皮肤受累不常见。

【实验室检查】　皮肤印片或组织液抗酸染色可发现抗酸杆菌，但阳性率不高；分枝杆菌培养是诊断非结核性分枝杆菌感染的金标准；用分子生物学方法检测分枝杆菌 DNA 正在成为非结核性分枝杆菌感染快速而准确的方法。

【组织病理】　组织病理学改变为结核样肉芽肿，常伴有角化过度和表皮增生。早期皮损：真皮内为非特异性炎症反应，主要是淋巴细胞、中性粒细胞及组织细胞浸润；陈旧皮损：真皮内可见肉芽肿反应，有时达到皮下组织，呈典型的结核样结构，可见上皮样细胞及郎罕巨细胞，但无干酪样坏死。在抗酸染色的组织切片中，有时可发现较结核分枝杆菌长而粗的抗酸染色阳性的杆菌，多在组织细胞内，但数目较少。

【诊断与鉴别诊断】　根据外伤史、临床特点、组织病理、抗酸染色不难诊断本病。对病原体进行培养鉴定是最好的诊断方法，但耗时较长。最新发展的分子生物学诊断方法可对非结核性分枝杆菌病进行快速诊断。

【治疗】　药物治疗是非结核性分枝杆菌病的重要治疗方法，药物选择取决于正确的菌型鉴定及药物敏感试验结果。海分枝杆菌对经典的抗结核药物尚敏感，推荐利福平 + 乙胺丁醇联合方案，还可加用复方磺胺甲噁唑，疗程 3～6 个月。龟 - 偶发分枝杆菌对喹诺酮类、大环内酯类、磺胺类、四环素类抗生素敏感。鸟分枝杆菌感染推荐乙胺丁醇 + 利福平 + 克拉霉素或阿奇霉素联合方案。

非药物治疗包括外科手术治疗清除局限性病灶或局部热疗。

（陆　洁）

第 11 章　真菌性皮肤病

真菌（fungi）属真核生物，有完整的细胞核和细胞器，无叶绿素，基本形态为孢子和菌丝。细胞壁含有甲壳质（chitin）和 β - 葡聚糖，营养方式为吸收。真菌遍布自然界，估计约有 100 万～ 150 万种。大多数真菌对人类无致病性，很多真菌对人类有极大的裨益，人类的工业、农业以及日常生活均离不开真菌，而能够引起人类致病的真菌仅有数百种。真菌喜温暖潮湿，最适生长条件为温度（22 ～ 36）℃，相对湿度 95% ～ 100%，pH 5.0 ～ 6.5，故温热季节及湿热地区真菌病发病率高。真菌不耐热，一般煮沸消毒可在短时间内杀灭大部分真菌。紫外线和 X 线均不能杀灭真菌。真菌耐寒，在 -30℃（零下 30 摄氏度）大部分真菌仍可存活，冷藏可以保存菌种。常用消毒剂如碘、苯扎溴铵（新洁尔灭）、福尔马林（甲醛水溶液）等能迅速杀灭真菌。寄生在角质层内的真菌，因药物难以渗入角质层，特别是甲真菌病，单纯外搽药物，难以奏效。真菌的生活力强，寄生于人体和动物中可多年保持活力，离开人体后尚可存活较久，这是真菌病传播广泛的重要原因。

依据菌落形态真菌可分为霉菌（mould）和酵母（yeast）。前者菌落呈毛状，主要由菌丝组成，故又被称为丝状菌落；后者菌落呈乳酪状，由孢子和芽生孢子组成。少数真菌在培养条件改变时菌落形态会发生霉菌型与酵母型的转换，其在室温条件下培养呈丝状菌落，而在 37℃培养呈酵母型菌落，被称为"双相真菌（dimorphic fungus）"，此类真菌对人类均有致病性。依据致病性可将真菌分为病原真菌和条件性致病真菌，病原真菌本身即具有致病性，而条件性致病真菌仅在一定条件下致病。近年来，随着广谱抗生素、糖皮质激素、免疫抑制剂、导管技术、放射治疗和化学治疗的普遍应用，以及艾滋病的流行，导致条件致病性真菌病日渐多见，必须引起足够重视。

临床上依据真菌侵犯人体的部位差异，将真菌病分为浅部真菌病（superficial mycosis）和深部真菌病（deep mycosis）。浅部真菌病主要由皮肤癣菌（dermatophyte）引起，包括毛癣菌属（Trichophyton）、小孢子菌属（Microsporum）和表皮癣菌属（Epidermophyton），主要侵犯表皮角质层、毛发和甲板，称为皮肤癣菌病（dermatophytosis），简称癣（tinea），其命名基本上按患病部位，如头癣、手癣、足癣、甲癣、体癣和股癣等，少数浅部真菌病依据形态命名，如花斑糠疹。深部真菌病指真菌侵犯真皮、皮下组织、内脏、脑和骨骼系统等，一般按菌种命名，如念珠菌病、孢子丝菌病、着色真菌病、隐球菌病等。

真菌病实验室检测方法包括真菌直接镜检、真菌培养、组织病理学检查和分子生物学检查等。真菌直接镜检方法简单、快速、易掌握，是最常用的真菌病实验室检测方法，常用 KOH 检查法，即将标本放在载玻片上，加上一滴 10% ～ 20%KOH 水溶液，盖上盖玻片，通过酒精灯上微微加热，以不沸为度。待角质溶解后，轻压盖玻片，吸去边缘溢液，放在低倍镜下检查可疑菌丝及孢子，然后在高倍镜下鉴别证实。对脓、尿、分泌物等不含角蛋白的标本，可不加 KOH，仅用生理盐水稀释即可镜检。直接镜检可确定菌丝和孢子的有无，但一般不能鉴别菌种，鉴定菌种常需要做真菌培养或分子生物学检查。组织病理学检查在深部真菌病的诊断中具有重要意义，可发现组织中的真菌及其所致的组织病理学改变。

第 1 节　头　　癣

头癣（tinea capitis）是头皮和头发的皮肤癣菌感染。一般分为黄癣、白癣、黑点癣和脓癣四种。目前我国黄癣罕见，白癣是最常见头癣类型，脓癣则有增多趋势。

【病因及发病机制】　不同类型的头癣病原菌有所差异，如黄癣的病原菌为许兰毛癣菌（Trichophyton shoenleinii）；白癣的病原菌多为犬小孢子菌（Microsporum canis）和石膏样小孢子菌（Microsporum gypseum）；黑点癣的病原菌多为紫色毛癣菌（Trichophyton violaceum）、断发毛癣菌（Trichophyton tonsurans）和须癣毛癣菌（Trichophyton mentagrophytes）；脓癣的病原菌多为亲动物性或亲土性的皮肤癣菌如犬小孢子菌、须癣毛癣菌和石膏样小孢子菌。

传染方式主要是接触传染，污染的理发工具、帽子、枕巾等是主要的传染媒介，患癣的宠物也是常见传染源。儿童是易感人群。

真菌感染头皮后，真菌孢子先在表皮角质层内发芽繁殖，逐渐在毛囊口形成大量菌丝。菌丝伸入毛囊，继而侵入毛根的角化部分，可深达毛球上部的角质形成区，以后在发内或发周分枝分裂，形成紧密的孢子或分节菌丝，引起头皮炎症及头发病变而产生临床症状。由于毛发遭到真菌的破坏，导致毛干容易折断并缺乏光泽。

【临床表现】

1. 黄癣（tinea favosa）   俗称"秃疮"或"癞痢头"。除了少数地区外，目前我国此病已罕见。好发于儿童，青少年和成人也可发病。初起损害为丘疹或小脓疱，继而成为米粒至黄豆大小的硫磺色痂，边缘翘起，中心微凹呈碟状，称为黄癣痂（scutula），其中可见一根或数根头发穿出。黄癣痂由许兰毛癣菌及表皮碎屑组成，质较硬、干燥、易碎，与头皮附着甚紧，刮去后可见基底潮红、湿润。病情发展缓慢，初期黄癣痂散在分布，随后相互融合成片，严重者可遍及头皮，但发际边缘多不累及。由于许兰毛癣菌发内生长，导致病发干燥、质脆、易折断、无光泽。毛囊破坏导致永久性秃发，愈后遗留萎缩而光滑的瘢痕，其上可见少数残留稀疏的头发（图2-11-1）。一般无自觉症状或仅有轻度瘙痒，皮损处散发鼠臭味。

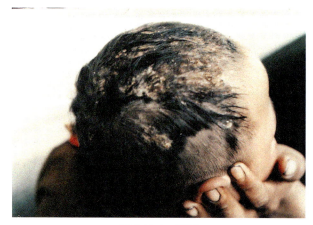

图2-11-1   黄癣

2. 白癣（tinea alba）   多见于学龄儿童。初起损害为群集毛囊性丘疹，继而发展为以鳞屑为主的斑片，鳞屑为灰白色糠样，以头顶部及枕部多见。典型者初发一个较大的母斑，以后在斑片周围继发多个较小的子斑，可逐渐相互融合成大片脱屑斑。病发在出头皮后约2～4mm处折断，残留的毛干上有灰白色套状鳞屑包绕，即所谓"菌鞘（Fungal sheath）"，为真菌孢子寄生于毛干表面所致。患区头皮一般无或仅有轻度炎性反应（图2-11-2），多无自觉症状或仅有轻度瘙痒。损害一般发展至半年后不再扩大增多，处于相对静止状态，至青春期可自愈，不遗留永久性秃发和疤痕，其原因可能为青春期头皮皮脂腺分泌旺盛，皮脂分解后产生的不饱和脂肪酸抑制病原菌的繁殖所致。

3. 黑点癣（black dot ringworm）   多见于儿童，成人也可发病。初起损害为小片丘疹、鳞屑，以后

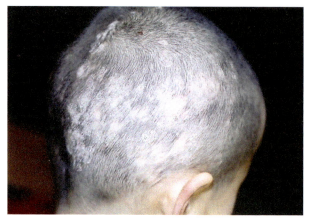

图2-11-2   白癣

发展为甲盖大小斑片，外观颇似白癣。突出特征为病发刚出头皮即折断，留下残发在毛囊口，呈黑点状，故称"黑点癣"（图2-11-3）。皮损常位于头顶或枕部，发展缓慢，可常年不愈，愈后可有瘢痕形成和秃发。

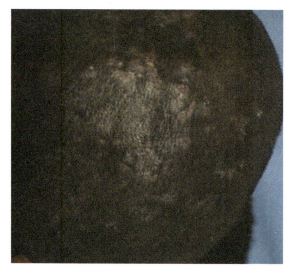

图2-11-3   黑点癣

4. 脓癣（kerion）   近年该病有增多趋势，多由亲动物性或亲土性真菌感染所致，主要由动物传染至人，也可因接触土壤而感染。由于机体对侵入的真菌反应强烈，导致明显的炎症反应。初起为群集的毛囊炎症性丘疹，迅速发展成为由多数毛囊性脓疱组成的隆起性肿块，逐渐扩展，可至胡桃大或更大，边界清楚，质地柔软，表面有多数蜂窝状排脓小孔，从中可挤出脓液，皮损区头发易拔除（图2-11-4）。损害常单发，但多发皮损亦不少见。耳后及枕后淋巴结常肿大。皮损虽炎症显著但自觉症状一般不明显。愈后常有瘢痕形成和永久性秃发。

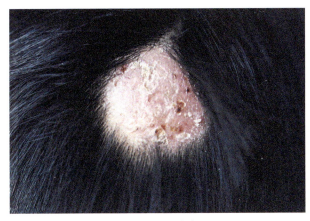

图 2-11-4　脓癣

【诊断与鉴别诊断】　一般根据临床表现及真菌检查可以确定诊断。

1. 真菌检查　取材应取黄癣的黄癣痂或失去光泽而弯曲的病发、白癣的"菌鞘"发和黑点癣的点状断发做直接镜检或真菌培养。直接镜检黄癣的病发可见菌丝，有时菌丝分隔似关节孢子，菌丝数量少，分散在发内与发长轴平行，发内可有气泡。黄癣痂可见孢子及粗细不一、形似鹿角的菌丝。白癣的病发可见很多圆形小孢子镶嵌堆集在发周（发外型）。黑点癣亦可见圆形孢子，较白癣病发中所见者稍大，呈链状排列，充满发内（发内型）。必要时，可同时做真菌培养鉴定菌种，取病发接种于沙堡培养基上，25℃培养 1 ～ 3 周后做菌种鉴定。

2. 滤过紫外线灯检查（Wood 灯检查）　白癣病发呈亮绿色荧光，黄癣病发呈暗绿色荧光，而黑点癣病发无荧光。

本病应与脂溢性皮炎、头皮银屑病、头皮糠疹、石棉状糠疹等鉴别。脓癣应与头皮脓肿鉴别。

【预防和治疗】

1. 预防

（1）发现患者应积极治疗。患者的面盆、毛巾、梳子、帽子等需专用，定期灭菌。应追查传染源，同时治疗。若有患病宠物应积极处理。

（2）理发是传染头癣的一个重要途径，剪下的病发和脱落的鳞屑、痂等应烧毁。污染的用具应消毒。

（3）对托儿所、幼儿园、学校、理发店加强卫生宣传和管理。

2. 治疗

（1）系统治疗

1）灰黄霉素：儿童按 15 ～ 20mg/（kg·d），成人每日 0.6 ～ 0.9g/d，每日分 3 次口服，疗程 3 ～ 4 周。

2）特比萘芬：体重大于 40kg 者，250mg/d；体重 20 ～ 40kg 者，125mg/d；体重低于 20kg 者，

62.5mg/d，疗程 4 ～ 6 周。

3）伊曲康唑：儿童按 5mg/（kg·d），疗程 4 ～ 6 周。服药期间应定期检查肝功能。

（2）局部治疗

服药期间应同时外搽抗真菌药，如 5% ～ 10% 硫磺软膏、1% 联苯苄唑霜、1% 特比萘芬霜等，2 次 / 日，连续 2 月。

脓癣治疗除内服外用抗真菌药物外，急性期可短期口服小剂量糖皮质激素控制炎症，如有继发细菌感染需加服抗生素，切忌切开引流。

第 2 节　体癣和股癣

体癣（tinea corporis）是指发生于除头皮、掌跖及甲板以外平滑皮肤上的皮肤癣菌感染。若体癣发生于腹股沟、外生殖器、肛周和臀部则称为股癣（tinea cruris）。

【病因及发病机制】　体癣和股癣的病原菌大致相同，主要是红色毛癣菌，约占 70% ～ 80%，其次是须癣毛癣菌和犬小孢子菌。传染途径有：①直接接触；②间接接触患者的污染用器如浴巾、拖鞋等；③自身传播，如足癣患者搔抓足癣后再触及其他部位皮肤导致体癣。

皮肤癣菌产生的角蛋白酶，可直接破坏表皮角质层，也可通过微小的创伤进入角质层。皮肤癣菌在表皮角质层内生长繁殖，其代谢产物作为毒素或变应原可引起皮肤浅层炎症反应。

【临床表现】体癣、股癣多发生于夏季。

1. 体癣　皮损初期为针头至绿豆大小丘疹或丘疱疹，从中心逐渐向外周等距离蔓延扩展，中心部炎症可自然减轻或消失，形成环状皮损，环状边缘狭窄微隆起，由红色丘疹、丘疱疹、水疱、鳞屑或痂组成，故又名圈癣或钱癣（图 2-11-5）。有时中心部可再发丘疹、水疱，扩大后形成同心环状皮

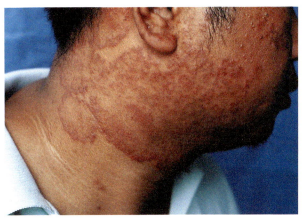

图 2-11-5　体癣

损。当多个皮损相邻，随着各皮损扩大融合后可形成花环状外观。自觉瘙痒。天气转凉时，体癣可缩小或消失或处于静止阶段，次年天气转暖后加重或复发。

体癣因致病真菌的不同皮损表现可出现较大差异，如亲人性皮肤癣菌的红色毛癣菌引起的体癣常呈大片，数目较少，炎症反应较轻，愈后色素沉着明显。亲动物性的须癣毛癣菌和犬小孢子菌引起的体癣常为小片，皮损数目较多，炎症较显著，愈后色素沉着不明显。

患库欣病、糖尿病或长期服用糖皮质激素的患者发生的体癣，常分布广泛呈大片，其边缘的丘疹、丘疱疹等活动性损害不显著，病程慢性，虽冬季亦难自愈。外用糖皮质激素会导致体癣失去原有典型特征称为难辨认癣（tinea incognito），好发于面部，表现为皮损边界不清，炎症不显著，中央失去自愈特征（图 2-11-6），可类似于脂溢性皮炎、慢性单纯性苔藓等，但仔细观察，仍可发现其边缘部分有活动的弧形损害，可作为诊断依据，真菌直接镜检可见大量菌丝。

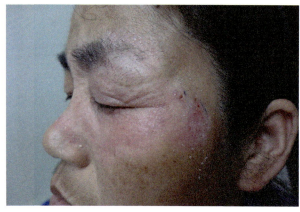

图 2-11-6　难辨认癣

2. 股癣　男性多见，好发于腹股沟区，单侧或双侧发生。基本损害与体癣相似。由于患部多汗、潮湿、易摩擦，常使皮损炎症显著（图 2-11-7）。瘙

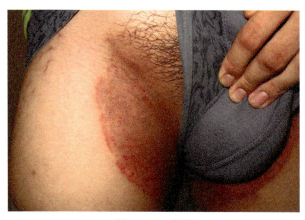

图 2-11-7　股癣

痒明显。治疗不及时或外用糖皮质激素后皮损可扩延至臀部、臀间沟、肛周、会阴及耻骨上部，但阴囊很少累及。

【诊断与鉴别诊断】　依据损害呈环形、中心消退、外围扩张的特点，诊断一般不难。可在损害边缘处刮取鳞屑做真菌直接镜检，如能找到菌丝即可确诊，必要时行真菌培养。本病应与玫瑰糠疹、慢性单纯性苔藓、慢性湿疹及银屑病等鉴别。

【预防和治疗】　注意个人卫生，不与患者共用衣物，避免接触患癣病的动物。合并手、足、甲癣者应积极治疗，避免自身传播。

体癣和股癣局部治疗效果良好，故原则上以外用药物治疗为主。若皮损面积大，或外用药物疗效不佳，可同时内服抗真菌药物。

1. 外用药物治疗　常用外用药物有丙烯胺类和唑类抗真菌药物。丙烯胺类药物如特比萘芬、萘替芬、布替萘芬等；唑类药物如克霉唑、益康唑、咪康唑、联苯苄唑、舍他康唑等。水杨酸苯甲酸软膏、复方雷琐辛搽剂等有一定治疗作用。疗程 2 ～ 4 周或皮损消退后继续用药 1 周。婴幼儿皮肤及成人的外阴、面部等处不宜用有刺激性的药物。

2. 系统治疗　可口服伊曲康唑，200mg/d，连续7 日；特比萘芬 250mg/d，连续 7 ～ 14 日；氟康唑，150mg/ 次，1 次 / 周，连续 3 ～ 4 周。

第 3 节　手癣和足癣

手癣（tinea manus）是指发生于手掌、指屈面和指间的皮肤癣菌感染，可延及手背。足癣（tinea pedis）是指发生于趾间、趾屈面、足底和足跟部的皮肤癣菌感染，也可延及足背。单独发生于手、足背的皮肤癣菌感染应称为体癣。

【病因及发病机制】　病原菌主要是红色毛癣菌，其次是石膏样毛癣菌、须癣毛癣菌和絮状表皮癣菌。足癣是最常见的浅部真菌病，在我国南方的某些地区，夏季成人患病率可达 60% 以上，常为手癣、体癣、股癣和甲癣的根源。足癣发病率较高的原因是由于跖部角质层厚、无皮脂腺，同时外泌汗腺丰富，出汗较多，加之经常穿着鞋袜，汗液难以蒸发导致足部潮湿，从而有利于皮肤癣菌生长。此外，在公共场所如浴室、游泳池或家庭内共用拖鞋、洗脚盆及毛巾等也易导致足癣传染。手癣多由足癣感染而来，常由搓足引起，由于手暴露在外，通风干燥，故手癣的发病率较足癣低。

【临床表现】

1. 足癣　多见于成人。病程缓慢，一般夏季加重，冬季减轻。有不同程度的瘙痒。穿透气性差的鞋袜

可使病情加重。临床上可分四型，即水疱型、丘疹鳞屑型、角化过度型和浸渍糜烂型。

（1）水疱型：趾间、足缘或足底出现米粒大小的深在性水疱（图 2-11-8），散在或群集分布，疱壁厚，内容清澈，不易破裂。水疱可相互融合形成多房性水疱，撕去疱壁可显示蜂窝状基底及鲜红色糜烂面。如继发细菌感染则形成黄色脓疱。水疱数日后干涸脱屑。常伴瘙痒，夏季多见。

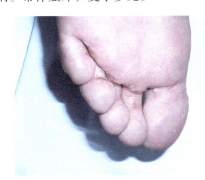

图 2-11-8 足癣 - 水泡型

（2）丘疹鳞屑型：初发皮损为丘疹水疱，逐渐形成弧形或环状脱屑斑，其上可见丘疹水疱。

（3）角化过度型：表现为足底、足缘和足跟部皮肤角质增厚、粗糙、脱屑、干燥，无丘疹和水疱（图 2-11-9）。冬季易发生皲裂、出血。自觉症状轻微，皲裂时可有疼痛。

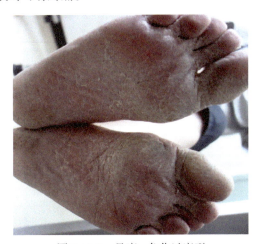

图 2-11-9 足癣 - 角化过度型

（4）浸渍糜烂型：亦称擦烂型。好发于夏季，多见于足汗多、双足经常浸泡水中或长期穿透气性差的鞋袜者。以 3 ～ 4 及 4 ～ 5 趾间最为多见，原因为该部皮肤相互紧密接触，汗液不易蒸发，真菌易于此处繁殖，加之汗液的浸渍，最终形成特征性的浸渍糜烂表现。皮损表现为趾间皮肤浸渍发白，剥去松软发白的角质后，露出鲜红色糜烂面，可有少许渗液（图 2-11-10）。严重者各趾缝间、趾腹与足底交界处的皮肤均被累及。自觉瘙痒较重。本型

易继发细菌感染，引起下肢丹毒、急性淋巴管炎、蜂窝织炎等，亦可继发湿疹化，严重者可引起癣菌疹。

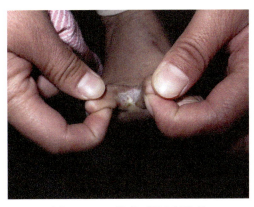

图 2-11-10 足癣 - 浸渍糜烂型

2. 手癣　与足癣的临床表现相似，但分型不如足癣明显，以水疱型和角化过度型多见。由于双手经常洗涤，通风干燥较好，故罕见浸渍糜烂型手癣。多数患者为单侧手发病，病程久者可累及对侧。水疱型手癣初起损害常位于掌、指的某一部位，初为粟粒大小透明厚壁水疱，群集或散在分布。水疱破裂后，疱壁不易脱落，常形成领圈样鳞屑，并不断向周围蔓延扩大形成环状或多环状皮损，边界较清楚，严重者可累及整个手掌甚至扩延至手背。角化过度型手癣表现为掌、指弥漫性增厚、粗糙、皮纹加深、干燥脱屑（图 2-11-11），冬季气候干燥时皮损加重，可见深浅不一的皲裂。

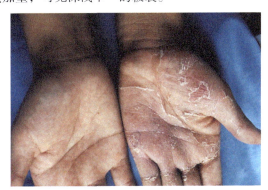

图 2-11-11 手癣

【诊断与鉴别诊断】　主要依据临床表现和真菌直接镜检明确诊断。手、足癣新发水疱的疱壁或鳞屑镜检可见菌丝、孢子。手癣应与手部湿疹鉴别，手癣多为单侧发病，而手部湿疹为对称发病，真菌直接镜检阴性。手足癣有时需与掌跖脓疱病、掌跖角化症、接触性皮炎等鉴别。

【预防和治疗】

1. 外用药物治疗　手、足癣治疗以外用药物为主，应根据不同临床类型适当调整外用药物剂型。浸渍糜烂型足癣可先用 1/5000 高锰酸钾溶液或 0.1%

依沙吖啶（利凡诺）溶液浸泡或湿敷，皮损渗出糜烂减轻后，再外用枯矾粉或咪康唑粉，待皮损完全干燥后改用唑类或丙烯胺类霜外涂；角化过度型手、足癣以软膏及霜剂外用为主，常用复方苯甲酸软膏、唑类或丙烯胺类霜等。如角化增厚较著，可联合10% 水杨酸软膏外涂，促进角质剥脱；水疱型及丘疹鳞屑型手足癣一般外用唑类或丙烯胺类霜外涂即可。疗程 4-8 周。

2. 系统治疗　皮损面积较大或局部治疗效果不佳者，应在局部外用药物治疗的同时，加服口服抗真菌药，常用特比萘芬，250mg/d；伊曲康唑，100mg/d 或氟康唑，150mg/ 周。疗程 2 ～ 4 周。

3. 预防　注意个人卫生，穿透气性好的鞋袜。洗脚盆应经常清洗、消毒，勿共用浴巾、拖鞋、脚盆等。家庭中患有手足癣及甲癣者应积极治疗。

第4节　甲真菌病

甲真菌病（onychomycosis）泛指各种真菌侵犯甲板和 / 或甲下组织引起的病变。若病原菌为皮肤癣菌，常称为甲癣（tinea unguium）。

【病因及发病机制】　病原菌包括皮肤癣菌、酵母菌和条件性致病霉菌。我国甲真菌病的主要病原菌是皮肤癣菌，占 60% ～ 80%，其中多为红色毛癣菌感染，其次是须癣毛癣菌和絮状表皮癣菌。酵母菌约占 30%，主要是念珠菌。近年来偶见条件性致病霉菌和马拉色菌所致的甲真菌病。

健康的甲不易受感染。甲真菌病的易感因素主要有遗传、局部微循环障碍、慢性静脉功能不全、周围神经疾患、糖尿病、免疫功能低下、环境潮湿、趾（特别是大趾）外伤等。

【临床表现】　甲真菌病多数继发于手足癣，常从单个甲起病，逐渐累及其他甲。病程缓慢，若不治疗可持续终生。一般无自觉症状。临床上按起始部位及病甲形态分为四类：

1. 远端侧位甲下真菌病（distal and lateral subungual onychomycosis，DLSO）　此型最常见。真菌先侵及甲远端或侧缘甲床，再由此侵入甲板，并逐渐向近端发展，导致远端甲板增厚变形、浑浊、甲板表面粗糙不平、甲下碎屑、甲板上翘致甲分离等表现（图 2-11-12）。

2. 近端甲下真菌病（proximal subungual onychomycosis，PSO）　真菌自近端甲沟或甲侧皱襞侵入，逐渐累及近端甲床和甲板，在甲根半月部产生病变，出现白斑，逐渐使近端甲板粗糙、变色，凸凹不平（图2-11-13）。随着甲板生长，病变范围逐步扩大，最终可累及全甲，甲下角质碎屑堆积不明显。

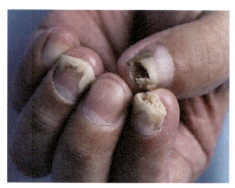

图 2-11-12　远端侧位甲下真菌病

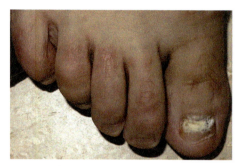

图 2-11-13　近端甲下真菌病

3. 白色浅表甲真菌病（superficial white onychomycosis，SWO）　又称真菌性白甲。真菌直接侵犯甲板表面，甲板出现点状白斑，逐渐扩大或相互融合形成不规则灰白色浑浊斑片，甲板失去光泽，易脆裂（图 2-11-14）。

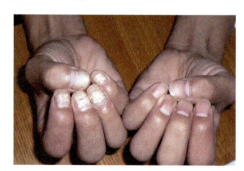

图 2-11-14　白色浅表甲真菌病

4. 全甲营养不良性甲真菌病（total dystrophic onychomycosis，TDO）　上述三种类型发展的最终结果。表现为整个甲板被破坏，正常甲结构丧失，甲板部分或全部残缺，导致甲床裸露，上覆残留的粗糙不规则角化团块（图 2-11-15）。

【诊断与鉴别诊断】　甲板变色、透明度消失及甲的质地发生改变，应疑及本病，确诊需依据真菌检查。甲屑直接镜检若查见真菌孢子、菌丝，即可确诊。确定菌种需做真菌培养，如培养结果为皮肤癣菌即可确定为致病菌，但培养结果为念珠菌或条件性致病霉菌则需多次培养为同一种菌种方可确定为致病菌。

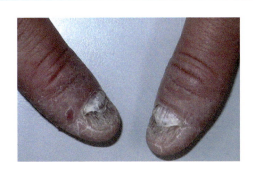

图 2-11-15　全甲营养不良性甲真菌病

本病需与银屑病、湿疹、扁平苔藓、斑秃等疾病引起的甲病鉴别。仅根据甲病变的形态，有时鉴别甚为困难，尤其是甲银屑病，常需结合真菌检查及甲外的皮肤表现进行鉴别。

【治疗】　应与并发的手足癣同时治疗。

1. 局部治疗　适用于表浅、单发、无甲床及甲根受累的甲真菌病，或合并其他疾病不适合内用抗真菌药物的患者。可每日用小刀刮除病甲变脆部分，或用 30% ～ 40% 尿素硬膏封包病甲，每 4 ～ 5 日更换一次，病甲软化后刮除或刮薄后涂药：① 30% 冰醋酸、唑类或丙烯胺类霜剂或溶液、每日 1 ～ 2 次，坚持数月；② 8% 环吡酮胺（ciclopiroxolamine）甲涂剂或阿莫罗芬（amorolfine）甲涂剂，每周涂药 1 ～ 2 次，连续使用 6 ～ 12 月。

2. 系统治疗　甲真菌病一般单纯局部治疗效果较差，常需口服抗真菌药物治疗，常用口服药物有：①伊曲康唑：推荐冲击治疗方案，200mg/ 次，2 次 / 日，餐中或餐后口服，连续服药 7 日后停药 21 日为 1 疗程。指甲病变冲击 2 ～ 3 疗程，趾甲病变冲击 3 ～ 4 疗程。②特比萘芬：对皮肤癣菌引起的甲癣效果好。指甲和趾甲真菌病均为每日服 250mg，前者连服 6 ～ 8 周，后者连服 12 ～ 16 周。

第 5 节　癣 菌 疹

癣菌疹（dermatophytid）是机体对皮肤癣菌或其代谢产物发生变态反应，导致在远离真菌病灶部位出现多形性皮疹。

【病因及发病机制】　患皮肤癣菌病（主要是足癣、头癣）后，皮肤癣菌或其代谢产物作为抗原性物质进入血循环，引发速发型或迟发型变态反应，出现多形性皮疹。癣菌疹的发生与原发癣菌感染的炎症程度有密切关系，病变愈活跃，炎症愈重，癣菌疹愈易发生。亲动物性癣菌（如犬小孢子菌、石膏样毛癣菌）较亲人性癣菌（如红色毛癣菌）更易引起癣菌疹。治疗感染时外用刺激性过强的药物也可诱发本病。

【临床表现】　急性发病，皮疹形态多样，常见四种类型：

1. 疱疹型　较常见，主要见于足部真菌感染时，可在手指侧缘或手掌突然出现群集小水疱，内容清亮，周围无红晕，多对称发生（图 2-11-16、图 2-11-17），瘙痒剧烈。

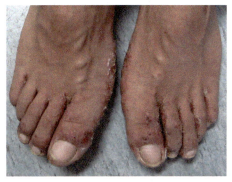

图 2-11-16　癣菌疹 - 疱疹型的原发癣病灶

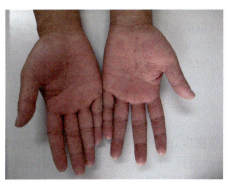

图 2-11-17　癣菌疹 - 疱疹型（与图 2-11-16 为同一患者）

2. 急性播散型　多见于头癣患者。损害常为群集毛囊性丘疹、苔藓样或鳞屑性表现，好发于躯干，严重者可泛发全身（图 2-11-18），自觉瘙痒。

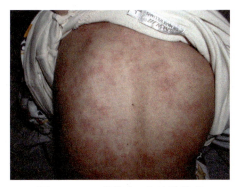

图 2-11-18　癣菌疹 - 急性播散型

3. 丹毒样型　发生于单侧或双侧小腿，表现为数片丹毒样水肿性红斑，但无淋巴管炎、无疼痛、亦无全身症状。

4. 湿疹样型　多见于四肢，尤多见于双下肢。突然发生红斑、丘疹、丘疱疹、渗出及糜烂等，散在或相互融合，似湿疹样损害，自觉瘙痒。

除上述各种类型皮损外，所有癣菌疹患者均应见到活动性真菌感染灶。

【诊断与鉴别诊断】　主要依据活动性皮肤癣菌感染灶及癣菌疹的临床表现明确诊断。在活动性感染灶可查到真菌，而癣菌疹处真菌学检查为阴性。患者对癣菌素皮试常呈阳性反应。活动性感染控制后癣菌疹即随之消失。本病应与汗疱疹、丹毒、湿疹等鉴别。

【治疗】

1. 治疗原发真菌感染　应积极治疗原发真菌感染，但在癣菌疹发疹比较剧烈时，治疗原发病应先采用温和的外用治疗药物，如糜烂型足癣渗出糜烂较重时，可先用 1 : 8000 高锰酸钾溶液或 0.1% 依沙吖啶（利凡诺）溶液湿敷，待糜烂减轻后，再外用唑类或丙烯胺类药物。一般癣菌疹需口服抗真菌药物，如灰黄霉素、伊曲康唑或特比萘芬等。

2. 抗过敏药物　可酌情服用抗组胺药，严重者可短期口服糖皮质激素。

3. 局部治疗　对癣菌疹皮损对症处理，一般可外用炉甘石洗剂或糖皮质激素霜或膏剂。

第6节　花斑糠疹

花斑糠疹（pityriasis versicolor）或称花斑癣（tinea versicolor）俗称"汗斑"，是由马拉色菌（Malassezia）侵犯皮肤角质层引起的一种慢性无症状或症状轻微的浅表色素性鳞屑性斑疹。马拉色菌属嗜脂性酵母，不属于皮肤癣菌，故"花斑癣"病名不恰当。

【病因及发病机制】　马拉色菌又名糠秕孢子菌（Pityrosporum），是一种嗜脂性酵母，在健康人正常皮肤上也可分离出，为条件性致病真菌。导致其感染的外在因素有高温和高湿度；内在因素有遗传、油性皮肤、多汗、糖皮质激素治疗及免疫缺陷等。真菌侵入表皮后在角质层外 2/3 生长、繁殖，不断向周围扩展，一般不引起皮肤深层的炎性反应。目前尚缺乏本病具有传染性的证据。

【临床表现】　好发于青壮年男性，炎热夏季皮损加重，冬季皮损减轻或消退。皮损好发于油脂分泌旺盛部位，如前胸、后背、颈部、肩胛部、腋窝等处（图 2-11-19），婴儿好发于前额和眉间（图 2-11-20）。初起损害为与毛囊一致的斑点，渐至甲盖大小，呈淡黄、褐色或暗褐色，表面有细碎糠状鳞屑。日久损害增多，并不断向周围扩大融合，形成不规则的片状损害。由于马拉色菌能够产生抑制酪氨酸酶的壬二酸，故陈旧皮损可表现为色素减退斑。由于斑疹发生先后不一，以致有时多种颜色皮损混杂共存，形如花斑。严重者可累及躯干大部并蔓延

至四肢近端。病程慢性，多无自觉症状。

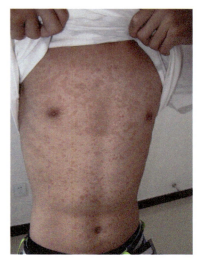

图 2-11-19　花斑糠疹

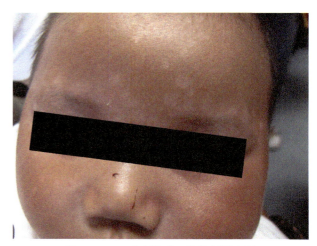

图 2-11-20　花斑糠疹 - 婴儿额部皮损

【诊断与鉴别诊断】　诊断要点是皮损为淡黄色、褐色、暗褐色或色素减退斑，上覆细碎糠状鳞屑；成人好发于胸、背、腋窝等处，儿童好发于前额；Wood 灯照射显现棕黄色荧光；鳞屑直接镜检可见成堆厚壁孢子和菌丝，孢子为圆形至卵圆形、厚壁、芽颈较宽，常成簇分布；菌丝粗短，呈腊肠样，散在分布。用含橄榄油或菜子油的培养基培养 3 日后长出乳酪色酵母样菌落，表面光滑，显微镜下可见圆形或卵圆形出芽孢子。

本病应与白色糠疹、白癜风、玫瑰糠疹等鉴别。

【治疗】　以外用药物治疗为主。皮损局部可外涂酮康唑、克霉唑、咪康唑、联苯苄唑、舍他康唑等霜剂，2 次 / 日，共 2～4 周。可同时外用二硫化硒洗剂或酮康唑洗剂涂擦皮损部位，产生泡沫数分钟后再淋浴，每晚 1 次，连续 2 周。对皮损面积大，单用外用药物疗效不佳者，可口服伊曲康唑，200mg/d，连服 7 日。特比萘芬因不能经汗腺分泌，

故口服治疗花斑糠疹无效，但外用其霜剂有效。

第 7 节　马拉色菌毛囊炎

马拉色菌毛囊炎（malassezia folliculitis）是由马拉色菌引起的、以毛囊性炎性丘疹为特征的皮肤病。

【病因及发病机制】　病原菌与花斑糠疹相同。由于胸背部皮脂腺丰富，毛囊内含大量脂质，有利于马拉色菌的生长繁殖。当长期使用糖皮质激素、免疫抑制剂和（或）广谱抗生素，可削弱机体的免疫功能，引起菌群失调，马拉色菌即可从皮肤表面侵入毛囊深部致病。马拉色菌富含脂酶，可分解脂质，产生游离脂肪酸，引起毛囊及其周围炎症反应。

【临床表现】　本病多见于青中年人或服用糖皮质激素等免疫抑制的患者，好发于胸、背、肩等处。病程慢性，经久不愈，夏季病情多加重。损害为与毛囊一致的红色丘疹，间杂少许丘脓疱疹，丘疹直径 2～4mm，数十至数百个，对称分布，散在或密集，但不融合（图 2-11-21）。自觉不同程度瘙痒，但无疼痛感。患者可伴发多汗、皮脂溢出、脂溢性皮炎及花斑糠疹等。

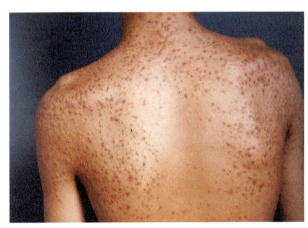

图 2-11-21　马拉色菌毛囊炎

【诊断与鉴别诊断】　本病诊断需具备两点：①胸背部有毛囊性炎性丘疹；②真菌直接镜检：用镊子挤压出皮损内毛囊角栓，置载玻片上，加 10% 氢氧化钾溶液或 10% 氢氧化钾 - 派克墨水做直接镜检，可见圆形或卵形、厚壁、芽颈较宽孢子，常成簇分布。

本病需与痤疮、细菌性毛囊炎鉴别。与后两者的鉴别单纯从临床表现有时甚为困难，但该病患者多有使用抗生素治疗无效的治疗史，或近期内有使用糖皮质激素、免疫抑制剂后出现皮损的病史，可作为本病的诊断线索，再结合真菌检查及抗真菌治疗效果观察，即可明确诊断。

【治疗】　外用抗真菌药物与花斑糠疹相同，

但由于本病侵犯毛囊深部，外用抗真菌药物疗效较差。一般需口服抗真菌药物，常用伊曲康唑，200mg/d，连服 14 日。

第 8 节　念珠菌病

念珠菌病（candidiasis）是由念珠菌引起的急性、亚急性或慢性炎症，常侵犯皮肤和黏膜，亦可累及肺、肾、心、脑等内脏器官。

【病因及发病机制】　念珠菌属中有多种菌，其中白念珠菌（*C. albicans*）致病力最强，是念珠菌病最常见的病原菌。此外，光滑念珠菌（*C. glabrata*）、克柔念珠菌（*C. krusei*）、热带念珠菌（*C. tropicalis*）、近平滑念珠菌（*C. parapsilosis*）等亦可致病。

念珠菌是最常见的条件致病真菌之一，存在于正常人的皮肤、口腔、上呼吸道、肠道和阴道黏膜上。寄居状态的念珠菌呈孢子相，不致病。当机体免疫力降低或发生菌群失调时，孢子繁殖转化为菌丝相，侵入组织致病。念珠菌也存在于自然界的潮湿环境、水果、食品等中，接触后偶可引起念珠菌感染。婴儿出生时通过阴道、出生后接触带菌的医护人员、医院中长期插管患者、性伴侣之间的性接触等均可导致感染。机体内环境变化如妊娠、肥胖、糖尿病、外科手术；长期系统应用抗生素、糖皮质激素及免疫抑制剂；原发性及继发性免疫功能缺陷等均为发病诱因。

【临床表现】　按感染部位不同，可分为皮肤念珠菌病、黏膜念珠菌病和内脏念珠菌病。

1. 皮肤念珠菌病

（1）念珠菌性间擦疹（candidal intertrigo）：好发于婴幼儿、肥胖多汗者、糖尿病患者的皮肤间擦部位，如腋窝、乳房下、腹股沟、臀间及指间、婴幼儿颈部等处，表现为边界清楚的红斑、浸渍、糜烂，边缘可见鳞屑，红斑外周常出现卫星状水疱及薄壁脓疱（图 2-11-22）。发生于手指者，常见中指与无名指间皱襞处边界清楚略带椭圆形的红斑，其上表皮浸渍发白，剥去角质可见红色湿润面。自觉轻度瘙痒或疼痛。

（2）念珠菌性甲沟炎（candidal paronychia）和甲念珠菌病（oidiomycosis unguium）：多发生于浸水工作者和糖尿病患者，女性多见，好发生于手指。念珠菌从甲廓软组织侵入，致甲沟潮红、肿胀，触之柔软，较少化脓。自觉疼痛或有压痛。病情缓慢发展可累及甲，导致甲板变硬、增厚、浑浊，出现横沟或甲表面凹凸不平，可见甲分离，但甲表面多保持光滑。

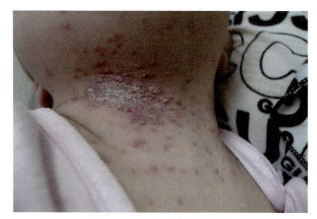

图 2-11-22　念珠菌性间擦疹

（3）慢性皮肤黏膜念珠菌病（chronic muco-cutaneous candidiasis）：多自幼年发病，常伴免疫缺陷或多种内分泌障碍。病程慢性，治愈后易复发。损害可累及皮肤、黏膜和指甲。好发部位依次为面部、头部、四肢、手部及躯干，为黄豆至杨梅大小结节状隆起性肉芽肿，表面结黄褐色或黑色蛎壳样厚痂，周围有暗红色晕。剥去厚痂，基底潮红，为疣状糜烂面。损害可密布面部，可向上波及额部发区，致使毛发脱落。上肢、手背、躯干等处可有散在分布的类似损害，口腔、鼻黏膜、外阴、肛门等处亦常受累。可伴有念珠菌性甲沟炎及鹅口疮。

2. 黏膜念珠菌病

（1）口腔念珠菌病（oral candidiasis）：以急性假膜性念珠菌病最常见，俗称鹅口疮（thrush）。在口腔颊黏膜、舌面、上颚、咽部或口腔内其他部位出现凝乳状白色或灰色伪膜，呈点状或片状，其周围可有轻度红晕。去除伪膜后可见潮红基底。常见于营养不良的婴儿、长期应用糖皮质激素或免疫抑制剂的患者。HIV 感染者在其发展过程中，约 80% 患者可发生急性假膜性念珠菌病，常为艾滋病的首发症状。

（2）念珠菌性外阴阴道炎（candidal vulvo-vaginitis）：主要发生于育龄期妇女，可通过性接触传播。妊娠、糖尿病、长期应用广谱抗生素或免疫抑制剂等是发病诱因。主要症状为白带增多，其中可见乳酪状白色块状物或豆腐渣样物，窥阴器检查可发现阴道黏膜充血发红，阴道壁附白色凝乳状物，有腥臭味。由于白带对外阴皮肤黏膜刺激和感染，致外阴部剧烈瘙痒。大小阴唇、阴阜可出现潮湿性红斑、肿胀，其上可附白色乳酪样物，严重者可致外阴糜烂（2-11-23）。如患者病情反复发作，每年复发 3 次以上者可诊断为复发性念珠菌性外阴阴道炎。

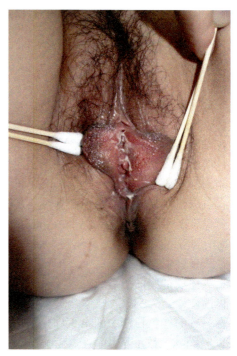

图 2-11-23　念珠菌性外阴阴道炎

（3）念珠菌性包皮龟头炎（candidal balano-posthitis）：多由配偶或性伴侣感染所致，尤以包皮过长者易患。患者龟头及冠状沟处出现潮红斑，其上可覆乳白色伪膜，可见多数粟粒大小红色丘疹或脓疱，严重者可见糜烂面（图 2-11-24）。可有瘙痒感。

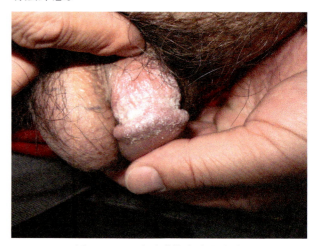

图 2-11-24　念珠菌性包皮龟头炎

3. 内脏念珠菌病　念珠菌侵犯不同脏器可出现不同的临床表现，以肠道及肺部感染为多见。

（1）肠道念珠菌病：多见于营养不良或使用抗生素治疗的婴儿。症状为腹泻、水样便或呈豆腐渣样，泡沫较多，同时伴有腹胀、腹痛甚至低热等，常持续数月。

（2）肺念珠菌病：多见于长期使用抗生素、糖皮质激素及免疫抑制剂的患者。轻者仅表现为支气管炎，引起咳嗽，痰呈黏稠胶状，偶有血丝。重者发展为念珠菌性肺炎，患者体温升高，咳嗽、胸痛、双肺湿啰音，症状可类似肺炎、肺结核或肺部肿瘤。

此外，念珠菌还可引起食道炎、心内膜炎、肾盂肾炎、膀胱炎或脑膜炎、脑脓肿等。

【诊断与鉴别诊断】　根据临床表现结合真菌检查明确诊断。取皮屑、假膜、阴道包皮分泌物、痰液、粪便等作直接镜检，找到假菌丝和芽孢，即可确诊。由于念珠菌是人体常驻菌，所以在与外界相通部位取材单次培养出念珠菌并不能确定诊断，需多次培养出同类念珠菌方有意义。若血液、密闭部位的体腔液和深部组织标本培养出念珠菌，并排除接种污染的可能性后，可确定念珠菌感染。

【预防和治疗】

1. 预防

（1）积极治疗易诱发念珠菌感染的原发病，如糖尿病。

（2）合理使用糖皮质激素、免疫抑制剂及抗生素，对需长期使用此类药物的患者，应密切观察；保持口腔卫生；皮肤皱褶处应保持干燥；有插管的患者，应保持清洁，防止念珠菌污染。

（3）经常从事洗涤或浸泡双手的工作者，要注意指间皱襞及甲床甲沟的变化。

2. 治疗

（1）外用药物治疗：口腔念珠菌病可外涂1%～2%甲紫溶液或制霉菌素混悬液，每日数次。阴道念珠菌病可用制霉菌素栓或硝酸咪康唑栓置阴道内，每晚1枚，连续1周。皮肤念珠菌病可外用唑类或丙烯胺类抗真菌药物外涂，1～2次/日，连续2～3周。

（2）系统治疗：主要用于大面积皮肤黏膜念珠菌病、慢性皮肤黏膜念珠菌病、复发性生殖器念珠菌病、念珠菌性甲沟炎、甲念珠菌病、内脏念珠菌病等。外阴阴道念珠菌病和念珠菌性包皮龟头炎可采用氟康唑150mg单剂口服，或150mg/d，连续3日；伊曲康唑200mg/d，连续1～2周。慢性皮肤黏膜念珠菌病、念珠菌性甲沟炎和甲念珠菌病可口服伊曲康唑或氟康唑，依据病情轻重用药2～3月以上。肠道念珠菌病首选制霉菌素口服。其他内脏念珠菌病可选用氟康唑、伊曲康唑、伏立康唑、卡泊芬净、两性霉素B或其脂质体治疗。

第 9 节　隐球菌病

隐球菌病（cryptococcosis）是新生隐球菌所致的感染性疾病，主要侵犯中枢神经系统和肺脏，亦可侵犯皮肤黏膜、骨骼等组织。

【病因及发病机制】　隐球菌属有78个种，其中具有致病作用的仅有新生隐球菌。致病菌包括新生隐球菌新生变种（*Cryptococcus neoformans var. neoformans*）、格特变种（*Cryptococcus neoformans var. gatii*）和上海变种（*Cryptococcus neoformans S8012*）。新生隐球菌是环境腐生菌，鸽是本菌最重要的携带者，鸽粪是感染的重要来源。在土壤、霉烂水果、家禽皮毛及健康人的皮肤、口腔、咽部、胃肠道也可分离出此菌。隐球菌为圆形或椭圆形孢子，直径4～6μm，菌体被宽厚透明的荚膜包裹，荚膜厚度为菌体的1～3倍。荚膜多糖是其主要的致病因子。研究显示，荚膜多糖可抑制吞噬细胞的吞噬作用，削弱T细胞特异性抗隐球菌免疫应答，从而使其能在机体内存活、繁殖后致病。易侵犯脑膜、脑脊髓实质，其次是肺、肾、皮肤及骨骼。好发于细胞免疫功能低下者，如淋巴瘤、白血病、艾滋病、长期使用大剂量糖皮质激素或免疫抑制剂者。

【临床表现】

1. 中枢神经系统隐球菌病　可分为三种类型：①脑膜炎型：最常见，临床表现为脑膜刺激征。②脑膜脑炎型：病变累及脑膜及脑实质，引起相应部位的症状和体征。③肉芽肿型：相对少见，在颅内形成肉芽肿，压迫周围组织造成相应的症状和体征。

头痛常为最早症状，初为间歇性，继而持续性并进行性加重，后期头痛剧烈难忍，伴呕吐。可出现各种神经症状如神志不清、抽搐、视力模糊、精神错乱、颈项强直、抬头试验及抬腿试验阳性等。患者长期低热，可有38～39℃高热。实验室常规检查，白细胞正常或增高，中性粒细胞分类偏高。脑脊液检查示颅压升高，脑脊液清亮或混浊或成乳白色，蛋白含量增高、氯化物下降、糖下降。

2. 肺隐球菌病　多无临床症状，可自愈。少数表现为咳嗽、黏液性痰，偶有咯血、疲乏、体重下降，类似肺结核或慢性支气管炎，严重者可表现为肺炎、支气管周围炎。X线检查可发现间质性炎症或结节性损害。

3. 皮肤、黏膜隐球菌病　可为原发性，但多为继发性，经血行播散所致。损害可表现为痤疮样、传染性软疣样、脓疱、肉芽肿、鼻中隔溃疡、全身皮下结节等。好发于颜面、头皮，可同时累及躯干及四肢（图2-11-25）。损害内皆可查到隐球菌。

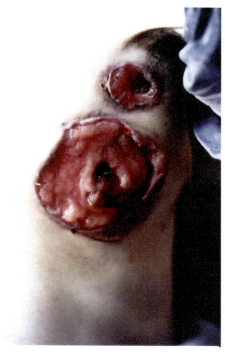

图 2-11-25　皮肤隐球菌病 - 肉芽肿

4. 骨、关节隐球菌病　病变多在骨的突出部位，以脊椎最为多见，其次为颅骨、胫骨、肋骨、髂骨、股骨等，患区肿胀隆起，自觉疼痛，病情进展缓慢。X 线检查可见囊性骨质破坏。

5. 隐球菌性败血症　隐球菌经血行播散波及全身，侵犯肾脏、肝、脾等各种组织，短期内可导致患者死亡。

【诊断与鉴别诊断】　本病早期误诊率高，早期诊断主要依赖于临床医生的高度警惕，对于临床上出现中枢神经系统感染症状和体征的患者，应考虑到感染本病可能。真菌学检查是诊断本病的最重要依据。标本可取自脑脊液、痰、脓液、尿、皮肤黏膜组织等。脑脊液经离心后，取管底液，尿离心取沉淀物，痰或脓可用生理盐水稀释涂片。直接镜检用墨汁涂片可见圆形或椭圆形大小不等的荚膜孢子，荚膜的宽度约为菌体的 1 ～ 3 倍，出芽或不出芽。沙堡培养基培养呈糊状菌落，菌落镜检可见荚膜孢子。

本病应与结核性脑膜炎、脑肿瘤等鉴别。

【治疗】　本病死亡率高，但如能早期诊断和治疗，预后较好。

常用治疗药物包括两性霉素 B 或其脂质体、伏立康唑、氟康唑、伊曲康唑及氟胞嘧啶等。除积极抗真菌治疗外，同时应纠正电解质紊乱、降低颅内压和加强营养支持。

第 10 节　孢子丝菌病

孢子丝菌病（sporotrichosis）是由孢子丝菌引起

的皮肤肉芽肿性炎症病变，偶可侵犯内脏，引起系统感染。

【病因及发病机制】　孢子丝菌（Sporothrix）是一种腐生菌，广泛存在于芦苇、柴草、朽木、苔藓、土壤、沼泽泥水等处，可传染至人和动物。家畜中鸡、狗、羊等可感染此菌，马是本菌的自然宿主。以往研究认为申克孢子丝菌（Sporothrix Schenkii）是本病的唯一致病菌，但近年来国内研究结果显示我国孢子丝菌病的病原菌主要为球形孢子菌（Sporothrix globosa）。人多因先有微小的皮肤创伤，接触污染物或被带菌的芦苇、朽木、柴草等刺伤或动物抓伤而感染此病，人与人之间相互感染者罕见。患者主要是农民、矿区及造纸厂工人、泥瓦工、园丁等，大多为青壮年男性。菌体进入皮肤后，分泌两种蛋白酶，一种为丝氨酸蛋白酶，另一种为羧基蛋白酶，两酶协同作用分解破坏皮肤组织，引起慢性肉芽肿性炎症。人体免疫功能的强弱在本病的发生和发展中起重要作用。

【临床表现】　潜伏期约 1 ～ 4 周，长则可达半年。多数病例损害仅见于皮肤，极少数见于内脏、骨和关节等处。发生于皮肤者可分为以下三型：

1. 淋巴管型　最多见。主要发生于单侧上肢或下肢，也可发生于面部。初发皮损多在局部外伤处，称为初疮，为圆形、坚韧无痛的结节，表面淡红或紫红色，约黄豆至蚕豆大或更大。结节逐渐软化、破溃，或中心坏死，形成溃疡，流出少量黏性脓液。初疮发生 1 ～ 2 周后，新发结节沿淋巴管出现，排列成串（图 2-11-26），但很少超过腋窝或腹股沟。病变发生于面部者，结节呈上下放射状排列；若发生于眼睑或鼻周围者，可呈半环状排列。日久结节间淋巴管可变粗硬，若无继发感染，淋巴结很少肿大。病程慢性，迁延数月至数年，难以自愈。

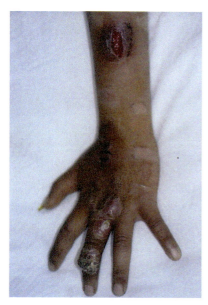

图 2-11-26　孢子丝菌病 - 淋巴管型

2. 固定型 本型特点是损害长期固定于初发部位，皮损缓慢扩大，周围可发生多个小的卫星结节，但不沿淋巴管扩散，其形态多样化，可呈结节、溃疡、疣状、痤疮样、浸润斑块或红斑脱屑等。

3. 播散型 本型少见。一般认为是原发于皮肤或肺部的感染灶，通过淋巴管或血行播散所致。多处皮肤发生散在皮下结节，日久软化，但较少破溃。常伴严重全身症状，若不及时治疗，可在数周或数月内死亡。

本病除发生于皮肤外，少数患者可发生于内脏或引起系统性感染。常见于免疫功能低下者或伴其他基础疾病者，如艾滋病、糖尿病、长期应用糖皮质激素或免疫抑制剂者。肺孢子丝菌病可类似结核、肿瘤病变。骨孢子丝菌病可引起骨质破坏缺损。眼孢子丝菌病多继发于皮肤病变，可累及结膜、泪囊、眼旁等处。黏膜孢子丝菌病多发生于唇红缘、口腔黏膜、鼻腔、咽部、肛周等处，表现为炎性结节或溃疡。此外，孢子丝菌偶可侵犯中枢神经系统、心、肝、脾、肾、睾丸及甲状腺等组织器官。

【诊断与鉴别诊断】 根据患者曾有外伤史，经一定的潜伏期后，在外伤处发生慢性肉芽肿性结节，应怀疑本病。若新发结节沿淋巴管呈串珠状分布，特征明显，可初步确定淋巴管型孢子丝菌病的诊断。明确诊断主要依靠真菌培养，取组织或组织液接种于沙堡培养基上，3～5 日即可长出灰褐色膜状菌落，菌落涂片可查见细长分隔菌丝及成群梨形小分生孢子。

本病需与皮肤结核、肿瘤及其他深部真菌病如着色芽生菌病、放线菌病等鉴别。

【治疗】 碘化钾是孢子丝菌病的首选治疗药物，可口服 10% 碘化钾，10mL/ 次，3 次 / 日，如无不良反应，可逐渐增至每日 60～90mL，疗程 2～3月，皮损消退后应继续服用 4～6 周，有肺结核者不宜用此药。儿童可按 20～50mg/（kg·d）给药。碘化钾的不良反应较为常见，如喷嚏、流泪、咽炎、恶心、腹泻等。开始可口服半量，逐渐适应后再服全量。对碘过敏者及不能耐受碘化钾者，可口服伊曲康唑 200mg/d 或特比萘芬 250mg/d，连续 3～6 月。局部可外用聚维酮碘溶液或唑类抗真菌药物。局部温热疗法具有一定的辅助治疗效果。

第 11 节 着色芽生菌病

着色芽生菌病（chromoblastomycosis）是由暗色孢科中的某些致病性真菌引起的慢性疣状、结节状或菜花状肉芽肿性皮肤病变。

【病因及发病机制】 致病菌主要是暗色孢科中的裴氏着色霉（*Fonsecaea pedrosoi*）、紧密着色霉（*Fonsecaea compactum* ）、疣状瓶霉（*Phialophoa*

verrucosa）和卡氏枝孢霉（*Cladosporium carrionii*），均为自然界腐生菌，存在于树木、土壤、麦秆及杂草中。患者多为农民、园丁、木材工人、泥瓦工人等，常因工作中皮肤被带菌物刺伤接种而感染。目前尚无人与人之间传染的报道。本病遍及世界各大洲，我国已有 20 多个省、市、自治区报道本病，以山东、河南、广东等地区病例较多，北方以卡氏枝孢霉多见，南方以裴氏着色霉多见。山东章丘县及周围地区患者较集中，为世界上发现病例较多的地区之一。

【临床表现】 本病好发于单侧肢体的暴露部位，如手、腕、踝、膝、小腿、前臂等处。多在外伤愈合后数月～1 年，在原外伤处发生小丘疹，逐渐增大为结节状，继而成为隆起性红色斑块，表面疣状增生，周围绕以紫红色浸润带。斑块表面可发生浅溃疡，有颗粒状肉芽组织，渗出少量稀薄脓液，结成黄褐色薄痂，其上常有针头大的黑褐色小点，内含较多经表皮排出的菌体成分。病情发展缓慢，陈旧损害中心部位可愈合形成瘢痕，但周围不断有新皮损出现，形成卫星状损害，或沿淋巴管向附近皮肤扩散。多年后皮损可波及大部或整个肢体，表面呈菜花样增殖，以足背、踝、膝等易摩擦处显著（图2-11-27）。由于纤维组织增生、瘢痕形成广泛，可导致淋巴回流障碍，形成象皮肿，甚至致畸、致残或发生癌变。本病自觉症状轻微。

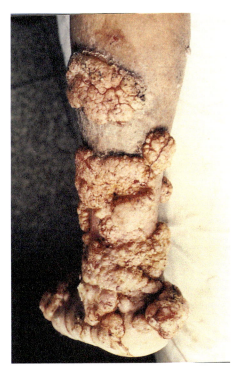

图 2-11-27 着色芽生菌病

【诊断与鉴别诊断】 外伤部位发生慢性肉芽肿或疣状损害，尤其痂上见到散在黑褐色小点时应怀疑本病。从分泌物特别是黑点处取材直接镜检，见到棕色成群、壁厚、圆形孢子，或棕色分隔厚壁硬壳小体即可明确诊断。组织病理检查，在慢性肉芽肿病变中，尤其在异物巨细胞内和小脓肿处查见棕色厚壁孢子即可明确诊断。

本病应与寻常狼疮、疣状皮肤结核、孢子丝菌病等鉴别，可通过直接镜检、真菌培养和组织病理检查进行鉴别。

【预防和治疗】　本病的发生与皮肤外伤有密切关系，在本病高发区应注意避免皮肤外伤，一旦发生皮肤外伤，应及时注意冲洗，消毒处理。

本病早期治疗效果好，但晚期皮损面积大疤痕形成多者，治疗难度高、疗效不佳。

1. 局部治疗

（1）局部药物治疗：可选用 0.25% 两性霉素 B 溶液皮损内注射，每周 1～2 次。疣状增生性皮损可外用 30%～50% 冰醋酸外涂，每 3～5 日 1 次，需 3～5 次或更多，适用于病变范围局限者，如刺激反应大患者难以耐受，可选用 10%～30% 浓度。

（2）物理治疗：可采用热疗、电灼、激光、X 线照射、冷冻等。因致病菌不耐高温，故局部热疗，加热至 45～50℃ 可抑制真菌，每日 1～2 次，每次 30～60 分钟，持续一段时间后可缓解病情。

2. 系统治疗　可口服氟胞嘧啶 50～150mg/（kg·d）；伊曲康唑 200～400mg/d；氟康唑 200～400mg/d，疗程 6～12 月。氟胞嘧啶单独使用易产生耐药性，宜与其他抗真菌药联合使用。严重病例可静脉滴注两性霉素 B 或其脂质体，使用时应注意其不良反应。

3. 手术治疗　适用于病变范围较局限者，切除线应距皮损边缘 1cm 以上。术中应注意防止切口污染导致术后疾病复发，术前和术后均应使用数周抗真菌药。

第 12 节　足 菌 肿

足菌肿（mycetoma）是由真菌或放线菌引起的皮肤、皮下组织及筋膜等的慢性肉芽肿性病变，主要表现为局部肿块、畸形、窦道形成及骨质受损等。

【病因及发病机制】　引起足菌肿的真菌种类较多，大多是霉菌类，称为真菌性足菌肿，如马杜拉霉（*Madurella sp.*）、尖端赛多孢子霉（*Scedosporum apiospermum*）、甄氏外瓶霉（*Exophiala jeanselmei*）、波氏假性阿利什霉（*Pseudallescheri aboydii*）、帚霉（*Scopulariopsis sp.*）、曲霉（*Aspergillus sp.*）等。除真菌外，放线菌如放线马杜拉菌（*Actinomadura sp*）、诺卡菌（*Nocardia sp*）亦可引起本病，称为放线菌性足菌肿。致病菌常腐生于土壤、朽木、烂草中，经微小创伤进入皮肤，当宿主免疫功能降低时，即可发病。先是引起中性粒细胞趋化，出现微脓疡，进而形成慢性肉芽肿性炎症，陈旧损害有成纤维细胞增生，导致瘢痕组织形成。

【临床表现】　患者多为农民，常有外伤史。潜伏期短则数月，长则数年到数十年。无论致病菌种类如何，其临床表现类似，主要包括三个特征：局限性皮肤肿胀、窦道形成及颗粒排出。损害好发于四肢暴露部位，以足部最多见。初起在原外伤部位出现局限性皮下小结节，逐渐至黄豆到蚕豆大，与其上皮肤黏连，呈暗红色高起。中心部形成脓肿，排出少量脓液，脓液中可发现颜色各异、形态不同的"颗粒"，颗粒大小不一，在 0.5～2mm 之间。因菌种不同，颗粒颜色可有差异，马杜拉霉及甄氏外瓶霉多为黑色；曲霉、镰刀菌多为白色；帚霉、波氏假性阿利什霉多为黄色或白色；放线菌马杜拉菌、诺卡菌多为黄白色。脓肿表面渐愈合结痂，内部形成窦道，并不断向四周蔓延形成新皮损。数年至数十年后，局部形成巨大肿块，坚硬如橡皮样，内部有多个窦道相互连通，表面色泽正常，可见散在的小肉芽肿性损害及瘘管，排出稀薄脓汁及颗粒。肿块可侵及皮下组织、筋膜、肌肉及骨骼，若骨质破坏可导致残疾。

【诊断与鉴别诊断】　根据患者病程长，足部或其他部位出现小结节，逐渐发展成为较大肿块，有窦道和瘘管，其脓汁中发现颗粒，可怀疑本病。以下检查可协助确诊：①真菌检查，颗粒经 10% 氢氧化钾及革兰染色检查，可见到菌丝，培养可鉴别菌种。②组织病理表现为慢性肉芽肿性病变，有脓肿形成，脓肿内可见颗粒，颗粒周围有大量中性粒细胞浸润，外围包绕栅栏状排列的组织细胞。

本病应与其他感染性疾病如着色芽生菌病、皮肤结核、梅毒树胶肿等鉴别。

【治疗】

1. 系统治疗　真菌性足菌肿可用：①伊曲康唑，每日 200～400mg，病情控制后逐渐减量至每日 100～200mg。②两性霉素 B 或其脂质体，适用于顽固性病例，使用时应注意不良反应。局部病灶可用 1～2mg/mL 的两性霉素溶液皮损内注射。③氟胞嘧啶，每日 3～4g，可与两性霉素 B 或伊曲康唑联合应用。疗程多在 1 年以上。放线菌性足菌肿首选磺胺类药物治疗，如复方新诺明、磺胺嘧啶等，也可选用氨苯砜、链霉素、利福平等药物，平均疗程 9 个月。

2. 外科治疗　数目少的局限性损害，可手术切除。脓肿窦道或侵犯骨质破坏大的损害，可酌情采用外科切开排脓，清除坏死组织。对严重的肢体破坏，必要时应截肢。

（牛新武）

第 12 章 昆虫性皮肤病及动物相关性皮肤病

昆虫属于节肢动物，其中能引起昆虫性皮肤病的主要是节肢动物门的昆虫纲及蛛形纲中的某些昆虫。昆虫引起皮肤病变的方式多样，如口器或尾钩引起的机械性损伤；昆虫的分泌物、排泄物及毒液等引起的化学性损伤；分泌物、排泄物及毒液中抗原引起的免疫性损伤；昆虫直接侵入人体，其组织及代谢产物等引起的异物肉芽肿反应等。昆虫性皮肤病的临床表现差异较大，可表现为红斑、丘疹、风团、水疱、结节等，可伴不同程度的瘙痒、灼热或疼痛感，严重者可出现组织坏死，甚至出现过敏性休克等。

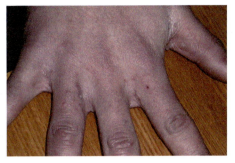

图 2-12-1　疥疮

第 1 节　疥　疮

疥疮（scabies）是由疥螨（sarcoptes scabiei）寄生于皮肤所致的接触传染性皮肤病，易在家庭或集体中传播。

【病因及发病机制】　疥疮由人型疥螨通过皮肤的直接接触或接触患者使用过的衣物而传染。疥螨的生活发育史包括虫卵、幼虫、若虫及成虫四期，成虫外形类似甲鱼呈扁平椭圆形，腹侧前、后各有两对足，雄虫较小，交尾后雄虫即死亡，雌虫较大，寄生在人体表皮角质层中，以人类角质组织为营养。疥螨在角质层内挖掘隧道引起的机械性刺激、其分泌物及排泄物引起的变态反应及疥螨所引起的异物反应等导致皮肤的剧烈瘙痒，以夜间为重。

【临床表现】　疥疮好发于皮肤薄嫩部位，如指缝、手腕、前臂、肘窝、腋窝、乳房下、脐周、下腹部、股内侧和外生殖器等，成年人头面和掌跖部罕见受累，但在免疫受损者和婴幼儿可累及所有皮肤。皮损多对称，表现为丘疹、丘疱疹及隧道，丘疹、丘疱疹约小米粒大小，淡红色或正常肤色（图2-12-1）；隧道为长约 0.5cm 的灰白色或浅灰色弯曲线，顶端与丘疹或丘疱疹相连，继发感染者可出现脓疱，因搔抓可继发湿疹样化或苔藓样化。男性患者的阴囊、阴茎及龟头等处可见黄豆大小暗红色结节，即疥疮结节（图 2-12-2）。自觉瘙痒，夜间剧烈，日间轻微。在身体虚弱者或免疫功能低下者中可发生"挪威疥"（也称结痂型疥疮或角化型疥疮），表现为皮肤干燥、大量鳞屑、结痂，手掌角化过度，毛发干枯脱落，有时呈红皮病样外观，局部淋巴结肿大，脱落的痂中有大量疥螨，传染性极强。

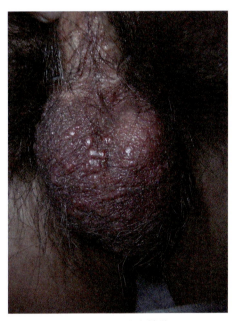

图 2-12-2　疥疮结节

【诊断与鉴别诊断】　根据接触传染史，指缝及腕屈侧等皮肤柔嫩部位皮损、男性患者阴囊阴茎部位"疥疮结节"、夜间剧烈瘙痒等临床特点，一般易于诊断，必要时可进行疥螨检查。本病有时需与痒疹、丘疹性荨麻疹、虱病、湿疹、皮肤瘙痒症等相鉴别。

【预防和治疗】　应注意个人卫生，勤晒被褥，勤洗澡，一旦确诊应及时隔离并治疗，家庭或集体单位的患者应同时治疗。

本病的治疗原则为杀虫、止痒、治疗并发症。以外用药物治疗为主，瘙痒剧烈者可同时口服 H1 受体阻滞剂。继发感染时应同时局部或系统用抗生素。

常用外用杀虫药物包括：10% ～ 20% 硫磺软膏（婴幼儿用 5%）；10% ～ 25% 苯甲酸苄酯乳膏；5%

噻苯达唑霜；1% γ-666 霜（儿童、孕妇和哺乳期妇女禁用）；10% 克罗米通乳膏。

外用药物治疗时需注意以下几点：

（1）治疗前先洗澡换衣，涂药期间避免换贴身衣物。

（2）涂药时应自颈部到足涂擦全身，不要遗漏皮肤皱褶处（除婴幼儿外，一般头面部无需涂药）。

（3）涂药每日 1～2 次，连续涂抹 3 日，第 4 日洗澡换衣。

（4）治疗后将贴身衣物及被单等用沸水烫洗，以彻底杀灭疥螨及虫卵。

（5）治疗后观察 1～2 周，如无新疹发生，即可认为痊愈。

（6）患者的密切接触者如确诊则应同时治疗，以期根绝传染源。

（7）疥疮结节处可外用糖皮质激素类制剂，严重者可皮损内注射泼尼松龙或曲安西龙，或采用液氮冷冻。

第 2 节　螨　皮　炎

螨皮炎（acarodermatitis）是因节肢动物门中的螨类叮咬或人类接触其分泌物而引起的一种急性皮炎。

【病因与发病机制】　病原为节肢动物门中的螨，其种类众多，广泛存在于自然界，易在潮湿环境中繁殖，可寄生于植物如谷螨或动物如鼠螨、禽螨等。

【临床表现】　本病好发于夏秋温暖潮湿季节，多初发于皮肤暴露部位，逐渐波及衣服被覆部位，最终可累及全身皮肤。皮损为水肿性红斑、丘疹、丘疱疹、风团、瘀斑等（图 2-12-3），可因搔抓出现抓痕和血痂，甚至继发细菌感染。自觉剧烈瘙痒，夜间尤重。少数患者可出现头晕、头痛、恶心、呕吐、关节痛、高热等全身症状。病程约 1 周，遗留暂时性色素沉着。

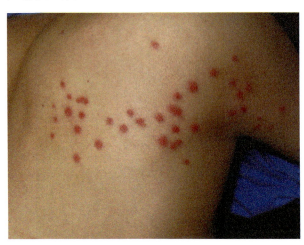

图 2-12-3　螨皮炎

【诊断与鉴别诊断】　根据谷物等接触史、湿热季节发病、皮损形态和分布及病程短暂等特点，一般易于诊断，若在患者的接触物上找到螨即可确诊。

【预防和治疗】　应注意居室、仓库的通风干燥，适当喷洒杀虫剂，污染的衣物等注意曝晒煮沸消毒。

以外用药物治疗为主，可外用炉甘石洗剂或糖皮质激素类霜剂或乳膏。瘙痒明显者可考虑口服 H1 受体拮抗剂。如继发感染，同时进行抗感染治疗。

第 3 节　毛虫皮炎

毛虫皮炎（caterpillar dermatitis）是指毛虫幼虫的毒毛或毒刺刺伤人体皮肤后所引起的急性炎症性皮肤病。

【病因及发病机制】　常见致病毛虫包括桑毛虫、松毛虫、茶毛虫及刺毛虫等。毛虫的幼虫体表有大量毒毛或毒刺，其中心为空心管腔，内含毒液。当毒毛或毒刺刺伤或接触皮肤后可释放毒液，从而引起刺激性皮炎。此外，当皮肤接触被毒毛沾染过的植物、衣物及水源后亦可发病。

【临床表现】　本病好发于夏秋季，从事农林业工作者、户外活动和树阴下乘凉者易患病。在接触毒毛或毒刺数分钟或数小时后，于接触部位出现剧烈瘙痒，继而出现粟粒至黄豆大小红斑，数小时后演变为丘疹、丘疱疹、水疱及风团等皮损，皮损中央可见黑色或深红色针头大小刺伤痕迹，数个至数百个不等。搔抓后可见抓痕、糜烂、结痂、脱屑等。皮损多见于颈肩、胸背及四肢屈侧等部位，病程 1 周左右。剧痒，夜间为著。部分患者可出现关节炎样症状，潜伏期 1～20 日，以外露关节多见，多单侧发病。受累关节肿痛明显，活动受限，1 周左右逐渐消退，少数可延至数月，反复发作者可形成关节畸形。若毒毛进入眼内，可引起结膜炎、巩膜炎、虹膜睫状体炎等。亦有少数患者发生耳郭炎或手足部软组织及肌腱处肿块形成。

【诊断与鉴别诊断】　根据好发季节、流行地区和临床特点等一般易于诊断，若用透明胶带反复粘取皮损处，于显微镜下检出毒毛即可明确诊断。

【预防和治疗】　积极采取各种消灭毛虫的措施，尽量避免接触毛虫，在毛虫生活季节劳动时，尽量穿防护衣帽。

本病治疗以局部治疗为主，瘙痒剧烈者可口服 H1 受体拮抗剂。局部治疗原则为去除毒毛、止痛、止痒、消炎，防止继发感染。当接触毒毛后应立即用碱性溶液擦洗，用透明胶带、胶布反复粘除皮损部位的毒毛，避免热水烫洗，避免搔抓。局部可外用炉甘石洗剂及糖皮质激素霜。对伴有关节炎者可酌情使用保泰松或糖皮质激素等进行抗炎、镇痛治疗。

第4节　隐翅虫皮炎

隐翅虫皮炎（paederus dermatitis）是皮肤接触隐翅虫体液后引起的炎症性皮肤病。

【病因及发病机制】　隐翅虫属昆虫纲、鞘翅目、隐翅虫科，是一种黑色蚁形小飞虫，分布于世界各地，常栖息于草木或石下，8～9月最为活跃，昼伏夜出，具有向光性。虫体中含有强酸性毒液（pH1～2），当其停留于皮肤上，在受压或被拍打、压碎后，释放出毒液灼伤皮肤，数小时后可出现急性刺激性皮炎。

【临床表现】　多见于夏秋季，好发于颜面、颈、四肢等暴露部位。典型皮损为条状、斑片状或点状水肿性红斑、丘疹、脓疱（图2-12-4）。皮损可融合成片，可出现糜烂、结痂、坏死，侵犯眼睑时肿胀明显。自觉灼热、灼痛或瘙痒感。少数皮损广泛者可出现发热、头痛、头晕、恶心、局部淋巴结肿大等全身症状。病程约1～2周，愈后局部遗留暂时性色素沉着或减退斑。

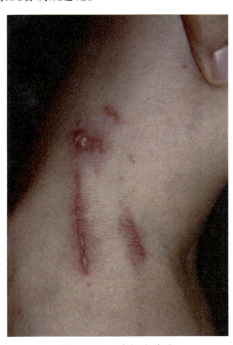

图 2-12-4　隐翅虫皮炎

【诊断与鉴别诊断】　根据好发季节及典型临床表现一般易于诊断。本病有时需与接触性皮炎、带状疱疹、急性湿疹、脓疱疮等相鉴别。

【预防和治疗】　注意环境卫生，消灭隐翅虫孳生地，房屋装置纱窗和纱门。虫体接触皮肤时，应避免直接拍打虫体。

接触毒液部位尽快用肥皂水清洗。皮损无糜烂时，外用炉甘石洗剂或糖皮质激素霜等；皮损水肿糜烂明显时，可外用1：5000～1：8000高锰酸钾溶液、0.1%雷夫奴尔溶液、3%硼酸溶液或5%碳酸氢钠溶液冷湿敷。继发细菌感染时，同时进行抗感染治疗。

第5节　虱　病

虱病（pediculosis）是虱寄生于人体叮咬皮肤所导致的一种具有传染性的瘙痒性皮肤病，包括头虱、体虱和阴虱。

【病因及发病机制】　虱是一种灰色无翅、背腹扁平的吸血昆虫（吸血后可为红色）。人类虱病根据感染部位和虱的生活习性不同，可分为头虱、体虱和阴虱三种，前二者体形相似，后者较短小。虱叮咬可传播斑疹伤寒、回归热、战壕热等感染性疾病。虱病可通过直接接触或间接接触在人群中传播。

【临床表现】　根据虱寄生的部位可分为3型，即头虱、体虱和阴虱。

1. 头虱（pediculosis capitis）　多累及卫生条件较差的妇女和儿童。头虱寄生于头皮部，在头皮和毛根部可见成虫，发干上可见针头大小白色虱卵。因虱活动或叮咬可引起瘙痒，搔抓后可出现抓痕、血痂、苔藓样化等，可继发湿疹样改变或细菌感染如毛囊炎、疖、脓肿等。久病者头发干燥、失去光泽、脱落或形成瘢痕。

2. 体虱（pediculosis corporis）　体虱及其虱卵寄生于人体的贴身衣物的缝及皱褶处。皮肤被体虱叮咬后引起剧烈瘙痒，出现红斑、丘疹或风团，其中央可见一小的出血点，搔抓后出现抓痕、血痂、苔藓样化、色素沉着或继发细菌感染等改变。

3. 阴虱（pediculosis pubis）　多寄生于阴毛覆盖皮肤部位，偶见于腋毛、眉毛或睫毛，多通过性接触传播。阴虱叮咬皮肤后引起剧烈瘙痒，出现红斑、丘疹，搔抓后出现抓痕、血痂或毛囊炎，可继发湿疹样改变。毛干部可见虱卵和（或）成虫（图2-12-5）。内裤上常可见到小污血点或阴虱的排泄物等形成的铁锈色垢物。

【诊断与鉴别诊断】　根据接触史、临床表现并查找到成虫或虫卵即可明确诊断。本病有时需与疥疮、湿疹、脂溢性皮炎、皮肤瘙痒症等相鉴别。

【预防和治疗】　注意个人卫生，不与虱病患者直接或间接接触，发现患者后及时治疗。

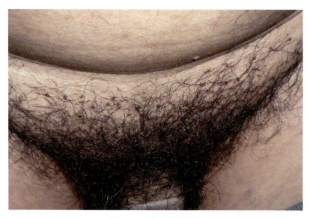

图 2-12-5 阴虱病

治疗原则为杀虫灭卵。头虱及阴虱患者最好将累及毛发剃除并焚烧,将患者使用过的梳子、枕巾、帽子、内衣等物煮沸消毒。体虱应将患者的衣物煮沸消毒。外用药物可采用 50% 百部酊、1% 升汞酊或 25% 苯甲酸苄脂乳膏等外用,每晚 1 次,连用 3 天。瘙痒剧烈者可口服 H1 受体拮抗剂,继发细菌感染者同时抗感染治疗。

第 6 节　蜂蜇伤、水母皮炎及蜈蚣螫伤

【病因及发病机制】　蜂属昆虫纲、膜翅目,其尾部的毒刺与体内的毒腺相通,毒腺分泌的毒液含多种化学物质,如组胺、透明质酸酶、缓激肽、蚁酸、神经毒素等,当蜂的毒刺刺入人体皮肤,将毒液注入皮肤后引起皮肤损伤及不同程度的全身症状。

水母即海蜇,为肠腔动物,约 200 种,能够引起水母皮炎的约 30 余种,在其吸口和肩板上含刺胞,刺胞为微小中空小管,其上有多数倒钩和棘刺,当水母遇到刺激或侵袭时,伸出刺胞刺入皮肤,刺胞中含多种化学物质和有毒酶类,其进入人体皮肤后引起水母皮炎,并可引起全身症状。

蜈蚣长约 6~7cm,躯干有 21 节,身侧有多对足,其前足具有附肢,亦被称为毒爪,其与体内毒腺相通,毒腺可分泌毒液,当附肢刺入人类皮肤后将毒液释放,从而引起皮肤损伤及全身症状。

【临床表现】

1. 蜂蜇伤（bee sting）　蜇伤后立即出现烧灼、刺痛或刺痒感,局部迅速出现红肿,中央可见一瘀点（毒刺刺入处）,亦可出现丘疹、水疱、风团等皮损,甚至出现组织坏死。严重者可出现全身症状如畏寒、高热、恶心、呕吐、休克、昏迷、呼吸麻痹,甚至死亡。

2. 水母皮炎（jellyfish dermatitis）　好发于夏秋季,多见于从事海产工作者,也可见于潜水和海边游泳者。被水母所蜇部位突然出现刺痛、烧灼或刺痒感,迅速出现红斑、水肿、丘疹等皮损,严重者可出现水疱、大疱、糜烂、渗出,甚至瘀点、瘀斑。自觉剧烈瘙痒和刺痛,病程 1~2 周。严重者可伴全身症状如畏寒、高热、恶心、呕吐、肺水肿、休克、昏迷、呼吸困难,甚至死亡。

3. 蜈蚣螫伤（centipede sting）　蜈蚣螫伤皮肤处可见两个瘀点,周围皮肤肿胀明显,严重者可出现组织坏死,引流淋巴管和淋巴结炎,自觉刺痛、烧灼或刺痒感。严重者可出现全身症状,甚至死亡。

【预防和治疗】　注意在相应的环境中做好个人防护。

蜂蜇伤后应立即拔出毒刺、吸出毒液,及时外涂 10% 氨水或 5%~10% 碳酸氢钠溶液,可于蜇伤部位的近心端及伤口周围皮下注射 1% 盐酸吐根碱水溶液 3mL,瘙痒明显者可口服 H1 受体拮抗剂。全身症状严重者应及时进行相应处理。

水母皮炎后可用饱和明矾水湿敷患处,20 分钟后外涂哈西奈德液,可迅速破坏刺胞毒素。全身症状明显者应及时给予 H1 受体拮抗剂及糖皮质激素等药物。

蜈蚣螫伤的局部处理类似蜂蜇伤,可口服季得胜蛇药片或上海蛇药。有全身症状者应及时进行相应处理。

第 7 节　丘疹性荨麻疹

丘疹性荨麻疹（papular urticaria）是一种好发于儿童和青少年、以风团样丘疹为表现的瘙痒性皮肤病,又名"急性单纯性痒疹"。

【病因及发病机制】病因尚未完全明了,多数病例的发病与昆虫叮咬相关,因此,有学者认为本病是昆虫叮咬后的一种变态反应。此外,本病还可能与胃肠道功能紊乱、肠道寄生虫、食物、遗传过敏性素质及内分泌等因素有关。

【临床表现】　多见于儿童和青少年,好发于春秋季节。基本损害为红色椭圆形风团样丘疹,圆形或椭圆形,绿豆到黄豆甚至蚕豆大小,中央可见水疱或大疱（图 2-12-6）。搔抓后可见抓痕或继发感染。皮损消退后可遗留淡褐色色素沉着。皮损好发于腰背部、臀部、四肢伸侧等处,常成批发生,数目多少不一,常群集,但少见融合。自觉剧烈瘙痒。1 周左右皮损开始消退,但易复发。

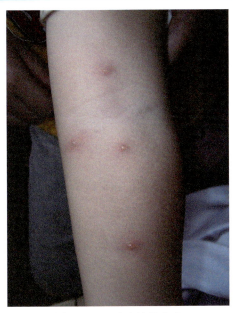

图 2-12-6　丘疹性荨麻疹

【诊断与鉴别诊断】　根据本病好发于儿童，皮损为红色椭圆形风团样丘疹，好发于躯干四肢伸侧，春秋季发病，无全身症状等特点，一般易于诊断。

本病有时需与水痘相鉴别。后者常有全身症状，皮损多累及黏膜部位，皮损为红斑基础上的丘疹、丘疱疹、水疱，具有向心性分布，患儿周围多有类似患者等特点。

【预防和治疗】　尽量避免昆虫叮咬、及时纠正胃肠道功能紊乱、避免进食鱼虾水产品等。

以外用药物治疗为主，可外用炉甘石洗剂或糖皮质激素霜剂或乳膏。瘙痒明显者可同时口服 H1 受体拮抗剂。如有继发感染，可同时进行抗感染治疗。

（陈晓红）

第 13 章　皮炎及湿疹

第 1 节　接触性皮炎

接触性皮炎（contact dermatitis）是由于单次或多次接触某种外源性物质后在皮肤、黏膜接触部位发生的急性或慢性炎症反应。

【病因及发病机制】

1. 病因　根据致病机制的不同可将病因分为原发刺激性接触物和变态反应性接触物（表 2-13-1、表 2-13-2）。

表 2-13-1　常见原发刺激性接触物

无机类

酸类：硫酸、硝酸、盐酸、氢氟酸、铬酸、磷酸、氯碘酸等

碱类：氢氧化钠、氢氧化钾、氢氧化钙、碳酸钠、氧化钙、硅酸钠、氨等

金属元素及其盐类：锑和锑盐、砷和砷盐、重铬酸盐、氯化锌、硫酸铜等

有机类

酸类：甲酸、醋酸、苯酚、水杨酸、乳酸等

碱类：乙醇胺类、甲基胺类、乙二胺类等

有机溶剂：石油和煤焦油类、松节油、二硫化碳、脂类、醇类、酮类溶剂等

表 2-13-2　常见变态反应性接触物及其可能来源

变态反应性接触物	可能来源
重铬酸盐、硫酸镍	皮革制品、服装珠宝、水泥
二氧化汞	工业污染物质、杀菌剂
巯基苯丙噻唑、二甲胍等	橡胶制品
对苯二胺	染发剂、皮毛和皮革制品、颜料
松脂精	颜料稀释剂、溶剂
甲醛	擦面纸
俾斯麦棕	纺织品、皮革制品、颜料
秘鲁香脂	化妆品、洗发水
环树脂	工业、指甲油
碱性菊棕	皮革制品、颜料
丙烯单体	义齿（假牙）、合成树脂
六氯酚	肥皂、去垢剂
除虫菊酯	杀虫剂

2. 发病机制　能引起接触性皮炎的物质很多，可分为原发性刺激物和接触性致敏物两大类，相应地可将发病机制分为原发性刺激反应和接触性致敏反应。有些物质在低浓度时可以为致敏物，在高浓度时则为刺激物或毒性物质。

（1）原发性刺激反应：接触物本身具有强烈刺激性（如接触强酸、强碱等化学物质）或毒性，任何人接触该物质均可发病；某些物质刺激性较小，但一定浓度接触一定时间也可致病。

本类接触性皮炎的共同特点是：①任何人接触后均可能发病；②无一定潜伏期；③皮损多限于直接接触部位，边缘清楚；④停止接触后皮损可消退。

（2）接触性致敏反应：为典型的迟发型（Ⅳ型）变态反应。接触物为致敏因子，本身并无刺激性或毒性，多数人接触后不发病，仅有少数人在接触后经过一定时间的潜伏期，在接触部位的皮肤、黏膜发生变态反应性炎症。这类物质通常为半抗原（hapten），当其与皮肤表皮细胞膜的载体蛋白以及表皮内抗原递呈细胞即朗格汉斯细胞表面的免疫反应性 HLA-DR 抗原结合后，即形成完全的抗原复合物。朗格汉斯细胞携带此完全抗原向表皮真皮交界处移动，并使 T 淋巴细胞致敏，后者移向局部淋巴结副皮质区转化为淋巴母细胞，进一步增殖和分化为记忆 T 淋巴细胞和效应 T 淋巴细胞，再经血流播及全身。上述从抗原形成并由朗格汉斯细胞递呈给 T 淋巴细胞，到 T 淋巴细胞增殖、分化以及向全身播散的整个过程，称为初次反应阶段（诱导期），大约需 4 天的时间完成。当致敏后的个体再次接触致敏因子，即进入二次反应阶段（激发期）。此时致敏因子仍需先形成完全抗原，再与已经特异致敏的 T 淋巴细胞作用，一般在 24 ～ 48h 内产生明显的炎症反应。本类接触性皮炎的共同特点是：①有一定潜伏期，首次接触后不发生反应，经过 1 ～ 2 周如再次接触同样致敏物才发病；②皮损一般局限于接触部位；③避免过敏物质的接触将不再发病，再次接触过敏物质则反复发作；④皮肤斑贴试验阳性。

【临床表现】　根据病程分为急性、亚急性和慢性。

1. 急性接触性皮炎　起病较急，皮损多局限于接触部位，少数可蔓延或累及周边部位。典型皮损为境界清楚的红斑（图 2-13-1），皮损形态与接触物有关（如内裤染料过敏者皮损可呈裤形分布；接触物为气体、粉尘则皮损弥漫性分布于身体暴露部位），其上有丘疹和丘疱疹，严重时红肿明显并出现水疱和大疱，后者疱壁紧张、内容清亮，破溃后呈糜烂面，偶可发生组织坏死。皮损处常有瘙痒或灼痛感，搔抓后可将致病物质带到远隔部位并产生类似皮损。

少数病情严重的患者可有全身反应。去除接触物后经积极处理，一般 1～2 周内可痊愈，遗留暂时性色素沉着；交叉过敏、多价过敏（前者是指具有相似化学结构的过敏原产生交叉或不完全交叉过敏反应；后者是指机体在高敏状态下，对多种结构不同的过敏原同时存在过敏反应）及治疗不当易导致反复发作、迁延不愈或转化为亚急性和慢性。

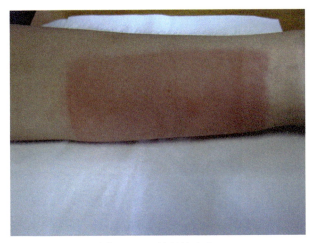

图 2-13-1　接触性皮炎

2. 亚急性和慢性接触性皮炎　如接触物的刺激性较弱或浓度较低，皮损开始可呈亚急性，表现为轻度红斑、丘疹，境界不清楚。长期反复接触可导致局部皮损慢性化，表现为皮损轻度增厚及苔藓样变。

3. 化妆品皮炎（cosmetic dermatitis）　凡是以涂抹、喷洒或其他类似方法，施于人体表面任何部位（皮肤、毛发、指甲、口唇等），以达到清洁、消除不良气味、护肤、美容和修饰目的的产品都可称为化妆品。化妆品皮炎是化妆品引起的皮肤损害，它在接触性皮炎中占有相当大的比重，属于迟发型Ⅳ型变态反应。广义的化妆品皮炎包括因使用化妆品引起的所有皮肤改变：如化妆品刺激性皮炎、化妆品变应性接触性皮炎、敏感性皮肤和化妆品不耐受、色素性化妆品皮炎、化妆品光敏感性皮炎、化妆品毛发改变以及化妆品甲改变；狭义的化妆品皮炎仅指化妆品变应性接触性皮炎和化妆品刺激性皮炎，通常所说的化妆品过敏指化妆品变应性接触性皮炎。其临床表现以面部和着妆部位皮肤红斑、水肿、水疱、丘疹、渗出、结痂、瘙痒、色素沉着等为特征（图 2-13-2）。长期反复接触后也可出现亚急性和慢性接触性皮炎的临床特征。

【组织病理】

1. 刺激性接触性皮炎　表皮海绵水肿，棘细胞广泛的气球样变，程度不等的表皮坏死，可有角化不良，真皮浅层血管周围淋巴细胞、组织细胞、中

性粒细胞浸润，而无嗜酸性粒细胞。

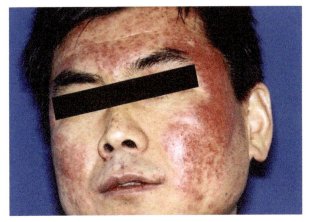

图 2-13-2　化妆品皮炎

2. 变态反应性接触性皮炎　①急性期：表皮厚度大致正常，表皮海绵水肿、水疱形成；真皮乳头水肿，偶可见血管外红细胞。②亚急性期：灶性角化不全，其中可见均一、红染的物质（浆液）及炎细胞，表皮棘层轻度增生，真皮乳头水肿及胶原纤维增粗、红染，浅层血管周围中等密度的混合性炎细胞浸润。③慢性期：角化不全及角化过度，在角化不全下方的颗粒层减少或消失，表皮呈银屑病样增生，棘层明显肥厚，真皮乳头可见与表皮垂直走行的粗厚红染胶原，浅层血管周围中等密度淋巴细胞、组织细胞浸润，间有噬黑素细胞及嗜酸性粒细胞。

【诊断与鉴别诊断】　主要根据发病前有接触史和典型临床表现进行诊断；去除病因后经适当处理皮损很快消退也提示本病。斑贴试验是诊断接触性皮炎的最简单可靠的方法。应注意鉴别原发刺激性接触性皮炎和变态反应性接触性皮炎。有时需与湿疹、脂溢性皮炎、神经性皮炎等进行鉴别。

【预防和治疗】　本病的治疗原则是寻找病因、迅速脱离接触物并积极对症处理。变态反应性接触性皮炎治愈后应尽量避免再次接触致敏原，以免复发。

1. 系统治疗　视病情轻重可内服抗组胺药；对于急性期患者可考虑短期应用糖皮质激素。

2. 外用药物治疗　可按急性、亚急性和慢性皮炎的治疗原则处理。急性期红肿明显外用炉甘石洗剂，渗出多时用 3% 硼酸溶液湿敷；亚急性期有少量渗出时外用糖皮质激素、糊剂或氧化锌油，无渗液时用糖皮质激素霜剂；有继发感染时加用抗菌药物（如莫匹罗星、夫西地酸）；慢性期一般选用糖皮质激素等具有抗炎作用的软膏，面部和褶皱部位皮肤的亚急性或慢性皮损可以钙调磷酸酶抑制剂如他克莫司软膏或吡美莫司乳膏替代糖皮质激素外用。

第2节　湿　疹

湿疹（eczema）是由多种内、外因素引起的真皮浅层及表皮炎症。病因复杂，一般认为与变态反应有关。临床上急性期皮损以丘疱疹为主，有渗出倾向；慢性期以苔藓样变为主，易反复发作。

【病因及发病机制】　真正的病因尚不很清楚，一般认为其发病机制是由内、外多种因素相互作用的结果，某些患者可能由迟发型变态反应介导。

1. 内部因素　慢性感染病灶（如慢性胆囊炎、扁桃体炎、肠寄生虫病）、内分泌及代谢改变（如月经紊乱、妊娠等）、血液循环障碍（如小腿静脉曲张等）、神经精神因素（如精神紧张、过度疲劳等）、遗传因素（如过敏素质，这与个体的易感性及耐受性有关）等。

2. 外部因素　本病的发生可由食物（如鱼、虾、牛羊肉等）、吸入物（如花粉、屋尘螨、微生物等）、生活环境（如日光、炎热、干燥）、动物皮毛、各种化学物质（如化妆品、肥皂、合成纤维等）所诱发或加重。

【临床表现】

1. 急性湿疹（acute eczema）　多见于面、耳、手、足、前臂、小腿外露部位，严重者可弥漫全身，常对称分布。皮损多形性，常表现为红斑基础上的针头至粟粒大小丘疹、丘疱疹，严重时可出现小水疱，常融合成片，境界不清楚，皮损周边丘疱疹逐渐稀疏，常因搔抓形成点状糜烂面，有明显浆液性渗出（图2-13-3），自觉瘙痒剧烈。搔抓、热水洗烫可加重皮损。如继发感染则形成脓疱、脓液、脓痂、淋巴结肿大，甚至出现发热等全身症状。如合并单纯疱疹病毒感染，可形成严重的疱疹性湿疹。

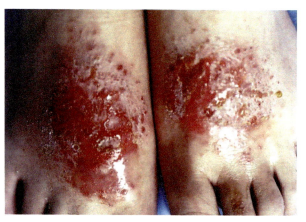

图2-13-3　急性湿疹

2. 亚急性湿疹（subacute eczema）　因急性湿疹炎症减轻或适当处理后时间较久发展而来。表现为红肿及渗出减轻，但仍可有丘疹及少量丘疱疹，皮损呈暗红色，可有少许鳞屑及轻度浸润（图2-13-4）。自觉仍有剧烈瘙痒。再次暴露于致敏原、新刺激或处理不当可导致急性发作；如经久不愈，则可发展为慢性湿疹。

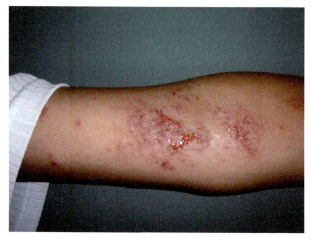

图2-13-4　亚急性湿疹

3. 慢性湿疹（chronic eczema）　由急性湿疹及亚急性湿疹迁延而来，也可由于刺激轻微、持续而一开始就表现为慢性化。多见于手、足、小腿、肘窝、股部、乳房、外阴、肛门等处，多对称发病。表现为患部皮肤浸润性暗红斑上有丘疹、抓痕及鳞屑，局部皮肤肥厚、表面粗糙，有不同程度的苔藓样变（图2-13-5），有色素沉着或色素减退；自觉有明显瘙痒，常呈阵发性。病情时轻时重，延续数月或更久。

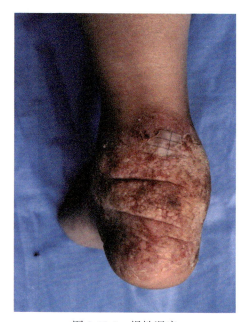

图2-13-5　慢性湿疹

4. 几种特殊类型的湿疹

（1）手部湿疹（hand eczema）：由于手部接触外界各种刺激的机会较多，故湿疹发病率高，但一般很难确定确切病因。多数起病缓慢，表现为手背、手掌、手指等处的干燥、暗红斑、鳞屑，局部浸润肥厚，边缘较清楚，冬季常形成裂隙（图2-13-6），常对称发生。除特应性体质外，某些患者发病还可能与职业、情绪等因素有关。

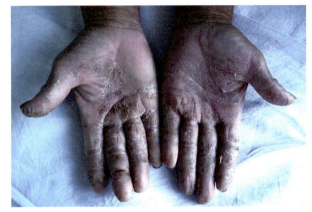

图 2-13-6　手部湿疹

（2）乳房湿疹（breast eczema）：多见于哺乳期女性。表现为乳头、乳晕、乳房暗红斑，其上有丘疹和丘疱疹，边界不清楚，可伴糜烂、渗出和裂隙；可单侧或对称发病；瘙痒明显，发生裂隙时可出现疼痛。仅发生于乳头部位者称为乳头湿疹。

（3）外阴、阴囊和肛门湿疹：局部瘙痒剧烈，常因过度搔抓、热水烫洗而局部呈红肿、渗出、糜烂，长期反复发作可慢性化，表现为局部皮肤苔藓样变（图2-13-7）。

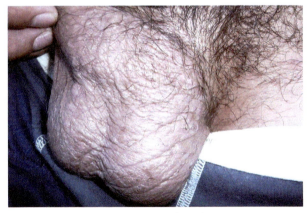

图 2-13-7　阴囊湿疹

（4）钱币状湿疹（nummular eczema）：好发于四肢。皮损为密集小丘疹和丘疱疹融合成的圆形或类圆形的钱币状斑片，境界清楚，直径1～3cm大小（图2-13-8）；急性期潮红、渗出明显，慢性期皮损肥厚、色素增加，表面覆有干燥鳞屑；自觉瘙痒剧烈。

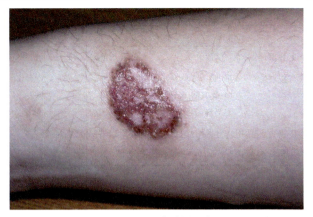

图 2-13-8　钱币状湿疹

【组织病理】　急性湿疹表现为表皮内海绵水肿，真皮浅层毛细血管扩张，血管周围有淋巴细胞浸润，少数为嗜中性和嗜酸性粒细胞；慢性湿疹表现为角化过度与角化不全，棘层肥厚明显，真皮浅层毛细血管壁增厚，胶原纤维变粗。

【诊断与鉴别诊断】　根据急性期多形性、对称性皮损、有渗出倾向、瘙痒剧烈等特点，慢性期苔藓样变皮损等特征，本病一般不难诊断。急性湿疹应与急性接触性皮炎进行鉴别（表2-13-3），慢性湿疹应与慢性单纯性苔藓进行鉴别（表2-13-4），手足湿疹应与手足癣进行鉴别（表2-13-5）。

表 2-13-3　急性湿疹与接触性皮炎的鉴别

	急性湿疹	急性接触性皮炎
病因	复杂，多属内因，不易查清	多属外因，有接触史，可查清
好发部位	任何部位	主要在接触部位
皮损特点	多形性，对称，多无大疱及坏死，炎症较轻	单一形态，可有大疱及坏死，炎症较重
皮损境界	不清楚	清楚
自觉表现	瘙痒，一般不痛	瘙痒、灼热或疼痛
病程	较长，易复发	较短，去除病因后迅速自愈，不接触不复发
斑贴试验	常阴性	对过敏物呈阳性

表 2-13-4　慢性湿疹与慢性单纯性苔藓的鉴别

	慢性湿疹	慢性单纯性苔藓
病史	由急性湿疹发展而来，有反复发作的亚急性史，急性期先有皮损后有痒感	多先有痒感，搔抓后出现皮损
病因	各种内外因素	神经精神因素为主
好发部位	任何部位	颈项、肘膝关节伸侧、腰骶部
皮损特点	圆锥状，米粒大灰褐色丘疹，融合成片，浸润肥厚，有色素沉着	多角形扁平丘疹，密集成片，呈苔藓样变，边缘见扁平发亮丘疹
演变	可急性发作，有渗出倾向	慢性，干燥

表 2-13-5　手足部湿疹与手足癣的鉴别

	手足湿疹	手足癣
好发部位	手、足背	掌跖及指趾间
皮损性质	多形性，易渗出，境界不清，分布多对称	深在性水疱，无红晕，领圈状脱屑，境界清楚，常单发，干燥，皲裂
甲损害	甲病变少见	常伴甲增厚、污秽、脱落
真菌检查	阴性	阳性

【预防和治疗】　应注意避免各种可疑致病因素，发病期间应避免食用辛辣食物及饮酒，避免过度洗烫。

1. 系统治疗　目的在于抗炎、止痒。可用抗组胺药、镇静安定剂等，一般不宜使用糖皮质激素；急性期可用钙剂、维生素 C、硫代硫酸钠等静脉注射或普鲁卡因静脉封闭；有继发感染者加用抗生素。

2. 局部治疗　应充分遵循外用药物的使用原则。急性期无渗液或渗出不多者可用氧化锌油，渗出多者可用 3% 硼酸溶液等湿敷，渗出减少后用糖皮质激素霜剂，可和油剂交替使用；亚急性期可选用糖皮质激素乳剂、糊剂，为防止和控制继发性感染，可加用抗生素；慢性期可选用软膏、硬膏、涂膜剂；顽固性局限性皮损可用糖皮质激素行皮损内注射。

第 3 节　特应性皮炎

特应性皮炎（atopic dermatitis，AD），原称"异位性皮炎"、"遗传过敏性皮炎"，是一种与遗传过敏素质有关的特发性皮肤炎症性疾病。"特应性"或"异位性"（atopy）本身的含意是：①常有容易患哮喘、过敏性鼻炎、湿疹的家族性倾向；②对异种蛋白过敏；③血清中 IgE 水平升高；④外周血嗜酸粒细胞增多。本病表现为瘙痒、多形性皮损并有渗出倾向，常伴发哮喘、过敏性鼻炎。

【病因及发病机制】　病因尚不完全清楚，可能与下列因素有关：

1. 遗传学说　本病发病率近 30 年来有增加趋势，患病率约为 0.1% ～ 0.5%，家族聚集现象明显。根据流行病学调查，儿童发病与其父母过敏素质明显相关，母亲一方有特应性皮炎者，其子女出生后3 个月内发病率可达 25% 以上，2 岁内发病率可达50% 以上；如果父母双方均有特应性疾病史，其子女特应性皮炎发病率可高达 79%。双生子研究也支持特应性皮炎的遗传学说，有研究显示同卵双生子与异卵双生子，如果一方患特应性皮炎，另一方患病的概率分别为 77% 和 15%。最新研究表明丝聚蛋白（filaggrin）基因突变导致的皮肤屏障受损是特应性皮炎的重要易感因素。

2. 免疫异常学说　其实验室依据有：约 80% 患者血清 IgE 水平增高。患者外周血中单核细胞可产生大量前列腺素 E2（PGE2），后者又可直接刺激 B 淋巴细胞产生 IgE。患者 Th2 细胞在皮损中显著增高，其产生的 IL-4 和 IL-5 也可导致 IgE 增高和嗜酸粒细胞的增多；皮肤朗格汉斯细胞数量异常，后者可激活 Th2 细胞并刺激其增殖。高亲和力 IgE 受体发生突变，这种突变的遗传来自母方，其突变结果导致子女出现特应性体质，该受体存在于肥大细胞、单核细胞和朗格汉斯细胞表面，对于调节 IgE 介导的变态反应方面非常重要。

3. 环境因素　外界环境中的变应原如屋尘螨、花粉等可诱发特应性皮炎，某些患者用变应原进行皮试可出现皮肤湿疹样改变。

总之，特应性皮炎的病因与发病机制目前还不很清楚，一般认为可能是遗传因素与环境因素相互作用并通过免疫途径介导产生的结果。

【临床表现】　本病临床表现多种多样，可表现为急性和慢性反复发作。本病在不同年龄阶段有不同临床表现，通常可分为婴儿期、儿童期、青年成人期：

1. 婴儿期　约 60% 患者于 1 岁以内发病，以出生 2 个月以后为多。初发皮损为面颊部的瘙痒性红斑，继而在红斑基础上出现针头大小的丘疹、丘疱疹，密集成片，皮损呈多形性，界限不清，搔抓、摩擦后很快形成糜烂、渗出和结痂等（图 2-13-9）；皮损可迅速扩展至其他部位，如头皮、额、颈、腕、四肢屈侧等。病情时重时轻，某些食品或环境等因素可使病情加剧，可出现继发感染。一般在 2 岁以内逐渐好转、痊愈，部分患者病情迁延并发展为儿童期特应性皮炎。

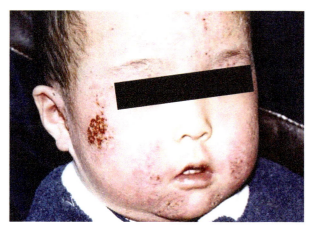

图 2-13-9　特应性皮炎 - 婴儿期

2. 儿童期　多在婴儿期特应性皮炎缓解 1 ～ 2 年后发生并逐渐加重，少数自婴儿期延续发生。皮损累及四肢伸侧或屈侧，常限于肘窝、腘窝等处（图 2-13-10），其次为眼睑、颜面部。皮损暗红色，渗出较婴儿期为轻，常伴抓痕等继发皮损，久之形成苔藓样变。此期瘙痒仍很剧烈，形成"瘙痒 - 搔抓 - 瘙痒"的恶性循环。

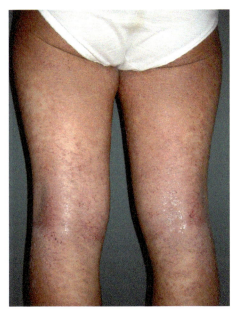

图 2-13-10　特应性皮炎－儿童期

3. 青年成人期　指 12 岁以后青少年期及成人阶段的特应性皮炎，可以从儿童期发展而来或直接发生。好发于肘窝、腘窝、四肢、躯干。皮损常表现为局限性苔藓样变，有时可呈急性、亚急性湿疹样改变，部分患者皮损表现为泛发性干燥丘疹；瘙痒剧烈，搔抓出现血痂、鳞屑及色素沉着等继发皮损。

【组织病理】　与前述湿疹、接触性皮炎组织病理学改变大致相同，以慢性皮炎的病理改变为主；部分患者可见毛囊外根鞘上部海绵形成；真皮浸润主要是淋巴细胞，但也有相当数量的组织细胞，肥大细胞增多，但很少见到嗜酸性粒细胞。

【诊断与鉴别诊断】　婴儿期和儿童期皮损多见于面部和肘窝、腘窝等处，呈红斑、丘疹、丘疱疹、渗出、糜烂等多形性皮损；青年成人期皮损常表现为肢体屈侧或伸侧的苔藓样变，且呈慢性复发性经过，结合患者本人及其家族中有遗传过敏史（哮喘、过敏性鼻炎、特应性皮炎）、嗜酸粒细胞增高和血清 IgE 升高等特点应考虑本病的可能。

目前国际上常用的特应性皮炎诊断标准为 Williams 于 1994 年制定的标准（表 2-13-6）。

表 2-13-6　Williams 特应性皮炎诊断标准

持续 12 个月的皮肤瘙痒状态加上以下标准中的 3 项或更多：

1. 2 岁以前发病
2. 身体屈侧皮肤受累（包括肘窝、腘窝、踝前或颈周，10 岁以下儿童包括颊部）
3. 有全身皮肤干燥史
4. 个人史中有其他过敏性疾病或一级亲属中有过敏性疾病史
5. 有可见的身体屈侧湿疹样皮损

本病需要与湿疹、慢性单纯性苔藓、婴儿脂溢性皮炎等进行鉴别。

1. 湿疹　常无家族史，无一定好发部位，皮肤白色划痕试验阳性少见。

2. 慢性单纯性苔藓　皮损为苔藓样变和多角形扁平丘疹，无个人和家族遗传过敏史，无特殊的皮损发生和发展规律，无血清和皮肤点刺试验的异常发现。

3. 婴儿脂溢性皮炎　常发生在出生后不久的婴儿，皮损局限于头皮、耳后、眉间及鼻唇沟处。以灰黄色或棕黄色油腻性鳞屑为特征的皮损，轻微瘙痒，无遗传过敏性家族史。

【预防和治疗】　注意发现可能加重病情的环境因素（如搔抓、刺激性食物等）并尽量避免。适当减少洗澡及使用肥皂的次数，以免过多去除皮脂膜，同时外用保湿剂。

1. 局部治疗　原则与湿疹相同（参见湿疹）。糖皮质激素是控制病情、缓解症状的主要药物，应根据年龄和皮损状况适当选用，同时应注意长期使用可能引起的不良反应。近年来外用免疫调节剂（如他克莫司和吡美莫司软膏）治疗本病取得较好疗效。

2. 系统治疗　口服抗组胺药可不同程度地缓解瘙痒，减少搔抓；继发细菌感染时需加用抗生素；除非皮损明显渗出，否则一般不提倡使用抗生素预防感染。

第 4 节　自身敏感性皮炎

自身敏感性皮炎（autosensitization dermatitis）是患者对自身内部或皮肤组织产生的某种物质过敏，导致局限性炎症灶广泛扩展或于远隔皮损部位皮肤出现类似表现的过程。

【病因及发病机制】　本病的病因尚不十分清楚。通常发病前皮肤某处存在湿疹样皮损，由于处理不当（过度搔抓、外用药物刺激等）或继发化脓性感染而使原有皮损恶化，出现红肿、糜烂及较多的渗液，加上创面不清洁、痂和鳞屑堆积，以致组织分解产物、细菌产物及外用药物等被机体作为抗原吸收，引发免疫反应。

【临床表现】 多数患者于处理不当或继发感染后，出现原有的局限性湿疹样病变加重，随后在病变附近或远隔部位皮肤（以四肢为主，下肢为甚，其次为躯干及面部）发生多数散在或群集的小丘疹、丘疱疹、水疱及脓疱等，1～2周内可泛发全身，皮损可互相融合，多对称分布，瘙痒剧烈，有时可有灼热感。患者可伴发浅表淋巴结肿大，重者有全身不适及发热。原发病灶好转后，继发性皮损经数周也可逐渐消退，若再有类似刺激仍可发生同样反应。

感染性湿疹样皮炎（infectious eczematoid dermatitis）属于自身敏感性皮炎的特殊类型。常见于有较多分泌物的溃疡、窦道、慢性化脓性中耳炎及腹腔造瘘开口周围皮肤，发病与分泌物及其中的细菌毒素的刺激有关。初发时皮肤潮红，继而出现丘疹、水疱、糜烂，亦可累及远隔部位，瘙痒剧烈。局部淋巴结可有肿大及压痛。

【组织病理】 海绵水肿致表皮内水疱形成，真皮乳头水肿，亚急性和慢性期见表皮不规则银屑病样增生，真皮浅层血管周围淋巴细胞浸润，可见嗜酸性粒细胞。

【诊断与鉴别诊断】 根据发病前皮肤上常存在渗出性原发病灶，处理不当或继发感染后很快于远隔部位发生类似表现，临床应考虑本病。如有溃疡、窦道、慢性化脓性中耳炎等病史者应考虑感染性湿疹样皮炎。

【预防和治疗】 首先应注意正确处理原发病灶，可外用生理盐水或3%硼酸溶液等持续湿敷，以避免局部刺激；原发病灶发生明显感染应做细菌培养，并根据药敏结果选用有效抗生素；瘙痒明显者可内服抗组胺药，病情严重者可考虑使用糖皮质激素。

第5节 尿布皮炎

尿布皮炎（diaper dermatitis）是婴儿臀部受尿液、粪便以及不洁潮湿尿布刺激、摩擦后引起皮肤红斑，重者可出现皮肤糜烂及表皮剥脱。

【病因及发病机制】 尿布皮炎是婴儿时期常见的皮肤病，婴儿的皮肤薄嫩，当排尿和排便之后如不及时更换尿布，或尿布清洗不干净或者在尿布外加用橡皮、橡胶或塑料布，就容易使婴儿的臀部长时间处于湿热状态中，大小便中被称之为"能腐的寄生菌"能将湿尿布上尿中的尿素分解产生"氨"，氨能对皮肤产生刺激反应，从而引起尿布覆盖区皮肤的炎症。另外，尿布上的染料、洗涤剂和肥皂等可能的刺激性或变应性致敏因素，潮湿粗糙的尿布和橡胶、塑料制品直接接触皮肤产生机械性摩擦，加之这些物品不透气，增加了局部皮炎的发生。

【临床表现】 尿布皮炎多发生在婴儿皮肤和尿布相接触的肛门周围、臀部、会阴部、阴囊、下腹部和大腿内侧，初发时先出现局部皮肤红斑，继而在与尿布接触面积相等的皮肤范围内出现红色丘疹、小水疱及糜烂渗液现象，如继发细菌感染常出现脓疱和溃烂，患病日久者皮肤红斑区还有干燥、脱屑、粗糙现象，患儿常哭闹不安。尿布皮炎继发白念珠菌感染时往往很长时间难以痊愈，常在皮肤红斑的基础上出现米粒大小有白色细小鳞屑的丘疹，鳞屑镜检可发现真菌菌丝。

【诊断与鉴别诊断】 根据临床表现及特点，尿布皮炎的诊断不难。需与股癣及湿疹鉴别。

【预防和治疗】 首先应注意勤换洗尿布，特别是在大小便后要清洗局部并保持皮肤干燥，经常扑粉，保持阴部、臀部清洁、干燥，少用肥皂以免加重刺激。应使用吸湿性强的细软旧布，不可使用没有吸水性的材料，如的确良、尼龙布等作尿布。局部可外用氧化锌油等。如有糜烂，可用3%硼酸溶液湿敷，待糜烂处干燥后再用扑粉。有继发细菌感染者酌情外用抗生素软膏如莫匹罗星等。有真菌感染者外用抗真菌制剂。

第6节 口周皮炎

口周皮炎（perioral dermatitis）为发生于口周的慢性皮炎。

【病因及发病机制】 发病可能与缺乏维生素、长期局部外用含氟的糖皮质激素及含氟牙膏以及胃肠道幽门螺杆菌感染有关。

【临床表现】 口周皮炎为皮肤科常见病，多为女性患者，以发生在口周唇红缘5～7mm外的红斑、丘疹、小脓疱及鳞屑性红斑为主要表现，侵犯部位主要是"口罩区"，即口周、颏部及鼻侧，口唇周围有一狭窄皮肤带不受侵犯（图2-13-11）。丘疹的直径大多为1～2mm，表面光滑，可融合成串或成片，严重者可伴有小脓疱、脱屑和毛细血管扩张，部分患者可伴有瘙痒感。病程呈周期性发作，日光、饮酒、进热食、寒冷刺激后皮损及症状加重。

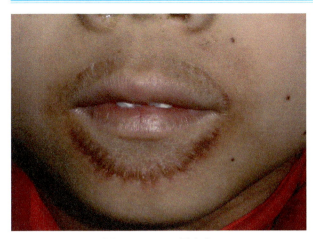

图 2-13-11 口周皮炎

【诊断与鉴别诊断】 根据好发于青中年女性，有长期外用含氟糖皮质激素等诱因；环绕口唇周围红斑，伴小丘疹、脓疱或脱屑；皮损多在停用糖皮质激素后出现或加重，再次外用糖皮质激素后很快缓解；皮损与口唇间有一圈正常皮肤；自觉瘙痒、灼热等特点诊断。临床上需与痤疮、脂溢性皮炎等相鉴别。

【治疗】 可外用润肤霜如硅霜、维生素 E 霜，对于已外用糖皮质激素的患者，应逐渐减少并最终停用糖皮质激素，可予外用钙调磷酸酶抑制剂。

（高继鑫 王 刚）

第 14 章 荨 麻 疹

荨麻疹（urticaria）是由于皮肤、黏膜小血管反应性扩张及渗透性增加而产生的一种暂时性局限性水肿反应。主要表现为伴瘙痒、刺痛的红色或白色风团或血管性水肿，部分严重患者可伴发腹痛、呕吐、胸闷、呼吸困难或血压下降等系统表现。

【分类】 根据发病模式，结合临床表现的特点，荨麻疹分类如下（表 2-14-1）。血管性水肿是一种特殊的荨麻疹。

表 2-14-1 荨麻疹的分类及定义

类型		亚型	定义
自发性		急性自发性荨麻疹	自发性风团和（或）血管性水肿发作＜6周
		慢性自发性荨麻疹	自发性风团和（或）血管性水肿发作≥6周
诱导性	物理性	人工荨麻疹（皮肤划痕症）	机械性刺激后1～5min内局部形成条状风团
		冷接触性荨麻疹	遇到冷的物体、风、液体、空气等在接触部位形成风团
		热接触性荨麻疹	皮肤局部受热后形成风团
		延迟压力性荨麻疹	垂直受压后30min～24h局部形成红斑样深在性水肿，可持续数天
		日光性荨麻疹	暴露于紫外线或可见光后形成风团
		振动性荨麻疹	皮肤被振动刺激后数分钟出现局部红斑和水肿
	非物理性	胆碱能性荨麻疹	皮肤受热刺激、运动、进食辛辣食物、情绪激动时诱发的直径2～3mm的风团，周边有红晕
		水源性荨麻疹	接触水后诱发风团
		接触性荨麻疹	皮肤接触一定物质后诱发红斑或风团
		食物依赖运动诱发的过敏反应	运动后数分钟进食，某些特定食物可诱发风团

【病因及发病机制】

1. 病因 引起荨麻疹的原因复杂多变，其中药物、食物和感染是急性荨麻疹中较为常见的原因。但大部分患者无法找到明确原因，尤其是慢性荨麻疹。

（1）药物：很多药物易引起机体变态反应导致本病，而青霉素及相关抗生素是最常见的诱发因素。

部分患者对青霉素敏感性非常高，饮用含有青霉素的牛奶也可以引起荨麻疹。除了青霉素外，还有血清制剂、各种疫苗、痢特灵、磺胺等，也有些药物为组胺释放剂，如阿司匹林、吗啡、可待因、奎宁、肼苯达嗪等。

（2）食物及食品添加剂：食物是急性荨麻疹的常见原因，但却不是慢性荨麻疹的主要致病原因。引起本病的常见食物有动物性蛋白（鱼虾、牛羊肉、贝类、奶酪等）和植物（坚果、花生、草莓、大蒜、洋葱、香料等）。食品添加剂也是导致荨麻疹的重要因素。天然食品添加剂包括酵母、水杨酸盐、柠檬酸、鱼白蛋白等。合成添加剂有偶氮染料、苯甲酸衍生物等。

（3）感染：各种感染因素均可引起本病。

1）细菌：体内的局限性感染病灶均可能是急性或慢性荨麻疹的原因。如儿童的急性上呼吸道链球菌感染可引起荨麻疹。

2）病毒：慢性系统性感染如乙型、丙型肝炎病毒可能导致荨麻疹。柯萨奇病毒和EB病毒也可以是直接的触发因素。

3）寄生虫：多种寄生虫感染如蛔虫、钩虫、类圆线虫、丝虫、棘球绦虫、血吸虫、毛线虫、弓蛔虫、华支睾吸虫等可以导致荨麻疹。

（4）精神刺激及内分泌改变：严重的精神紧张可以诱发荨麻疹或加重荨麻疹。精神紧张是胆碱能性荨麻疹显著的触发因素。月经来潮、绝经、妊娠等也可引起本病。

（5）物理因素：冷、热、日光、摩擦、压力等物理刺激均可引发相关的物理性荨麻疹。

（6）吸入物：花粉、尘螨、羽毛、甲醛、大豆碎屑、棉籽、动物皮屑、化妆品、气雾剂、杀虫剂、香蒿（做牙粉、香水用）、真菌可诱发荨麻疹，且这些患者常伴呼吸道症状。

（7）动物及植物因素：如蚊虫叮咬、荨麻刺激等。

（8）系统性疾病：自身免疫性疾病如红斑狼疮、风湿热、类风湿关节炎等、代谢障碍性疾病如高脂血症、糖尿病等、恶性肿瘤如淋巴瘤、白血病等都可成为荨麻疹尤其是慢性荨麻疹的原因。

（9）遗传因素：与遗传有关的荨麻疹有遗传性家族性荨麻疹综合征、家族性寒冷性荨麻疹、迟发性家族性局限性热荨麻疹等。

2. 发病机制 主要有免疫性和非免疫性机制。

（1）免疫性机制：多数为Ⅰ型变态反应，少数为Ⅱ型或Ⅲ型变态反应。

Ⅰ型变态反应：见于青霉素等所致的急性荨麻疹。有致敏和效应两个阶段，具有速发相和迟发相反应过程。速发相反应是靶细胞（肥大细胞、嗜碱性粒细胞）脱颗粒和释放一系列化学介质，主要是组胺，其次是激肽。这些介质引起血管通透性增加、毛细血管扩张、平滑肌收缩和腺体分泌增加等，从而产生皮肤、黏膜、消化道和呼吸道等一系列症状。上述反应在接触抗原后几分钟内即可发生，持续30～60min。迟发相反应是靶细胞（肥大细胞、嗜碱性粒细胞、嗜中性粒细胞、嗜酸性粒细胞、巨噬细胞）在致敏原刺激后合成、释放多种炎症介质及酶类，主要炎症介质有白三烯、前列腺素、血小板活化因子等，引起变态反应性炎症（allergic inflammation，AI）。易发生AI的组织主要有皮肤、支气管黏膜、鼻黏膜和胃肠道黏膜等。一般在抗原刺激后2～8h内发生，持续1～2日或更长时间。

Ⅱ型变态反应：如输血反应。当这些患者接受输血后，产生IgA抗体。再次输血后即形成免疫复合物，激活补体，产生过敏毒素（anaphylatoxin）及各种炎症介质，引起红细胞破碎及过敏性休克和荨麻疹。

Ⅲ型变态反应：见于血清病和荨麻疹性血管炎。

（2）非免疫性机制：主要由物理因素（如冷、热、日光、振动、运动等）、某些分子（来自食物、药物、动物毒素）、补体、神经递质等通过肥大细胞等膜表面受体和配体间的直接作用导致细胞活化脱颗粒释放组胺、激肽等炎症介质。

【临床表现】 荨麻疹是最常见的皮肤疾患之一。据估计约15%～25%的人一生中患过荨麻疹，其中约40%单独发生荨麻疹，10%单独发生血管性水肿，而50%的患者则同时有荨麻疹和血管性水肿。

1. 急性荨麻疹（急性自发性荨麻疹） 以食物、药物和感染为常见病因。起病较急，常先有皮肤瘙痒，很快出现风团，部分患者可仅表现为水肿性红斑。风团大小不等，形状不定，可呈圆形、椭圆形或不规则形。皮损变化过程中可呈环形。由于真皮乳头水肿可使表皮毛囊口向下凹陷，使皮肤凹凸不平，呈橘皮样（图2-14-1）。风团此起彼伏，成批发生，持续数分钟至数小时，但一般不超过24小时，最后风团变为红斑而渐消失，不留痕迹。皮损局限或泛发，以泛发者更为常见。好发于非暴露部位。自觉瘙痒较剧烈，可影响睡眠，偶见病人不痒。有时合并血管性水肿。偶尔风团表面形成大疱，即大疱性荨麻疹，水疱蚕豆大或指甲大，疱壁紧张，内容清澈。损伤重时还可出现血疱，即出血性荨麻疹。

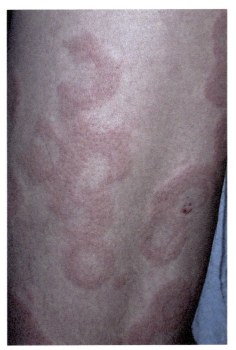

图2-14-1 急性荨麻疹

病情重者可伴有心慌、烦躁、恶心、呕吐，甚至血压降低等过敏性休克样症状。胃肠黏膜水肿可出现腹痛，剧烈时颇似急腹症，亦可发生腹泻，出现里急后重及黏液稀便。气管、喉黏膜水肿时，出现呼吸困难，甚至窒息。严重感染所致者可伴有高热、寒战、脉速等全身中毒症状。病程在数日至6周内。

2. 慢性荨麻疹（慢性自发性荨麻疹） 其病因复杂，大多数患者不能找到病因。全身症状一般较轻，风团时多时少，反复发生，常达数月或数年之久。有的患者皮损发作有一定时间性，如晨起或临睡前加重，有的则无一定规律。症状持续时间超过6周以上。

3. 物理诱导性荨麻疹

（1）皮肤划痕症（dermatographism）：亦称人工荨麻疹（factitious urticaria）。用钝器划过皮肤后，沿划痕发生条状风团（图1-6-1），伴不同程度瘙痒，不久即消退。有些病人常诉在紧束的裤腰带等部位易发。可单独发生或与其它类型荨麻疹伴发。

（2）冷接触性荨麻疹（cold urticaria）：可分为两种，一种为家族性，为常染色体显性遗传，较罕见，自婴儿期开始发病，常持续终生。在受冷后0.5至4小时发生，皮疹为不痒的风团，或为灼痛性红斑、丘疹。另一种为获得性，较常见。接触冷风、冷水或冷物后，暴露或接触部位产生风团或斑状水肿。重者可有手麻、唇麻、胸闷、心悸、腹痛、腹泻、晕厥，甚至休克等。有时进食冷饮可引起口腔和喉头水肿。冰块试验阳性。寒冷性荨麻疹可为某些疾病的症状之一，如冷球蛋白血症、阵发性冷性血红蛋白尿症、冷纤维蛋白原血症、冷溶血症等。

(3) 热接触性荨麻疹（heat urticaria）：分先天性和获得性两种。先天性热接触性荨麻疹又称延迟性家族性热性荨麻疹，这类患者属常染色体显性遗传，幼年发病。43℃温水接触刺激后 1～2 小时在接触部位出现风团，4～6 小时达到高峰，一般持续 12～14 小时。获得性热接触性荨麻疹又称局限性热性荨麻疹，这类患者以装有 43℃温水的试管放在皮肤上，约数分钟就在接触部位出现风团和红斑，伴刺痛感，持续 1 小时左右而自行消退。

(4) 延迟压力性荨麻疹（delayed pressure urticaria）：皮肤受压后约 4～6 小时，受压处深部出现弥漫性水肿，伴有灼痛和瘙痒，持续 8～12 小时消退，少数可持续达 72 小时。常发生于行走后的足底部和受压迫后的臀部皮肤。

(5) 日光性荨麻疹（solar urticaria）：较少见，由中波及长波紫外线或可见光引起。以波长 300nm 左右的紫外线最敏感。常在皮肤暴露于日光数分钟后，局部迅速出现瘙痒、红斑和风团，部分患者甚至可以在日光透过玻璃照射后发病。严重时有全身反应如畏寒、乏力、晕厥、痉挛性腹痛等。

(6) 振动性荨麻疹（vibrative urticaria）：比较少见，皮肤在被振动刺激如受机械振动后几分钟内就会出现局部血管性水肿样损害，持续 30 分钟左右。有获得性或原发性之分。

4. 非物理诱导性荨麻疹

(1) 胆碱能性荨麻疹（cholinergic urticaria）：是体温增高所致的一种常见病，多见于青年，由于运动、受热、情绪紧张、进食热饮或乙醇饮料使躯体深部温度上升，促使乙酰胆碱作用于肥大细胞而产生。风团在受刺激后数分钟即出现，皮损大小较为一致，为直径 2～3mm 的小风团，周围有红晕。常散发于躯干上部和上肢，互不融合，可于半小时至 1 小时内消退，自觉剧痒。有时仅有剧痒而无皮疹。偶伴发乙酰胆碱引起的全身反应，如流涎、头痛、脉缓、瞳孔缩小及痉挛性腹痛、腹泻及哮鸣音。头晕严重者可致晕厥。病程一般经数年后可渐趋好转。以 1：5000 乙酰胆碱作皮试或划痕试验，可在受试处出现风团，周围出现卫星状小风团。

(2) 水源性荨麻疹（aquagenic urticaria）：在皮肤接触水的部位，即刻或数分钟后出现风团，与水温无关。皮损好发于躯干上半部分，伴瘙痒，持续时间在 1 小时之内。

(3) 接触性荨麻疹（contact urticaria）：是由于皮肤接触某些物质后在接触部位发生的局限性水肿性红斑或风团样反应，部分患者可伴有全身反应。热接触性荨麻疹和水源性荨麻疹是接触性荨麻疹的特

殊种类。其机制有免疫性和非免疫性两种。

(4) 食物依赖运动诱发的过敏反应（food-dependent exercise-induced anaphylaxis）：运动后数分钟内进食，诱发风团，常伴有轻重不等的系统过敏症状，多与某些常见食物致敏原有关。与胆碱能性荨麻疹不同，后者是由于被动性体温升高所引起。

5. 特殊类型的荨麻疹

血管性水肿（angioedema）：是一种发生于皮下组织较疏松部位或黏膜的局限性水肿，分获得性及遗传性两种，后者罕见。皮损好发于眼睑、口唇、外生殖器、手、足等处。多为单发，偶发于两处以上。损害为突然发生的局限性肿胀，累及皮下组织，边界不清，肤色正常或淡红，表面光亮，触之有弹性感（图 2-14-2）。持续 1～3 日可渐行消退，亦可在同一部位反复发作。发生于喉黏膜者，可引起呼吸困难，甚至导致窒息死亡。

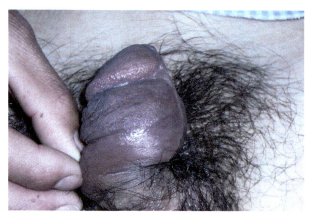

图 2-14-2　血管性水肿

【实验室检查】　寻找自发性荨麻疹的可能病因需做一些必要的相关检查。

1. 常规检查　细菌感染所致荨麻疹往往外周血白细胞升高或伴有中性粒细胞升高；寄生虫感染者或药物引起者往往外周血嗜酸性粒细胞升高；尿常规、大便常规、血沉、肝功能、肝炎病毒检查、X线和胃镜检查有时可提供诊断线索。

2. 免疫学检查　对慢性荨麻疹的病因诊断有必要。冷球蛋白、冷纤维蛋白原等检测对冷荨麻疹诊断有帮助；血清 IgE 升高提示为 I 型变态反应所致；血清补体降低及循环免疫复合物阳性多见于Ⅲ型变态反应所致的荨麻疹性血管炎。

3. 特殊检查　划痕试验、皮内试验可检查常见的吸入和食入变应原。

【诊断】　根据皮疹为瘙痒性风团，发生及消退迅速，消退后不留痕迹等特点，再结合各型荨麻疹的临床特征容易诊断本病。但确定病因较为困难，应详细询问病史，做认真细致的体格检查，全面综

合分析病情来寻找病因。

【治疗】　去除病因，避免诱因，抗过敏及对症处理为基本治疗原则。

1. 系统治疗

（1）急性荨麻疹：一般可选用氯苯那敏、赛庚啶、酮替芬等第一代抗组胺药；一些对抗组胺药嗜睡作用较敏感者、驾驶员、高空作业人员、工作及学习要求高度集中精力者选第二代抗组胺药，如盐酸西替利嗪、左西替利嗪、依巴斯汀、氯雷他定、地氯雷他定、咪唑斯汀等。临床上常将第一代和第二代抗组胺药联合使用。维生素 C 及钙剂可降低血管通透性，与抗组胺药有协同作用。伴腹痛者可给予解痉药物，如普鲁本辛、654-2、阿托品等。对脓毒血症或败血症引起者，应立即使用抗生素控制感染，并处理感染病灶。病情严重、伴有休克或喉头水肿及呼吸困难者，应立即皮下注射 0.1% 肾上腺素 0.5mL，迅速吸氧，肌内注射盐酸异丙嗪 25mg，并以氢化可的松 0.2g ～ 0.3g 或地塞米松 10mg、维生素 C 2g ～ 3g 加入 500mL 5% ～ 10% 葡萄糖溶液中静脉滴注。15min 后根据病情需要可重复皮下注射 0.1% 肾上腺素 0.5mL。有心血管疾病者，肾上腺素需慎用。支气管痉挛者可缓慢静脉滴注氨茶碱 0.2g（加入 5% ～ 10% 葡萄糖液中）。喉头水肿，一般不主张气管切开，理由是喉头水肿对肾上腺素反应甚快，且气管切开不能解决伴发的支气管痉挛。

（2）慢性荨麻疹：约半数的慢性荨麻疹患者可在 2 年内自然痊愈，应积极寻找病因，治疗以抗组胺药物为主，不宜使用糖皮质激素。可一种或两种抗组胺药联合使用。给药时间一般应根据风团发生的时间予以调整，例如晨起较多，则临睡前应给予稍大剂量，若临睡时多，则晚饭后给以稍大剂量，或可白天给予第二代抗组胺药，晚上给予第一代抗组胺药。风团控制后，可持续再服药月余，并逐渐减量。较长时间用药时可多种抗组胺药交替使用。

对顽固性荨麻疹单独使用 H1 受体拮抗药疗效不佳者，可合并用 H2 受体拮抗剂如雷尼替丁等。

（3）诱导性荨麻疹：常选用兼有抗 5- 羟色胺、抗乙酰胆碱作用的药物，如羟嗪、去氯羟嗪对物理性荨麻疹有较好效果；咪唑斯汀、赛庚啶对寒冷性荨麻疹效果较为突出；胆碱能性荨麻疹可选 654-2；日光性荨麻疹可适当应用羟氯喹；压力性荨麻疹用抗组胺药无效，可应用糖皮质激素。

2. 局部治疗　夏季可选用止痒液、炉甘石洗剂、锌氧洗剂等，冬季则选有止痒作用的乳剂，如苯海拉明霜、樟脑霜、泼尼松霜等。

（曹育春　段　铱）

第 15 章　药　　疹

药物通过口服、注射、吸入、栓剂、灌肠、外用等途径进入人体后，造成的非治疗反应，称为药物不良反应（adverse drug reaction，ADR）。明确诊断药物不良反应，可以预测将来服用药物的危险并有利于预防或特异性治疗，或改变剂量方案，或停用药物。药物不良反应根据记忆性分为六种类型：剂量相关型（A 型，增强型）、非剂量相关型（B 型，奇怪型）、剂量和时间相关型（C 型，慢性型）、时间相关型（D 型，迟发型）、撤药型（E 型，停止使用型）和治疗失败型（F 型，失败型）。其中 A 型和 B 型为主要类型。药疹（drug eruption）是药物不良反应的皮肤黏膜表现。

【病因及发病机制】

1. 病因　导致药物过敏反应发生的危险因素包括：药物因素、治疗方案和患者因素等。

（1）药物因素：许多药物被应用于日常的临床治疗，但只有相当小的一部分药物导致药疹。一般认为分子量大于 1000 道尔顿的物质才能成为抗原，而大多数药物是半抗原（hapten），必须与载体蛋白结合才具有免疫原性。临床上常引起药疹的药物有：抗生素类如青霉素类、头孢菌素类、磺胺类等；非甾体抗炎药或解热镇痛类如阿司匹林、对乙酰氨基酚等；抗癫痫药如苯巴比妥、卡马西平、苯妥英钠、拉莫三嗪等；异种血清制品及疫苗如破伤风抗毒素、狂犬病疫苗等；中药；生物制剂；其他如阿巴卡韦、别嘌呤醇等。

（2）治疗方案：药物剂量和用药途径影响药物反应发生的频率。间歇性或重复性用药比不间断用药更易致敏。胃肠外途径致敏性最强。通过皮肤外用给药也是重要的致敏途径。

（3）患者因素：女性比男性药物反应发生率更高，雌激素可能起作用。儿童比成人药物反应发生率低。某些种族和遗传背景更易发生特定类型的药物反应，可能由于遗传多态性改变了药物代谢或免疫反应。如高加索人种、HLA-B*5701 等位基因是阿巴卡韦严重药物反应的危险因素，汉族、HLA-B*1502 与卡马西平严重药物反应相关，汉族、HLA-B*5801 与别嘌呤醇严重药物反应相关。此外，药物反应的发生还与某些合并疾病如 HIV 感染等相关。

2. 发病机制　药物通过以下几个机制引起药物不良反应：①半抗原理论：有些药物本身有免疫反应性如 β 内酰胺类。②前半抗原（prohapten）理论：某些药物如磺胺甲基异恶唑，需要转化成有免疫反应性的中间代谢物。③危险理论：药物相关的细胞毒作用可增强免疫反应。④药物相互作用（pharmacological interaction，P-I）理论：某些药物尽管没有免疫反应性，但是通过与免疫受体如 T 细胞受体非共价结合可以具有免疫原性。

（1）A 型药物不良反应：包括药物中毒效应如药物过量、药物的正常药理学作用在敏感患者中被放大、与其他药物和/或基础疾病的相互作用、代谢或排泄受损以及与药物预期的药理作用不直接相关的效应等。此型可以预测。

（2）B 型药物不良反应：约占所有药物不良反应的 10% ～ 15%。仅发生于有易患因素的个体。此型主要包括酶学改变、细胞因子或介质失衡、非特异性肥大细胞脱颗粒和特异性免疫反应（真正的药物过敏）。绝大多数真正的药物过敏反应由 IgE（Ⅰ 型）或 T 细胞（Ⅳ 型）介导。IgE 介导的过敏反应常表现为荨麻疹、血管性水肿，重者可有胃肠道、呼吸道、心血管系统及神经系统症状等严重过敏反应以及过敏性休克甚至死亡。IgG 介导的细胞毒药物反应（Ⅱ 型）表现为粒细胞减少、溶血性贫血、血小板减少等。免疫复合物沉积型药物反应（Ⅲ 型）表现为血清病、药物诱发性狼疮、血管炎等。T 细胞介导的迟发型过敏反应（Ⅳ 型）表现为接触性皮炎、发疹型药疹伴嗜酸性粒细胞增多、大疱性药疹、急性泛发性发疹性脓疱病等。

【临床表现】

1. 发疹型药疹（exanthematous drug eruption）　是药疹中最常见的类型。常由 β 内酰胺类、磺胺类、喹诺酮类等引起。皮疹一般在开始治疗后 2 周内发生，有时甚至在停止治疗后数天内发生。皮疹表现为红斑，进一步发展成斑丘疹，进行性融合。皮疹形态可呈麻疹样、风疹样、猩红热样或斑丘疹样（图 2-15-1），与病毒或细菌性发疹相似。皮疹通常由颈部、躯干和上肢发起，然后向下蔓延，呈对称性分布，最终泛发全身。有时可在皱褶部位发生。手掌、足跖和黏膜通常不受累。面部可不受累。通常有中重度瘙痒。少数可伴发热。一般停药后 2 周内皮疹可消退。致敏患者再次服用该药物，皮疹通常在 1 ～ 3 天内再次发生。需要注意的是，一些病例可发展为更严重类型的药物反应如伴嗜酸性粒细胞增多和系统症状的药疹（DRESS）。这种情况下，尤其需警惕引起重型药疹的药物如芳香族抗惊厥药或磺胺类等。

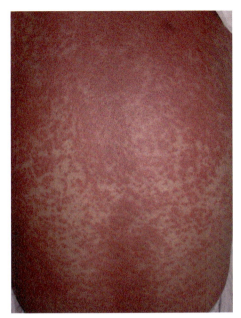

图 2-15-1　发疹型药疹

2. 固定型药疹（fixed drug eruption）　常见。常由磺胺类、解热镇痛类等引起。皮疹几乎可发生于全身任何部位，口唇及外生殖器等皮肤黏膜交界处好发。典型表现为单个或数个圆形或类圆形红斑，境界清楚，重者红斑上可有水疱、大疱（图 2-15-2）。自觉瘙痒或灼痛。停药后 1 周左右红斑可消退，留有长期色素沉着，不易消退。再次服用致敏药物时，在陈旧皮损色素沉着处出现扩大的红斑，颜色常较第一次皮疹加深，并可出现新疹，重者皮疹可多发，甚至泛发全身。

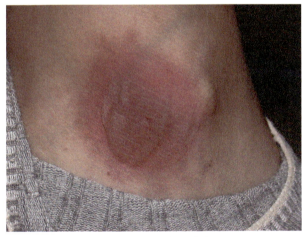

图 2-15-2　固定型药疹

3. 荨麻疹及血管性水肿型药疹　常由 β 内酰胺类、磺胺类、非甾体抗炎药（尤其是阿司匹林）、血管紧张素转换酶抑制剂等引起。荨麻疹一般在用药 24 小时内发生。血管紧张素转换酶抑制剂引起的血管性水肿可在用药后数月甚至更久后发生。皮疹表现为泛发的瘙痒性风团（图 2-15-3），可有触痛、刺痛，单个风团持续时间可超过 24 小时。血管性水肿可单独发生，也可与荨麻疹伴发，一般在 48～72 小时消退。若发生喉头水肿，可引起呼吸困难，甚至窒息。严重者可表现为严重过敏反应、过敏性休克。部分患者可伴血清病样症状如发热、关节痛、浅表淋巴结肿大、蛋白尿等。少部分病例病程迁延转为慢性荨麻疹。

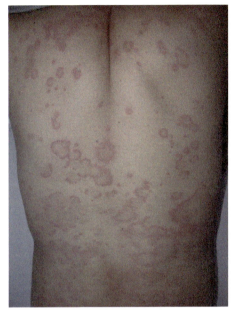

图 2-15-3　荨麻疹型药疹

4. 光敏性药疹　常由磺胺类、喹诺酮类、四环素类、灰黄霉素、噻嗪类利尿药、非甾体类抗炎药等引起。分两种类型：光毒性反应和光变应性反应。光毒反应性药疹，任何人均可发生，发生于接触药物后数小时至数天，与药物剂量、紫外线照射剂量都相关，在曝光部位发生境界清楚的瘙痒性红斑，重者可发生水疱、大疱，停药后消退较快，可伴有色素沉着。光变应性反应性药疹，仅少数人发生，有一定潜伏期，发生于接触药物数周至数月，表现为主要在曝光部位发生荨麻疹、湿疹样或苔藓样皮炎，伴瘙痒。两种反应引起的光敏都可能在药物停用后持续数月甚至数年。

5. 湿疹型药疹　常因外用青霉素类、磺胺类等可引起局部接触性皮炎，再次内服该类药物或结构类似药物时，在原皮疹部位可再发生湿疹样皮疹，并可泛发全身。

6. 紫癜型药疹　可由多种药物引起。紫癜样皮疹可单独发生，也可与其他类型药疹伴发。可能由 II 型或 III 型变态反应引起。好发于双下肢，尤其是双小腿。典型表现为紫红色斑，稍隆起，压不退色，可伴发风团、水疱或血疱。重者可有肌肉痛、关节痛，甚至累及肾脏。

7. 痤疮样药疹　多见于长期服用糖皮质激素、雄激素、碘剂、溴剂、细胞因子、生物制剂的患者。表现为丘疹、脓疱，粉刺少见。多于服药 1～2 个月以后发生，病程较长。

8. 大疱性药疹　包括 Stevens-Johnson 综合征（Stevens-Johnson syndrome，SJS）和中毒性表皮坏死松解症（toxic epidermal necrolysis，TEN），常由磺胺类、别嘌呤醇、卡马西平、苯妥英钠、苯巴比妥、非甾体抗炎药等引起。SJS 在过去的教科书中也叫重症多形红斑型药疹。其表皮剥脱面积小于体表面积的 10%（图 2-15-4），而 TEN 的表皮剥脱面积大于体表面积的 30%（图 2-15-5）。潜伏期数天至两个月。典型皮疹表现为水肿性红斑，圆形或类圆形，中央可有水疱，继而迅速发生松弛性大疱，尼氏征阳性，表皮极易擦破，露出大面积红色糜烂面，似烫伤样。眼、口腔、鼻、呼吸道、消化道、生殖器黏膜均可受累，出现糜烂、渗出。皮损有明显疼痛。可伴高热、寒战、恶心、呕吐、腹泻等全身中毒症状。内脏常受累表现为黄疸、肝肾功能异常、蛋白尿、水电解质紊乱、

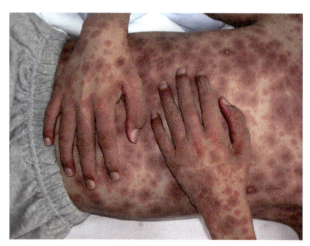

图 2-15-4　SJS（Stevens-Johnson 综合征）

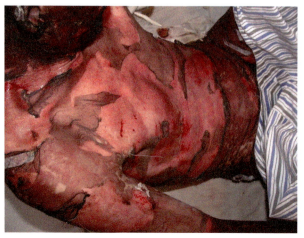

图 2-15-5　TEN（中毒性表皮坏死松解症）

低蛋白血症等。大疱性药疹死亡率高，SJS 约为 5%，TEN 约 20%～30%。重者可因继发感染、多脏器衰竭、弥散性血管内凝血等死亡。

9. 伴嗜酸性粒细胞增多和系统症状的药疹（drug reaction with eosinophilia and systemic symptoms，DRESS）　又称药物超敏反应综合征（drug-induced hypersensitivity syndrome，DIHS），属严重药物不良反应。常由芳香族抗癫痫药、磺胺类药物、别嘌呤醇等引起。可能与人疱疹病毒 -6（HHV-6）等病毒再激活产生的免疫应答有关。潜伏期较长，一般发生于用药后 2～6 周。临床表现主要以发热、皮疹、淋巴结肿大、血液学异常及多脏器受累为特征。发热一般为间歇性，可高达 40℃。皮疹开始表现为斑丘疹，一般首先出现于面、躯干上部及上肢，逐渐发展至下肢，继续发展可融合成片，重者可发展为红皮病或剥脱性皮炎（图 2-15-6）。黏膜损伤少见。血液学异常表现为嗜酸性粒细胞增多和异形淋巴细胞等。常伴有肝脏、肾脏以及心血管等多脏器损害，其中以肝脏损害最为常见。病程较长，死亡率约为 10%。严重者可出现暴发性肝坏死、肝衰竭、肾衰竭等，甚至导致死亡。

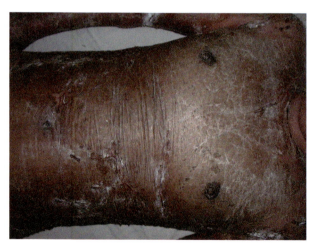

图 2-15-6　剥脱性皮炎型药疹

10. 急性泛发性发疹性脓疱病（acute generalized exanthematous pustulosis，AGEP）　常由以下药物引起：原始霉素、氨苄青霉素、喹诺酮类、羟氯喹、磺胺类、特比奈芬、地尔硫䓬、酮康唑、氟康唑等。潜伏期在 48 小时以内，抗生素类引起的 AGEP 潜伏期平均 24 小时。细小病毒、肺炎衣原体、巨细胞病毒等可能参与发病。典型表现为红斑基础上多发性非毛囊性无菌性小脓疱，起病突然，常伴发热，外周血白细胞和中性粒细胞升高。病程有自限性，约 2 周左右消退。

【实验室检查】

（1）血常规：白细胞可增多或减少。DRESS/

DIHS 常伴嗜酸性粒细胞增多。

（2）可有肝肾功能异常、血尿、蛋白尿等，特别是 TEN 和 DRESS 患者。

（3）致敏药物的检测

1）体内试验：其阳性率低，需在过敏反应消退 30 天后才能进行，只能作为回顾性诊断。皮内实验有危险性。斑贴实验对固定性药疹有较重要的意义。

2）体外试验：①放射变应原吸附试验：是用同位素标记 IgE 抗体，测定患者血中特异性 IgE 抗体的定量法；②组胺游离试验：为Ⅰ型变态反应中抗原抗体反应在试管内的检查法；③嗜碱性粒细胞脱颗粒试验：只能用于Ⅰ型变态反应的检查。此外，还有淋巴细胞转化试验、巨噬细胞游走抑制试验、药物诱导淋巴细胞刺激试验等。

【诊断与鉴别诊断】

药疹的诊断主要根据病史及临床表现，主要依据如下：

（1）发病前有明确的用药史。

（2）有一定的潜伏期。

（3）皮疹多泛发，对称分布，色泽鲜红。

（4）瘙痒明显。

（5）一般停用致敏药物后可消退，再用该药或结构类似药物后可再发。

（6）糖皮质激素及抗组胺药物有效。

药疹需与下列疾病鉴别：发疹性药疹应与病毒感染或细菌感染性发疹如麻疹、风疹、猩红热等相鉴别，通常药疹伴瘙痒，在停用可疑药物后，皮疹会较快好转或消退，而传染病则各有一定的病程。SJS/TEN 需与葡萄球菌性烫伤样皮肤综合征鉴别。伴有剥脱性皮炎表现的 DRESS/DIHS 需与红皮病型银屑病、蕈样肉芽肿、Sézary 综合征等其他原因的剥脱性皮炎鉴别。AGEP 需与脓疱型银屑病和角质层下脓疱病等相鉴别。

【治疗】　原则是首先停用一切可疑致敏药物，抗过敏治疗，防治并发症。

1. 轻型药疹　多有自限性。一般可给予抗组胺药、维生素 C 及钙剂等。较重者可加用糖皮质激素如泼尼松 20 ～ 40mg/d，待皮疹明显消退后逐渐减量至停药。局部应根据皮疹类型选用洗剂、霜剂或溶液。

2. 重症药疹　应及早治疗，以降低死亡率。

（1）尽早足量使用糖皮质激素：口服泼尼松 1 ～ 2mg/（kg·d），或静脉滴注相当剂量的甲泼尼龙、氢化可的松、地塞米松。待皮疹及发热控制、实验室指标好转后，逐渐减量。病情重者可加大剂量，必要时可用甲泼尼龙每天 250 ～ 500mg 连续 3 天冲击疗法，冲击量后使用泼尼松 1 ～ 2mg/（kg·d），根据病情逐渐减量。SJS、TEN、DRESS/

DIHS 主张用静脉内注射免疫球蛋白（intravenous immunoglobulin，IVIG）与糖皮质激素合用。如糖皮质激素有禁忌证可单独应用 IVIG。

（2）防治继发感染：采取严格的消毒隔离措施和无菌操作。如合并感染，可选用敏感抗生素，避免交叉过敏及多价过敏。

（3）支持疗法：补充热量，维持水电解质平衡，注意有无低钾的情况，在补液的同时应注意胶体的补充，纠正低蛋白血症，积极治疗内脏器官损害。

（4）局部治疗及护理：调节室温、通风、保暖、定期消毒。用无菌生理盐水清洁创面，用促进愈合的无菌敷料保护创面，尤其是着床部位。眼部要用无菌生理盐水定期冲洗。白天应用糖皮质激素眼药水，晚间用眼膏，以防眼球结膜黏连；眼球裸露、闭眼困难者可用油纱覆盖以防角膜损伤。口腔用 2% 碳酸氢钠溶液漱口。病程长者要定期翻身，防止褥疮形成。

3. 过敏性休克　过敏性休克是药物反应中最严重的一种，注射青霉素引起者最为多见。特点是发作快，多在用药后立即或 30min 内发生。可先出现皮肤潮红、风团、血管性水肿等，伴瘙痒；随后出现气促、呼吸困难、面色苍白、呕吐、肢冷、脉弱、血压下降等，甚至窒息、呼吸心跳停止。治疗的关键在于早诊断，立即停用致敏药物，立即抢救。具体措施如下：

（1）使患者平卧。

（2）立即皮下或肌内注射 0.1% 肾上腺素 0.3 ～ 0.5mL，同时肌注地塞米松 5 ～ 10mg。肾上腺素 15min 后视病情可重复注射。

（3）保持呼吸道通畅：若支气管痉挛严重，可静脉注射氨茶碱 0.25 ～ 0.5g。如有喉头水肿应行气管切开。

（4）补充血容量及血管活性药物，纠正低血压。收缩压低于 10.67kPa（80mmHg）时，在输液的基础上给予多巴胺静脉滴注。

（5）纠正酸中毒及对症处理。

【预防】　药疹多为医源性疾病，虽不可完全避免，但可以通过以下措施降低其发生率：

（1）杜绝滥用药物。

（2）用药前应仔细询问患者是否有药物过敏史，切勿再用该药及与该药结构类似的药物。

（3）应用青霉素类、头孢菌素类、普鲁卡因、血清制品之前，必须按规定方法作皮内试验。作皮试前应备好急救药物。

（4）用药期间及用药后一段时间密切留置观察，做到早发现，及时抢救。

（肖　汀）

第 16 章　神经精神功能障碍性皮肤病

第 1 节　慢性单纯性苔藓

慢性单纯性苔藓（lichen simplex chronicus）又名神经性皮炎（neurodermatitis），是一种常见的慢性炎症性皮肤神经功能障碍性皮肤病，以皮肤阵发性剧烈瘙痒及皮肤苔藓样变为特征。

【病因及发病机制】　一般认为与神经系统功能障碍、大脑皮质兴奋和抑制功能失调有关。患者可能伴有头晕、失眠、烦躁易怒、焦虑不安等神经衰弱的症状，且与病情相关。如神经衰弱的症状得到改善，慢性单纯性苔藓的症状也有可能好转。精神因素或局部受刺激均可为本病诱因，而搔抓、摩擦又是诱发本病导致苔藓样变的重要环节，形成"瘙痒－搔抓－瘙痒"的恶性循环。本病与过敏无关。

【临床表现】　本病多见于成年人，儿童少见。临床依其受累范围不同，分为局限性和播散性慢性单纯性苔藓。

局限性慢性单纯性苔藓：多见于中青年，皮损好发于颈后及两侧、眼睑、肘伸侧、腘窝、股内侧、尾骶、会阴、阴囊及踝等处。初发时先有阵发性瘙痒，由于搔抓或摩擦等机械性刺激，皮肤出现成群粟粒至米粒大小的肤色、淡红色或淡褐色圆形或多角形扁平丘疹，质地较坚实而带有光泽。病程久者丘疹密集融合，形成皮嵴隆起、皮纹加深、皮肤干燥、浸润变厚的典型苔藓样变的损害（图 2-16-1），其大小不一，圆形、类圆形或不规则形，境界较清楚。自觉阵发性剧烈瘙痒，以夜间为重，常因局部刺激、精神烦躁、酗酒、吸烟而加重。皮损及其周围常见抓痕及血痂。

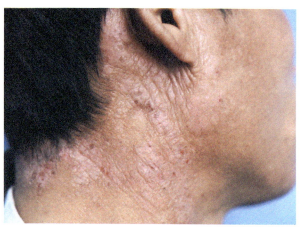

图 2-16-1　慢性单纯性苔藓

播散性慢性单纯性苔藓：多见于成人及老年人，皮损好发于头部、四肢、肩、脊、腰部等处。皮肤损害的基本改变与局限性慢性单纯性苔藓相似，但分布广泛而弥散，甚至散发全身多处。既有疏散性分布的肤色、淡褐色扁平丘疹，也有大小不等的苔藓样斑块。本病呈慢性病程，常迁延难愈，易于复发。可因剧痒抓伤表皮而导致湿疹样变或继发感染导致形成毛囊炎、疖及淋巴结炎等。也有因治疗或处理不当引起接触性皮炎者。

【组织病理】　表皮显著角化过度，可有灶状角化不全，棘层肥厚，表皮嵴延长，可伴轻度海绵形成，真皮内毛细血管增生，管壁增厚，血管周围有淋巴细胞浸润，真皮乳头纤维化是其特点。

【诊断与鉴别诊断】　根据典型临床表现如苔藓样变、阵发性剧烈瘙痒、好发部位、慢性病程、反复发作等特点进行诊断。临床应与下列疾病鉴别。

1. 慢性湿疹　斑块状皮损，表面干燥脱屑，无光泽感，无皮纹加深，可能有糜烂渗出史。

2. 扁平苔藓　皮损多为暗红、紫红或正常肤色多角形扁平丘疹，同时可累及黏膜及指（趾）甲，可见 Wickham 纹。多数患者瘙痒症状不明显。组织病理变化有特异性。

3. 原发性皮肤淀粉样变　好发于小腿伸侧及背上部，皮疹为粟粒或米粒大小，正常肤色或黄褐色半球状丘疹，顶端角化粗糙，成群或密集分布，有的呈念珠状排列，可有蜡样光泽，组织病理变化有诊断意义。

4. 特应性皮炎　为遗传过敏性疾病，患者及其家族中常有过敏性鼻炎、哮喘等病史。可有婴儿湿疹史，成人皮损好发于肘、膝关节屈侧且常伴有皮肤干燥。实验室检查，血清中 IgE 及血中嗜酸粒细胞常增高。

5. 瘙痒症　仅有瘙痒而无苔藓样变皮损，长期搔抓后可继发皮肤肥厚、苔藓样变。

【防治】　由于本病的发生和发展与神经、精神因素及某些外部刺激有关，因而首先宜指导患者解除精神紧张，避免过度劳累，忌食烟酒、辛辣刺激性食物及浓茶、咖啡等。避免用搔抓、摩擦及热水洗烫等方法来止痒，阻断"瘙痒－搔抓－瘙痒"的恶性循环。

1. 系统治疗　主要为具镇静、安眠作用的抗组胺药物，也可用钙剂、维生素 C、谷维素、维生素 B 等。

如影响睡眠可于睡前加用镇静催眠类药物，严重者可给予普鲁卡因静脉封闭，皮损泛发者口服环孢素或雷公藤多苷片。

2. 外用药物治疗 常用效价较高或渗透性较好的糖皮质激素霜剂或软膏。对病情顽固的患者可行糖皮质激素软膏封包疗法或硬膏局部外贴。辣椒碱、他克莫司软膏、吡美莫司乳膏或多塞平霜有较好的止痒效果。止痒剂和保湿剂可缓解瘙痒或与干燥有关的瘙痒，同时也可防止受累部位进一步受到搔抓等刺激。

3. 其他 可采用糖皮质激素皮损内局部注射、液氮冷冻、同位素局部敷贴或浅层 X 线照射、PUVA、NB-UVB 照射、火针治疗。播散性神经性皮炎可进行矿泉浴、中药治疗。如有继发感染时，应选用抗生素，待感染症状消退后再行上述处理。

第2节 瘙 痒 症

瘙痒症（pruritus）为仅有皮肤瘙痒而无明显的原发性损害。临床上分全身性和局限性两种类型。

【病因及发病机制】 皮肤瘙痒主要有下面 3 个方面的原因：①神经精神因素：各种神经功能失调，如情绪紧张、精神创伤、焦虑和忧郁等均可导致皮肤瘙痒发作与加重。②皮肤干燥：尤其在冬季皮脂腺、汗腺分泌减少，特别是老年患者皮肤更容易干燥引起干燥性瘙痒。③内脏疾病：如甲状腺功能亢进或甲状腺功能减退、糖尿病、老年人性激素水平下降等；原发性胆汁性肝硬化、胆道梗阻；尿毒症；霍奇金淋巴瘤、蕈样肉芽肿、慢性白血病及真性红细胞增多症；妊娠后期瘙痒；干燥综合征、皮肌炎等均可引起全身性皮肤瘙痒。

局限性瘙痒症除以上因素外，还与局部因素有关。肛门瘙痒症多与蛲虫、外痔、肛裂及粪便残迹刺激有关；女阴瘙痒症多与白带增多、阴道滴虫病、阴道真菌病、淋病、阴虱等有关；阴囊瘙痒症常与局部多汗、摩擦以及股癣有关。

【临床表现】 瘙痒为本病特征性表现，还可有烧灼、蚁行感等。全身性瘙痒症可开始即为全身性，或病初局限于身体的某一处，继而延及全身。瘙痒常为阵发性，尤以睡前、精神紧张、气候变化、饮酒或进食辛辣刺激性食物之后易于发生。轻者由于搔抓出现抓痕、血痂，但无原发性皮疹。重者奇痒难忍，不断搔抓，日久局部出现色素沉着，皮肤浸润变厚或湿疹样变，并可继发感染如毛囊炎、疖病、淋巴管炎及淋巴结炎等。老年人由于皮脂腺功能减退，皮脂分泌减少，皮肤老化、干燥或过度烫洗等，易产生皮肤瘙痒，又称老年瘙痒症。

局限性瘙痒症多局限于身体某些部位，一般以肛门、女阴及阴囊等部位最为多见。①肛门瘙痒症：一般局限于肛门黏膜及其周围皮肤，重者可累及会阴，瘙痒为阵发性，由于长期刺激或搔抓，致使局部黏膜及皮肤浸润、肥厚，苔藓样变或湿疹样变。②女阴瘙痒症：主要见于大阴唇外侧，也可波及小阴唇、阴阜、阴蒂周围等处，瘙痒为阵发性，夜间为重，病程迁延，因长期反复不愈，局部常浸润变厚。③阴囊瘙痒症：除阴囊外，偶可累及阴茎、会阴等处。多为阵发性瘙痒，由于经常搔抓、揉擦可致局部水肿、渗液、糜烂、结痂，日久色素沉着、皮肤浸润变厚或苔藓样变。

【诊断与鉴别诊断】 只有瘙痒症状无原发性皮疹，容易诊断。一旦出现继发性皮疹，则需根据病史明确其初发病时仅有瘙痒而无皮疹，方能确诊。常可酌情做全面的体格检查和实验室检查来寻找致病因素，以去除病因。本病需与荨麻疹、虱病、疥疮、慢性湿疹和慢性单纯性苔藓等鉴别。

【治疗】 仔细查找可能的病因，并排除系统性疾病并采取相应治疗措施。避免各种对皮肤的不良刺激如搔抓、热水洗烫及不良生活习惯。

1. 局部治疗 原则为保湿、滋润、止痒。根据病情选择如复方薄荷酚/酯、维生素 E 霜、糖皮质激素软膏或霜剂以及含止痒成分的霜剂。对皮肤干燥病人应首选润肤剂。

2. 系统治疗 以安神镇静类为主，可应用各种抗组胺药物睡前服用。全身性或重症患者可静脉注射硫代硫酸钠或钙剂或普鲁卡因静脉封闭。老年顽固性瘙痒症可用性激素治疗。

3. 其他 物理治疗（如紫外线照射）、中药治疗，皮肤干燥者可配合熏蒸，此外淀粉浴、矿泉浴也能起到一定的治疗作用。

第3节 痒 疹

痒疹（prurigo）是一组伴有剧烈瘙痒的急性或慢性炎症性皮肤病的总称。

【病因及发病机制】 可能与昆虫叮咬引起的变态反应有关；可能与神经精神因素密切相关。

【临床表现】 主要损害为好发于四肢伸侧的风团样丘疹、结节和继发性皮疹，奇痒难忍。

1. 小儿痒疹 又称 Hebra 痒疹或早发性痒疹。多在儿童期发病，常发生于丘疹性荨麻疹或荨麻疹之后，初为风团及风团样丘疹，此类皮疹逐渐消退后出现正常皮色或淡红色孤立结节性丘疹或小结节损害，粟粒至绿豆大小，质较硬。瘙痒剧烈，由于搔抓可以出现抓痕、血痂或湿疹样改变。四肢伸侧为常见部位，但背部、头面部等亦可发生。皮疹消退后留有黄褐色色素沉着。可反复发作，少数病人一直延续至成年。腋窝与腹股沟淋巴结可肿大。

2. 成人痒疹　多见于中年男女，好发于躯干和四肢伸侧，也可累及头皮、面部、臀部。早期风团样红肿消失很快，继以较坚实丘疹为主，间有丘疱疹及结痂，常因反复发疹和剧烈瘙痒，搔抓，皮肤增厚粗糙，出现苔藓样变、色素沉着（图 2-16-2）。

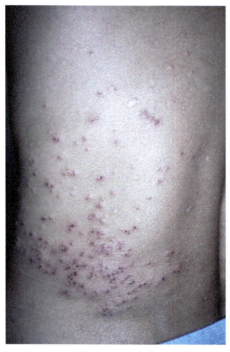

图 2-16-2　痒疹

【组织病理】　表皮角化过度和角化不全，棘层肥厚，偶有海绵形成，真皮上部组织水肿，血管周围淋巴细胞浸润。

【诊断与鉴别诊断】　根据皮疹特点、好发部位及剧烈瘙痒诊断，但需与下列疾病进行鉴别。

1. 丘疹性荨麻疹　多发于春秋季节，皮疹为纺锤形风团样丘疹或丘疱疹，病程短，无淋巴结肿大。

2. 疱疹样皮炎　皮疹以水疱或大疱为主的多形性损害，对称发生，多数病人有谷胶肠病，组织病理有特异性改变。

3. 疥疮　有接触传染史，皮疹多在指间、腕部、腋下、腹股沟、会阴部等皮肤相对柔嫩部位。男性可于阴囊出现疥疮结节。水疱处可查见疥虫。

【预防和治疗】　尽量寻找病因，予以根治。防止虫咬，清除感染病灶，改善营养及卫生状态。

1. 系统治疗　可应用抗组胺药物、硫代硫酸钠、维生素 C 及钙剂；症状严重、皮疹广泛的可考虑给予糖皮质激素短期治疗或普鲁卡因静脉封闭以缓解症状；对有神经精神因素的患者可适当应用镇静催眠类药物。

2. 局部治疗　外搽各种糖皮质激素霜剂或乳膏及各种止痒剂。

第 4 节　结节性痒疹

结节性痒疹（prurigo nodularis）又称疣状固定性荨麻疹或结节性苔藓。为疣状结节性损害，分布于四肢，以小腿伸侧为多。常见于成年。

【病因】　大部分患者与神经精神功能紊乱相关，也可见于蚊虫、臭虫或其他虫类叮咬之后发病，胃肠机能紊乱及内分泌障碍也可能有一定关系。

【临床表现】　皮损初为淡红色丘疹，迅速变为半球形结节，豌豆到黄豆大小，顶端角化明显，呈疣状外观，表面粗糙，红褐或灰褐色，散在孤立分布，触之有坚实感（图 2-16-3）。瘙痒剧烈，搔抓后发生表皮剥脱、出血及血痂。由于长期搔抓结节周围的皮肤有色素沉着或增厚，呈苔藓样改变。结节好发于四肢，尤以小腿伸侧为显著，偶可发生于背部。数目不等，可少至数个或多至数十个以上，有时呈条状排列。慢性经过，可长期不愈。

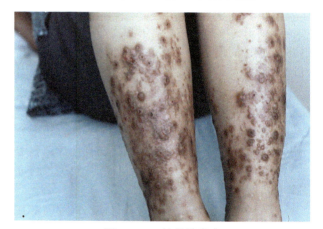

图 2-16-3　结节性痒疹

【组织病理】　表皮角化过度，棘层不规则肥厚，可呈假上皮瘤样增生，真皮内特别是乳头层和网状层显示血管扩张，血管周围有淋巴细胞为主的炎细胞浸润，皮损部位可有神经组织明显增生。

【诊断与鉴别诊断】　根据疣状结节性损害，好发于四肢伸侧，剧烈瘙痒等特点进行诊断。但需与下列疾病鉴别。

1. 疣状扁平苔藓　损害为疣状增殖之肥厚性斑块，并有细薄鳞屑。斑块为圆形或卵圆形，但其周围有散在紫红色扁平丘疹，病理改变有助诊断。

2. 丘疹性荨麻疹　损害呈风团样，纺锤形，中央可有丘疹及小水疱，病程较短，好发于儿童。

3. 寻常疣　损害表面粗糙，呈乳头样，色灰白或污黄，大多无自觉症状，好侵犯儿童及青年。病理改变有助于诊断。

4. 结节性类天疱疮　好发于老年人，除有结节性皮疹外还有大疱性损害，组织病理及免疫荧光与大疱性类天疱疮一致。

【预防和治疗】　避免神经精神紧张，防止蚊虫叮咬，以止痒对症治疗为原则。

1. 系统治疗　抗组胺药及镇静安眠药物的应用同慢性单纯性苔藓；顽固性结节性痒疹可酌情使用沙利度胺和免疫抑制剂如环孢素 A 或雷公藤多苷片。

2. 局部治疗　外用各种剂型的糖皮质激素并可行封包疗法，卡泊三醇或他克莫司软膏也有一定疗效。皮损内局部注射糖皮质激素，局限性结节可行冷冻、激光等物理治疗。

第 5 节　人 工 皮 炎

人工皮炎（factitious dermatitis）是患者为间接得益或获得满足有意或无意地采用机械手段或化学物质伤害本人或他人的皮肤所引起的皮肤损害，如果询问患者，患者往往否认这是自我伤害所致。

【病因及发病机制】　人工性损害可出现不同情况，如患者为了间接得益而有意损伤皮肤，是性格学表现，而不是精神症状；人工性损害也可由妄想或强迫性习惯所产生。可见于神经症、人格障碍、重症精神病等各种精神疾病患者。偶尔可见成人发病是基于癔病机制，但大多数是基于边缘性人格障碍。多数儿童的症状较轻，制造皮损是为了逃避使他们感到难以完成的任务。

【临床表现】　患者多为具有癔病性格的中青年女性，使用指甲、锐器、化学刺激品、酸碱腐蚀剂或其他物品损伤皮肤。皮损临床表现多种多样，常见于优势手所能及的范围，可表现为红斑、浅表脱屑、剥脱、水疱、大疱、溃疡甚至坏疽，具有群集或线状分布的倾向，边界较清楚，形态和分布奇特怪异。患者自觉症状多为烧灼与疼痛感。

【诊断与鉴别诊断】　根据临床表现，人格类型，阴性体检结果诊断。详细询问病史可发现有心理社会刺激作为诱因。

人工皮炎需与疑病性精神病及诈病和强迫症鉴别。诈病患者自己造成的皮损是有意识、有目的的；强迫症患者是因为反复抠挖和搔抓导致的皮损。

【治疗】　主要为心理治疗以改变人格结构，合理使用抗精神病药物或抗抑郁药物。对症处理已出现的皮肤损害，用敷料包扎皮损，并用润肤剂促进皮损愈合。

（谢红付　陈明亮）

第17章 红斑及红斑丘疹鳞屑性皮肤病

第1节 多形红斑

多形红斑（erythema multiforme）又名多形性渗出性红斑（erythema multiforme exudativum），是一种以皮损多形和虹膜样皮疹为特征的皮肤黏膜自限性炎症性疾病。

【病因及发病机制】

1. 病因 病因复杂，尚未完全明确。有部分病例找不到明确的病因称为特发性多形红斑，病因明确的称症状性多形红斑。目前发现有上百种因素可能促使本病的发生。包括：

（1）感染：细菌（溶血性链球菌、葡萄球菌、变形杆菌等），病毒（单纯疱疹病毒、流感病毒、柯萨奇病毒等），支原体，真菌（组织胞浆菌、毛癣菌、球孢子菌等），原虫（疟原虫、阴道毛滴虫等）。

（2）药物：磺胺类药物、青霉素、阿司匹林、疫苗、苯妥英钠等。

（3）内脏疾病：结缔组织病、肿瘤等。

（4）其他：妊娠、放射线、接触过敏等。

其中最常见的原因为单纯疱疹病毒、肺炎支原体感染和药物。

2. 发病机制 多年来被认为是抗原抗体变态反应，但确切的发病机制不明。

（1）免疫因素：与感染有关的多形红斑患者发病初表现有对感染菌的免疫反应，如与单纯疱疹病毒（HSV）有关的患者体内有高滴度的抗HSV血清抗体；而与支原体有关的患者其支原体抗体的补体结合试验阳性；与药物有关的患者常在用药后1～3周发病，若再用该药则可在12～48小时内发生本病。表明宿主免疫功能在多形红斑的发病中起中心作用。

体液免疫：有研究发现在多形红斑患者皮损真皮上层血管壁中有IgM及C3沉积，在重症多形红斑患者体内有抗桥粒血小板溶素Ⅰ、Ⅱ的自身抗体。

细胞免疫：多形红斑皮损中有以T细胞及单核-巨噬细胞为主的炎性浸润，角质形成细胞表面表达HLA-DR抗原，此为细胞介导皮肤免疫反应的典型表现，是由浸润的T细胞分泌的IFN-γ诱导产生的，在许多患者中其显著的表皮损害与针对表皮中靶细胞抗原产生的细胞介导的细胞毒损伤一致。

（2）非免疫因素：部分与药物有关的患者存在对药物中间代谢产物解毒能力的缺陷；有的患者与组胺代谢异常有关。

【临床表现】 春秋季节易发病，女性多于男性。任何年龄均可发生，以10～30岁年龄组发病率最高。发疹前有一定的全身非特异性前驱症状，如畏寒、发热、全身乏力、关节和肌肉疼痛等。皮疹多形、对称分布。按其临床特点可分为三型：

1. 红斑－丘疹型 皮疹对称分布于四肢远端如前臂、小腿、手足背、掌跖、踝部等。初起为水肿性红斑或红色丘疹，皮疹呈离心性扩大，中央暗紫色、边缘红色，形成所谓的虹膜状或靶形损害，为本病特征性皮疹（图2-17-1）。有时中央有水疱或丘疱疹。黏膜损害轻。自觉轻度瘙痒，无显著全身症状，此型常见。

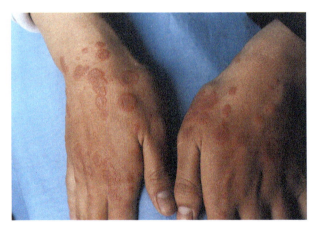

图 2-17-1 多形红斑

2. 水疱－大疱型 基本损害为水疱、大疱，有时为血疱。大疱发生于红斑之上，周围红晕。分布广泛，除颜面四肢外，口腔、鼻腔、外阴、肛周发生水疱、糜烂，眼结膜充血，少数还可侵犯角膜和巩膜。常伴有全身发热、关节疼痛、血尿、蛋白尿等。

3. 重症型 又称Stevens-Johnson综合征。发病急骤，全身症状重，有高热、呼吸脉搏加快，甚至昏迷，短期内进入衰竭状态。皮疹为水肿性红斑或瘀斑，其上有水疱、大疱或血疱，尼氏征阳性。皮疹可融合成大片，分布全身，眼、口、鼻腔、外阴、尿道口、肛门发生多腔糜烂。眼部出现结膜炎、角膜炎、角膜溃疡，损害严重可导致失明。由于皮疹广泛，常发生继发感染、败血症。并发症有消化道出血、支气管肺炎、坏死性胰腺炎、心肌炎、脑水肿、肝肾受损。严重者可因为上述并发症而死亡。

【组织病理】 依据临床而异，表皮显示海绵形成和细胞内水肿，有许多散在的个别坏死的角质形成细胞，严重病例坏死的角质形成细胞成群或全部坏死，基底细胞水肿，严重时导致表皮下大疱，真皮浅层水肿，血管周围有淋巴细胞为主的炎细胞浸润。

【诊断与鉴别诊断】

根据临床多形性损害、虹膜样红斑、重症有全身症状和黏膜损害诊断。应与下列疾病相鉴别：

1. 冻疮　好发于手背尺侧、面颊、耳郭，皮疹主要表现为红肿，无虹膜样皮疹，冬季发病，天暖好转。

2. 玫瑰糠疹　发病缓慢，常由躯干屈面向四肢发展，椭圆形红斑，淡红色，其长轴与皮纹一致，皮疹单一，无虹膜样红斑。

3. 二期梅毒　皮疹广泛，圆形或椭圆形的铜红色斑，无自觉症状，有不洁性交史，梅毒血清反应强阳性。

4. 疱疹样皮炎　损害虽然呈多形，但以水疱和大疱为主，呈簇或呈环形排列，慢性经过，病理显示大疱位于表皮下，疱内有中性粒细胞和嗜酸性粒细胞，但以前者为主。

5. 寻常型天疱疮　皮疹主要是大疱，发生在红斑或正常皮肤上，疱壁松弛易破，尼氏征阳性，病理显示大疱位于表皮内，由棘层松解所致，免疫荧光检查可见棘细胞间网状荧光。

【预防和治疗】　除去病因，停用可疑致敏药物。

1. 系统治疗　轻型者常用抗组胺制剂、钙剂、维生素 C。重症者需用糖皮质激素和抗生素联合应用，预防感染。一般泼尼松每日 60～80mg 或地塞米松静脉滴注，病情好转后改为口服，逐渐减量至停用，同时需注意水电解质平衡及支持治疗。

2. 局部治疗　治疗原则为消炎、收敛、止痒和预防感染。水疱不要刺破，保持完整，以后可以吸收干涸，大疱需抽出疱液，脓疱要穿破冲洗。皮损无破溃渗液者涂炉甘石洗剂、糖皮质激素霜剂或撒布粉，渗液不多者局部涂抗生素乳膏或包敷糊剂，渗液较多时采用湿敷。注意腔口的护理，特别是眼部、口腔和外阴部。

（李家文）

第 2 节　银 屑 病

银屑病（psoriasis）俗称"牛皮癣"，是一种常见的慢性复发性炎症性皮肤病，皮损主要位于头皮和四肢伸侧、以银白色鳞屑性丘疹斑块为特征。

【病因及发病机制】　其发病机制不清，大量流行病学及遗传学研究表明该病是一种多基因调控的疾病，并受多因素影响，主要有以下数种学说：

1. 遗传因素　通过对大量人群、家族及双生子的研究提示遗传因素是构成银屑病易感性的重要因素之一。统计表明父母中一人有银屑病其子女患银屑病的可能是 30%；父母双方均有银屑病其子女患银屑病的可能是 60%。关于遗传方式，有人认为系常染色体显性遗传，伴有不完全外显率，亦有人认为系常染色体隐性遗传。近年，国内外学者通过对银屑病的 GWAS 研究发现数十个易感基因位点，并通过验证得到确认。张学军教授以中国银屑病人群为研究对象验证了易感位点 MHC（rs1265181）IL - 12B（rs3213094）、5q33.1 区域的 TNP1/ANXA6，排除了 IL-23 与中国汉族人群银屑病易感性的相关性。同时在 1q21 发现新的易感基因簇 LCE（rs4085613）和 6 个新的银屑病易感位点：ERAP1、PqTG1、CSMD1、GJB2、SERPINB8 和 ZNF816A。研究还以 40 岁为界分为早发型和晚发型两种，通过两型间的比较发现 ERAP1、ZNF816A 与早发型银屑病的遗传易感性更相关。

2. 感染因素

（1）细菌感染：文献报道有 6% 病例有咽喉感染史，特别是一些急性点滴型、关节病型及红皮病型银屑病患者，发病前常有急性扁桃体炎发作的病史，切除扁桃体或给予抗生素后银屑病可好转或治愈。金黄色葡萄球菌感染可使银屑病患者皮损加重。银屑病患者皮损中分离出的金黄色葡萄球菌可以产生超抗原，金黄色葡萄球菌外毒素 B 超抗原与正常皮肤接触时可诱发银屑病样皮炎。

（2）病毒感染：有研究表明银屑病的发病与病毒感染有关，但目前尚未有病毒感染诱发银屑病的直接证据。Hellgren 等在银屑病患者的尿、鳞屑中发现有逆转录病毒样颗粒。Guilhou 等发现银屑病患者的淋巴细胞培养物在植物血凝素刺激下，有逆转录病毒样颗粒的出现及逆转录酶活性轻度增高，他们认为在银屑病淋巴细胞中的不正常逆转录病毒的出现可能是引起自身免疫现象的原因。HIV 感染者和 AIDS 病人银屑病患病率较普通人群增高，为 1.3%～5%。其皮肤病变程度也重于一般患者。

3. 免疫学说　固有免疫方面角质形成细胞和树突状细胞是主要的细胞成分，介导银屑病发病的起始环节；T 细胞则代表着获得性免疫反应中的主要角色，在银屑病发病的多个方面发挥关键作用。在自身或外界抗原等体内外致病因子的作用下，固有和获得性免疫细胞相互作用产生细胞因子、趋化因子和生长因子等趋化银屑病皮损组织的炎症细胞和炎症因子的浸润。细胞因子是由免疫细胞及角质形成细胞等多种细胞分泌的一种调节机体免疫平衡及疾病预后的重要免疫因子。目前最受关注的 IL-6、IL-17、IL-23、IL-27、TNF-α 及趋化因子的研究已经取得了很大的进展。各种细胞成分通过一系列细胞因子等炎症介质，介导免疫通路形成级联放大和恶性循环，最终导致银屑病病理改变的发生。银屑病的免疫学研究非常活跃，也越来越深入。基于已经发现的重要细胞或分子机制，产生了一系列靶向治疗策略，在临床实践中取得了很大的成功。

4. 代谢障碍 银屑病患者存在脂类、蛋白质、糖、无机盐代谢及维生素等方面的变化，但目前尚无法确定其与银屑病发病有直接的关系。近年越来越多的研究发现银屑病患者伴发肥胖、心血管疾病的风险有不同程度的升高。有证据表明银屑病的发生与营养状态、糖尿病、维生素 B1、环磷腺苷（cAMP）缺乏等因素有关，但同时也都有与其相反的报道。

5. 内分泌因素 曾有人给银屑病患者胸腺 X 线照射或服甲状腺素制剂而取得疗效，但亦有无效的。幼儿胸腺不发达，患病数较少。Farber 等曾指出妊娠时缓解者占 1/3。国内亦有用妊娠尿治疗本病而取得较好疗效的报道，临床上也观察到分娩后皮疹又复发的病例，但也有部分病人在妊娠时发病或皮疹增多的。本病出现的血钙降低可能与甲状旁腺功能减退有关。

6. 神经精神因素 精神创伤及情绪过度紧张等有时可引起本病的发作和加重，有人统计由于神经精神因素而激发本病者占 18.6%。

7. 中医对银屑病病因的认识 祖国医学认为血热是本病发病的重要原因。因风热之邪结聚于皮肤，则局部的气血运行失畅，气血久郁则血热，红斑是血中有热的表现，白屑是热盛血燥，皮肤失养所致，而临证分为"血热"和"血燥"等类型施治。也有人认为从发病机制来说虽有风、热、寒、燥等邪，但经络阻隔、气血凝滞是发病转归中的一个重要环节，故采用活血理气法论治。此外，尚有认为因居处潮湿，温热蕴积肌肤所致，或因精神创伤、情绪影响而得。

8. 其他 如外伤、某些物理性、化学性因素和药物的刺激以及气候因素等与有些银屑病患者的发病均有一定关系。

【临床表现】 根据银屑病的临床特点，一般将该病分为四种类型，即寻常型、脓疱型、关节病型和红皮病型。

1. 寻常型银屑病（psoriasis vulgaris） 临床上最为多见，可发生在全身各处，好发于头皮、四肢伸侧，尤其是膝伸侧及腰骶部，并可逐渐扩展至全身，皮损常对称分布。起初为炎性红色丘疹，约粟粒至

绿豆大小，之后可逐渐扩大或融合成红色斑块，边界清晰，周围有炎性红晕，基底浸润明显，表面覆有多层干燥的银白色鳞屑（图 2-17-2）。轻轻刮除表面鳞屑，可见一层淡红发亮的半透明薄膜，这是表皮内的棘细胞层，称薄膜现象。刮除薄膜，即可见小的出血点，这是真皮乳头层顶部毛细血管被刮破所致，称之为点状出血现象，即 Auspitz 征（Auspitz's sign）。银白色鳞屑、发亮薄膜和点状出血现象是本病的基本临床特征。

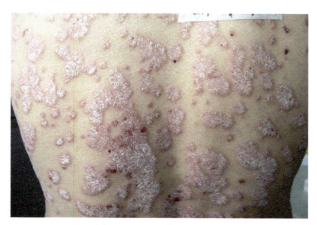

图 2-17-2 寻常型银屑病

皮疹可呈多种形态，如点滴状、钱币状、花瓣状、地图状、环状、蛇行状、蛎壳状、疣状等。头皮也常有厚层鳞屑，头发可呈束状。指（趾）甲和黏膜亦可被累及，通常掌跖很少发生。病程中指趾甲可表现为失去光泽、甲板变薄或增厚、甲纵嵴、甲板表面点状凹陷（顶针甲），其中顶针甲有一定的诊断意义。皮损位于腋窝及腹股沟等皮肤皱褶部者称为反转性银屑病。

本病病程经过缓慢，有的自幼发病，持续十余年或数十年，甚至有迁延终身者。易反复发作，亦有少数治愈后而不复发者。早期大部分病人到冬季症状加重或复发，至春夏季节减轻或消失，以后可逐渐失去此规律性。

病程一般可分为三期。

（1）进行期：新皮疹不断出现，旧皮疹不断扩大，鳞屑厚积，炎症明显，周围有炎性红晕，痒感较显著。患者皮肤敏感性增高，在此期间，如外伤、摩擦、注射或针刺正常皮肤后常可在该处发生皮疹，这种现象称同形反应（Koebner's phenomenon），又称为人工银屑病（psoriasis factitia）。

（2）静止期：病情保持静止阶段，基本无新疹出现，旧疹也不见消退。

（3）退行期：炎症浸润逐渐消退，鳞屑减少，皮疹缩小变平，周围出现浅色晕，最后遗留暂时性色素减退的银屑病白斑，而达临床治愈，亦有出现

色素沉着者。消退部位一般先自躯干及上肢开始，头部及下肢皮损往往顽固，常有迟迟不能消退的。

患者的自觉症状可有不同程度的瘙痒，一般全身情况不受影响。

2. 脓疱型银屑病（psoriasis pustulosa） 临床上较少见，一般可分为泛发性和掌跖脓疱型银屑病两种。

（1）泛发性脓疱型银屑病（generalized pustular psoriasis）：是银屑病中最重的一型，患者以中青年居多。本病病因尚不清，有人认为与应用糖皮质激素治疗或在银屑病进行期外用药刺激激发有关；亦有人认为可能与感染有关，因为本病常发生于上呼吸道链球菌感染之后。本病起病急剧，伴有弛张性高热、关节痛和肿胀、白细胞增高、血沉加快等全身症状，并在银屑病的基本损害上出现密集的针头至粟粒大小的浅在性无菌性小脓疱，表面覆盖不典型的银屑病鳞屑，以后脓疱迅速增多成为大片或成为环形红斑，边缘部分往往有较多的小脓疱（图 2-17-3）。全身各处均可发疹，但以四肢屈侧及皱褶部多见。亦有先自掌跖发疹，再延及全身者。患者常因摩擦等外因使脓疱破裂，而出现糜烂、渗液、结痂、脓痂等皮损。口腔颊黏膜亦可出现簇集或多数散在小脓疱，指（趾）甲可出现萎缩、碎裂或溶解，有的甲板肥厚、浑浊，甲板下有堆积成层的鳞屑，甲床亦可出现小脓疱。患者舌面常有较深的沟纹，称为沟纹状舌。病情减轻后可出现寻常型银屑病皮损。病程可达数月或更久，大多数呈周期性反复发作，患者的全身情况变弱且由于长期大量脱屑，造成低蛋白血症，预后较差。

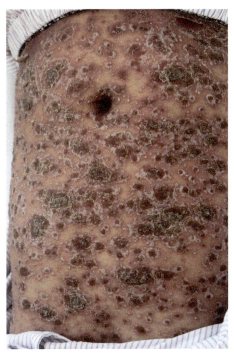

图 2-17-3　泛发性脓疱型银屑病

（2）掌跖脓疱型银屑病（pustular psoriasis of the palms and soles）：又称局限性脓疱型银屑病。皮损只限于手足部，多发生于掌跖，在大小鱼际或足弓部可见对称性红斑，斑上出现许多针头至粟粒大小的无菌性脓疱，疱壁不易破裂，约经 1～2 周后即可自行干涸，结褐色痂。痂脱落后可出现小片鳞屑，剥除鳞屑后可出现小出血点，以后又可在鳞屑下出现成群的新脓疱，以致在同一斑片上可见到脓疱和结痂等不同时期的损害。皮损有疼痛和瘙痒。指（趾）甲亦常被侵犯，产生变形、浑浊、肥厚，并有不规则的嵴状隆起，严重者甲下可有脓液积聚。在身体其他部位常见到银屑病皮损。其病情顽固，反复发作，但患者一般情况良好，少数可伴有低热、头痛、食欲缺乏等症状。

3. 关节病型银屑病（psoriasis arthropathica） 又名银屑病性关节炎（psoriatic arthritis）。患者以男性多见，在关节炎患者中较为常见。临床表现为非对称性外周小关节炎，以手、腕、足等小关节特别是指（趾）末端关节多见（图 2-17-4）。早期关节红肿疼痛，呈梭形肿胀，长期病变后可发生关节变形，重者膝、踝、肩、髋、脊柱等大关节均可被累及，关节红肿疼痛、强直变形，有明显的功能障碍。病程慢性，长期迁延而不易治愈，关节病变缓慢、进行性发展。皮疹往往为急性进行性状态，多半为广泛分布的蛎壳状银屑病。X 线检查：受累关节边缘有轻度肥大性改变，无普遍脱钙。骨破坏位于一个或数个远侧指关节，近端指关节受累很少或无改变。部分病例 X 线检查可呈现类风湿性关节炎改变。有的患者血沉可增快，并可伴有发热等全身症状。多数病例常继发于银屑病之后，或于银屑病多次发病后症状恶化而发生关节改变，或与脓疱型银屑病或红皮病型银屑病并发。约有 10% 的病例，银屑病出现在关节炎之后。总之，临床症状及在皮肤上伴有银屑病皮损为诊断本病的主要依据。

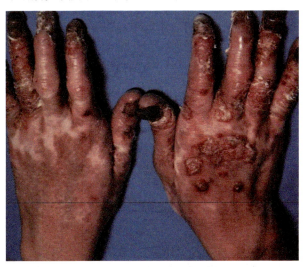

图 2-17-4　关节病型银屑病

4. 红皮病型银屑病（erythroderma psoriaticum） 又名银屑病性剥脱性皮炎（psoriatic exfoliative dermatitis）。本型较为少见，但病情严重，约占银屑病病人的1%。多见于成人，极少累及儿童。常因治疗不当，特别在寻常型银屑病的进行期或急性点滴状银屑病时应用刺激性较强的外用药，或长期大量服用糖皮质激素的过程中骤然停药或减量方法不当所致，少数可由寻常型银屑病自行演变而成。此外，脓疱型银屑病在脓疱消退过程中亦可出现红皮病改变。表现为在原有皮损部位出现潮红，迅速扩大，最后全身皮肤呈弥漫性红色或暗红色，炎性浸润明显，表面附有大量麸皮样鳞屑，不断脱落，其间常伴有小片正常皮岛（图2-17-5）。发生于手足者常呈整片的角质剥脱。指（趾）甲浑浊、肥厚、变形，甚至引起甲剥离而脱落，口腔、咽部、鼻腔黏膜以及眼结膜均充血发红。患者常伴有发热、畏寒、头痛及不适感等全身症状。各处浅表淋巴结可肿大，白细胞计数常增高。病程中每日均有大量鳞屑脱落，大量蛋白质的丢失将导致低蛋白血症，加之患者皮肤扩张充血，散热很快，因此很容易发生感冒、肺炎等合并症，后果不良。

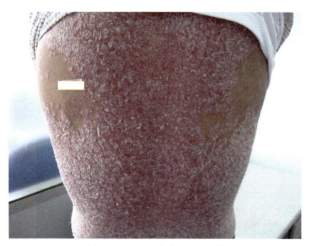

图 2-17-5　红皮病型银屑病

【组织病理】

1. 寻常型银屑病　主要表现为角化过度伴角化不全，角质层增厚，在角层内或角层下可见由中性粒细胞构成的小脓肿（Munro 微脓肿），系中性粒细胞由真皮乳头层上端毛细血管向表皮游走所致。颗粒层变薄或消失。棘层增厚，表皮嵴延长，真皮乳头毛细血管扩张及扭曲，血管周围可见淋巴细胞及中性粒细胞浸润。

2. 脓疱型银屑病　其病理变化基本与寻常型银屑病相同。但于棘层上部出现海绵状脓疱（spongiform pustules of Kogoj），疱内主要为中性粒细胞。真皮层炎症浸润较重，主要为淋巴细胞和中

性粒细胞。

3. 红皮病型银屑病　除银屑病的病理特征外，其变化与慢性炎症相似。呈显著角化不全，颗粒层变薄或消失，棘层肥厚，表皮嵴延长，有明显的细胞内和细胞间水肿，但不形成水疱。真皮上部水肿，血管扩张充血，血管周围早期有中性粒细胞和淋巴细胞浸润，晚期多为淋巴细胞、组织细胞及浆细胞等浸润。

【诊断与鉴别诊断】　根据本病的皮损特点，好发部位，慢性经过，发病与季节的关系及组织病理特点等，一般不难诊断。但要注意与下列疾病鉴别：

1. 脂溢性皮炎　损害边缘不十分鲜明，基底部浸润较轻，黄色油腻性鳞屑，少而薄，刮除后无点状出血，好发于头皮、胸、背、颈及面等部位。无束状发，但常伴有脱发。

2. 玫瑰糠疹　好发于躯干及四肢近端，为多数椭圆形小斑片，其长轴与皮纹方向一致，鳞屑细小而薄。病程仅数周，消退后不易复发。

3. 副银屑病　鳞屑较薄，基底炎症轻微，发病部位不定，长期存在，多无自觉症状。

4. 甲癣　指（趾）甲银屑病需与甲癣鉴别。甲癣先自游离缘或侧缘发病，多枚甲先后受累，甲屑内可查见真菌，同时可伴有手足癣。

5. 类风湿性关节炎　关节病型银屑病需与类风湿性关节炎相鉴别。前者好发于小关节，尤以指（趾）末端的关节多见，伴发银屑病的皮损。

6. 连续性肢端皮炎　掌跖脓疱型银屑病需与连续性肢端皮炎鉴别。后者在发病前多有指部外伤史，常先于指部出现脓疱，然后向上蔓延。

【预防和治疗】　目前尚无特效疗法，治疗的目的在于控制病情，减缓发展进程，减轻自觉症状及皮肤损害，尽量避免复发，提高生活质量。

1. 一般治疗　解除思想顾虑，注意劳逸结合，避免各种诱发因素。急性期病人一般不宜饮酒及食用有刺激性的如过于辛辣的食物。避免物理性、化学性物质和药物的刺激，防止外伤和滥用药物。如有瘙痒可酌情给镇静或抗组胺剂，如系急性点滴型银屑病应检查有无伴发链球菌或葡萄球菌感染，若有应给以抗生素治疗。若有慢性扁桃体炎，建议做摘除手术。

2. 局部治疗

（1）角质促成剂：常用者有如5%～10%黑豆馏油、糠馏油、松馏油、煤焦油软膏等，3%水杨酸软膏，5%～10%白降汞（氧化氨基汞）软膏，0.1%～0.5%蒽林软膏等，从低浓度开始应用。Goeckerman 于 1925 年提出焦油软膏、浴疗、紫外线三联疗法，可提高疗效。

（2）糖皮质激素：可使用霜剂、软膏、硬膏等，因其具有使真皮血管收缩及抗细胞有丝分裂作用，尤其适用于面积较小及位于皱褶部位的损害。但长期应用可产生皮肤萎缩、毛细血管扩张、毛囊炎等副反应。大面积外用糖皮质激素制剂应注意全身吸收引起的不良反应。

（3）维 A 酸类：第三代维 A 酸受体选择剂 0.1% 他扎罗汀凝胶外用治疗斑块型银屑病有较好疗效。

（4）维生素 D3 衍生物：卡泊三醇具有很强的抑制表皮细胞增殖并诱导其分化的能力，从而使银屑病皮损的增殖及分化异常得以纠正。

（5）芥子气软膏：一般浓度为 1∶10000～20000，有较强的抑制表皮增殖和角质促成作用，常用于寻常型银屑病，使用时宜从低浓度开始。起效快，但刺激性较强，不宜用于急性期，愈后可留有暂时性色素沉着。

3. 系统治疗

（1）抗肿瘤药物：对银屑病虽有一定疗效，但会产生毒性反应，故在用药前及用药期间检查肝、肾功能和白细胞计数等，且要严格选择适应证。

1）甲氨蝶呤（methotrexate，MTX）：适用于红皮病型、关节病型、脓疱型银屑病以及泛发性银屑病等。有肝、肾功能异常、妊娠、严重贫血、白细胞减少、活动性消化道溃疡及活动性感染等疾病时不宜使用。用药方法可单剂量口服、肌内注射或静脉注射等。

2）羟基脲（hydroxyurea）：曾用于治疗银屑病，因副作用大近年已很少应用。

（2）维 A 酸：依曲替酯（etretinate）和依曲替酸（acitretin）可用于治疗脓疱型及红皮病型银屑病。其常规剂量为 0.5～1mg/（kg·d），治疗不同类型的银屑病，应采用不同的剂量。主要副作用为致畸，因此育龄妇女在停药后的 2 年内应采取避孕措施。

（3）免疫抑制剂

1）环孢素（cyclosporine A，CsA）：可用于治疗脓疱型银屑病、关节病型银屑病及对常规治疗无效的泛发性斑块状银屑病。剂量：3～5mg/（kg·d）口服。主要不良反应有胃肠道症状、尿路刺激症状、血压增高、乏力、肌颤、肾毒性等。

2）他克莫司（tacrolimus，FK506）：其对 T 细胞及 IL-2、IFN-γ 的抑制能力为环孢素的 100 倍，可治疗严重顽固斑块型银屑病。剂量为 0.01～0.15mg/（kg·d），分两次口服或 0.075mg/（kg·d）静脉点滴。不良反应与环孢素 A 类似，但肾毒性、高血压及骨髓抑制作用不重。

3）霉酚酸酯（mycophenolate mofetil，MMF）：可治疗严重银屑病，剂量为 2g 分两次口服。主要不良反应为胃肠道症状、贫血、白细胞减少等。

（4）抗生素：急性点滴状银屑病常伴有上呼吸道感染、扁桃体炎及咽炎等，对这些病例应用青霉素、新型青霉素及先锋霉素Ⅱ等抗生素有一定疗效。

（5）糖皮质激素：因其有效剂量往往较大可引起严重的副作用，而在减量或停药后可发生"反跳"现象，目前一般不作为常规用药，仅用于红皮病型、关节病型或泛发性脓疱型银屑病且使用它药无效者。

（6）静脉封闭疗法：普鲁卡因 5～8mg/（kg·d），用于急性进行期，有一定疗效。

4. 生物制剂

（1）细胞因子阻断剂

1）依那西普（etanercept，enbrel）：TNF-α 受体融合蛋白，对关节病型银屑病疗效显著。用法为 25mg，每周 2 次皮下注射，疗程 12 周。

2）英夫利昔单抗（infliximab，remicade）：人鼠嵌合抗 TNF-α 单克隆抗体，用于治疗中重度斑块型银屑病及关节病型银屑病。单次治疗剂量为 5mg/kg。

3）阿达木单抗（adalimumab，humira）：人源化抗 TNF-α 单克隆抗体，用于治疗中重度斑块型银屑病及关节病型银屑病。用法为 40mg，每周 1 次皮下注射，疗程 24 周。

（2）抑制 T 细胞和提呈细胞的协同刺激作用的生物制剂：阿法赛特，LFA-3 融合蛋白。用于治疗中重度斑块型银屑病及关节病型银屑病。用法为 15mg 每周 1 次肌内注射，疗程 12 周。

5. 物理治疗

（1）紫外线：适用于静止期冬季加重型病例，禁用于夏季加重型银屑病患者。在照射前局部涂煤焦油可提高疗效。

（2）光化学疗法（PUVA）和 NB-UVB：对久治不愈的寻常型银屑病和对一般治疗无效或因副作用严重而不能继续治疗的红皮病型及脓疱型银屑病患者，可考虑采用。

（3）沐浴疗法：沐浴可去除鳞屑，清洁皮肤，改善血液循环和新陈代谢，在浴液中加入适量药物（如硫酐或松馏油等），则可增强其治疗作用。矿泉浴如能合并紫外线或日光照射（夏季加重型银屑病患者禁用），效果会更好。

6. 中医中药治疗

一般根据其临床表现进行辨证施治，采用内服汤剂。国内有报道采用雷公藤治疗银屑病。此外，还有用喜树碱、狼毒片（或注射液）、虎杖苷、乌梅或菝葜乌梅汤、复方丹参片（或注射液）、补骨脂注射液、复方青黛丸以及当归注射液等治疗银屑病取得不同程度疗效。中药外用治疗有石榴皮油外涂，用鲜喜树碱皮或楮桃叶、侧柏叶煎汁外洗，以及用花椒、枯矾、朴硝、野菊煎汤沐浴等，均有一定疗效。中药治疗除个别抗肿瘤中草药外，一般较少发生副作用，但效果显现较慢，疗程较长，且亦不能防止复发。

第3节 副银屑病

副银屑病（parapsoriasis）也称类银屑病，是一组原因不明的红斑、丘疹、浸润、鳞屑性皮肤病。本病一般无自觉症状或轻度瘙痒，其病程慢性，不易治愈，好发于青壮年，以男性为多，其临床表现有些与银屑病相似，故称副银屑病。

【病因】 未明，有可能为病灶致敏，但缺乏有力证据。因在临床上观察到斑块型副银屑病少数可演变为蕈样肉芽肿，所以也有人认为该病可能为蕈样肉芽肿的早期表现。

【临床表现】 副银屑病一般根据其临床表现分为斑块型（包括大斑块型和小斑块型）、苔藓样型、点滴型及痘疮样型四种类型。

副银屑病尤其是斑块型副银屑病及苔藓样型副银屑病与淋巴瘤有一定关系。临床上应高度警惕副银屑病发展或演变为淋巴瘤的征候：损害呈连环状、马蹄状或不规则状；浸润增强，潮红显著，脱屑增多；剧烈瘙痒；发生皮肤异色症样改变等。但要判断患者是否最终演变为淋巴瘤，尚需通过组织病理检查来证实。

点滴型副银屑病又称慢性苔藓样糠疹。好发于躯干两侧及四肢近端，皮损为红斑鳞屑性丘疹，红褐色或褐色，无自觉症状，进展缓慢，持续数月，消退后留色素减退。

痘疮样型副银屑病即急性痘疮样苔藓样糠疹（PLEVA），好发于儿童及青年。躯干多发，偶累及掌跖部位。可突然发病，皮损表现为红斑、丘疹、丘疱疹、坏死、结痂、痘疮样瘢痕。该病呈良性经过，1～3年可自行缓解。发热溃疡坏死型PLEVA（Mucha-Habermann 病）（图 2-17-6）为该病一种严重的特殊类型，急性发病，表现为融合的、大的、溃疡坏死性皮损，伴有高热，全身症状重，胃肠道及中枢神经系统均可受累，亦可伴发肺炎及心肌炎，甚至死亡。

【组织病理】 前三型副银屑病的组织学改变是相似的，表现为表皮轻度角化过度、灶状角化不全，表皮内可见淋巴样细胞移入，真皮浅层可见不同程度的以淋巴细胞为主的炎细胞浸润。痘疮样型副银屑病表现为表皮坏死，真皮中上层显著红细胞外渗，血管周围致密的炎细胞浸润，呈现淋巴细胞血管炎

改变。

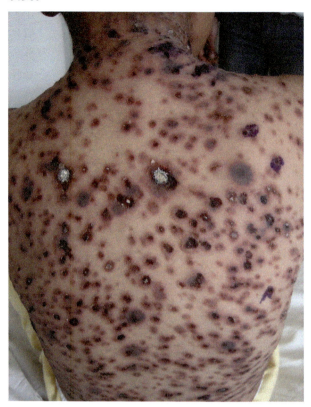

图 2-17-6   副银屑病－发热溃疡坏死型急性痘疮样苔藓样糠疹

【诊断与鉴别诊断】 由于本病形态不一，病理无特殊性改变，故有时诊断较为困难。若为慢性病程，有丘疹、红斑，伴脱屑，而无自觉症状，中青年患者，难以诊断为其他皮肤病时，应考虑本病之可能。本病需要与下列疾病相鉴别：

1. 银屑病 鳞屑银白色，较厚，刮除鳞屑可见点状出血，有痒感，易复发。

2. 玫瑰糠疹 好发于躯干及四肢近心端，皮疹长轴方向与皮纹相一致，有不同程度瘙痒，病程一般短，不易复发。

3. 扁平苔藓 损害为紫红色的多角形扁平丘疹，鳞屑少而紧贴，剧烈瘙痒，黏膜亦可被累及，组织病理有诊断意义。

4. 蕈样肉芽肿斑块期 常为大的斑块状损害，浸润较著，自觉剧痒，组织病理有特异性改变。

【治疗】 皮疹出现以后往往不易消退，治疗的效果均不理想。

1. 系统治疗

（1）甲氨蝶呤小剂量使用常有效，每12小时服2.5mg，每周连服3次。

（2）维胺酯25mg，每日3次口服；维A酸10mg，每日1次口服。

（3）雷公藤治疗本病可取得满意疗效。

（4）氨苯砜（DDS）50mg 每日 2 次，对痘疮样型副银屑病有效，也可与抗生素合用。

（5）糖皮质激素适用于病情严重的痘疮样型副银屑病，每日口服中等量（如泼尼松 30mg/d）即有效，如与抗生素合用效果更好。

2. 局部治疗　可根据不同皮损分别选用水杨酸软膏、尿素软膏、焦油剂软膏、蒽林软膏、维 A 酸软膏、糖皮质激素软膏或霜剂及钙调磷酸酶抑制剂外用。

3. 物理治疗

（1）光化学疗法（PUVA）及 NB-UVB：每周 2～3 次，对各种类型的副银屑病均有良效。

（2）境界线及浅层 X 线：当有恶变时或对局限性浸润明显的斑块，在用其他方法治疗无效时可采用境界线和浅层 X 线照射。

4. 沐浴疗法　硫磺浴、矿泉浴、糠麸浴等亦可配合应用。

第 4 节　玫瑰糠疹

玫瑰糠疹（pityriasis rosea）是一种较为常见的急性炎症性皮肤病。典型的皮疹为椭圆形的黄红色斑疹，皮损长轴与皮纹一致，好发于躯干和四肢近端，病程有自限性。

【病因】　本病病因不明。由于皮疹的自限性病程、有"母斑"现象、季节性发病、很少复发，提示可能与病毒感染有关，但实验室尚无确切的证据。

【临床表现】　本病多见于春秋季节，好发于青壮年人群中。部分病人发疹前有轻度的全身不适、头痛、低热、肌肉关节酸痛及淋巴结肿大等前驱症状。约一半以上的病人先出现一个无自觉症状的较大的圆形或椭圆形的环状斑疹，直径达数厘米，称为"母斑"或先驱斑。经数天至十多天后，再出现成批的斑疹。皮疹初期为红色丘疹，逐渐向外扩大成圆形或椭圆形斑片，边界清楚，略呈锯齿状，其长轴与皮纹走向平行（图 2-17-7）。斑疹周围可呈堤状隆起，中央趋向消退呈黄褐色，似有细小皱纹和萎缩，而后在中央出现白色的细薄脱屑，并向外周扩散，使鳞屑内缘游离，外缘与斑片表面黏连。皮疹分布以躯干和四肢近端为主，泛发对称。病人有程度不一的瘙痒。病程有自限性，不包括先驱斑，一般为 6 周，极少复发。

有些病例皮疹限于某一部位如颈部、面部、腋窝或腹股沟。斑疹可出现不规则的环形改变。严重的皮疹可表现红肿、水疱、脓疱、紫癜等。有时仅出现母斑，而无成批的发疹，被称为顿挫型。

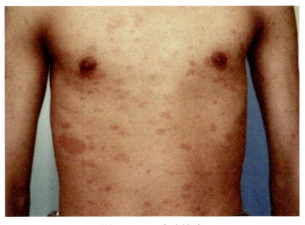

图 2-17-7　玫瑰糠疹

【组织病理】　非特异性炎症改变，表皮灶性角化不全，棘层肥厚，细胞内水肿及海绵形成，真皮毛细血管扩张，中度水肿，伴淋巴细胞浸润。

【诊断与鉴别诊断】　根据椭圆形红色斑疹，长轴与皮纹平行，中央先消退呈棕黄色伴有脱屑，好发于躯干及四肢近端，常有母斑等临床特点，一般可作出诊断。但是不典型症状应与以下皮肤病相鉴别：

1. 体、股癣　腹股沟的玫瑰糠疹和消退期的斑片成环状形似体、股癣，但是体、股癣的环状边缘为丘疹、丘疱疹，有结痂和鳞屑，直接镜检可查到真菌。

2. 银屑病　炎症明显的玫瑰糠疹常与银屑病相似，但银屑病皮疹有银白色鳞屑，剥除鳞屑后有薄膜现象和点状出血，且分布以头皮和四肢伸侧为主，病程慢性，有冬重夏轻的季节性。

3. 二期梅毒疹　除躯干四肢有皮疹外，掌跖常可见棕红色或铜红色斑疹，有不洁性交史及硬下疳史，梅毒血清反应阳性。

【治疗】　本病有自限性，治疗的目的是缩短病程、减轻症状，故采用对症治疗。

1. 系统治疗　可选用抗组胺药物，静脉注射 10% 硫代硫酸钠、10% 葡萄糖酸钙，严重者可选用糖皮质激素。

2. 局部治疗　可选用炉甘石洗剂、低浓度的糖皮质激素霜剂。

3. 紫外线照射　用于病程迁延者、疾病慢性期，可促进皮疹消退。

4. 中医　以清热凉血、祛风止痒为治则，辨证施治。

第 5 节　白色糠疹

白色糠疹（pityriasis alba）又名单纯糠疹、面部干性糠疹，俗称"虫斑"，系主要发生于儿童面部的浅表性鳞屑性色素减退斑。

【病因及发病机制】　病因不清。目前认为是非特异性皮炎。风吹、日晒、维生素缺乏等可能促进本病发生。曾先后有人提出链球菌、糠秕马拉色菌、肠道寄生虫感染致病以及营养不良、特应性素质等病因，均未能得到证实和认同。

【临床表现】　本病多见于儿童，青少年也时有发生。皮损直径为 0.5 ～ 2cm，也可为更大的圆形或椭圆形斑疹，边界尚清楚，初起呈淡红色伴少量的糠秕状鳞屑，1 ～ 2 周后转为鳞屑性色素减退斑（图 2-17-8）。少数皮疹表面出现轻微的干裂。斑疹陆续先后出现，数目不等。主要分布于面部，亦可发生于上臂、肩颈部。一般无自觉症状，也可有轻微的刺痒感。病程大多持续数月，随季节而加重和减轻，部分患者的皮疹在鳞屑消失一年后仍留有色素减退斑。

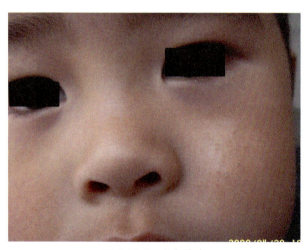

图 2-17-8　白色糠疹

【诊断与鉴别诊断】　根据好发面部、上覆少量鳞屑的圆形或椭圆形色素减退斑，多见儿童等特点，易于诊断。需鉴别的疾病有：

1. 白癜风　皮损呈乳白色的色素脱失斑，表面皮纹正常，无鳞屑，白斑周围色素加深，边界清楚，皮损无特别的好发部位。

2. 花斑糠疹　皮疹多发生于颈部、耳后、胸背等多汗部位，皮损为黄豆大小斑疹，附有鳞屑，直接真菌镜检可见圆形或卵圆形孢子及腊肠样菌丝。

【预防和治疗】　避免曝晒、过多地使用热水和肥皂洗涤而使皮肤干燥。通常可以自愈，无需治疗，必要时可以应用保湿剂。

第6节　扁平苔藓

扁平苔藓（lichen planus）是一种原因不明的慢性炎症性皮肤黏膜疾病。皮损常为紫红色的多角形

扁平丘疹，具有特征性的病理改变。

【病因及发病机制】　本病的病因与发病机制尚未完全定论。其发病与精神因素有关。扁平苔藓患者的阳性家族史占 1.5% ～ 10.7%，HLA 抗原的检测发现 A3、A5、A_{W19}、B7、B8、B18、B_{W35}、C_{W18} 等位点的阳性频率增高。应用链霉素、氯喹、金制剂、异烟肼、甲磺丁脲、氯磺苯脲、氯噻嗪、别嘌呤醇、酮康唑等可发生扁平苔藓样皮疹或促使本病加剧。

扁平苔藓的发病机制主要是细胞介导的免疫反应，某些抗原活化淋巴细胞，与细胞因子一起直接或间接杀伤角质形成细胞，最终导致基底细胞广泛的破坏，产生皮疹。

【临床表现】　扁平苔藓的原发皮疹为多角形扁平丘疹，针头至粟粒大小，多数为紫红色，也可有肤色、红色、紫色或褐色，表面发亮，覆有菲薄的白色鳞屑，用液体油涂擦皮疹后，放大镜下可见表面有细微的白色网纹或小点，称为 Wickham 纹，具有诊断意义。皮疹消退后色素沉着可持续存在数月。皮疹排列有的单个散在，有的融合成为苔藓样斑块（图 2-17-9），有的呈条带状或环状。皮疹瘙痒程度不一，但多数有瘙痒，常常由于急性期的搔抓，引起同形反应，抓痕处的新皮疹呈串珠状的线形排列。

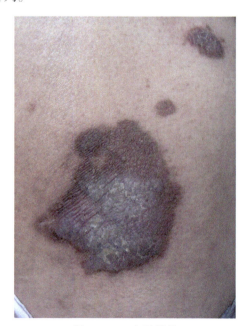

图 2-17-9　扁平苔藓

皮疹可发生于体表的任何一个部位，但多发于腕部、踝部、前臂、胫前、股内侧等四肢部位，躯干部皮疹常见于腰部。少数病例皮疹呈泛发性。发生于头皮的扁平苔藓引起永久脱发的假性斑秃。甲受累时，甲板出现横沟、纵嵴等营养不良的变形。

若甲床破坏、萎缩，甲小皮增生形成甲胬肉，具有特征性。口腔黏膜的扁平苔藓可发生于颊黏膜、舌、齿龈、下唇部，为白色斑片或网状斑片，边缘纹理稀疏，渐向四周伸展消散，严重时损害充血、糜烂、局部敏感。偶有溃疡形成，易继发癌变。

扁平苔藓还有多种特殊的临床形态，如肥厚性扁平苔藓、萎缩性扁平苔藓、大疱性扁平苔藓、光线性扁平苔藓、家族性扁平苔藓、色素性扁平苔藓等。

扁平苔藓一般无全身症状，但常伴发某些与免疫有关的疾病。肝脏疾病、移植物抗宿主病的慢性期，可出现扁平苔藓样的皮疹。其他伴发疾病还有：红斑狼疮（称为扁平苔藓－红斑狼疮重叠综合征）、糖尿病、溃疡性结肠炎、皮肌炎、大疱性皮肤病、桥本甲状腺炎、恶性贫血、硬皮病、胸腺瘤、白癜风及恶性肿瘤等。

【组织病理】　表皮角化过度，颗粒层楔形肥厚，棘层不规则增生，基底细胞液化变性，真皮上层有以淋巴细胞为主的带状浸润，表皮下层和真皮乳头层内可见基底细胞变性形成的胶样小体。直接免疫荧光检查：基底膜IgM、补体、纤维蛋白的线状沉积，胶样小体有免疫球蛋白、补体和纤维蛋白的沉积。

【诊断与鉴别诊断】　扁平苔藓的诊断主要根据皮疹的形态、颜色、排列和分布等特点，结合典型的病理改变，可作出诊断。应与下列疾病相鉴别：

1. 慢性单纯性苔藓　皮疹多位于颈项、肘部、腘窝、腰骶部等摩擦部位，呈苔藓样变，扁平丘疹，无Wickham纹，不累及黏膜。

2. 黏膜白斑　有时与口腔黏膜扁平苔藓难以鉴别，前者白色斑片表面无光泽，触之较硬，后期有萎缩，病理检查有助鉴别。

由于扁平苔藓皮疹的多样性，还应与多种疾病相鉴别，如线状苔藓、环状肉芽肿、硬化萎缩性苔藓、盘状红斑狼疮等。

【治疗】

（1）消除精神紧张，限制烟酒及刺激性饮食，停用可能激惹本病的药物，生活力求规律，注意休息，以恢复机体正常的免疫机能。对伴发疾病的治疗，可能有利于扁平苔藓的消退。

（2）瘙痒剧烈者予以抗组胺药物或镇静、安定药物。

（3）慢性患者可酌情选用：羟氯喹0.2g，每日2次口服；雷公藤多苷片10～20mg，每日3次口服；氨苯砜每日50～200mg，分次服用；维A酸类药物（包括异维A酸、阿维A酯）10mg，每日3次口服。

（4）局部治疗：治疗原则为消炎、止痒。多选用糖皮质激素、维A酸及钙调磷酸酶抑制剂外用。

（5）物理治疗：PUVA光化学疗法和NB-UVB

对扁平苔藓疗效较好。肥厚皮疹可用激光或液氮冷冻治疗。

第7节　毛发红糠疹

毛发红糠疹（Pityriasis rubra pilaris）又称毛发糠疹，是一种慢性鳞屑性炎症性皮肤病。

【病因及发病机制】　病因尚不明。其病因主要有下列几种学说：

1. 遗传因素　患者可有家族史，有的在同一家族中可有数人发病，表现为常染色体显性遗传性疾病。

2. 维生素缺乏　毛发红糠疹可能与视黄醇结合蛋白的合成缺陷有关。

3. 角化障碍　毛发红糠疹表皮的生成速度明显快于正常皮肤，但一般慢于银屑病或与之相近。

4. 其他　如内分泌功能障碍、肝功能障碍、结核或扁桃体炎、种痘、注射破伤风血清或抗生素、月经不调、腹泻、感冒、手术及各种化学物质刺激皆可能为本病的诱因，甚至有吃某种食物而使病情恶化或加重者。

【临床表现】　本病初起头皮常先有较厚的灰白色糠秕样鳞屑，很快累及面部，为潮红而细薄的脱屑，类似干性脂溢性皮炎，以后可泛发全身。有半数病例初发部位为掌跖。特征性的皮疹是毛囊角化性丘疹和散在的鳞屑性淡红色斑块。丘疹为针头或粟粒大，干燥而坚硬，顶部尖锐或呈现圆锥形，淡红色或棕红色，其顶端中心有一个角质栓，常贯穿一根失去光泽的细弱的毛发。角质栓伸入毛囊较深，故不易剥去，除去角栓遗留凹陷的小坑。毛囊性丘疹多初发于四肢的伸侧（图2-17-10）、躯干、颈旁和臀部，特别在手指的第一指节和第二指节的背面最为清楚，具有诊断意义。多数丘疹聚集成片，则呈"鸡皮"样外观，用手指触摸时有刺手感觉。逐渐发展，丘疹可互相融合成黄红色或淡红色斑块，边界清楚，表面覆盖糠秕状鳞屑，好发于两肘膝伸侧、髋部和坐骨结节处，也可播散全身。此种皮损酷似银屑病或扁平苔藓，但其边缘仍可见到孤立的毛囊角化性丘疹。有时在抓痕上可见到新损害发生，即同形反应。患者多伴有掌跖角化过度，久病者指（趾）甲常失去光泽，少数病人累及口腔黏膜，个别病例可伴结膜炎、角膜混浊或形成树枝状角膜溃疡。病情严重时，皮疹泛发全身，可发展成脱屑性红皮病。

自觉症状有程度不等的瘙痒、干燥及灼热感。一般全身健康状态不受影响。发展至红皮病时可出现全身倦怠、畏寒、体重下降及精神不安。在夏天或日光曝晒后常加重。

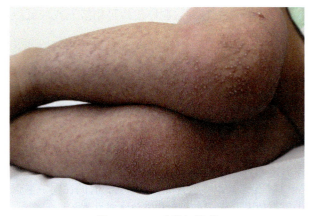

图 2-17-10　毛发红糠疹

本病临床分Ⅵ型：第Ⅰ型（典型成人型，最常见）、第Ⅱ型（不典型成人型，较少见）、第Ⅲ型（典型少年型）、第Ⅳ型（少年局限型）、第Ⅴ型（非典型少年型）及 HIV 感染相关型。

【组织病理】　表皮角化过度，毛囊口角栓，灶状角化不全，部分病例增厚角质层可见水平 / 垂直方向交替存在的角化过度和角化不全，较为特殊。颗粒层稍增厚，棘层不规则的轻度肥厚。真皮上部毛细血管扩张，血管周围轻度非特异性慢性炎症细胞浸润。

【诊断与鉴别诊断】　四肢的伸侧、躯干、颈旁和臀部，特别在手指的第一和第二指节的背面毛囊性丘疹和散在的鳞屑性淡红色斑块，结合组织病理，诊断不难。应与下列疾病鉴别：

1. 银屑病　典型皮损为银白色鳞屑，薄膜现象和基底部点状出血。累及头皮时，头发呈束状，皮疹很少发于掌跖部。病理示角质层内有中性粒细胞聚集成的 Munro 微脓肿。

2. 扁平苔藓　丘疹为紫色或暗红色，顶部扁平，多角形，发亮，表面可见白点或白色纹，很少累及头、面和掌跖部。病理改变有特征性。

3. 脂溢性皮炎　毛发红糠疹在早期发生于头面部者与脂溢性皮炎不易区别。但后者无毛囊角化性丘疹。

【治疗】　目前尚无特效疗法，一般对症处理，根据病情可适当选择以下的治疗方法：

1. 系统治疗

（1）维 A 酸：异维 A 酸 0.5 ～ 1mg/(kg·d)，阿维 A 0.5 ～ 1mg/(kg·d)。治疗期间应监测肝功能、血脂等药物副作用。

（2）免疫抑制剂：对病情较重特别是继发红皮病者，其他治疗无效时可试用免疫抑制剂。常用药物有甲氨蝶呤、硫唑嘌呤及环孢素 A。

（3）糖皮质激素：对继发红皮病者可短期应用，不作为常规基本用药。

（4）雷公藤多苷片：20mg/ 次，每日三次口服，对毛发红糠疹红皮病有效。

（5）甲状腺素片：因其可促使肝内胡萝卜素转为维生素 A 有时用于毛发红糠疹的治疗。

2. 物理治疗　PUVA 光化学疗法和 NBUVB 对部分病例疗效较好。

3. 药浴　糠浴、淀粉浴或矿泉浴等都可应用。

4. 局部护理　局部外用润滑剂、保湿剂等。

5. 中医疗法　以祛风利湿，活血通络为治则。

第8节　红　皮　病

红皮病（erythroderma）又称剥脱性皮炎，是一种由各种原因引起的复合症状，临床特点为全身性的皮肤潮红及持续性的大量脱屑，累及甲和毛发，并伴有体温升高、水电解质、蛋白质等代谢紊乱和其他脏器损害等全身症状。

【病因】　引起红皮病的原因很多，大致可归纳为四类：继发于其他皮肤病、药物过敏、恶性肿瘤、原因不明的特发性。其他皮肤病继发红皮病多由于处理不当或治疗不及时而发生，其中以银屑病较为多见，其次还有皮炎、湿疹、鱼鳞病、天疱疮、疥疮、扁平苔藓、毛发红糠疹等。银屑病在应用糖皮质激素之后转变成红皮病的机会增多。恶性肿瘤常见的为淋巴网状内皮系统和血液系统的肿瘤，少数为脏器肿瘤。原因不明的特发性红皮病约占 10% 以上，随着观察时间的延长，检查的完善，部分病例能够查明病因。

【临床表现】

1. 皮肤症状　在原有的皮肤病基础上发生的红皮病可以是突然的，也可以随着原有皮肤病的加重扩大而逐渐形成，90% 以上的皮肤受累（图2-17-11）。急性期的红皮病色泽鲜红，肿胀明显，皱褶部位可有渗出，伴有严重的全身症状，如寒战、发热等，数天后开始大量脱屑。慢性期皮损色变暗，以浸润为主，脱屑较著，鳞屑大小不一，呈糠秕状，或破布状，手足呈手套袜套样的大片脱屑。全身皮肤干燥紧绷，瘙痒难忍，严重时眼睑外翻，不能完全闭合，导致结膜炎。头皮可见由皮脂和继发感染分泌物组成的厚痂，甲板可见混浊、增厚、凹陷、纵嵴和反翘的改变，也可引起甲脱落。

2. 代谢紊乱　在皮肤广泛的血管扩张和炎症反应的情况下，正常的体温调节、血流动力学、水电解质和蛋白质的代谢等都受到了不同程度的影响和干扰。由于毒素的吸收和皮肤血流量成倍增加，体内热量散失，可出现交替的寒战、发热和低体温状态，后者是种危险状态，此时抵抗力低下，易患感染，

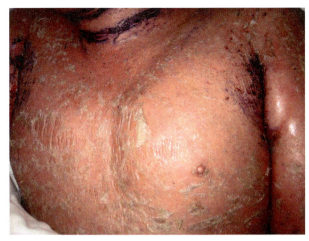

图 2-17-11 红皮病

且不能及时发现，低体温可致低血压和心脏功能的障碍。红皮病时心脏为高输出量状态，皮肤血管通透性增加，可引起心律失常、低血压、少尿、下肢浮肿等。皮肤血管扩张使水分大量经皮蒸发散失，可出现失水、低血压、水电解质紊乱，并加重心脏等脏器功能的障碍。皮肤大量的脱屑加上肠道吸收的障碍、机体代谢增加等使机体蛋白质低下，包括白蛋白、免疫球蛋白、血红蛋白等。以上的代谢与各脏器的功能相互联系，当以上的代谢紊乱失代偿时就会导致各脏器的损伤和功能障碍。

3. 内脏损害 红皮病常常伴有内脏的损害，严重的可引起脏器的功能障碍。淋巴结肿大较多见，主要是反应性淋巴结炎，少数可为肿瘤性浸润。肝脾肿大见于药物性反应和网状内皮系统肿瘤的患者。心脏高输出量的消耗超出心功能储备时，可出现心功能受损，甚至心力衰竭。肾脏损害可有血尿、蛋白尿，药物可致急性肾衰竭。小肠的绒毛萎缩，引起吸收不良和菌群紊乱，脂肪泻。少数患者可出现雌激素水平过高的表现，如男性患者的乳房发育、睾丸萎缩，女性月经失调、乳房组织增生。红皮病时机体代谢、脏器功能都处于失代偿的状态，免疫功能受损，因此易并发感染，包括细菌、真菌和病毒感染等，并且常常成为死亡原因。

总之，红皮病病变不仅仅限于皮肤，可累及全身，是一种系统性、全身性的严重疾患。

【实验室检查】 低血色素贫血、低蛋白血症、血沉增快。部分病例有白细胞总数增加，嗜酸粒细胞增多。有水电解质紊乱和内脏损害的病例可出现相应的异常指标，如肝肾功能异常、血尿、蛋白尿、心电图变化等。原发病尤其是肿瘤可出现原发病本身特有的改变。

【组织病理】 急性期：表皮水肿，海绵形成，可见角化不全，真皮层水肿明显，血管充血，内皮细胞肿胀，血管周围非特异性炎细胞浸润。慢性期：表皮棘层肥厚，表皮嵴延长，真皮层血管周围慢性炎细胞浸润。同时，常常仍可部分保持着原有疾病的组织病理特征，如淋巴瘤的浸润细胞有特异性的脑回状单个核细胞，落叶性天疱疮有棘层上部的棘层松解等。

【诊断与鉴别诊断】 红皮病的临床诊断不难，病因诊断常常需要详细的病史询问、全面的体格检查和重复必要的实验室检查，包括组织病理检查，从中寻找到原发疾病的线索。

【治疗】

1. 病因治疗 病因明确者应尽早治疗原发疾病，如红皮病性银屑病应选阿维 A、MTX 及 PUVA 治疗；药物性红皮病应停用可疑药物，抗过敏治疗，必要时系统应用皮质类固醇激素；恶性肿瘤伴发者应采取相应手术，药物或放射治疗。

2. 支持治疗 补液、维持水电解质平衡、补充营养、维生素，纠正低蛋白血症。

3. 症状治疗 外用药以消炎、保护、止痒为原则，早期可用扑粉，渗出部位用湿敷，慢性干燥阶段用无刺激性的油剂、霜剂或软膏。瘙痒严重的患者除外用糖皮质激素的霜剂止痒外，可加服抗组胺药物。口腔黏膜护理以清洁、保护、消炎为原则。注意保暖，防止低体温发生。

4. 并发症治疗 红皮病患者易继发感染招致严重后果，应密切注意观察有无合并感染，及时给予足量有效抗生素。注意保持水电解质的平衡，防止心脏超负荷，给予支持疗法，补充丢失的蛋白质等，经常检查各脏器的功能。

（张振颖 刘晓明）

第18章　物理性皮肤病

物理性皮肤病是指外界环境中的物理因素如光线、温度、放射线或机械性刺激等直接或间接导致皮肤病变的疾患。人体皮肤是最容易受外界环境因素影响的器官，外界环境中很多物理因素可直接或间接引起皮肤损害。本章介绍几种常见的物理性皮肤病。

第1节　日　晒　伤

日晒伤（sunburn）又称晒斑、日光红斑或日光性皮炎，是由于强烈日光（主要是中波紫外线）照射皮肤后发生的一种急性光毒性反应。临床表现为暴露部位出现红斑、水肿、水疱和色素沉着、脱屑。

【病因及发病机制】　中波紫外线（UVB，290～320nm）为本病主要的作用光谱，长波紫外线（UVA，320～400nm）也具一定作用。其炎症反应程度与紫外线辐射的光线强弱、照射时间、环境、肤色深浅、体质、种族等因素有关。人体受到的紫外线照射除来自太阳直射外，还有部分紫外线来自沙、冰雪、水面的反射作用。UVB、UVA在日晒伤中最重要的作用方式是直接损伤DNA，其次是间接氧化损伤。紫外线作用人体皮肤，严重者可导致局部器官或系统性免疫抑制。紫外线照射皮肤后，细胞中的蛋白质和核酸吸收大量的紫外线产生一系列复杂的光生物化学反应，可使表皮角质形成细胞结构、功能发生改变，甚至表皮细胞坏死，释放的各种炎症介质如前列腺素（PGE2、PGF2α）、组胺、血清素和激肽等激发炎症反应，引起真皮血管扩张、组织水肿、黑素合成加快等。

【临床表现】　春夏季多见，妇女、儿童、浅肤色的人、滑雪者、水面作业者以及长期从事室内工作突然曝晒的人易发生。日晒数小时至十余小时后，暴露部位出现境界清楚的红斑、水肿（图2-18-1），12～24小时后达到高峰，轻者2～3日内红斑逐渐减轻或消退，继之脱屑而留有色素沉着。重者出现弥漫性水肿并发生水疱、大疱、糜烂、结痂，一周左右消退，遗留色素沉着或色素减退。自觉局部灼痛、瘙痒感，日晒面积大者可出现全身症状如发热、头痛、恶心、心动过速，甚至出现休克等症状。紫外线照射后，皮肤色素改变呈双相变化，即速发性和迟发性色素沉着晒斑，前者在UVA和可见光照射后迅速发生，由存在于皮肤的黑素发生的可逆性变化所致；后者是在UVB照射后10小时开始出现，4～10日

达到高峰，可持续数月，主要是表皮黑素合成增加。

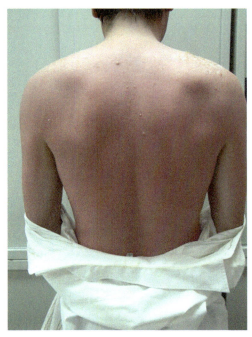

图2-18-1　日晒伤

急性晒伤可作为一些光促发性疾病的激发因素，如红斑狼疮、多形性日光疹、迟发性皮肤卟啉病、日光性荨麻疹、多形红斑和白癜风等的发生、复发和加剧。

【组织病理】　表皮内出现晒斑细胞（sunburn cell），即角化不良细胞，胞浆均质红染，核固缩或核溶解、碎裂，可成簇或融合成片；表皮内有海绵形成、角质形成细胞空泡化。真皮炎症轻，乳头层和血管周围水肿，中性粒细胞浸润。

【诊断与鉴别诊断】　有过度日晒史，暴露部位皮肤出现红斑、水肿或水疱，愈后遗留色素沉着，自觉灼痛，与季节有明显关系，一般容易诊断。必要时结合组织病理，在表皮内见到晒斑细胞。

本病应与下列疾病进行鉴别：

1. 接触性皮炎　有明确接触刺激物史，与日晒及季节无关，皮疹局限于接触刺激物部位，自觉瘙痒。接触刺激物斑贴试验阳性。

2. 烟酸缺乏症　除曝光部位外，非曝光部位亦可发生红斑，皮肤粗糙而缺乏弹性，角化过度，并有消化和神经系统症状。

【预防和治疗】

（1）经常参加室外活动，加深肤色，以增强皮

肤对日晒的耐受性，是预防本病发生的关键。

（2）避免日照强烈时（上午 10 时至下午 2 时）外出，可采取少量多次的室外活动，避免暴晒，注意防护，外出时穿长袖衣衫、戴宽边帽、撑伞等。

（3）外用遮光剂，SPF 大于 15，如 5% 对氨基苯甲酸（PABA）乳剂或酊剂、5% 二氧化钛霜、10% 氧化锌霜等。

（4）局部治疗：以消炎、安抚、止痛为原则。一般外用炉甘石洗剂，严重者可用冰牛奶、1% ～ 3% 硼酸溶液或生理盐水冷湿敷，每 2 ～ 3 小时湿敷 20 ～ 30 分钟，可起到明显的缓解作用。之后可外用糖皮质激素霜或 2.5% 吲哚美辛（消炎痛）溶液，对局部红肿热痛有明显减轻作用，但不宜大面积使用。

（5）系统治疗：适于有全身症状者，可口服抗组胺药及少量镇静剂，若灼痛明显者，酌情加消炎止痛药，如阿司匹林或吲哚美辛。对于严重日晒伤，可给予糖皮质激素，以防止 UVB 引起的损伤，并给予补液及其他对症处理。

第 2 节　多形性日光疹

多形性日光疹（polymorphous light eruption）是一种常见的特发性光变态反应性皮肤病，呈间歇性反复发作，临床表现为曝光部位出现红斑、丘疹、丘疱疹、水疱等多形性损害，伴瘙痒。

【病因及发病机制】　日光照射为直接病因，发病机制尚不十分清楚。致病作用的光谱较宽，包括 UVB、UVA、可见光及红外线等。在光谱作用下，患者有红斑阈降低等异常反应；遗传因素、环境因素、生物学因素和内分泌改变、氧化损伤、微量元素及免疫反应异常等在本病发生中也起重要作用。近年来，对该病的免疫学研究较多，Schweintzger 等的研究发现多形性日光疹患者外周血 Tregs 对效应性 T 细胞抑制功能下降，可能在疾病的发生中发挥重要的作用。

【临床表现】　病损与日光照射密切相关，春夏季多见，常见于中青年女性。发病常在曝光后几小时至几天内，于曝光部位出现红斑、丘疹、丘疱疹、水疱、糜烂、结痂、苔藓样变等多形性皮疹（图 2-18-2，图 2-18-3），但对每位患者而言，皮疹常以一种形态为主，如红斑型、丘疹型、湿疹型等，自觉剧烈瘙痒，一般无或仅有轻微全身症状。病程长短不一，反复发作。如持续曝光或未及时治疗，皮疹范围可进一步扩大，且非曝光区亦可波及。愈后无明显色素沉着和瘢痕。幼年春季耳部疹（juvenile spring eruption of the ears）是本病的变异型，常见于 5 ～ 12 岁男孩，好发于春季，表现为耳轮处的丘疹

或丘疱疹，也可出现水疱和结痂。

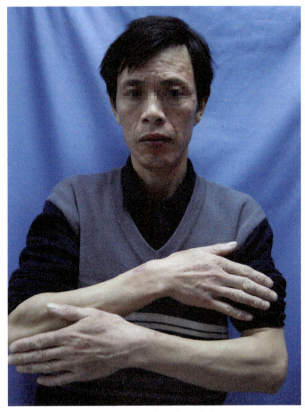

图 2-18-2　多形性日光疹

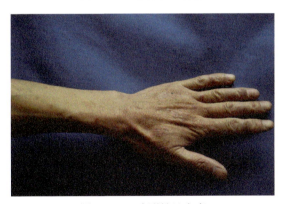

图 2-18-3　多形性日光疹

【组织病理】　表皮的改变取决于损害类型，可有表皮水肿、海绵形成、灶状角化不全、棘层肥厚及个别角化不良细胞等；真皮中上部血管周围中等量淋巴细胞为主的浸润，真皮乳头水肿，苍白淡染，血管扩张，血管壁水肿。

【诊断与鉴别诊断】　诊断主要依靠病史及临床表现，根据春夏季发病，日晒后在暴露部位出现多形性皮疹，反复发作，一般不难诊断，必要时可结合组织病理学检查。光试验阳性有助于诊断。

本病需要与下列疾病鉴别：

1. 湿疹　皮疹呈多形性，发病多与日晒无明显关系，皮疹不限于暴露部位。

2. 盘状红斑狼疮或亚急性红斑狼疮　皮疹发生无季节性，潜伏期长，日晒后 1～3 周发疹，不再日晒后，皮疹持续数周或数月，可见毛细血管扩张和毛囊性角化等损害，并可通过特征性组织病理、免疫病理及免疫学异常加以鉴别。

3. 慢性光化性皮炎　主要见于老年男性，多为50 岁以上，皮疹持续存在，非曝光部位也可出现，病情持久，季节性不明显。除有皮炎表现外，还可见浸润性斑块、红皮病等表现；病理兼有假性淋巴瘤的组织学表现。

4. 红细胞生成性原卟啉病　皮疹表现可与本病相似，但其主要对 UVA 和可见光敏感，皮疹消退后留有色素沉着和萎缩性瘢痕。本病为常染色体显性遗传病，有家族史，卟啉测定有助于鉴别。

【预防和治疗】

（1）在发病季节前经常进行户外活动（上午 9时前、下午 4 时后），逐步提高机体对紫外线的耐受力。

（2）避免强烈日光照射，外出时应注意遮光及擦防光剂。

（3）避免外用或口服可致光敏的药物、食物。

（4）局部治疗：原则是遮光、止痒及消炎。按皮损类型对症处理，应用广谱遮光剂如 5%～10%对氨基苯甲酸（PABA）霜或酊剂、4% 二苯甲酮洗剂或霜剂以及二氧化钛霜、氧化锌软膏等。酌情选用糖皮质激素霜或软膏或他克莫司软膏。

（5）系统治疗：抗组胺药为主（注意避免光敏药物如氯苯那敏、异丙嗪等），可用氯喹、羟氯喹、烟酰胺、沙利度胺及抗氧化剂等口服。重症患者可用泼尼松 30～40mg/d，分 3 次口服，或硫唑嘌呤50～150mg/d，分 2～3 次口服，稳定后逐渐减量至停药。

（6）脱光敏治疗：目的是诱导患者发生光学耐受，在发病季节来临之前，用 PUVA＋UVB 脱光敏治疗。

第 3 节　夏季皮炎

夏季皮炎（dermatitis aestivale）是夏季高温所致的一种常见的炎症性皮肤病，具有季节性。

【病因及发病机制】　疾病由持续高温（30℃以上）闷热所致，与湿度大关系密切。年龄大的人群，由于激素水平下降，导致皮肤干燥而使抗自由基和抗氧化能力差，易受气候变化影响而发生皮肤病。

【临床表现】　本病好发季节为 6～8 月份，多见于 30 岁以上成年人。皮损初起为密集分布的针头至粟粒大红斑、丘疹，继而出现丘疱疹，搔抓后可伴有抓痕、血痂、色素沉着等。皮疹对称分布，好发于四肢伸侧，尤以双胫前多见。每于湿热季节反复发生，干燥凉爽后迅速消退，自觉剧痒和轻度灼热感。

【组织病理】　慢性皮损可见表皮肥厚，真皮浅层毛细血管轻度扩张，血管周围以淋巴细胞为主的炎症细胞浸润。

【诊断与鉴别诊断】　根据夏季高热天气发病，病情与气候明显相关，临床表现为四肢伸侧为主的红斑、丘疹、丘疱疹，诊断较容易。但需与湿热引起的其他皮肤病如痱、夏季瘙痒症等鉴别。

【预防和治疗】　防治原则注意避免穿不透气衣物，皮肤干爽，外用清凉止痒药。

（1）天气闷热时，注意保持室内通风散热，保持皮肤清洁干燥。

（2）可用清水冲洗患处，局部清凉、止痒，外用炉甘石洗剂、1% 薄荷乙醇及糖皮质激素霜。

（3）剧烈瘙痒者可口服抗组胺药。有报告用 β-胡萝卜素胶囊可预防夏季皮炎的发生。

第 4 节　痱

痱（miliaria）俗称痱子，又称为粟粒疹、汗疹，是由于气温高、湿度大所致的小汗腺导管阻塞导致汗液潴留，汗液外溢而发生炎症性皮肤损害的浅表性皮肤病。

【病因及发病机制】

1. 环境因素　主要与湿度和温度有关，由于气温高、湿度大导致出汗多且不易蒸发，使表皮角质层浸渍肿胀，汗管变窄或阻塞、汗管破裂，汗液外渗刺激周围组织发生丘疹、疱疹和小水疱。

2. 感染因素　表皮葡萄球菌在本病发生中可能起作用。表皮葡萄球菌繁殖产生一种细胞外多糖，可堵塞汗管，同时亦产生毒素，从而加重炎症反应。

【临床表现】　根据汗腺或导管损伤位置不同，临床上可分为以下四种类型：

1. 白痱　又称晶形粟粒疹（miliaria crystallina），是汗液于角质层内或角质层下溢出所致。常见于久病卧床、过度衰弱、高热并大量出汗的患者及衣着过多、透气不良的儿童。表现为多发针尖、针头大小、透明表浅的小水疱，壁薄，基底不红，易破，多无自觉症状。病程有自限性。

2. 红痱　又称红色粟粒疹（miliaria rubra），是汗液于表皮内较深处溢出而致，表现为密集的针头大小红色丘疹、丘疱疹，周围绕以红晕，重者可出现小脓疱，成批出现。自觉瘙痒、刺痛或烧灼感。好发于皱褶部位或易摩擦处，天气转凉后，皮损可于数日内干涸、消退，消退后有轻度脱屑。

3. 脓痱 又称脓疱性粟粒疹(miliaria pustulosa),是一种常继发于其他原因如接触性皮炎、慢性单纯性苔藓等所致汗腺导管破坏、堵塞、损伤性皮肤病。表现为痱子顶端有针头大浅表性小脓疱的丘疹,开口与毛囊口分布不一致。好发于皱褶部位及小儿头颈部。脓液细菌培养常为阴性或为非致病球菌。

4. 深痱 又称深部粟粒疹(miliaria profunda),汗液于真皮上部特别是真表皮交界处汗管破裂溢出,好发于躯干及四肢,表现为与汗孔一致的深在的非炎症性皮肤色的丘疹或水疱,不易擦破。一般无自觉症状,皮疹广泛时可有发热、头痛等全身症状。患部出汗减少或不出汗,常因闭汗伴发中暑样症状。常继发于严重且反复发生红痱的患者。

【诊断与鉴别诊断】 根据湿热季节或高温、高湿环境发病,典型临床表现等可以诊断,注意与夏季皮炎等疾病鉴别。

【预防和治疗】
(1) 加强室内通风、散热,有病因应去除。
(2) 着装宽松,注意皮肤清洁干燥,避免搔抓,防止继发感染。
(3) 局部治疗原则以清凉、止痒、收敛为主,外用痱子粉或炉甘石洗剂。
(4) 脓痱可外用1%氯霉素酊或其他抗生素。
(5) 有继发感染可酌情外用或口服抗生素。
(6) 中医治疗:宜清热解毒、解暑化湿。

第5节 冻 疮

冻疮(perniosis)是一种发生于受冷后的末梢部位局限性皮肤炎症损害,是人体对寒冷的一种异常反应,气候转暖后自愈,病程缓慢,易复发。

【病因及发病机制】 患者多有末梢血液循环较差的素质,长期暴露于寒冷(10℃以下)潮湿的空气中是主要发病因素;自主神经功能紊乱、营养不良、手部多汗、鞋袜过紧、内分泌功能紊乱等因素可能也参与发病。由于寒冷刺激,局部皮下小动脉痉挛,造成血流淤滞,组织缺氧和细胞损伤。若暴露时间过长,则血管发生麻痹性扩张,静脉淤血,其通透性增加,血浆渗入组织间隙导致本病。

【临床表现】 多见于老人、妇女、儿童及末梢循环不良者。本病常发生于初冬、早春季节。皮损好发于身体末梢部位如手足、面部、耳、鼻等处,常对称分布。典型皮损为局限性隆起的水肿性暗紫红色斑(图2-18-4),表面紧张发亮,境界不清,压之可褪色,触之冰凉。重者可出现水疱、大疱、溃疡,愈合缓慢,留有色素沉着、色素脱失或瘢痕。自觉瘙痒,受热后加重,破溃时有疼痛。遇暖后可自行好转,次年受凉后易复发。

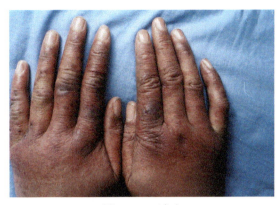
图 2-18-4 冻疮

【组织病理】 表皮可正常或有水肿,重者可有表皮下水疱或角质形成细胞坏死。真皮改变显著,真皮乳头层高度水肿,血管扩张,血管周围有密集的淋巴细胞呈袖口状浸润。

【诊断与鉴别诊断】 多见于儿童、妇女及末梢血运较差者,根据受寒或冷暴露史,四肢末梢部位典型的皮损,天气转暖后皮损自行好转或消失容易诊断。本病应与寒冷性多形红斑、系统性红斑狼疮等疾病鉴别。

1. 寒冷性多形红斑 好发于春秋季节,起病比较急,损害对称分布于四肢远端,皮疹多形性,以散在分布的水肿性丘疹为主,可见靶形皮损,常伴有黏膜损害。

2. 系统性红斑狼疮 皮损发生无明显季节性,日晒后加重,可有全身多系统受累的表现。免疫学指标及免疫病理改变有助于鉴别。

【预防和治疗】
(1) 加强锻炼,尤其是手足运动,增强机体御寒能力。在入冬前做好防寒保暖,尤其暴露部位与肢体末梢部位的保暖,鞋袜勿过紧,并保持干燥。
(2) 积极治疗营养不良、贫血等原发性疾病。
(3) 受冻部位不宜直接用火烤或用热水浸泡。
(4) 局部治疗:以促进局部血液循环、消炎、消肿为原则,可选择扩血管药物如肝素钠软膏、硝酸甘油霜、维生素E软膏、辣椒酊、复方山莨菪碱软膏、冻疮膏等局部外用。
(5) 系统治疗:血管扩张药物可改善末梢血液循环,可口服大剂量维生素E、烟酰胺500mg,每日3次、硝苯地平20mg,每日3次等,静脉滴注丹参或脉络宁等。己酮可可碱也有效。若继发感染,应加用抗生素。
(6) 物理治疗:在复发前给予音频电疗有一定预防作用。紫外线红斑量照射、氦氖激光照射也有较好效果。

（7）中医治疗：治疗上宜用温经、通络、活血化瘀。

第6节　热激红斑

热激红斑又称火激红斑（erythema ab igne），是局部皮肤长期或反复低于烧伤温度的刺激而引起的、皮肤表现为持久性网状红斑和网状色素沉着的皮肤病。

【病因及发病机制】　主要见于我国北方或高原地带常烤火取暖的居民，也可见于皮肤长期接触热水袋、烤火炉、电热炉或电热垫者以及长期高温作业的工人。发病机制仍不十分清楚，长期反复温热刺激引起受热部位皮肤毛细血管扩张，久之可致色素沉着。

【临床表现】　病史中有长期反复烤火或用热源治疗史，损害最初为局部皮肤充血，以后变为网状红斑，继之色素沉着（图2-18-5），少数局部可发生水疱、大疱，出现萎缩或角化过度。个别慢性病例出现表皮不典型增生，罕见有鳞状细胞癌发生。在同一斑片内，通常可见各个时期的损害。颜色可呈淡红色、暗红色或深紫褐色。去除病因后，损害逐渐消退，但色素沉着可持久存在。皮损分布与热源有关，如坐在炉前烤火者，多发生于双小腿伸侧；高温炉前作业的工人、厨师多见于双臂伸侧；常用热水袋者以双侧大腿和腹部多见。自觉症状可有瘙痒或灼热感。

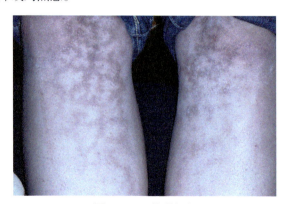

图2-18-5　热激红斑

【组织病理】　表皮角质层增厚，颗粒层明显，棘层轻度萎缩，晚期角质层增厚伴角化不全。基底层可见界面性皮炎及不典型角质形成细胞，真皮乳头层毛细血管扩张，血管周围混合性细胞浸润，真皮上部可见含铁血黄素和色素颗粒，真皮弹力纤维增加、增粗。

【诊断与鉴别诊断】　根据有外来热源长期刺激史，局部皮肤出现网状红斑和（或）网状色素沉着性改变，易于诊断。有时需与下列疾病进行鉴别：

1. 网状青斑　皮疹广泛、对称，主要表现为网状毛细血管扩张性红斑或青紫色斑，但无色素沉着。

2. 血管萎缩性皮肤异色症　毛细血管扩张和萎缩更为明显，可为原发性，但大多数继发于硬皮病、红斑狼疮及蕈样肉芽肿等。

【预防和治疗】　本病无有效治疗方法，首先应去除病因，停止热源刺激，轻度损害脱离热源后病损逐渐自行消退。局部皮损可用温和润肤霜，色素沉着可外用脱色剂如5%氢醌霜、0.5%维A酸霜等；角化性损害可外5-氟尿嘧啶软膏。若可疑或已继发皮肤癌者应手术切除。

第7节　鸡眼与胼胝

一、鸡　　眼

鸡眼（clavus）是指足部皮肤长期受到挤压或摩擦导致的局限性圆锥形鸡眼状的角质增生性损害，常伴有压痛。

【病因及发病机制】　好发于经常行走或久站的人，局部长期的摩擦和受压，角质层细胞发生反应性增生，导致角质层增厚。

【临床表现】　皮损为针头至黄豆大圆形或椭圆形局限性角质增生，淡黄色或深黄色，境界清楚，光滑或半透明。整个皮损为圆锥形，表面平坦或稍高出皮面，尖端呈楔形嵌入真皮，站立或行走时刺激感觉神经末梢而引起疼痛，削去表层后，可见坚硬的角质栓，外周一圈透明的淡黄色环，呈鸡眼状（图2-18-6）。去除诱因后，有的可自行消退。鸡眼多为单发，有软硬之分，硬鸡眼好发于足跖前中部、趾背及小趾外侧，多对称分布。软鸡眼好发生于趾间，常好发于第4趾间。

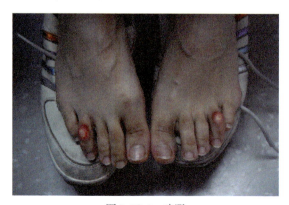

图2-18-6　鸡眼

【组织病理】　整个病变组织角质层增厚，中心部更明显，并呈"V"形向下伸入，因受压下方真皮乳头变平，有少量炎性细胞浸润。

【诊断与鉴别诊断】　根据好发部位和典型皮损，圆锥形鸡眼状角栓伴疼痛，易于诊断。有时需与胼胝、跖疣相鉴别。

1.胼胝　角质增生范围广，境界不清，疼痛不明显，表面皮纹正常存在。

2.跖疣　不限于摩擦和受压部位，表面皮纹消失，呈刺状，削去表面后显示帽针头大黑点，挤痛明显，鸡眼压痛明显。

【预防和治疗】　穿大小合适、质地柔软的鞋，减少足部挤压或摩擦。

（1）局部治疗：用腐蚀性或剥脱性药物如鸡眼膏、水杨酸软膏、40% 尿素软膏等使角质软化脱落，但应保护周围正常皮肤。

（2）物理治疗：液氮冷冻、二氧化碳激光治疗。

（3）手术治疗：对疼痛较敏感、一般疗法不佳者可采用手术切除．

二、胼　胝

胼胝（callus）俗称老茧、茧子，是由于手足长期受压和机械性摩擦而形成局限性扁平的角质增生性损害，有保护作用。

【病因及发病机制】　发病与长期机械性摩擦、挤压有关，患者有足畸形或鞋不合脚，部分与职业有关。

【临床表现】　多见于手足，好发于掌跖部或骨突处，表现为淡黄色或蜡黄色质硬的扁平角质增生性斑块，表面光滑，半透明，中央厚，边缘薄，境界不清，表面皮纹正常（图 2-18-7）。缓慢起病，多无自觉症状，重者可有压痛。

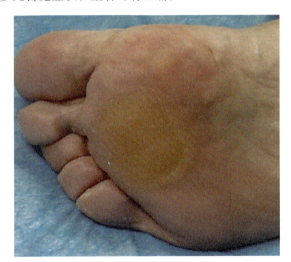

图 2-18-7　胼胝

【组织病理】　弥漫性角化过度，颗粒层增厚，真皮乳头变平，炎症轻。

【诊断与鉴别诊断】　根据发病部位及典型临床表现一般易于诊断。本病除应与跖疣、鸡眼鉴别外，还应与掌跖角化病鉴别，后者为一种先天性角化过度性疾病，大多有家族史，掌跖弥漫性角质肥厚、粗糙，对称发生。

【预防和治疗】

（1）避免机械刺激，一般去除外因后可自行消退。

（2）外用药物：疼痛明显，影响生活时，可采用角质剥脱剂如 40% 水杨酸软膏或 0.3% 维 A 酸软膏等。

（3）高频电、冷冻治疗有一定效果。

第 8 节　手足皲裂

手足皲裂（rhagadia manus and pedalis）指由各种原因引起的手足部皮肤干燥、皲裂，常伴有痛感，秋冬季多见，本病可单独或伴随其他疾病出现。

【病因及发病机制】　手足部皮肤尤其掌跖部和足跟等因长期摩擦而使皮肤角质层增厚，无皮脂腺而缺乏皮脂保护，在秋冬季干冷天气下皮肤易发生皲裂。本病可以是一种原发独立疾病，也可继发某些皮肤病如鱼鳞病、掌跖角化病、手足癣、慢性湿疹、慢性单纯性苔藓等。经常接触酸碱性或脂溶性物质可加重皲裂。

【临床表现】　常见于体力劳动者。本病主要发生于手足角质层较厚或易摩擦的部位如手掌、手指屈侧、足跟、足外侧缘等，秋冬季可加重，掌跖部皮肤干燥、粗糙，沿皮纹方向发展的深浅、长短不一的裂口（图 2-18-8，图 2-18-9）。

根据皲裂深浅和范围分三度：

一度：皮肤干燥、皲裂，但仅达表皮层，无出血、疼痛等表现。

二度：皮肤干燥、皲裂达到真皮上部，有轻度疼痛，但无出血。

三度：皮肤干燥、皲裂达到真皮下部及皮下组织，常伴有出血、触痛和灼热感。

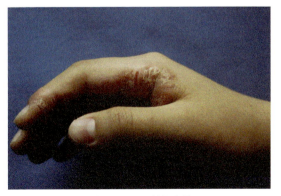

图 2-18-8　手足皲裂

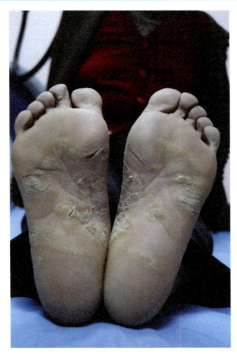

图 2-18-9　手足皲裂

【诊断与鉴别诊断】　根据典型的临床表现诊断不困难。本病应与下列疾病鉴别：

1. 角化性手足癣　手的虎口部位和足跟部最常受累，足部常双侧受累，角质增厚伴脱屑，真菌镜检和培养阳性。手足皲裂和手足癣常常并存，可互为因果，并存率可达 30% ~ 85%。

2. 手足慢性湿疹　可有皲裂，但皮疹往往呈多形性，多有皮肤粗糙、增厚，明显瘙痒。手足皲裂和手足湿疹可并存，并存率达 1.4%。

3. 掌跖角化病　是一种先天角化性疾病，掌跖弥漫角化，可常年发病，与外界因素关系不大。两者并存率达 2.4%。

【预防和治疗】

(1) 积极治疗原发病，如湿疹、手足癣、鱼鳞病等。

(2) 冬季应注意保暖，保持皮肤清洁滋润，减少摩擦，尽量避免物理、化学刺激。

(3) 皲裂形成者可外用 10% ~ 20% 尿素软膏、维 A 酸软膏、水杨酸软膏、甘油搽剂及润肤剂等。重者应用热水将患处泡软，去除或剥脱角质层，再外搽上述药物。

第 9 节　放射性皮炎

放射性皮炎 (radiodermatitis) 也称放射性灼伤，是各种电离辐射 (X 射线、α 射线、β 射线、γ 射线及放射性同位素等) 照射引起皮肤、黏膜的急慢性损伤。

【病因及发病机制】　发病与电离辐射防护不严格，或短时间内接受放射线量过大，或长期积累过多等有关。各种类型电离辐射均可引起皮肤不同程度的反应。电离辐射对细胞的作用与不同类型辐射的生物学效应、辐射剂量、强度及个体细胞的特性有关。放射线作用于组织细胞可使 DNA 损伤，为可逆或不可逆性，引起 DNA 突变或细胞死亡，甚至恶性肿瘤。放射线还可使组织分子电离产生自由基和活性氧分子，从而导致组织的急性和慢性损伤。文献报道，IL-12 RB2 和 ABCA1 基因与放射性皮炎易感性密切相关。

【临床表现】　放疗患者和放射线工作者多见。临床可分为急性和慢性放射性皮炎。

1. 急性放射性皮炎　往往短期内接受大剂量辐射引起，潜伏期为 1 ~ 3 周。早期反应和热灼伤相似。可分三度：一度：局限于辐射部位的水肿性红斑，界限清楚，稍有灼热、痒感。3 ~ 6 周后消退，出现脱屑、色素沉着、暂时性脱毛。二度：明显红斑水肿、水疱。自觉灼热和疼痛，愈合较慢，约 1 ~ 3 个月后遗留色素沉着或色素脱失、毛细血管扩张、皮肤萎缩及永久性脱发。三度：红肿严重，迅速出现坏死、顽固性溃疡，累及真皮或皮下组织，疼痛较剧烈，愈后遗留萎缩性瘢痕、色素沉着或色素脱失、毛细血管扩张等。如损害大血管可引起血管闭塞，肢体可发生干性坏疽。

2. 慢性放射性皮炎　为长期接受小剂量放射线引起，或由急性放射性皮炎转变而来，潜伏期数月至数十年。表现为皮肤干燥、皲裂、萎缩、色素沉着或减退等，晚期可引起坏死性溃疡或显著角化，继发恶性肿瘤。

【组织病理】

1. 急性放射性皮炎　表皮棘细胞内水肿和空泡变性，核固缩，基底细胞液化变性，整个真皮均有炎性细胞浸润，血管扩张，管壁水肿。

2. 慢性放射性皮炎　表皮不规则萎缩和增生，常有角化过度，基底细胞液化变性，表皮细胞排列规则，核异型性，真皮上部血管扩张，深部血管呈纤维性增厚、狭窄、闭塞，皮脂腺结构消失。

【诊断与鉴别诊断】　根据有放射线照射史、临床表现及组织学特征不难诊断。注意与接触性皮炎、皮肤异色症、坏死性溃疡鉴别。

【预防和治疗】

(1) 严格掌握放射治疗的适应证。

(2) 严格掌握治疗剂量，放射过程中应注意观察皮肤改变，如已发生皮炎，应停止照射，并定期随访。

(3) 从事放射工作的人员应严格遵守操作规程，加强防护措施，定期体检。

（4）急性放射性皮炎以安抚、保护、收敛、消炎为原则，仅有红斑、水肿表现可用炉甘石洗剂、糖皮质激素霜等，有渗出时可湿敷、口服泼尼松等。二、三度可用冷湿敷或糖皮质激素霜剂及止痛剂，并口服泼尼松等。

（5）慢性放射性皮炎时可选温和保护性霜剂、软膏，如发生角化过度损害可用 5- 氟尿嘧啶软膏、冷冻或手术切除。

（6）溃疡形成者可用抗生素软膏或氦氖激光照射或手术切除，怀疑有恶变时可行组织病理检查。

（涂彩霞　张荣鑫）

第 19 章　遗传性皮肤病

由遗传物质改变而产生的皮肤病称为遗传性皮肤病。常见的遗传性皮肤病有以下四种遗传方式：

1. 常染色体显性遗传　常染色体显性遗传性皮肤病占遗传性皮肤病的 70% 左右。此类皮肤病双亲中至少有一个是患者，子女至少有一半患病，与性别无关，病情多不严重，不影响生命和工作能力。

2. 常染色体隐性遗传　此类皮肤病具有双亲正常，但其兄弟姐妹可能患病，看不到连续几代遗传，患者体力、智力发育明显障碍、预后差等特点。

3. 性联遗传　此类皮肤病发病的临床性别分布与 X 或 Y 连锁遗传有关，隔代遗传，女性患者所生儿子全部发病等特点。

4. 多基因遗传　此类皮肤病是指遗传特征不是决定于一对基因，而是由几对基因所决定的遗传方式，受环境因素影响较大，家族中发病率明显高于一般群体。

第 1 节　鱼 鳞 病

鱼鳞病（ichthyosis）是一组常见的角化异常性遗传性皮肤病，常见的临床类型包括寻常型鱼鳞病（ichthyosis vulgaris）、性联鱼鳞病（X-linked ichthyosis）、非大疱性先天性鱼鳞病样红皮病（non-bullous congenital ichthyosiform erythroderma）、板层状鱼鳞病（lamellar ichthyosis）、大疱性先天性鱼鳞病样红皮病（bullous congenital ichthyosiform erythroderma）。

【病因及发病机制】

1. 寻常型鱼鳞病（ichthyosis vulgaris）　为常染色体显性遗传。患者表皮中丝聚蛋白（filaggrin）减少甚至缺乏，丝聚蛋白原 mRNA 在角质形成细胞中不稳定，其致病基因定位于 1q21。

2. 性联鱼鳞病（X-linked ichthyosis）　已证实本病是因为 X 染色体短臂二区二带三亚带上（Xp22.3）的基因缺失或突变，导致角质形成细胞中缺乏类固醇硫酸酯酶（steroid sulfatase），该酶可水解硫酸胆固醇和硫酸类固醇，其缺乏使硫酸胆固醇聚积于角质层和血浆中，使角质形成细胞黏合性增加，不能正常脱落，因此，目前亦认为本病是一种潴留性角化病。

3. 大疱性先天性鱼鳞病样红皮病（bullous congenital ichthyosiform erythroderma）　又名表皮松解性角化过度症（epidermolytic hyperkeratosis），是

常染色体显性遗传的先天性疾病。已证实本病是因 12 号染色体上的角蛋白 1 基因或 17 号染色体的角蛋白 10 基因突变所致。这些突变影响正常细胞骨架的形成，导致张力细丝异常聚集和功能异常，从而导致角化异常，表皮内水疱形成和表皮松解。

4. 非大疱性先天性鱼鳞病样红皮病（non-bullous congenital ichthyosiform erythroderma）与板层状鱼鳞病（lamellar ichthyosis）　二者均为常染色体隐性遗传病，真正的发病机制尚未完全清楚。转谷氨酰胺酶 1（TGM1）基因的突变导致 TGM1 活性下降或缺失以及脂氧合酶 3（ALOXE3）或 12-R 脂氧合酶（ALOX12B）基因的突变均可以引起先天性鱼鳞病样红皮病或板层状鱼鳞病，因此，主要根据临床表型予以区分。而 ABCA12 基因突变只引起板层状鱼鳞病。

【临床表现】　各型鱼鳞病均有状似鱼鳞样的黏着性鳞屑为临床表现特点。但各型的表现又各具不同。

1. 寻常型鱼鳞病　此型最为常见，且病情轻重不一，冬重夏轻。多从婴幼儿时期开始发病。皮损表现轻重不一，轻者仅在冬季皮肤干燥粗糙，有细碎的糠样鳞屑，又称干皮症（xeroderma）。典型改变是淡褐色至深褐色菱形或多角形鳞屑，鳞屑中央固着，边缘游离，如鱼鳞状（图 2-19-1）。皮损对称分布，四肢伸侧及躯干下部较明显，尤以小腿伸侧最为显著。四肢屈侧的皱褶部位如肘窝、腋下常不累及。臀及四肢伸侧面可伴有毛囊性角化丘疹，掌跖常见线状皲裂和掌纹加深。常无自觉症状。

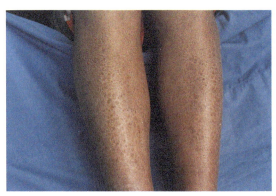

图 2-19-1　寻常型鱼鳞病

2. 性联鱼鳞病　较少见。婴儿早期发病，仅见于男性。女性仅为致病基因携带者，一般不发病。

皮损与寻常型鱼鳞病相似，但症状较重。皮肤干燥粗糙，鳞屑大而显著，呈黄褐色或污黑色大片鱼鳞状。皮损往往遍布全身，以四肢伸侧及躯干下部为著，胫前尤为明显，面、颈部亦可受累，掌跖则无角化过度，症状不随年龄增长而减轻。

3. 大疱性先天性鱼鳞病样红皮病（表皮松解性角化过度症）　患者出生时即有皮肤发红、湿润和表皮剥脱。受到轻微创伤或摩擦后则在红斑基础上出现大小不等的薄壁松弛性水疱，易破溃成糜烂面。红斑及水疱随年龄增长而逐渐减轻，代之以全身皮肤角化过度。屈侧易受累并可出现浸渍，掌跖有轻至中度角化增厚，甲可有营养不良改变。新生儿及婴儿时期常因继发化脓感染而发出臭味，甚至引起败血症和水电解质失衡而导致死亡。

4. 板层状鱼鳞病　又称非红斑型常染色体隐性遗传板层状鱼鳞病，出生时就有皮疹，表现为黄棕色四方形鳞屑（层板状），遍及整个体表，严重者可似铠甲样，以肢体屈侧和外阴等处明显。1/3 的患者可有眼睑和口唇外翻，掌跖常伴角化过度。

5. 非大疱性先天性鱼鳞病样红皮病　又称红斑型常染色体隐性遗传板层状鱼鳞病。严重的红斑是主要的临床表现，出生时就有皮疹，全身皮肤均发红，有细碎的鳞屑，面部亦可累及，但眼睑、口唇外翻少见，随着年龄增长，皮损逐渐减轻，至青春期前后趋向好转。

6. 火棉胶婴儿与丑胎　火棉胶婴儿（collodion baby）是鱼鳞病的一种罕见类型。出生时即有一层由角质层增厚形成的火棉胶样外壳覆盖全身，肢体固定于一特殊位置，伴眼睑外翻，生后 24 小时内外壳开始出现裂隙或脱落，其后出现薄片脱屑，渐及全身。重型者常引起死胎或出生后不久死亡。轻者鳞屑脱落后症状很快好转。目前认为此病并非独立病，因为它可发展为板层状鱼鳞病或其他各型鱼鳞病以及其他综合征。因此，在全部临床症状出现之前，不可能做出火棉胶婴儿的确切诊断。丑胎（harlequin fetus）亦称胎儿鱼鳞病，是一种极罕见的常染色体隐性遗传病，患者皮肤一般在子宫内即受累。出生时全身即为一层广泛的厚的角化过度的铠甲状鳞屑紧紧包裹。耳朵、眼睑、口唇被角质层厚壳所覆盖，可有严重的睑、唇外翻（图 2-19-2），耳郭缺如和末节指（趾）骨坏疽，表现类似传说中的丑角，故名为丑胎。胎儿多半在母体内已死亡或出生后数天至数周后死亡。罕有存活者，厚实的角质层渐为表皮剥脱性红皮症所代替。

【组织病理】　寻常型鱼鳞病表现为明显的角化过度，颗粒层减少或消失，棘层轻度增厚。板层状鱼鳞病除上述改变外尚有银屑病样表皮增生及表皮突增宽。表皮松解性角化过度的病理具有诊断意义，表现为致密的角化过度，棘层肥厚和增厚的颗粒层内含有粗大颗粒，颗粒层及棘层上部有网状空泡化，可松解形成表皮内水疱，真皮浅层少许炎症细胞浸润。

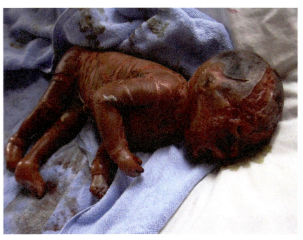

图 2-19-2　胎儿鱼鳞病

【诊断与鉴别诊断】　根据发病年龄、临床表现和组织学特征一般可以明确诊断。各类先天性鱼鳞病均应与获得性鱼鳞病鉴别。后者是在恶性肿瘤（特别是淋巴瘤）、麻风或其他慢性消耗性疾病和严重营养不良患者中发生。基础病的存在，而无发病年龄、家族发病遗传特征是后者有别于前者的要点。

【治疗】

1. 局部治疗　以温和、保湿、轻度剥脱为原则。

（1）增加皮肤水合作用及保持皮肤柔润，可用 10%～20% 尿素霜、α- 羟基酸或 40%～60% 丙二醇溶液外用或包封过夜，有良好作用。

（2）维 A 酸的外用制剂可改善皮肤的角化程度，减少鳞屑，与糖皮质激素软膏的间歇联合应用可明显增加疗效。

（3）卡泊三醇软膏（50μg/g）每日 2 次外用，共 12 周，每周最大量为 120 克，可改善角化程度，减少鳞屑，与糖皮质激素软膏联合应用可提高疗效。

2. 系统治疗　对症状较重及严重类型可口服异维 A 酸 1～2mg/(kg·d) 或阿维 A 酯（依曲替酯）1mg/(kg·d)，能缓解症状但不能根治。合并感染者应及时合理应用有效抗生素治疗。

第 2 节　毛周角化病

毛周角化病（keratosis pilaris）又称毛发苔藓（lichen pilaris），是一种常染色体显性遗传性皮肤病。

【病因及发病机制】　本病为常染色体显性遗传，发病机制尚不十分明了。常认为与维生素 A、维生素 B_12、维生素 C 缺乏，毛囊漏斗部角化细胞黏附障碍有关；也可伴发于系统性疾病如内分泌功能的异常、甲状腺功能低下、接受肾上腺糖皮质激素治疗等。

【临床表现】　本病常见于青少年，女性好发，青春期皮疹明显，皮损常随年龄增长而改善。皮损为针尖到粟粒大小的毛囊角化性丘疹，坚硬而不融合，顶端有淡褐色角质栓，内含卷曲的毛发，剥去角栓后遗留漏斗状小凹陷，但不久又在此凹陷中新生出角栓（图 2-19-3）。丘疹的炎症程度不一，基底可无红斑或有明显红斑，后者易导致炎症后色素沉着。皮疹数目较多，分布对称，好发于上臂、股外侧和臀部，部分患者可累及腹部。受累部位有特殊的粗糙感，皮损冬季加重，夏季减轻。一般无自觉症状，亦可伴有轻度瘙痒。

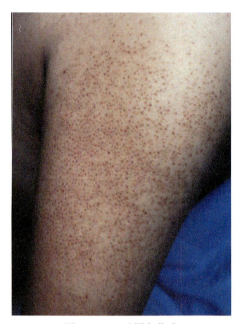

图 2-19-3　毛周角化病

【组织病理】　表皮轻度角化过度，毛囊扩大，毛囊口有漏斗状角质栓形成，内含卷曲毳毛，真皮轻度炎症细胞浸润，有时可累及毛囊。

【诊断与鉴别诊断】　根据与毛囊一致的角化性丘疹，毛囊口有角质栓，好发年龄及好发部位，无明显的自觉症状，一般易于诊断。但应与维生素 A 缺乏症、小棘苔藓、毛发红糠疹、瘰疬性苔藓相鉴别。

【治疗】　局部用 0.05% ～ 0.1% 维 A 酸软膏、3% ～ 5% 水杨酸软膏、10% ～ 20% 尿素霜、卡泊三醇软膏及 12% 乳酸铵等可使症状改善。症状较重或疗效不好者亦可联合外用中效糖皮质激素制剂提高疗效，但应注意激素的疗程和用量。对症状重者可口服维生素 A（每次 5 万 U，每日 3 次）、维生素 E 和维 A 酸治疗。

第 3 节　毛囊角化病

毛囊角化病（keratosis follicularis）又名 Darier 病（Darier's disease），为常染色体显性遗传病，以角质形成细胞角化不良为基本病变，临床以毛囊性角化丘疹、脱屑为特征。

【病因及发病机制】　本病由位于 12q23-q24 的 ATP2A2 基因突变所致，该基因内多个不同突变引起本病的不同表型。

【临床表现】　本病可在 1 ～ 20 岁发病，发病高峰在青春期，5 岁以内发病者少见，而 50 岁以后发病的亦可见到。皮疹以油腻性角化棕黄色或粉红色的丘疹、斑块为特征，覆以蜡样鳞屑和痂，好发于脂溢性部位，如头皮、额、颈、前胸及背、腋、外阴及四肢屈侧（图 2-19-4）。损害常分布广泛而对称，可伴奇臭或瘙痒。甲板常变薄。部分患者可有口腔病变，包括硬腭、颊黏膜等部位的损害。

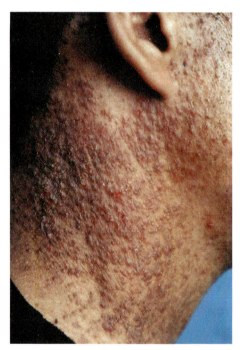

图 2-19-4　毛囊角化病

【组织病理】　表皮角化过度，棘层不规则肥厚，棘层松解，灶性基底细胞层上裂隙，裂隙下常有与其垂直的基底细胞索，棘层及颗粒层内有棘层松解性角化不良细胞，即圆体细胞及谷粒细胞，真皮浅层可有慢性炎症细胞浸润。

【诊断与鉴别诊断】　根据损害发生于皮脂腺丰富部位，为污褐色油腻性、结痂性丘疹和典型的组织病理变化可作出诊断。本病应与脂溢性皮炎、天疱疮、疣状角化不良瘤、Hailey-Hailey 病、黑棘皮病等鉴别。

【治疗】　目前尚无满意疗法，要注意皮肤保护，避免烈日曝晒及皮肤的过多摩擦。

1. 系统治疗　可口服维生素 A 10 万～20 万单位 /d，疗程 2 个月以上；或口服阿维 A 酯（依曲替酯）1 ～ 2mg/（kg·d）或依曲替酸 0.5 ～ 1mg/（kg·d），3 ～ 4 周后可随病情的好转而逐渐减量。对光过敏现象明显者可选用羟氯喹 0.1/ 次，3 次 /d；对严重病例可短期应用糖皮质激素口服，如泼尼松 30 ～ 40mg/d，病情一旦改善，则应逐渐减量。维生素 E 的补充有益治疗。如皮损合并细菌感染时，应同时应用抗生素。

2. 局部治疗　可外用角质溶解剂如 5% 水杨酸软膏、10% 硫磺软膏、维 A 酸霜或维胺酯霜，每日外搽 2 次，可有一定效果。低效的糖皮质激素软膏如 1% 氢化可的松霜、去炎松霜也可酌情选用。对局限增厚明显的皮损可选用去炎松做局部封闭治疗，常选用去炎松混悬液 0.3 ～ 0.5mL 加 2% 利多卡因注射液 2 ～ 4mL，混合均匀，皮损内注射，每周一次，共 4 ～ 8 次；或 5- 氨基酮戊酸的光动力治疗。

第 4 节　掌跖角化病

掌跖角化病（palmoplantar keratoderma）是一组常染色体显性遗传性皮肤病，表现以掌跖部呈弥漫性或局限性角化过度为特征，包括弥漫性掌跖角化病（diffuse palmoplantar keratoderma）、斑点状掌跖角化病（punctate keratosis of the palms and soles）、Papillon-Lefèvre 综合征、先天性掌跖角化病（mal de Meleda 病）、家族性角化病伴食管癌（Howell-Evans）等 10 多种类型。本章节只介绍 2 个最常见的类型。

【临床表现】　本病有许多不同的临床类型，常见的有以下 2 个类型：

1. 弥漫性掌跖角化病（diffuse palmoplantar keratoderma）　又称 Thost-Unna 综合征（Thost-Unna syndrome），常在 3 岁之内发病，特征表现为掌跖部弥漫性角化过度，呈黄色蜡样斑块，边缘常呈淡红色，境界清楚，掌跖可单独或同时受累（图 2-19-5）。损害一般不扩散至手足背面。可伴有掌跖多汗、甲板增厚浑浊。

2. 斑点状掌跖角化病（punctate keratosis of the palms and soles）　又称 Buschke-Fischer-Brauer 病、Davis-Colley 病。好发于青春期，但可发于任何年龄。本病的临床以掌跖部散发角化性丘疹为特征，皮损多数呈圆形或卵圆形、黄色、直径 1 ～ 3mm 大小的坚硬角质丘疹，散在分布或群集成片状、线状，少数患者可累及手足背及肘膝部。角质丘疹脱落后可

呈现火山口样小凹陷。损害通常无症状，偶尔有疼痛、触痛和烧灼感，不伴手足多汗。

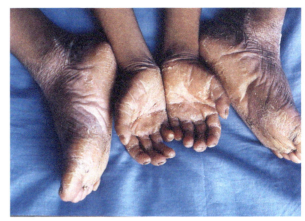

图 2-19-5　掌跖角化病

【组织病理】　各型的组织病理改变大致相同，主要表现为表皮角化过度，颗粒层和棘层增厚，真皮浅层可有轻度炎症细胞浸润。

【诊断与鉴别诊断】　根据发病年龄、家族病史、临床表现的特点以及组织病理特征，一般可明确诊断。但应与获得性掌跖角化病和症状性掌跖角化病鉴别。获得性掌跖角化病为后天性角化病，多在成年期发病，无明显的家族易感性，除少数病人可为特发性外，多数病人为系统性疾病或药物的反应，如恶性肿瘤、免疫性疾病、内分泌疾病、黑棘皮病等。症状性掌跖角化病的掌跖角化为其他皮肤病如角化型手足癣、慢性湿疹、银屑病等的一个皮肤表现。

【治疗】　局部外用 20% 尿素霜、0.1% ～ 0.5% 维 A 酸霜、12% 乳酸胺、5% 水杨酸软膏或用 15% 水杨酸软膏包封、软化及去除角质后，继之用糖皮质激素软膏（或霜剂）封包，可提高治疗效果。卡泊三醇软膏外用亦有一定疗效。严重者可口服异维 A 酸 1 ～ 2mg/（kg·d）或依曲替酯 1mg/（kg·d）等，可减轻症状，但不能根治。

第 5 节　遗传性大疱性表皮松解症

遗传性大疱性表皮松解症（inherited epidermolysis bullosa，EB）以往亦称先天性大疱性表皮松解症（epidermolysis bullosa congenitalis），是一组遗传性大疱性疾病。至少包括 23 种不同的类型，目前其分型主要根据水疱发生的部位分为：①表皮内型，如单纯型 EB（EB simplex，EBS），水疱发生在基底细胞层。②交界型 EB（junctional EB，JEB），水疱在透明板内形成。③营养不良性 EB（dystrophic EB，DEB），水疱在致密板下方形成。

【病因及发病机制】

1. 单纯型大疱性表皮松解症（EBS） 多为常染色体显性遗传，是由于表皮基底细胞的角蛋白 5 或角蛋白 14 基因突变导致中间细丝缺陷，从而使其在机械性创伤或热暴露之后容易发生破裂或形成水疱。异常角蛋白 14 的杂合子患者其水疱局限于手足部，纯合子患者则较严重，水疱广泛累及皮肤和黏膜。

2. 交界型大疱性表皮松解症（JEB） 为常染色体隐性遗传，可能是由于锚细丝相关性蛋白质 kalinin 和 uncein 中某一种蛋白质的基因突变而引起透明板内（锚丝所在处）水疱形成。kalinin 和 uncein 均由大小相似的三个亚单位组成，二者有明显的同源性，但前者的生化性质较为活泼。目前已知 kalinin 是板层素（laminin）的一种同型体。一些 JEB 患者存在 kalinin 的 β3 及 γ2 链编码基因突变，而轻型 JEB 患者的角质形成细胞在体外出现 uncein 的明显异常表达，这些现象不仅表明锚细丝相关性蛋白质的表达或结构异常在 JEB 的发病中起重要作用，而且解释了水疱为何在透明板内形成。

3. 营养不良型大疱性表皮松解症（DEB） 为常染色体显性或隐性遗传，可能是由于基膜带中Ⅶ型胶原蛋白的基因 COL 7 A1 发生突变，胶原酶合成及释放，优先降解Ⅶ胶原（锚原纤维的主要成分），真皮胶原溶解，锚纤维破坏或减少。由于锚原纤维在基膜带与真皮黏附的维持中可能起着关键作用，故Ⅶ型胶原分子结构的任何改变将导致表皮 - 真皮交界处的机械性不稳定和皮肤松解性分离，而导致水疱形成。

【临床表现】

各型大疱性表皮松解症的共同特点是皮肤在受到轻微摩擦或碰撞后就出现水疱及血疱，在肢端及四肢关节的伸侧尤其容易发生。严重者水疱可发生在皮肤黏膜的任何部位。大部分皮损愈合后可形成瘢痕，出现粟丘疹，肢端反复的皮损可使指（趾）甲脱落。

单纯型的皮损最轻，最为表浅，愈后一般不留瘢痕。皮损仅见于肢端及四肢关节伸侧，不易累及黏膜和附属器。

营养不良型的皮损多较重，常在出生后即出现皮损，水疱位置较深，愈后遗留明显的瘢痕。损害可发生于体表的任何部位，包括黏膜，常以肢端最为严重，肢端反复发生的水疱及瘢痕可使指（趾）间的皮肤黏连，指骨萎缩，形成爪形手；口咽部黏膜的反复溃破、瘢痕可致患者张口困难、吞咽困难，预后不好。

交界型罕见，出生后即有广泛的大水疱，易形成大片糜烂面，预后差，大多数在 2 岁内死亡。

【组织病理与免疫病理】

组织病理检查 EBS 的裂隙平面位于表皮内，DEB 的裂隙平面在致密板下方，而 JEB 的裂隙平面位于透明板内。水疱内有极少数或缺乏炎症细胞。免疫荧光抗原定位证实 EBS 裂隙平面位于表皮最下部；在 JEB 可见Ⅳ型胶原及板层素位于水疱底部；而在 DEB 则可见Ⅳ型胶原、板层素和大疱性类天疱疮抗原均位于水疱顶部。

【诊断与鉴别诊断】

根据有 EB 的阳性家族史，各型的临床特征性皮损及透射电镜检查一般可以确诊。应与获得性大疱性表皮松解症鉴别：获得性大疱性表皮松解症临床表现与遗传性大疱性表皮松解症相似，但发病年龄是成人尤其中老年，血清中可有循环抗基底膜自身抗体。此外尚应与类天疱疮、天疱疮相鉴别（见第 25 章）。

【预防和治疗】

本病目前尚无特效疗法，仅能对症治疗。一般疗法是保护皮肤，防止摩擦和压迫，用非粘连性合成敷料，无菌纱布和广谱抗生素软膏外用防治感染。应注意支持疗法。对常染色体隐性遗传 DEB 患者，苯妥英钠 300mg/d 或维生素 E 300mg/d，分 3 次口服有一定的疗效。

第 6 节　家族性良性慢性天疱疮

家族性良性慢性天疱疮（familial benign chronic pemphigus）又称 Hailey-Hailey 病（Hailey-Hailey disease），系一种常染色体显性遗传病，由 Hailey 兄弟于 1939 年首次报道。

【病因及发病机制】 本病系一种常染色体显性遗传病，致病基因位于 3q21-q22，由编码一种新型钙离子泵的基因 ATP2C1 的多个突变引起，但这种引起棘层松解的钙泵异常的确切机制还不清楚，可能是由于多糖被物质（glycocalyxmaterial）严重缺陷，导致角质形成细胞之间黏附障碍，因此表皮在摩擦或感染后发生棘层松解而发病。摩擦、细菌、酵母菌及某些病毒感染都是本病的诱发因素，促发皮损。

【临床表现】 一般在 10～30 岁发病，好发于颈两侧、项部、腋窝和腹股沟，亦可发于肛周、乳房下、肘窝和躯干，但较少见。少数患者可有黏膜损害，主要累及口腔、喉、食管、外阴及阴道。皮疹为红斑基础上发生松弛性水疱，常表现为一个部位多发性水疱，疱壁薄易破，形成糜烂和结痂（图 2-19-6）。损害常向周围扩展，边缘可见水疱和结痂，中央愈合伴色素沉着或出现颗粒状赘生物，局部湿润，一般在数月后愈合，不遗留瘢痕。尼氏征（Nikolsky's sign）有时阳性。病程慢性经过，反复发作。病人可有瘙痒和灼热感。间擦部位常有浸渍及皲裂而引起活动性疼痛。机械性外伤、压力、紫外线照射、细菌或真菌感染等均可诱发皮疹。皮疹冬轻夏重。

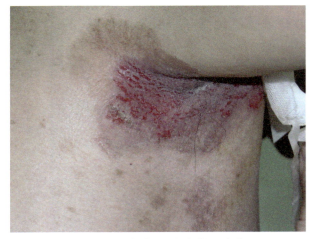

图 2-19-6 家族性良性慢性天疱疮

【组织病理与免疫病理】 组织病理检查可见基层上裂隙形成，棘层广泛松解，但表皮细胞仍残留细胞间桥，彼此松弛地连在一起，表现呈倒塌砖墙样外观。成熟的水疱底部衬以单层基底细胞向上突入水疱腔或裂隙内。直接免疫荧光检查阴性。电镜检查示张力细丝与桥粒分离。

【诊断与鉴别诊断】 依据家族发病倾向，组织病理与免疫病理检查特征以及临床特点，诊断不难。应与寻常型天疱疮、增殖型天疱疮（详见第25章）及毛囊角化病鉴别。

【治疗】

1. 局部治疗 抗生素或抗真菌制剂及复方糖皮质激素软膏外用对部分病人有一定疗效，单纯的糖皮质激素制剂外用疗效不好。对顽固及皮损肥厚者可用境界 X 线局部照射治疗。

2. 系统治疗 系统应用抗生素往往有效，可选用四环素、青霉素、红霉素和二甲胺四环素。氨苯砜 100 ～ 200mg/d，分两次口服，维持量为 50mg/d，对部分患者有效。并发真菌感染者应及时给予相应治疗。对严重顽固病例用泼尼松 30mg/d 可收到明显疗效。亦可试用甲氨蝶呤 7.5 ～ 15mg/ 周治疗。

第 7 节 色素失禁症

色素失禁症（incontinentia pigmenti）又名 Bloch Sulzberger 综合征，是一种以皮肤发生水疱和疣状皮损、继而出现散在色素沉着为特征的 X 连锁显性遗传皮肤病。父母常有近亲结婚史。

【病因及发病机制】 目前公认本病是一种 X 连锁显性遗传病，为位于 X 染色体的 q11（IP1）和 q28（IP2）NEMO 位点发生突变所致。本病主要见于女性，这种基因的突变在男性是致死性的，多在胎儿期死亡，若患有 Klinefelter 综合征（4 7，XXY）则可能存活，但临床症状十分严重。

【临床表现】 临床发病的病人主要是女婴，表现为皮疹及其他外胚叶、中胚叶发育异常的表现。

1. 分期 本病常在出生 1 个月内发病，皮疹按演变表现特征可分为四期：

（1）炎症和水疱期：出生后一周内发病，4 ～ 6 周明显。皮损表现为红斑、丘疹、水疱、脓疱或大疱。好发于上臂、大腿、臀和躯干，一般不累及面部。初期为群集性分布，逐渐呈线状或片状，可反复发作。皮损一般经 4 个月左右演变成疣状或斑块状增殖，而进入第二期表现。

（2）疣状期：好发部位与第一期相同，皮损主要表现为轻度的疣状增殖，此期表现短暂，常持续 2 个月左右逐渐转入典型的色素斑期。

（3）色素斑期：是色素失禁症的特征性表现期，表现为形态奇异的色素斑，皮损表现为棕色、灰褐色或灰黑色斑，呈点状、线状、撒胡椒粉或喷泉状、螺纹状、大理石纹状等（图 2-19-7），皮疹沿 Blaschko 线分布。

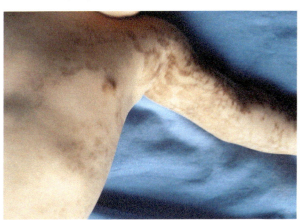

图 2-19-7 色素失禁症

（4）色素斑消退期：皮肤色斑损害多在 2 年后逐渐消退，留下轻度萎缩色素条纹斑。

2. 其他损害 包括外胚叶和中胚叶的先天异常和畸形。

（1）约 30% 的病人可有中枢神经系统的异常，包括癫痫、脑积水、智力迟钝等。

（2）可伴有假性秃发、慢性肢端皮炎样皮肤萎缩、甲萎缩、掌跖多汗。

（3）眼角膜炎、斜视、白内障、视神经萎缩、蓝巩膜、渗出性脉络膜视网膜炎等。

（4）出牙延缓、牙齿畸形或脱落。

（5）并指、多肋骨、偏身萎缩、短腿等。

【组织病理】 皮疹第一期的病理改变特征为表皮内水疱，疱内及疱周围表皮中有多数嗜酸粒细胞浸润的海绵水肿，真皮慢性炎症细胞浸润，以嗜酸粒细胞较多。第二期的特征为棘层增厚，不规则乳头瘤样增生及角化过度，局灶性角化不良常呈旋涡状排列。第三期的病理表现特征则为真皮上部的噬色素细胞内有广泛的黑素沉积，同时伴基底层色素减少，基底细胞空泡变性。

【诊断与鉴别诊断】　根据临床特征，女婴早期发病，先为炎症、水疱表现，后逐渐出现疣状增殖，特色性的色素沉着斑，结合组织病理特征可确诊。本病应与大疱性表皮松解症、大疱性先天性鱼鳞病样红皮病等鉴别。

【治疗】　本病目前尚无理想的治疗方法。炎症水疱期应给予温和保护的外用药，如炉甘石洗剂，亦可同时选用糖皮质激素霜外用以减轻炎症反应。如并发感染应及时应用抗生素。对炎症期长且严重者应系统给予一定量的糖皮质激素治疗。炎症一旦明显改善则应尽快停用。一般在 2 岁左右色素斑可逐渐消退。对齿、眼、神经系统、骨骼的异常应给予专科的对症处理。

第 8 节　神经纤维瘤病

　　神经纤维瘤病（neurofibromatosis，NF）属常染色体显性遗传性综合征，是由显性基因畸变引起的神经外胚叶异常性疾病。依基因位点不同和临床发病特征可分为 8 型（NF1 ～ NF8）。以 NF1、NF2 和NF6 型较常见。

　　【病因及发病机制】　本病的确切病因仍不明了。现知 NF1 是位于 17q11.2 的臂间近着丝粒处的基因突变所致，该基因有多种突变，有极大的表型差异，因此临床具有异质性。NF2 致病基因位于22q11-q13。NF5 则认为可能系合子后突变或嵌合现象所致。而 NF6 可能以一种独立的遗传性状来传递，缺乏典型的 NF1 特征。

　　【临床表现】

　　1. 皮肤损害　皮肤损害是本病的最重要表现。

　　（1）神经纤维瘤：临床表现有几种类型：皮肤型，表现为粉红色叶状或圆顶的肿块，软如橡胶样有蒂或无蒂肿瘤，数目多，数个至 1000 个以上，大小从数毫米到数厘米不等（图 2-19-8）。身体各部均可受累，但龟头少累及。常在儿童期发病，成人期增加。皮下型，表现为皮下组织增生，如橡皮样硬结，亦是在儿童期发病，成人期皮疹增加。丝状型，为先天性，出生时可仅有皮肤色素异常斑，可有色素沉着及色素减退，以后则可沿周围神经形成不规则的串珠样肿块。各型肿瘤一般均无明显自觉症状，个别病人可有轻微的疼痛或瘙痒，偶可发生恶变。

　　（2）咖啡牛奶斑：表现为界限清楚的淡褐色至深褐色斑，2 ～ 5cm 大小不等，常呈卵圆形，表面光滑，好发于躯干，特别是腰背部（图 2-19-8），但除头皮、眉、掌、跖之外，其余各部位均可发生，无明显自觉症状，一般在出生时即有，常在 10 岁内增多及增大。

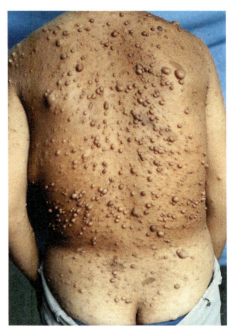

图 2-19-8　神经纤维瘤病

　　2. 神经病变　中枢及周围神经均可累及。60%患者伴发智力障碍。部分患者可出现颅内压增高，颅神经麻痹。约 40% 患者伴发颅内肿瘤，如双侧听神经瘤、视神经胶质瘤、空管膜瘤、星形细胞瘤和脑膜瘤等。周围神经损害可引起感觉异常，神经根痛或臂丛神经麻痹等。

　　3. 眼部病变　是本病的常见临床表现之一。Lisch 小结（Lisch's nodule）为虹膜的黑素细胞错构瘤，需裂隙灯检查才能看见，呈半透明褐色斑点，常为双侧性，不影响视力，非 NF1 类型则很少发生。眼部损害还可有突眼、视力下降、眼球活动受限、视神经萎缩和青光眼等。

　　4. 骨损害　NF1 病人常伴有蝶骨翼发育不全和胫骨假关节、胫骨先天性弯曲。此外，身材矮小、脊柱侧突等异常偶可见到。约 5% ～ 10% 患者口腔黏膜出现乳头状瘤或巨舌症。少数病人可有肺囊性病、肾动脉狭窄等。

　　【组织病理】　神经纤维瘤为真皮内无包膜的肿瘤团块，瘤细胞主要为神经纤维细胞，核细长，可呈 S 形，间质疏松，其内肥大细胞易见。

　　【诊断】　根据家族遗传病倾向，皮肤咖啡斑，特征性的皮肤神经纤维瘤及中枢神经系统异常基本可作出诊断。组织病理、脑 MRI 检查及头围、身高、血压、脊柱、眼部检查的异常有助确诊。

【治疗】　目前尚无特殊治疗方法，对严重影响美观及生活质量的皮肤神经纤维瘤，可酌情考虑应用外科手术或激光治疗。咖啡牛奶斑可考虑手术、皮肤磨削、激光治疗。

第 9 节　着色干皮病

着色干皮病（xeroderma pigmentosum，XP）是罕见的常染色体隐性遗传病。是一种以 DNA 脱氧胸腺嘧啶二聚体切除修复缺陷，临床上表现极度光敏感、雀斑和皮肤癌为特征的疾病。世界各地均有发病，以日本、中东发病率最高。

【病因及发病机制】　本病是由于核酸内切酶缺陷，缺乏对紫外线照射损伤的 DNA 进行修复的正常功能，造成日光照射对皮肤的损伤而发病甚至癌变。

【临床表现】

1. 皮肤病变　一般在出生后 6 个月至 3 岁开始发病，少数可在成人才发病，称为迟发着色干皮病。早期症状主要是暴露部位如头面、前臂、手背等处出现光敏感性红斑、水肿、水疱、脱屑，随着日光的反复照射，这些皮疹渐进性形成褐色斑点或斑片，伴毛细血管扩张，间有色素脱失斑和萎缩，可有轻度瘢痕形成（图 2-19-9）。患者对 UV 的最小红斑量（MED）减小，最大反应时间延迟。患者后期向基底细胞癌、鳞癌及恶性黑素瘤演变。

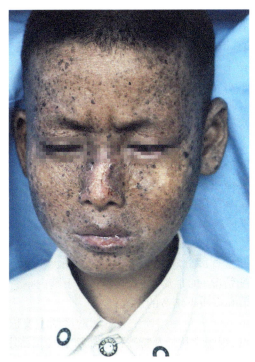

图 2-19-9　着色干皮病

2. 眼部病变　约 80% 患者有眼部损害，主要是眼睑、结膜和角膜病变。早期表现为畏光、流泪，继而为非感染性结膜炎、角膜炎表现；后期可因眼睑炎而致眼球粘连、睑外翻、角膜血管化、云翳、结膜胬肉、角膜混浊而失明。眼睑皮肤及睑缘可发生鳞癌、基底细胞癌和黑素瘤。

3. 神经系统病变　约 18% 的患者并发神经系统异常，其严重程度与细胞的光敏程度一致，病变包括发育差、身体矮小、智力障碍、小头、舞蹈手足徐动症、小脑性共济失调、神经性耳聋等。

【组织病理】　早期表现为表皮角化过度，棘细胞层不规则增生，继而表现为表皮细胞排列紊乱并向真皮方向呈芽蕾状生长，真皮浅层弹力纤维变性，血管周围炎症细胞浸润。出现皮肤肿瘤时则为皮肤肿瘤的特征性改变。

【诊断与鉴别诊断】　根据家族中有同样病史，幼年发病，暴露部位光敏感，临床表现特点，组织病理特征可确诊。本病应与异色性皮肌炎、皮肤异色症、烟酸缺乏症等鉴别。

【预防和治疗】

（1）经常及时地避光，保护皮肤是首要措施。避免日晒并使用遮光剂，如 25% 二氧化钛霜外用。

（2）对有要求治疗的患者，皮肤的角化性结节、赘生物应尽早采用激光、冷冻、手术等方法去除，防止癌变的发生。

（3）对眼部病变应及早治疗及护理，可用甲基纤维素滴剂保护角膜。

（4）维 A 酸口服或外用对减轻症状，减少皮肤癌变有一定的帮助。

（5）β- 胡萝卜素在体内羟酶的催化下生成维生素 A，可有效地预防或减轻皮肤光敏作用，常用量 90 ~ 180mg/d，多在应用 1 ~ 3 个月后出现疗效，应注意皮肤黄染等副反应。

第 10 节　结节性硬化症

结节性硬化症（tuberous sclerosis）是一种少见的常染色体显性遗传病，但大部分病例（高达 80%）是由于自发突变所致。临床可累及多个器官，以智力障碍、癫痫和多种不同皮肤损害为特征。目前本病又称为结节性硬化综合征（tuberous sclerosis complex，TSC）

【病因及发病机制】　本病是常染色体显性遗传病，目前认为本病由两种不同基因的突变所致：位于 9q34 的 TSC1 和位于 16p13 的 TSC2，它们分别编码两种肿瘤抑制蛋白，这两种蛋白可以相互作用，是细胞生长及增殖的重要调节蛋白。

【临床表现】

1. 皮肤损害

(1) 色素减退斑：可见于 90% 的患者，表现为灰白色，单发或多发，Wood 灯检查有助发现，形态可为多角形、卵圆形、桉树叶状或五彩纸屑样，边缘清楚，多见于躯干、臀、下肢、面部，不规则分布（图 2-19-10），多无自觉症状。

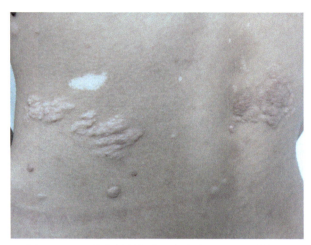

图 2-19-10　结节性硬化症 - 色素减退斑及鲨革样斑

(2) 多发性面部血管纤维瘤：以往称 Pringle 皮脂腺瘤，可见于 47% 的患者，常在 5 岁前发生，亦有青春期迟发者。对称分布于鼻唇沟、颏、鼻梁、颊等部位。皮疹初为红色小斑点，逐渐发展为大小不等的红褐色或淡红色坚硬丘疹或斑块，表面多光滑，形态不一，可伴有轻度色素沉着（图 2-19-11）。

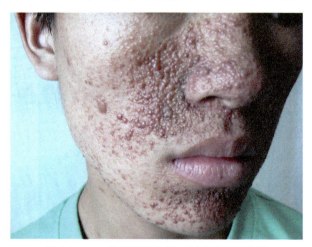

图 2-19-11　结节性硬化症 - 面部血管纤维瘤

(3) 鲨革样斑：40% 的患者可发生，表现为不规则斑块，5cm ～ 6cm 大小不等，数目不一，表面呈鲨革状，正常肤色或黄褐色，多发生于腰骶部及腹部（图 2-19-10）。

(4) 甲周纤维瘤：约 20% 患者可发生，常在 10 岁以后出现，表现为甲近端或甲侧皱襞下光滑、坚韧的红色赘生物（图 2-19-12），多见于女性患者，趾部好发。

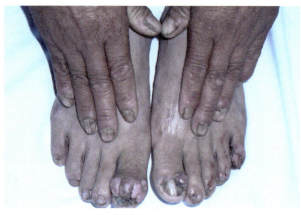

图 2-19-12　结节性硬化症 - 甲周纤维瘤

(5) 其他皮肤损害：如纤维性斑块、咖啡牛奶斑、黏膜纤维瘤、牙凹陷、白发等亦可见于患者。

2. 皮肤外损害　常受累的器官是中枢神经系统、眼、心和肺。

(1) 中枢神经系统：损害以癫痫和智力障碍最常见。两者发生率分别可达 80% ～ 90% 和 60%，一般在 2 ～ 3 岁内发生。其次是皮质结节、空管膜下结节和巨细胞瘤等。结节可多达数十个，可演变成为胶质瘤等引起钙化及脑室阻塞而出现相应的临床症状。

(2) 眼部损害：约 50% 患者出现此病变，包括视网膜错构瘤、虹膜和眼底色素减退斑、晶体混浊、色素性视网膜炎等。

(3) 心脏受累：并不多见，超声检查可达 43% 患者有横纹肌瘤，可引起血流阻碍，心律失常，导致心衰，这种损害常在婴儿或胎儿时期发生。肺部的损害主要是囊性变和淋巴管瘤病，肺纤维化在 X 光片上示 "蜂窝状" 外观。其他损害可有肾囊肿、肾血管肌瘤、骨骼囊性变和硬化症、子宫错构瘤等，但不常见。

【组织病理】　面部血管纤维瘤表现为纤维血管组织的错构性增生，胶原纤维增生，皮肤附属器伴发萎缩或被挤压。甲周纤维瘤仅有血管性纤维组织。鲨革样斑系结缔组织痣样改变。色素减退斑则以黑素体减少、变小和黑素化减弱为特征。

【实验室检查】　Wood 灯检查皮肤色素减退斑。脑电图检查部分病人可有异常脑电图，主要反映癫痫病变情况。CT 及 MRI 检查有助于脑内室管下钙化结节和皮质下结节的发现。

【诊断与鉴别诊断】　本病的诊断主要依赖临床特点、组织学特征及特殊检查如脑电图、眼部检查、脑 CT 或 MRI 检查等。

【治疗】　本病尚无满意的治疗方法。

1. 局部治疗　对影响美观、生活的纤维瘤可选用激光、冷冻、微波及手术切除等方法治疗。

2. 抗癫痫治疗　可应用苯妥英钠 0.05g，每日口服 3 次。对严重发作服药无法控制者可考虑深部 X 线照射脑部或手术治疗，这些疗法均应在神经科及外科的指导下进行。

（曾凡钦　郭　庆）

第 20 章　血管炎性皮肤病及嗜中性皮病

第 1 节　过敏性紫癜

过敏性紫癜（anaphylactoid purpura）又称 Henoch-Schönlein 紫癜，是一种主要由循环 IgA 免疫复合物引发的、侵犯皮肤或其他器官的毛细血管和细小血管的过敏性炎症性疾病，其特点是无血小板减少，可伴腹痛、关节痛或出现肾损害。

【病因及发病机制】　本病致病因素复杂，发病机制尚未完全阐明，较为一致的看法系免疫复合物的形成、循环、沉着的过程，是一种免疫复合物病。细菌（如溶血性链球菌），病毒（如流感病毒），食物（虾、鸡蛋等），药物（水杨酸盐类、抗生素类、巴比妥类），虫咬或其他变应原等诱因均可促使发病。恶性肿瘤和自身免疫性疾病亦可导致本病。由于抗原抗体反应，免疫复合物在血管壁沉积、激活补体，导致毛细血管和小血管壁及其周围产生炎症，使血管壁通透性增高，从而产生紫癜和各种局部及全身症状。

【临床表现】　本病典型的特征性表现为紫癜、腹痛和关节痛三联征。多见于儿童，也可发生于任何年龄，以男性多见。发病高峰在冬季，发病前常有上呼吸道感染，开始可有低热、乏力、全身不适等前驱症状，继而皮肤黏膜出现散在瘀点、瘀斑，可稍隆起呈斑疹状出血性紫斑，可有部分融合，经过 2～3 周颜色由暗红变黄褐色而消退，但新疹成批发生。少数皮损有水肿性红斑、风团、水疱、血疱，甚至可出现坏死和溃疡。皮损可发生于任何部位，但好发于四肢远端伸侧，尤其下肢，常对称分布（图 2-20-1）。仅累及皮肤者，皮疹往往较轻，称为单纯型；有时并发关节症状，出现关节酸痛、肿胀，以膝、踝关节多见，也可波及肘、腕和指关节等处，称为关节型；伴腹部症状时，脐周和下腹部出现绞痛，可伴有恶心、呕吐、大量便血等，腹痛可甚剧烈而反复，重者可伴发肠套叠或肠穿孔，称为腹型；肾受损时可出现蛋白尿、血尿、管型尿，较轻者较易恢复，较重者可反复发作成慢性肾炎，以肾损害为主时，称为肾型。本病还可有抽搐、高血压脑病和脑出血等表现。同时有两个以上器官受累者称复合型。

除肾衰竭、脑出血外，一般预后良好，大多发病 1～2 月后治愈，也可因多次反复而迁延数月或数年。

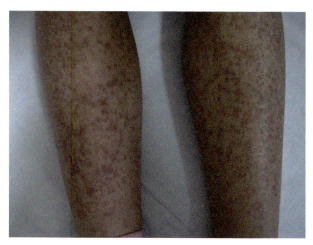

图 2-20-1　过敏性紫癜

【实验室检查】　可有毛细血管脆性试验阳性、血沉增快、白细胞总数增高。血小板数量、形态和功能及出、凝血时间均正常。尿常规检查可有蛋白、管型及红细胞。

【组织病理】　显示为典型的白细胞碎裂性血管炎：真皮浅层毛细血管和细小血管的内皮细胞肿胀，管腔闭塞，管壁有纤维蛋白沉积、变性和坏死，血管及其周围有中性粒细胞浸润，有核破碎（核尘）、水肿及红细胞外渗。

直接免疫荧光检查皮损中血管壁有 IgA 沉积，在肾小球膜处也可见 IgA 沉积。

【诊断与鉴别诊断】　根据皮疹为瘀点、出血性斑丘疹，损害以小腿伸侧为主，对称分布及血液学检查正常，即可诊断。有关节症状者应考虑为关节型，有腹部症状者应考虑为腹型，肾脏症状明显时应考虑肾型紫癜。

腹型紫癜应与急腹症鉴别；肾脏症状明显而皮疹不突出时，应与其他肾病鉴别；有关节症状并伴低热者，应与系统性红斑狼疮鉴别。

【治疗】　尽量休息，寻找并去除诱因，避免可疑的有关食物和药物。清除感染病灶，可适当应用抗生素。抗组胺类药物、钙剂、维生素 P、维生素 C 等均可选用。有关节症状和发热者可酌情给予非甾体抗炎药。对于病情较重者，可给予中等剂量糖皮质激素、雷公藤或其他免疫抑制剂。发生肠套叠、肠梗阻、大出血者应考虑手术治疗。中医中药辨证施治有一定疗效，血热者以凉血止血为主，气血不足者以益气摄血为主。

第 2 节　变应性皮肤血管炎

变应性皮肤血管炎（allergic cutaneous vasculitis）又称白细胞碎裂性血管炎、超敏性血管炎或白细胞破碎性脉管炎，是指主要侵犯真皮或皮下毛细血管和小血管的炎症性皮肤病，其特点是好发于小腿，皮损呈多形性，两侧多对称，伴有疼痛和烧灼感，病程慢性，易反复发作。

【病因及发病机制】　本病系多因素疾病，发病与Ⅲ型变态反应关系密切，可能是由于感染、对异种蛋白质或药物过敏、恶性肿瘤或自身免疫等原因产生免疫复合物而引起本病。感染因素如链球菌、结核杆菌、乙肝病毒、EB 病毒、念珠菌等；常见的药物有磺胺类、青霉素、对氨基水杨酸、保泰松、别嘌呤醇、青霉胺等；食物中的异种蛋白质、吸入的过敏原、肿瘤组织抗原、某些自身抗原如冷球蛋白等均可作为抗原，在体内产生相应抗体，形成循环免疫复合物，由于下肢血流的静脉压高，易使血循环中的免疫复合物沉积于小血管壁和毛细血管壁而导致血管炎形成。

【临床表现】　好发于青年，多为急性发作。典型皮疹为多形性，初起往往为粟粒到绿豆大红色斑疹和紫癜，渐增大，并可发生水疱和血疱，也可见到暗红色结节，结节坏死可形成溃疡，上覆干性血痂，常呈多形性损害如红斑、紫癜、水疱、结节、坏死、溃疡等（图 2-20-2）。皮疹成批发生，持续 1～4 周后消退，遗留色素沉着或萎缩性瘢痕。皮疹小者数毫米，大者可融合至数厘米。损害以下肢、臀部为主，也可见于上肢和躯干，常对称分布。自觉疼痛或烧灼感，可有轻度发热、乏力、关节痛等。部分患者可伴发内脏损害如肾、胃肠道（腹痛、便血）、神经系统（头痛、感觉及运动障碍或复视）等，可危及生命，称变应性皮肤 - 系统性血管炎。病程呈慢性经过，常反复发作。

【实验室检查】　可有血沉增快、白细胞总数升高、血小板减少、贫血、球蛋白升高、补体下降和类风湿因子阳性等。

【组织病理】　主要为小血管炎和毛细血管炎，典型的变化有毛细血管扩张、内皮细胞肿胀、管腔变狭窄、闭塞、血栓形成、管壁有纤维蛋白样变性或坏死，血管壁及其周围有中性粒细胞浸润，可见白细胞破碎及核尘和红细胞外渗等。

直接免疫荧光检查早期皮损血管壁有 IgG 为主的免疫球蛋白和补体 C3 沉积。

【诊断与鉴别诊断】　根据临床急性起病，慢性病程，以下肢为主的斑丘疹、紫癜、结节、坏死和溃疡等多形性损害同时存在为特征，结合病理检查可以确诊。应与过敏性紫癜鉴别，后者皮损形态较单一，主要瘀点、瘀斑，可伴关节痛、胃肠道症状和血尿、蛋白尿。

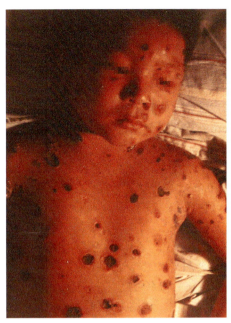

图 2-20-2　变应性皮肤血管炎

【治疗】　寻找并去除可疑病因，停用可疑药物，防止感染，应用敏感抗生素。可用维生素 C、维生素 P、钙剂、双嘧达莫、非甾体抗炎药等。对皮损较重或系统受累者，首选糖皮质激素如泼尼松 20～60mg/d，病情控制后逐渐减量停药，或加用雷公藤、氨苯砜、秋水仙碱等。活血化瘀中药如复方丹参片也可应用。

第 3 节　白　塞　病

白塞病（Behçet's disease）又称 Behçet 综合征，是一种以口腔、外生殖器溃疡、眼部损害及皮肤血管炎等表现为特征的自身免疫性疾病，严重时可出现内脏病变。

【病因及发病机制】　其确切的病因和发病机制尚不清楚。有报道本病与单纯疱疹病毒、链球菌及结核杆菌等感染因素的过敏反应有关。本病与 HLA-B5、HLA-B12、HLA-B27 有关，且 HLA-B5 与眼部损害、HLA-B12 与皮肤黏膜损害、HLA-B27 与关节损害密切相关，因而认为其发病有免疫遗传因素参与。患者血清中存在抗动脉壁抗体、抗口腔黏膜抗体，血清中免疫复合物明显升高，尤其是病情活动时；口腔黏膜能诱发患者淋巴细胞转化反应，直接免疫荧光检查发现血管壁有 IgG、IgM 和 C3 沉积；在体外培养中发现患者淋巴细胞对口腔黏膜有细胞毒作用；组织病理早期有淋巴细胞浸润的特征，这些变化均提示本病为自身免疫性疾病。患者中性粒细胞趋化性显著增高，中性粒细胞功能亢进可能是本病原因之一。

【临床表现】　好发于 20～30 岁青壮年，男性多见。常见的受累部位是口腔、皮肤、生殖器、眼和关节，也可少见于心脏和大血管、消化道及神经系统等。一般呈慢性病变。主要的全身症状是发热、头痛、乏力、食欲不振、体重下降等。过度劳累、睡眠不佳、月经前后、气候突变或季节改变均可引起不同程度损害加重。

1. 口腔溃疡　复发性口腔溃疡多首先出现，多分布于舌尖、侧缘、下唇或上唇内、齿龈或两颊，但咽喉、上颚少见。为圆或椭圆形疼痛性溃疡，直径 2～10mm，境界清楚，中心有淡黄色坏死基底，周围为红色晕，一般 7～14 天后自然消退，隔数天到数月又复发。

2. 生殖器溃疡　在阴囊、阴茎、龟头或大小阴唇、阴道以及会阴、肛门等处皮肤及黏膜上发生较大疼痛性溃疡，愈后留有瘢痕。

3. 眼部损害　常见为虹膜睫状体炎、结膜炎、角膜炎、脉络膜炎、视网膜炎及眼底出血和玻璃体混浊等。重者可发生视神经乳头炎、视神经萎缩及玻璃体病变等，常导致青光眼、白内障和失明。眼病变一般出现较晚，不完全型者可没有眼病变。

4. 皮肤损害　主要是痤疮样、毛囊炎样丘疹、脓疱、结节性红斑、多形红斑样皮疹。面、躯干、臂部、生殖器周围、肛门和四肢均可发生。毛囊炎样损害特征为浸润基底大，顶端脓头小和周围红晕宽，脓液培养无细菌生长。结节性红斑样损害以小腿为主，一般小而浅，压痛较轻，周围红晕（图 2-20-3）。其他血管炎表现如浅表性游走性血栓性静脉炎或深在性血栓性静脉炎，亦侵犯动脉而致无脉症、雷诺现象、动脉瘤、大动脉炎综合征、四肢末端营养不良或坏死等。

约 40%～70% 患者皮肤针刺同形反应阳性，即用生理盐水皮内注射、无菌针头皮内刺入，以及静脉穿刺均可在受刺部位于 24 小时左右发生毛囊炎和脓疱，48 小时左右最明显，以后渐消退。

5. 神经系统损害　其发生较晚，大多在病程中发生，极少为初发症状，主要是脑膜脑炎、脑炎、脑脊髓炎、周围神经炎等损害。男性发病率高。中枢神经系统的病变预后较为严重，死亡率较高，特别是脑干型；脑膜炎的预后较好。

6. 关节症状　主要是大关节的非侵蚀性炎症，表现为多发性游走性关节炎，主要为关节酸痛，红肿者极少，可有关节积液。最常见的为膝关节，其次为踝关节和肘关节，病变可长期反复发作，无毁损及功能障碍。

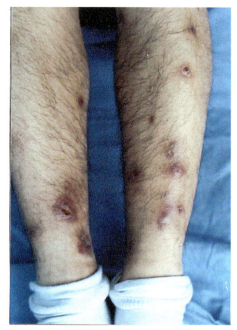

图 2-20-3　白塞病－结节性红斑样损害

7. 其他表现　可有非特异性胃肠道炎症和溃疡，主要表现为上腹部胀痛、嗳气、隐痛、腹泻和便秘；也可有附睾炎、尿道炎、间质性肺炎等。

本病大多数病程很长，反复发作，可自然缓解。

【实验室检查】　有程度不同的贫血、白细胞总数增多、γ- 球蛋白增高、血沉增快、血清黏蛋白增加，可检出对口腔黏膜的自身抗体及细胞免疫功能降低。

【组织病理】　基本病变为血管炎，口腔及皮肤损害早期常为白细胞碎裂性血管炎，后期为淋巴细胞性血管炎，累及毛细血管、细小静脉，少数为细小动脉，而静脉病变更显著。急性渗出性病变为管腔充血，内皮细胞肿胀，管腔内血栓形成，管壁及周围纤维蛋白样变性，中性粒细胞浸润和红细胞外渗。晚期病变主要是内皮细胞增生，管壁增厚，有时有肉芽肿形成。

【诊断与鉴别诊断】　根据口腔、生殖器、眼和皮肤损害，皮肤针刺同形反应阳性，诊断不难。由于白塞病的病因及临床表现复杂，各国公布的诊断标准不一致，1989 年 9 月美国第五届国际白塞病会议提出了新的简化的国际分类标准，即国际白塞病委员会分类诊断标准（国际标准）：①复发性口腔溃疡：1 年内反复发作至少 3 次；②复发性生殖器溃疡；③眼病变：前和（或）后葡萄膜炎，或裂隙灯检查时玻璃体内有细胞，或视网膜血管炎；④皮肤病变：结节性红斑样病变、假性毛囊炎、脓性丘疹、痤疮样皮疹（未服用糖皮质激素而出现者）；⑤针刺试验阳性：以 20 号或更小的针头斜刺入皮内，经 24～48 小时后由医师判定结果。

凡有反复口腔溃疡并伴有其余 4 项中 2 项及以上者可以诊断本病。

早期只有口腔溃疡时，须与阿弗他口腔炎鉴别，其他应与结节性红斑及细菌性毛囊炎等鉴别。

【治疗】　注意生活规律、适当休息。糖皮质激素可迅速控制或减轻症状，一般服用泼尼松 30～60mg/d，病情控制后逐渐减量，直至少量维持或停用。重症或顽固者可用雷公藤多苷、硫唑嘌呤、环磷酰胺或环孢素等免疫抑制剂或秋水仙碱、沙利度胺、羟氯喹、氨苯砜等均有较好疗效。可酌情使用阿司匹林、双嘧达莫、吲哚美辛、维生素 E、复方丹参片等。

第 4 节　色素性紫癜性皮病

色素性紫癜性皮病（pigmented purpuric dermatoses）又称单纯性紫癜、慢性毛细血管炎，是一组好发于小腿伸侧以瘀点和色素沉着为主要表现的原因不明的毛细血管炎症性疾病，包括进行性色素性紫癜性皮病（progressive pigmented purpuric dermatosis）、毛细血管扩张性环状紫癜（purpura annularis telangiectodes）及色素性紫癜性苔藓样皮炎（pigmented purpuric lichenoid dermatitis）。

【病因及发病机制】　病因不明。免疫学异常特别是血管内皮细胞与白细胞的活化、黏附等在本病的发病机制中起重要作用，重力和静脉压升高是重要的局部诱发因素。

【临床表现】　皮疹从下肢特别是小腿开始，渐向上蔓延，呈紫癜性瘀点及棕黄色色素沉着。慢性经过，有复发倾向，久站会加重病情。一般无明显自觉症状，个别有痒感。三种疾病各有特点：

1. 进行性色素性紫癜性皮病　又称 Schamberg 病，初起为针尖大棕红色斑或瘀点，似辣椒粉样，后增多，密集成片，渐向外扩展，外周陆续出现新损害，中央陈旧性损害转为棕黄色色素沉着（图 2-20-4）。中年男性多见。

2. 毛细血管扩张性环状紫癜　又称 Majocchi 病，初为毛细血管扩张性斑点，渐扩展成环状或半环状紫红色斑，日久成棕黄色斑并有轻度萎缩，边缘仍有毛细管扩张性红色斑点。青年女性多见。

3. 色素性紫癜性苔藓样皮炎　又称 Gougerot-Blum 综合征，初为针尖至粟粒大紫癜性或铁锈色丘疹，渐融合成边界不清的苔藓样斑片。多见于 40～60 岁，尤以男性为多。

【实验室检查】　毛细血管脆性试验通常阴性，血小板计数及出、凝血时间正常。

【组织病理】　三种疾病的病理组织学变化基

本相似，真皮上部和真皮乳头血管内皮细胞肿胀，毛细血管周围红细胞外渗，并有含铁血黄素沉着。

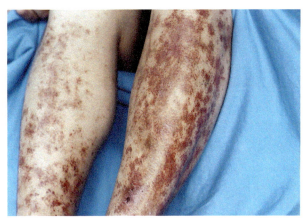

图 2-20-4　进行性色素性紫癜性皮病

【诊断与鉴别诊断】　根据上述临床表现，诊断不难。需与静脉曲张性淤积性皮炎、过敏性紫癜和高 γ 球蛋白血症性紫癜等相鉴别。

【治疗】　无特效疗法，可内服维生素 C、维生素 E、维生素 P 或钙剂，有瘙痒者可用抗组胺药或外用糖皮质激素制剂，亦可用活血化瘀类中药。

第 5 节　Sweet 综合征

Sweet 综合征（Sweet's syndrome）是由 Sweet 首先于 1964 年报道的一种疾病，又称"急性发热性嗜中性皮病"，临床以发热、四肢、面部、颈部出现疼痛性红斑为主要特征，皮损部位病理以中性粒细胞浸润为主。成人女性多发，男女比例约 1：3。

【病因及发病机制】　病因未明，目前认为多种因素参与 Sweet 综合征的发病。药物、感染、自身免疫性疾病、炎症性肠病、妊娠、潜在的恶性肿瘤（常见为血液系统肿瘤）等均认为与本病相关。约 20% 患者与肿瘤相关，皮损可能是潜在肿瘤的表现或提示肿瘤复发。在该类患者中，约 85% 为急性髓系白血病，15% 为实体瘤。在药物相关的 Sweet 综合征中，常见引起的药物为肿瘤化疗药物，如粒细胞集落刺激因子、全反式维 A 酸、来那度胺、硼替佐米等。其他如抗生素、抗炎类药物、降压药、避孕药等也有报道与本病相关。

该病发病机制未明，不同的致病因素可通过免疫炎症和变态反应分泌相关的细胞因子和炎症物质导致组织炎症损害而发病。

【临床表现】　Sweet 综合征发病无种族差异，好发于中年以上妇女，男女之比 1：3，也可发生于婴儿或新生儿，夏季好发，按相关发病因素常分为四个亚型：经典型（占 71%）；肿瘤相关型（占

11%）；炎症性疾病相关型（占16%）；妊娠相关型（占2%）。四型临床皮损有很大的共性，缺乏特征性个性表现。

皮疹初始表现为非瘙痒性红色斑块或丘疹，可渐渐扩大、融合成片，表面凹凸不平，水肿明显，形成假水疱或假脓疱样外观（图2-20-5），但在某些患者红斑中确实有水疱、大疱或脓疱出现。皮疹中央有黄色改变，形成靶形外观，也有报道表现为面部丹毒样外观。水疱、大疱可进展为溃疡，类似浅表坏疽性脓皮病，这类病人多数与粒细胞性白血病有关。

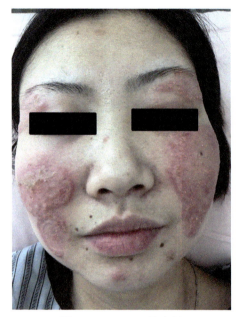

图2-20-5　Sweet综合征

皮疹好发于头颈部、上肢，也可发生于全身各个部位。与恶性肿瘤相关的病例中，皮疹分布更广泛。发生于下肢的丘疹样结节类似结节性红斑，实际上有一部分病人同时合并有结节性红斑。部分病人针刺反应阳性。口腔损害少见。皮损通常于5～12周内自然消退，但在30%患者中有复发。妊娠相关型多在妊娠前3～6个月发生，皮损常见于头颈和躯干部位，可自行消退，下次妊娠时可再发。

发病前通常有上呼吸道感染或流感样症状。40%～80%的患者有发热，可表现为间歇性。皮肤以外的症状常见的有白细胞升高、关节疼痛、关节炎、肌痛、眼部受累。罕见的并发症有无菌性骨髓炎、肾脏受累、肝炎、急性肌炎、无菌性脑膜炎、胰腺炎、胃肠道受累等。

【实验室检查】　外周血白细胞增多，以中性粒细胞为主，C反应蛋白、血沉升高。在肿瘤相关的患者中，白细胞和血小板可以表现为升高或降低，常伴有贫血。约80%患者有针刺反应阳性，血浆抗中性粒细胞胞浆抗体（ANCA）可阳性。

【组织病理】　表皮常正常，可有轻度角化不全、海绵形成，真皮乳头明显水肿，偶可形成表皮下疱，真皮浅、中层毛细血管扩张，内皮细胞肿胀，真皮上部密集以中性粒细胞为主浸润，可见核尘，陈旧性皮损可见中性粒细胞浸润减少，淋巴和组织细胞相对增多。

【诊断与鉴别诊断】

诊断Sweet综合征的两项主要标准是出现红色水肿性斑块和活检证实有中性粒细胞浸润、核碎裂及明显的真皮乳头水肿。次要标准包括相关的症状或疾病、实验室检查结果和对治疗的反应。患者必须同时满足主要标准和两项次要标准才能确诊。多数认可下述诊断标准：

1. 主要标准　①突然出现的典型皮损，疼痛性红色斑块或结节；②典型组织病理改变：致密中性粒细胞浸润，伴真皮乳头明显水肿。

2. 次要标准　①发热（＞38℃）；②发病前有相关的感染或疫苗接种史，或伴发恶性肿瘤、炎症性疾病、药物或怀孕；③对系统性激素或碘化钾治疗效果好；④检查有以下异常：ESR＞20mm/h，WBC＞8×10^9/L，中性粒细胞＞70%，C反应蛋白升高；4项中至少有3项。

符合两项主要标准加上两个次要标准可诊断。

鉴别诊断：

1. 持久性隆起性红斑　该病不引起发热，皮疹好发于关节伸侧，表面常有鳞屑、结痂，实验室检查无明显异常。愈后留有瘢痕。

2. 变应性皮肤血管炎　该病皮疹呈多形性，可有溃疡、紫癜、血疱，愈后瘢痕形成。病理表现为血管壁纤维素样坏死。

3. 多形红斑　特征性皮损表现为靶形红斑，红斑中央有结痂、糜烂或水疱。病理表现为表皮海绵形成及细胞内水肿，真皮血管扩张，淋巴细胞浸润为主。

其他需要鉴别的疾病还有：白塞病、结节性红斑、肠吻合综合征、坏疽性脓皮病等。

【治疗】　最有效的治疗为口服泼尼松0.5～1mg/(kg·d)，疗程4～6周，能使皮疹及皮肤外症状都有明显好转。对于某些患者延长低剂量泼尼松治疗2～3个月能减少复发。当皮损少量、局限，局部外用超强效糖皮质激素和钙调磷酸酶抑制剂，或皮损内注射糖皮质激素治疗有效。

氨苯砜100～200mg/d、秋水仙碱1.5mg/d可单独应用或与糖皮质激素联合应用，以减少糖皮质激素的用量，提高疗效。非甾体类抗炎药、氯法齐明、环孢素、沙利度胺、α-干扰素均有治疗效果。

尽早发现并存的相关疾病并予有效治疗，尽量避免、去除可能的相关发病因素如药物、感染等，处理好妊娠都是本病的重要治疗措施。

第 6 节　坏疽性脓皮病

坏疽性脓皮病（pyoderma gangrenosum）是一种以皮肤溃疡和疼痛为特征的慢性复发性皮肤病，本病临床少见，可发生于任何年龄，但以 20 ～ 50 岁多见，女性发病略多于男性。

【病因及发病机制】　本病病因及发病机制尚不明确，目前普遍认为与自身潜在的免疫异常有关。本病常合并炎症性肠病、风湿性疾病、血液系统疾病、IgA 单克隆丙种球蛋白血症等，约 55% 的患者其溃疡活动性皮损边缘的网状层和真皮乳头层毛细血管后静脉血管壁可有 IgM、C3 和纤维蛋白沉积，类似于Ⅲ型超敏反应引起的血管炎；同时，创伤引起的同形反应不仅可以导致皮损的发生，也会进一步加重原有皮损，都提示了该病发病可能与自身免疫紊乱有关。

IL-8 的高表达可能在该病的发病过程中起重要作用。中性粒细胞功能障碍如趋化性降低或反应过度也可能与该病发病相关。药物引起的坏疽性脓皮病近年来也多有相关的报道，相关的药物包括丙硫氧嘧啶、碘化钾、粒细胞巨噬细胞集落刺激因子、吉非替尼等。

【临床表现】　典型的皮疹初始为丘疹、脓疱、水疱或小结节，继而皮疹中心很快发生坏死，并且坏死灶迅速扩大，形成大小不等的疼痛性溃疡。溃疡境界清楚，边缘常增厚隆起，呈紫红色，有时呈潜行破坏。溃疡深浅不一，基底可见肉芽组织、坏死组织及脓性分泌物。溃疡周围早期可有红晕，可出现卫星状排列的紫色丘疹，其发生破溃后可与中心融合，使皮损不断向四周呈离心性扩大。溃疡愈合则从边缘开始上皮再生，愈合后留下萎缩性筛状瘢痕。皮损常有较剧烈的疼痛和压痛，好发于双下肢，可单发或多发，但全身其他各个部位均可受累，包括头皮、面部、颈部、上肢、躯干、生殖器、肛周和皮肤黏膜交界处等。坏疽性脓皮病中有半数病例可以合并各种系统性疾病的表现，包括溃疡性结肠炎、炎症性肠炎（Crohn 病）、类风湿性疾病、血液系统疾病、IgA 单克隆丙种球蛋白血症等。

本病通常分为 4 种临床亚型：溃疡型、脓疱型、大疱型、增殖型或浅表性肉芽肿型。

1. 溃疡型　坏疽性脓皮病的经典型，如上所述，皮损特点为具有痛性坏死性溃疡，边缘潜行破坏，好发于双下肢，患者常合并炎症性肠病、关节炎等

系统性疾病（图 2-20-6）。

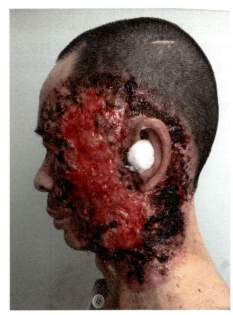

图 2-20-6　坏疽性脓皮病 - 溃疡型

2. 脓疱型　该型皮损开始为疼痛性脓疱，周围绕以红晕，继后发展为特征性的溃疡损害与新疹并存。好发于四肢伸侧及背部。患者常合并炎症性肠病，而炎症性肠病控制后皮损常能得到一定改善，因此其也可作为肠道疾病活动的标志。该型可与增殖性脓性口腔炎、角层下脓疱性皮病等嗜中性疾病合并存在，有时也可与 IgA 丙种球蛋白病并存。

3. 大疱型　即不典型坏疽性脓皮病，皮损常为迅速发展的浅表性出血性水疱和大疱，继而破溃形成浅表性糜烂或溃疡，皮损疼痛可较轻，好发于面部和上肢（尤其是手背部）。不典型的皮损可类似于 Sweet 综合征的紫红斑，其临床及组织病理学表现与 Sweet 综合征均可有重叠。该型常合并潜在的血液系统疾病，如白血病、骨髓增生性疾病，并且通常提示预后不良，患者可在短期内死亡。

4. 增殖型　或浅表性肉芽肿型，通常为局限性浅表增殖或溃疡性皮损，边缘无潜行性破环及红晕，好发于躯干。该型相对良性，进展缓慢，常不伴有系统疾病，一般不需要系统应用糖皮质激素治疗，局部治疗效果较其他类型要好。

【实验室检查】　患者常有外周血中性粒细胞增多和血沉增快，但均为非特征性。抗中性粒细胞胞浆抗体（ANCA）阳性，其他包括血生化、血抗磷脂抗体、血冷球蛋白、溃疡分泌物的微生物培养等，均有助本病的诊断与治疗。

【组织病理】　该病组织病理学改变为非特异性，但行组织病理检查对排除其他原因引起的溃疡如感染、血管炎和恶性肿瘤有一定的帮助。组织病

理根据皮损的类型、位置、病程的不同而有不同的表现。早期皮损炎症可局限于真皮层，并可见嗜中性粒细胞性血管反应。对于充分发展的溃疡，可见明显的组织坏死、出血及脓肿形成，其溃疡边缘的皮损可见以中性粒细胞为主的混合性炎性细胞浸润（图 2-20-7）。约 55% 的患者，其溃疡活动性皮损边缘的网状层和真皮乳头层毛细血管后静脉血管壁可有 IgM、C3 和纤维蛋白沉积，IgA 及 IgG 沉积则相对少见。

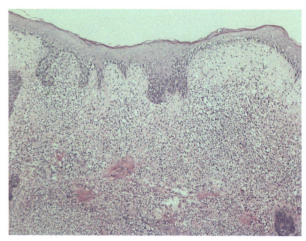

图 2-20-7　坏疽性脓皮病组织病理

【诊断与鉴别诊断】　该病诊断为排除性诊断，其缺乏特异性的实验室检查及组织病理学表现。临床上进展迅速的痛性破坏性溃疡，应考虑坏疽性脓皮病可能，但同时必须鉴定及排除引起皮肤溃疡的其他病因，包括：细菌、真菌、分支杆菌引起的感染性溃疡、Wegener 肉芽肿病、结节性多动脉炎、白塞病、具有血管炎表现的其他疾病、Sweet 综合征、T 细胞淋巴瘤等恶性疾病的皮肤受累等。

【治疗】　目前尚缺乏特效的治疗方法，具体治疗应根据疾病的分型、严重程度、伴随的疾病、患者的身体状况、依从性及相关风险等方面而决定，治疗的目的在于控制炎症、缓解疼痛以及有效处理存在的并发疾病。治疗方法包括系统治疗、局部治疗以及其他一些治疗方法。

系统应用糖皮质激素是目前最有效的治疗方法，在疾病急性期其能够快速有效地控制临床症状，常用者为泼尼松 40 ～ 80mg/d，于病情控制后减量。对于严重患者及常规剂量治疗无效患者可采用甲泼尼龙冲击疗法。多种免疫抑制剂现已用于治疗坏疽性脓皮病，可单独使用，也可与糖皮质激素联合使用，以提高疗效、减少糖皮质激素用量，常用药物包括硫唑嘌呤、环磷酰胺、环孢素、甲氨蝶呤、麦考酚酯、他克莫司等。此外，氨苯砜、秋水仙碱、磺胺类药物、沙利度胺等药物治疗也有一定的疗效。

对于轻症和皮损较为局限的患者，可采用局部治疗方法，包括外用糖皮质激素、抗菌制剂、糖皮质激素皮损内注射等。同时，对于较严重的病例局部治疗常可作为系统治疗的辅助方法。

其他治疗包括 TNF -α 抑制剂如英夫利昔单抗、血浆置换、粒 - 单核细胞祛除法、高压氧治疗等。而手术治疗必须是在皮损情况稳定、不再继续发展的情况下进行，以避免同形反应的发生。

（曾凡钦　郭　庆）

第 21 章　营养障碍性皮肤病

均衡、充足的营养和正常的新陈代谢是维持人体健康的重要保障。主要营养成分包括蛋白质、糖、脂肪、维生素和微量元素等。当人体的营养代谢出现障碍时，不仅机体各相关系统可出现不同程度损害，有时也会产生相应的皮肤损害，大多数情况下是多种营养素缺乏所致。皮肤改变也是多种多样的，这些皮肤损害可为营养代谢性疾病的诊断提供重要的依据和线索，因此，了解这些疾病皮损特点，可以快速诊断和鉴别皮肤病。几十年来，随着人民生活水平的不断提高，既往较常见的一些维生素或其他营养物质摄入不足所致的营养代谢性疾病已较少见，但由于某些疾病、生活环境改变、酗酒等不良生活习惯的影响，致使继发性营养不良及代谢障碍仍时有发生。营养代谢性皮肤病种类繁多，本章仅介绍几种有代表性的维生素和营养成分缺乏所导致的疾病。

维生素 A 的作用是维持一切上皮组织健全，其中以眼、呼吸道、消化道、尿道及生殖系统等上皮影响最显著。维生素 A 促进生长发育，当它缺乏时生殖功能衰退，骨骼生长不良，生长发育受阻。此外，维生素 A 是构成视觉细胞内感光物质的成分，维生素 A 缺乏时，对弱光敏感度降低，暗适应障碍，严重时产生夜盲症。

维生素 B 族种类有 15 种以上，它们是维生素 B_1（硫胺素）、维生素 B_2（核黄素）、维生素 B_3（烟酸）、维生素 B_4（腺嘌呤）、维生素 B_5（泛酸）、维生素 B_6（吡哆素）、维生素 B_{10}（维生素 R）、维生素 B_{11}（水杨酸）、维生素 B_{12}（维生素 S）、维生素 B_{13}、维生素 B_{15}（潘氨酸）、维生素 B_{17}、维生素 Bc（叶酸或维生素 M）、维生素 Bt（肉毒碱）、维生素 Bx（对氨基苯甲酸）、胆碱、肌醇（环己六醇）等。所有的维生素 B 同时发挥作用，这种现象称为 B 族维生素的融合作用。单独摄取某种维生素 B，可能使每个细胞的活动增加，使其他各类维生素 B 的需要量跟着增加。只有从肝脏、酵母及小麦胚芽等食物中，才能获得完整的维生素 B。单独讨论个别的维生素 B 的缺乏并不切合实际，因为那种情形只有在实验室中才可能发生。某种维生素 B 的缺乏，会影响其他维生素 B 的作用。出现某一种维生素 B 缺乏的征兆时，就是一种警告，除非改善饮食，否则情况将会继续恶化。维生素 B 族的缺乏主要可以从舌头上看出，健康的舌头大小适中，颜色呈粉红色，边缘

平滑，没有舌苔，味蕾的大小一致，均匀分布在整个舌面及边缘。当维生素 B 缺乏时，舌尖及两侧变得光滑，后面的味蕾不断变大而外观扁平，像压扁了的蘑菇。症状轻时，味蕾会长在一起，互相推挤，使舌头出现裂缝，随后舌头上可能会变得裂痕累累，味蕾会逐渐消失。严重的情形一般发生在长年缺乏维生素 B 的老年人，舌头肥大、水肿，无意中会咬到自己的舌头，也可使舌头变小或萎缩。不同的颜色能表示所缺乏的维生素 B 族种类，最常见为舌头呈紫红色，表示缺乏维生素 B_2；暗红色则缺乏泛酸；缺乏维生素 B_{12} 及叶酸时，舌头会变成草莓般的红色，舌尖及两侧变得平滑，没有舌苔；缺乏烟酸时，舌头会变成火红色，大小不等，因为有害的细菌滋生，舌苔厚重，同时表现胃肠消化不良。如果肠道中有能制造维生素 B 的有益细菌，就不会出现舌苔。维生素 B 族的缺乏可使头发黑色变为灰色。毛发颜色发生变化时，至少是缺乏 4 种维生素 B，即对氨基苯甲酸、生物素、叶酸及泛酸。

维生素在体内参与机体的物质代谢、能量转换并影响生长发育。当维生素缺乏时，可发生相应的皮肤黏膜病变。引起维生素缺乏的原因主要有：①维生素摄入不足：见于膳食调配不妥、儿童喂养不良、食物烹调处理或储存方法不当，也可由长期食物摄入缺乏、吞咽困难、偏食、医源性饮食限制等引起；②维生素的吸收和利用不良、合成减少、排泄增加：见于有消化道疾病、胃肠道手术后、糖尿病、老年性各脏器代谢功能减退等情况；③机体需要量增加：儿童和青少年生长发育期、重体力劳动者、妊娠和哺乳期妇女、慢性消耗性疾病及甲状腺功能亢进患者等对维生素的需要量明显增高。

第 1 节　维生素 A 缺乏病

维生素 A 缺乏病（vitamin A deficiency）又称蟾皮病（phrynoderma），是一种缺乏维生素 A 而引起的营养代谢性疾病。临床表现为皮肤粗糙干燥，毛囊角化性丘疹、夜盲、角膜干燥及软化。国内罕见。

【病因及发病机制】　维生素 A 是一种脂溶性维生素，天然维生素 A 仅存在于动物性食品中，尤其在肝脏、蛋黄、奶油、鱼肝油中含量最高。β-胡萝卜素被人体吸收后大多在肠道黏膜内、部分在肝内转化为维生素 A 供机体利用。维生素 A 的主要作

用是：①维持一切上皮组织健全所必需；②促进生长、发育及繁殖；③构成视觉细胞内感光物质的成分。原发性维生素 A 缺乏一般是因膳食长期匮乏所引起的。继发性缺乏的原因包括：胃肠道吸收障碍、脂肪摄入不足、胆汁缺乏以及肝脏疾病等影响维生素 A 的吸收；甲状腺功能减退影响维生素 A 的利用；蛋白质缺乏影响维生素 A 体内转运；不合理的食物烹调、食物处理及贮存不当、偏食或不合理的食物控制造成维生素 A 摄入不足；重症消耗性疾病、妊娠或哺乳期妇女、长期体力劳动和生长发育过快以及长期在弱光环境下工作的人员维生素 A 的消耗量较大，以上情况均可引起维生素 A 缺乏病。

【临床表现】　本病多见于青少年，男性多于女性。好发于股外侧、上臂后侧、颈、肩、背及臀部等处。

1. 皮肤　早期表现为皮肤干燥，以后粗糙伴有脱屑，色素加深，逐渐出现散在或密集分布的针头大小、半球形或圆锥形、暗红色或褐色的毛囊角化性丘疹，坚实而干燥，丘疹密集时可呈蟾皮状，去除丘疹中央的角质栓后可形成小凹窝，但可重新长出，无炎症。

2. 眼睛　眼部受累早期可表现为双眼干燥，暗适应能力减退，出现夜盲症；角膜感觉可减退，角膜干燥并逐渐失去光泽，出现浸润、模糊、角膜软化、部分或全部角膜液化，严重者甚至穿孔失明；结膜常有棕褐色色素沉着、干燥、起皱、发白呈三角形伴有结膜炎。角膜侧缘处结膜可因脂肪物质和角质上皮碎片堆积形成大小不一、境界清楚、呈圆形、卵圆形或三角形，尖端指向眼角的泡沫样或蜡样斑块，即毕脱斑（bitot's spots）。

3. 皮肤附属器　患者毛发干燥，无光泽，稀疏易脱落；甲光泽减退，甲板变薄变脆，可出现纵横沟纹及点状凹陷；皮脂腺和汗腺分泌减少。

4. 系统表现　呼吸道、泌尿生殖道等处可出现上皮角化异常而抵抗力降低，易继发感染。婴儿可出现反复感染，脑脊液压力升高，脑水肿，智力、骨、牙发育迟缓。

【实验室检查】　患者暗适应异常，中心视野生理盲点面积扩大；血浆维生素 A 含量降低。

【组织病理】　表皮角化过度，毛囊上部扩张和毛囊角栓。皮脂腺、汗腺及毛乳头有不同程度的萎缩。真皮有少量淋巴细胞浸润。如毛囊穿破，可见毛囊周围肉芽肿性炎症。

【诊断与鉴别诊断】　根据病史、眼部及皮肤的症状和体征，一般可作出诊断。实验室检查有助于早期诊断：血浆维生素 A 含量测定是最可靠的指标（患者一般低于 0.35μmol/L，正常水平为 0.7～1.4μmol/L）或进行试验性治疗。本病需与毛囊角化病、毛周角化病及毛发红糠疹等进行鉴别。

【预防和治疗】　去除病因，给予富含维生素 A 和胡萝卜素的食物，如动物肝、鱼卵、牛奶、蛋黄、胡萝卜素等食物。补充维生素 A，口服浓鱼肝油或其他浓维生素 A 制剂，病情轻者 1 万 U/d，重者 5 万～8 万 U/d。口服吸收不良者可肌内注射，症状改善后逐步减量，防止维生素 A 过多症。皮损处可外用 0.025%～0.1% 维 A 酸软膏或 10% 尿素霜。积极进行眼病的局部治疗，积极采取抗感染、扩瞳等方法。

第 2 节　烟酸缺乏症

烟酸缺乏症（niacin deficiency）又称糙皮病或陪拉格（pellagra），指由烟酸和 / 或色氨酸缺乏引起的物质代谢的损害，该缺乏症主要表现为癞皮病症状，烟酸又称为抗癞皮病维生素。临床表现以皮肤黏膜、胃肠道及神经系统症状为主的慢性全身性疾病。

【病因及发病机制】　烟酸是水溶性维生素，是辅酶 I 和辅酶 II 的重要组成成分，参与细胞代谢过程中的氧化还原反应，与人体的能量转化及糖、脂、蛋白质代谢有着密切的关系。人体所需的烟酸主要由饮食提供，也可由色氨酸转化，人体能将动物性食物蛋白质中的色氨酸转变为烟酸，60mg 的色氨酸经转化后可产生相当于 1mg 的烟酸，肠道内细菌也能合成烟酸，烟酸推荐摄入量 18 岁以上成人为 14mg/d。食物中肝脏、瘦肉、豆类的烟酸含量丰富，乳类和蛋类中烟酸含量低，但色氨酸含量高，谷类中烟酸和色氨酸含量均较低。

本病曾流行于吃玉米而又不加辅食的人群，因玉米内烟酸呈结合形式不能被利用，色氨酸含量又低；类癌综合征患者能使大量色氨酸转向合成 5- 羟色胺，致使烟酸合成减少而发病；遗传代谢缺陷如 Hartnup 病，因肠道吸收和肾小管再吸收色氨酸及其他氨基酸有缺陷，加上色氨酸过氧化酶缺乏，引起色氨酸代谢障碍；体内色氨酸转变为烟酸时需要吡哆醇（维生素 B_6），当维生素 B_6 严重缺乏或服用维生素 B_6 拮抗剂，如异烟肼，这种转变就受到代谢酶的阻碍，5- 氟尿嘧啶能抑制一种色氨酸 - 烟酸代谢酶的转变，这些都是造成烟酸缺乏的因素。

本病有些症状和体征不能单用烟酸治愈，却能被其他营养素治愈，因此癞皮病是以烟酸和色氨酸缺乏为主的多种营养素缺乏病，通常同时缺乏维生素 B_1、维生素 B_2、维生素 B_6、叶酸和氨基酸，但卟啉及其类似物增多、日晒、局部摩擦、重体力劳动等可促发或加重本病。

该病在我国的发病率已很低，当前本病的发生主要见于严重嗜酒、偏食以及患有慢性胃肠道疾病者，此外某些慢性疾病如肝硬化、结核病等也可引起烟酸缺乏症。

【临床表现】　早期可有疲乏、消瘦、食欲缺乏、兴奋、淡漠等非特异性症状，后逐渐累及皮肤黏膜、消化系统和神经系统，即典型的皮炎（dermatitis）、腹泻（diarrhea）、痴呆（dementia）三联征（3D）表现，症状可单独或联合出现。

1. 皮肤黏膜损害　最典型。常夏重冬轻。多对称累及曝光部位和摩擦受压部位的皮肤黏膜。以面部、颈部、上胸部、手背、足背、腕、前臂、手指、踝部等最多见，其次则为肢体受摩擦处。皮损初起为水肿性鲜红色斑，境界清楚，类似晒斑，伴有瘙痒或烧灼感，其上可出现水疱，自觉瘙痒、灼热。数周或数月后变为暗红、褐红甚至褐黑色，其边缘有 1 ～ 2mm 较红的部分（图 2-21-1，图 2-21-2）。严重者可出现水疱或大疱。病情好转时水肿及红色可消退，痊愈时有大块脱屑，其后出现新生的粉红色皮肤增厚，也可变薄呈萎缩状，边缘有色素沉着。慢性病例水肿较轻或不显著，但色素沉着更深，在易受磨损处如肘、指节、膝等部位的皮肤往往增厚，呈角化过度，肤色棕黑，与其周围不同，并有干燥、脱屑现象。另一表现为小腿前部及外侧有鱼鳞样皮肤变化，病变部位常有色素沉着。口腔和食管黏膜受累时可出现唾液增多和疼痛，影响进食；直肠和阴道黏膜受累时可出现分泌物增多甚至溃疡。早期舌尖及边缘充血发红，并有蕈状乳头增大。患病较久时舌乳头萎缩、全舌光滑干燥，常伴维生素 B_2 缺乏的口角炎。

2. 消化系统损害　多伴有胃酸减少或缺乏，常出现食欲减退、恶心、呕吐、消化不良、腹胀、腹痛、腹泻等症状。早期多患便秘，其后因消化腺体、肠壁及黏膜、绒毛的萎缩和肠炎的发生常有腹泻，大便呈水样或糊状，量多而有恶臭，也可血便，如病

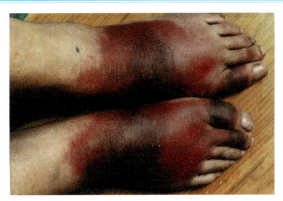

图 2-21-2　烟酸缺乏症

变接近肛门可出现里急后重。腹泻往往严重和难治，可合并吸收障碍。

3. 神经系统损害　个体差异较大，但以神经衰弱综合征最为多见，可有头昏、眼花、烦躁、焦虑、健忘、失眠及感觉异常等表现。也可表现为精神症状，如抑郁、狂躁、神志不清，严重者可发展为痴呆症。患者可出现周围神经症状，甚至可出现脊髓炎。

【实验室检查】　①胃液分析显示胃酸减少，甚至缺如。胃肠道钡餐透视见小肠黏膜形态和功能异常；②尿排泄烟酸减少，24 小时尿中 N- 甲基尼克酰胺量少于 44.2μmol/L 或 0.5mg；③贫血，全血和血清烟酸水平降低，血浆色氨酸含量降低；④其他辅助检查：必要时可做心电图、B 超及皮肤局部活检，排除其他疾病。

【组织病理】　表皮角化不全，角化过度，颗粒层减少，棘层上部角质形成细胞苍白淡染，呈空泡变性，严重者可见表皮内水疱，基底层黑素增多，真皮浅层毛细血管扩张，血管周围可见淋巴细胞、组织细胞浸润。

【诊断与鉴别诊断】　根据临床表现、病史结合实验室检查可作出诊断。本病应与药疹、接触性皮炎、多形性日光疹、迟发性皮肤卟啉病、红斑狼疮、肠炎、消化不良、周围神经炎及精神病等鉴别。

【预防和治疗】　①合理膳食、避免酗酒。去除病因，补充富含烟酸和色氨酸的食物，避免日晒；②积极治疗原发疾病，排除药物影响，以玉米为主食的地区可在玉米粉中加入 0.6% 的碳酸氢钠，烹煮后结合型的烟酸可转化为游离型易为人体利用；③可用烟酰胺 150 ～ 300mg/d，分 3 次口服，严重腹泻或口服困难者可用烟酰胺 1 ～ 5mg/（kg·d）肌内注射或静脉滴注，同时补充白蛋白和其他 B 族维生素。皮肤损害应根据不同表现对症选用外用药。舌炎、口炎、腹泻、合并感染时对症处理。

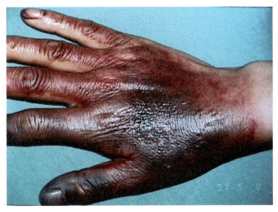

图 2-21-1　烟酸缺乏症

第3节　维生素 B₂ 缺乏病

维生素 B_2 缺乏病（vitamin B_2 deficiency）又称核黄素缺乏症（ariboflavinosis），是由于体内维生素 B_2（核黄素）缺乏，导致以阴囊炎、唇炎、舌炎和口角炎为主要表现的临床综合征。

【病因及发病机制】　维生素 B_2 是黄素蛋白辅酶的重要组成成分，为水溶性维生素，容易被消化和吸收。体外排出量可随体内需要以及蛋白质的流失程度而有所增减。和其他 B 族维生素一样，不会蓄积在体内，所以时常要以食物或营养补品来补充；它在生物氧化的呼吸链中起递氢作用，对神经细胞、视网膜代谢、脑垂体促肾上腺糖皮质激素的释放和胎儿的生长发育有重要影响；碳水化合物、脂肪和氨基酸的代谢与核黄素密切相关。人体维生素 B_2 的每天需求量约为 $1.5 \sim 2mg$，肠道细菌虽能合成维生素 B_2，但量少，故主要靠食物提供。维生素 B_2 缺乏主要原因有：①酗酒和摄入不足：饮食习惯突然改变、烹调或加工方法不当；②需求量增加：儿童生长发育、妊娠、重体力劳动等；③吸收障碍、排泄增加：胃肠疾病，酒精中毒性肝硬化等，可致核黄素吸收不良；④药物与金属影响：口服避孕药或其他药物可影响维生素 B_2 的代谢或与维生素 B_2 相互作用（尤其是酚噻类、三环类抗抑郁药）。许多金属及其他物质都可影响维生素的生物活性；⑤激素失调如甲状腺功能低下等。此外，维生素 B_2 缺乏常伴有其他营养素的缺乏，如烟酸、锌等。

【临床表现】　一般表现为疲劳，工作能力下降，伤口难以愈合等。特征性症状主要为阴囊炎、舌炎、唇炎及口角炎，也可出现皮肤和眼部的损害。

1. 阴囊炎　最常见。可分为红斑型、丘疹型和湿疹型。红斑型最常见，早期皮疹为对称分布于阴囊两侧，大小不等，淡红色斑片，边缘鲜红，以后表面被覆灰白色或褐色粘着性鳞屑，重者边缘有褐色厚痂，表面粗糙，除去鳞屑和痂后可见基底皮肤柔嫩，无浸润，偶尔波及阴茎和包皮。丘疹型早期表现为阴囊一侧有几个散在丘疹，针头至黄豆大小，扁平圆形，显著高出皮肤，上覆棕褐色薄痂，与脓疱型银屑病相似。以后增多扩大，密集对称分布于阴囊缝两侧，融合成片，晚期可双侧受累，损害扩大时可在阴茎根处融合。湿疹型表现为阴囊局限性或弥漫性浸润肥厚斑片，阴囊皱褶加深，可有渗液、皲裂、结痂，与慢性湿疹类似，病程长者皮损可扩展至阴茎或股内侧。

2. 舌炎　较常见。早期舌面鲜红色，蕈样乳头呈针头大小渐变为黄豆大小的肥厚性丘疹，舌中部或边缘可见境界清楚的鲜红斑，前段稍宽，后段较窄，呈葫芦状。严重者舌明显肿胀、全舌青紫；后期舌萎缩，尤以中部与前部为甚，舌乳头变小或消失，伴大小、深浅不一的裂隙，可有疼痛或烧灼感，对热、酸或辣的食物敏感。

3. 口角炎、唇炎　口角炎多见，表现为口角处皮肤发白浸渍、糜烂、渗出、结痂及皲裂等，易继发念珠菌感染。唇炎表现为水肿、红斑、糜烂、结痂、裂隙或干燥、脱屑、色素沉着、脓性分泌物等，多发生于下唇，有痛感，严重者可发生唇黏膜萎缩，合并口角炎、舌炎可引起张口困难，自觉疼痛，影响进食。

4. 其他　脂溢性皮炎样皮损好发于皮脂腺分泌旺盛之处，如鼻唇沟、眉间、耳后、眼外眦等处。可见淡红色斑、糠状鳞屑皮肤损害。还可引起眼部症状，畏光、流泪、用眼后容易疲劳；尚有结膜炎、睑缘炎及角膜炎、结膜充血、浑浊、溃疡等，视物不清，自觉烧灼感或痒感，暗适应能力下降。

【实验室检查】　血维生素 B_2 水平降低（正常 $15 \sim 60\mu g/100mL$），24 小时尿排泄维生素 B_2 减少。

【组织病理】　阴囊皮肤可见表皮角化过度，颗粒层变薄或消失，棘层增厚，严重时基底层黑素减少，真皮内少量淋巴细胞浸润，血管扩张、增多，内皮细胞肿胀，皮脂腺萎缩。舌、唇上皮角化，舌乳头萎缩。

【诊断与鉴别诊断】　根据临床特点如阴囊炎、舌炎、口角炎等，结合饮食史即可作出诊断，对诊断困难者可进行试验性治疗，必要时可进行实验室检查以确诊。本病有时需与阴囊湿疹及脂溢性皮炎等鉴别。

【治疗】

1. 一般治疗　改进烹调技术，调整饮食习惯，去除病因，给予富含血维生素 B_2 的饮食，如肝、肾、乳、蛋等。

2. 药物治疗　可用维生素 B_2 $40 \sim 50mg/d$ 分 3 次口服，直至症状消失；口角炎可外用 1% 硝酸银或 1% 甲紫；阴囊炎可按照皮炎湿疹的一般治疗原则处理。

第4节　肠病性肢端皮炎

肠病性肢端皮炎（acrodermatitis enteropathica）是一种与锌缺乏有关的常染色体隐性遗传代谢性疾病，婴儿期发病，以四肢末端及腔口周围皮炎、脱发、腹泻和情感淡漠、生长迟滞为临床特征。由 Thoreau Brandt 于 1936 年首先报道，1942 年 Danbolt 和 Closs 对本病做了进一步调查研究并作为遗传性疾病报道。1953 年 Dillaha 等报道用二碘羟基喹啉成功治疗肠病性肢端皮炎。1973 年 Moynahan 和 Barnes 发现肠病性肢端皮炎是一种锌缺乏性疾病。此后国内外有许多报道。

【病因及发病机制】　本病是一种常染色体隐性遗传性锌缺乏症，血清锌水平低（正常值 9.18 ～ 19.89μmol/L）。引起血锌水平降低的机制不清，可能与肠道转运蛋白或锌结合蛋白缺乏或缺陷有关。有的锌缺乏症是由 SLC39A4 基因编码的锌转运体 ZIP4 突变所致。锌是健康生长和发育所必需的微量元素，它对机体细胞组织器官发挥正常功能必不可少，参与多种酶的合成。肠病性肢端皮炎患者中，锌在肠道的吸收率为 2% ～ 3%。本病的病因学说曾有多种推测，如肠道吸收功能紊乱，基本氨基酸吸收不良导致蛋白质和脂肪代谢障碍，母乳中缺乏一种未知因子，色氨酸代谢异常产生对皮肤和肠道上皮有毒性作用的代谢产物，系统性白色念珠菌等，均因缺乏证据而被否定。部分患者有明显家族史，双亲为近亲者发病率高。

【临床表现】　一般发生于断奶后 4 ～ 6 周，非母乳喂养者发病较早，平均发病年龄为 9 个月。两性发病率接近，本病起病隐匿，临床表现主要有以下三方面，但三者常不同时存在，或可先后出现。

1.皮肤损害　皮疹发生早，多对称，累及口、眼、鼻、肛门、女阴等腔口周围以及骨突起部位如肘、膝、踝、指关节及枕骨等处。皮疹开始为干燥的鳞屑性红斑，或湿疹样斑块，继之在红斑的基础上发生群集性水疱或大疱，尼氏征阳性，周围有红晕。可因继发感染变为脓疱，形成糜烂面后干燥、结痂、形成鳞屑，可逐渐融合成境界清楚的鳞屑性暗红斑，酷似银屑病皮损，愈后无瘢痕和萎缩（图 2-21-3）。患者常有传染性口角炎、口腔炎、抗感染能力下降、伤口延期愈合，皮肤黏膜常伴有白念珠菌感染。眼睛常有一侧或双侧睑缘炎、结膜炎、角膜浑浊和畏光。

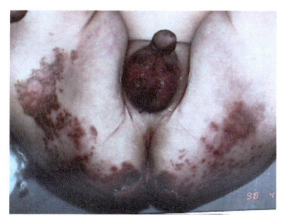

图 2-21-3　肠病性肢端皮炎

2.腹泻　90% 的患者表现为水样便或泡沫样便，恶臭或带酸味，量多，常有缓解或加剧交替表现，每天约 3 ～ 8 次，还可出现厌食、腹胀、呕吐等胃肠道症状，病程长或严重的患者可出现营养不良、发育迟滞、性成熟受阻症状及情绪障碍。

3.毛发和甲损害　毛发稀疏、细软，无光泽，头发、眉毛、睫毛全秃或弥漫性稀少。与皮损同时或稍后出现；甲板出现肥厚、萎缩、变形甚至脱落，亦可发生甲沟炎。

【实验室检查】　血清锌值低于正常；碱性磷酸酶降低，皮损、粪便及尿中常检出白念珠菌。

【组织病理】　表皮角化过度伴灶状角化不全，颗粒层减少或消失，棘层上部细胞空泡化，可见角化不良细胞、表皮坏死、表皮内水疱或表皮下大疱及角层下脓疱。晚期损害表现为银屑病样皮炎。

【诊断与鉴别诊断】　依据典型的腔口周围和肢体末端皮炎、脱毛和腹泻临床表现，结合血清锌水平降低可作出诊断。毛发、指甲、皮肤和尿锌浓度因正常变动范围大，故不可靠。本病应与念珠菌性间擦疹、连续性肢端皮炎、银屑病、Olmsted 综合征、坏死松解性游走性红斑等进行鉴别。念珠菌性间擦疹发生于肥胖或腹泻的婴儿，皮疹多分布于颈、腋、腹股沟等皱褶处或躯干等部位，真菌检查阳性；连续性肢端皮炎常先有局部外伤史，皮疹始于手指远端，长期限于一个或几个手指；银屑病表现为头部和四肢伸侧鳞屑性丘疹、斑块，Auspitz 征阳性，组织病理可见 Munro 微脓肿；另外应与各种获得性或条件性锌缺乏进行鉴别。

【预防和治疗】　提倡母乳喂养，加强支持疗法，防止继发感染，补充锌制剂为治疗原则。

一般支持疗法包括人乳喂养，母乳中含低分子锌结合配体，能增加锌的吸收；补充维生素；纠正腹泻引起的水电解质紊乱。二碘羟基喹啉可增加锌的吸收和生物利用率，成人 200 ～ 300mg/d，分三次服用，小儿每次 10 ～ 15mg/kg，每日三次，症状改善后逐步减量，并注意药物副作用；各种锌元素制剂如硫酸锌、醋酸锌、葡萄糖酸锌、柠檬酸锌和氨基酸螯合氯化锌等可用于治疗本病，氯化锌可供静脉给药。每日给予锌元素 30 ～ 50mg，分三次服用，大多数病人已足够，用药 24 小时内腹泻停止，24 ～ 48 小时迅速改善精神症状，几天内许多临床症状可逆转，1 ～ 2 周内伤口愈合，3 ～ 4 周后可观察到毛发生长。

根据病情及缓解程度逐步减量，并及时停药，防止过量长期应用而出现毒副作用。此外应注意皮肤清洁卫生，防止或控制局部及全身继发性细菌或真菌感染，根据皮损性质采用不同剂型和不同治疗作用的外用药物。

（全哲虎）

第22章　代谢障碍及内分泌障碍性皮肤病

第1节　黄　瘤　病

黄瘤病（xanthomatosis）是由于含有脂质的组织细胞和巨噬细胞局限性聚集于真皮或肌腱，临床表现为皮肤或肌腱上黄色或橙色的斑疹或结节，常伴发全身脂质代谢紊乱和其他系统异常而出现一系列临床症状。

【病因及发病机制】　脂蛋白外源性和内源性代谢障碍或含量增高或结构异常，常可导致脂蛋白在血浆中积聚或在组织中沉积，表现在皮肤上出现黄瘤病等脂质代谢障碍性皮肤病。皮肤中脂质蓄积与动脉粥样硬化的发生相似，组织机械应力、皮肤毛细血管通透性升高和疏松结缔组织中蛋白聚糖的反应增强，在皮肤黄瘤病发病机制中占据非常重要的地位。临床上可分为原发性黄瘤病和继发性黄瘤病。原发性黄瘤病可分为家族性和非家族性，家族性有遗传基因，有不同程度的血脂代谢障碍及系统表现，本病在出生时即可诊断，其脐带血中的低密度脂蛋白（LDL）浓度增加2～3倍，胆固醇浓度也相应增加。非家族性黄瘤病常为散发，病因不明，血脂往往正常。继发性黄瘤病指因其他因素引起脂质代谢障碍，血脂增高所致的黄瘤病，如糖尿病、骨髓瘤、淋巴瘤、甲状腺功能减退、肾病综合征、Von Gierke糖原累积病、肝脏疾病以及饮酒或服用糖皮质激素、雌激素和维A酸等。

【临床表现】　根据发病部位和皮疹形态临床上常分为以下类型：

1. 睑黄瘤（xanthelasma palpebrarum）　又称睑黄疣，是最常见的一种黄瘤。多见于中年女性，皮疹一般为米粒至蚕豆大小，橘黄色柔软的长方型或多角形丘疹和斑块，好发于两侧上眼睑和内眦周围，无自觉症状，发展缓慢，不能自行消退（图2-22-1）。可伴有胆固醇升高、脂蛋白血症、动脉粥样硬化等，是机体内脂质代谢障碍的外在皮肤表现。

2. 腱黄瘤（xanthoma tendinosum）　皮疹为进展缓慢的皮下结节，直径2～25mm，发生在肌腱、韧带、筋膜和骨膜上，与皮肤不黏连，其上皮肤正常。多发于手、足背伸肌腱及跟腱部位，本型与严重的高胆固醇血症和LDL水平升高相关。

3. 结节性黄瘤（tuberous xanthoma）　可发生于任何年龄。好发于关节伸面皮肤上，尤其好发于膝、肘关节。皮损为扁平或隆起的圆形结节，黄色或橘黄色（图2-22-2）。结节较硬，单发或多发，有群集和融合倾向，后期皮损可纤维化，并失去颜色。发生于肌腱处如跟腱、趾、指肌腱者称为腱黄瘤。结节性黄瘤代表体内胆固醇及（或）甘油三酯的脂质代谢改变，可伴发高脂蛋白血症、家族性高胆固醇血症及（或）动脉粥样硬化性心血管疾病。

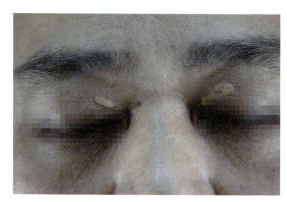

图 2-22-1　睑黄瘤

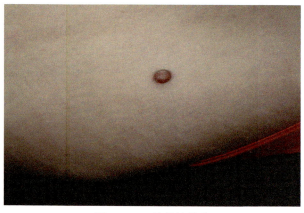

图 2-22-2　结节性黄瘤

4. 发疹性黄瘤（eruptive xanthoma）　好发于高乳糜微粒血症者。皮损由1～4mm大小的橘黄色或黄色丘疹构成，好发于手、臀、膝和臂的伸侧（图2-22-3）。皮损呈痤疮样外观，迅速分批或骤然发生。急性期炎症明显，皮损周围有红晕，可有瘙痒或压痛，数周后皮损可自行消退，留色素性瘢痕。常伴血脂代谢异常。

5. 结节性发疹性黄瘤（tuberoeruptive xanthomas）　指发疹性黄瘤和结节性黄瘤混合存在，其发生与家族性异常β脂蛋白血症相关，皮疹为红色丘疹或小结节，有炎症和融合倾向（图2-22-4）。

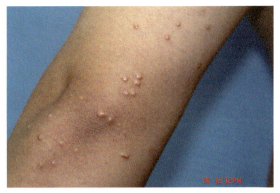

图 2-22-3　发疹性黄瘤

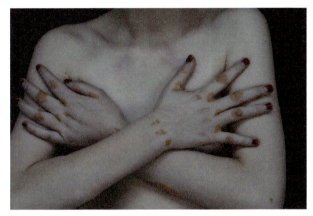

图 2-22-4　家族性结节性发疹性黄瘤

6. 小结节性黄瘤（nodular xanthomas）　为多发性浅黄色圆顶小结节，直径 4 ~ 5mm 或更大。散在或融合分布，好发于耳垂、颈部、肘和膝部。常与胆汁性硬化及胆管闭锁有关。

7. 扁平黄瘤（plane xanthoma）　皮损为扁平或稍隆起境界清楚的斑块，褐色或橘黄色（图 2-22-5）。发展缓慢，一般无自觉症状。发生于间擦部位称为间擦性黄瘤；发生于手掌手指屈侧者称为掌纹黄瘤；泛发于躯干和颈等处称为弥漫性扁平黄瘤；肝胆淤积性疾病累及皮肤时呈灰棕色至橙色斑为胆汁淤积性扁平黄瘤。

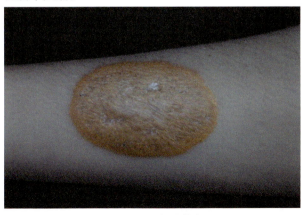

图 2-22-5　扁平黄瘤

【组织病理】
黄瘤病是反应性肿瘤，除发疹性黄瘤，其他各型黄瘤的病理变化基本相同。表皮正常或压迫性变薄，真皮或肌腱、韧带、筋膜内有大量的泡沫细胞呈群集浸润，常见 Touton 多核巨细胞、淋巴细胞、中性粒细胞、嗜酸性粒细胞很少或无。发疹性黄瘤的炎症较明显，浸润细胞中有较多的淋巴细胞、中性粒细胞和组织细胞，特征性的黄瘤细胞较少，因在细胞内和细胞外存在脂质，可形成栅栏状肉芽肿。早期损害中有炎症细胞，退行期以成纤维细胞取代。需注意的是在组织中见到泡沫细胞或脂质时需排除麻风、深部真菌病、组织细胞瘤及类脂质渐进性坏死。

【诊断与鉴别诊断】
根据典型皮损结合组织病理学检查，一般可作出诊断，同时应注意可能存在的全身脂质代谢紊乱和其他系统异常，黄瘤病应与各种组织细胞增生症、朗格汉斯细胞增生症、幼年黄色肉芽肿、进行性结节性组织细胞瘤等进行鉴别。

【治疗】
无特效治疗。本病的防治主要以低脂、低糖饮食为基础，要求中性脂肪摄入量不超过总热量的30%。药物治疗方面主要选择影响肠内脂质的吸收、脂质的合成和促进脂质排泄的药物，如胆酪胺、安妥明、右旋甲状腺素，另外还有罗伐他汀、新伐他汀、二甲苯氧庚酸等对降低血脂和预防心血管并发症有一定作用，可以综合应用。非诺贝特（fenofibrate）能抑制 HMGCO-A 还原酶（胆固醇合成的主要催化酶），并能增加细胞低密度脂蛋白受体数量，加速胆固醇的代谢，每日口服 300 mg 疗效明显。国外采用血浆置换、葡聚糖硫酸脂吸附、肝素沉淀反应和免疫抑制疗法取得较好的疗效。还有人观察肝脏移植的黄瘤病患者，其全身各部位的黄瘤都已消退，动脉粥样硬化也稳定，并趋于恢复。目前部分家族性黄瘤病患者的基因治疗已成为可能，进行基因治疗的首要前提是对其基因突变明确诊断；对限局性、数目少而小的皮损，可用电灼、激光或冷冻治疗；影响美容者可考虑皮肤外科手术。

第 2 节　原发性皮肤淀粉样变

原发性皮肤淀粉样变（primary cutaneous amyloidosis）是指组织病理学表现为淀粉样蛋白沉积于正常皮肤中而不累及其他器官的一种慢性皮肤病。

【病因及发病机制】
病因不完全清楚，可能与代谢紊乱、免疫反应、日光、摩擦、性别、遗传因素有一定的关系。许多不同的细胞或组织如成纤维细胞、角质形成细胞、胶原纤维及肥大细胞均可合成或衍化为淀粉样蛋白沉积在真皮乳头内致病。

【临床表现】　临床有不同类型，以下几种类型较为常见。

1. 苔藓样淀粉样变病（lichenoid amyloidosis）又称淀粉样变苔藓，多见于中年，好发于男性。皮损多对称分布在双小腿胫前，也可发生在臂外侧、腰、背和大腿。早期皮损为针头大小褐色斑点，逐渐增大、变硬成半球形、圆锥形或多角形丘疹，芝麻至绿豆大小、棕色、褐色、黄色、淡红色或正常皮色，表面光滑发亮呈蜡样，或有少许角化过度、粗糙或苔藓样变。早期皮损散在，以后则密集成片，但不融合。小腿和上背部皮损可沿皮纹呈念珠状排列，具有特征性（图 2-22-6）。自觉瘙痒剧烈，皮损极难消退，但病人健康一般不受影响。

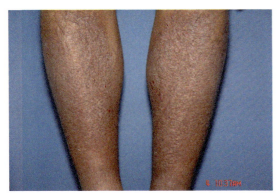

图 2-22-6　苔藓样淀粉样变病

2. 斑状淀粉样变病（macular amyloidosis）好发于中年以上妇女，多见于背部肩胛间区（图 2-22-7），亦可见于躯干及四肢。皮损为灰色、蓝色或褐色的色素沉着，由点状色素沉着斑聚合而成，呈网状或波纹状，后者具有诊断价值。可无自觉症状或仅有轻度瘙痒。

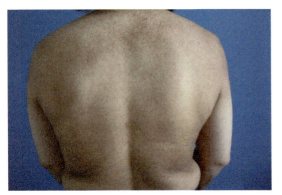

图 2-22-7　斑状淀粉样变病

上述两型关系密切，可同时存在或相互转化，称为混合型或双相型皮肤淀粉样变。

3. 结节性皮肤淀粉样变病（nodular form of cutaneous amyloidosis）　又称肿胀（肿瘤）型皮肤淀粉样变病 [tumefactive (tumorous) form of cutaneous amyloidosis] 或淀粉样瘤，也有认为是孤立性浆细胞瘤。本型罕见，好发于中年人，女性多见。多见于面、躯干、四肢及生殖器。皮疹单发或多发，为数毫米至数厘米大坚实的结节或斑块，表面光滑，淡红色或黄褐色。结节中央的皮肤有时萎缩和松弛，指压有疝样现象，类似斑状萎缩（图 2-22-8）。

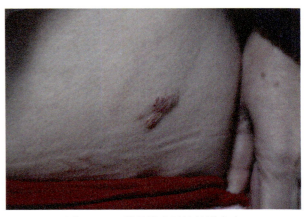

图 2-22-8　结节性皮肤淀粉样变病

4. 皮肤异色病样淀粉样变病（poikiloderma-like cutaneous amyloidosis）　皮疹主要发生于四肢，也可累及躯干和臀部，有萎缩、毛细血管扩张、弥漫性灰褐色色素沉着和散在的色素减退斑，类似皮肤异色病样改变，可有苔藓样丘疹和水疱（图 2-22-9）。

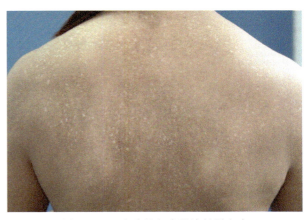

图 2-22-9　皮肤异色病样淀粉样变病

5. 肛门、骶尾部皮肤淀粉样变病（anosacral cutaneous amyloidosis）　病因不明，可能与压迫、摩擦等机械性刺激有关。皮疹为角化过度性色素沉着斑，暗褐色，以肛门为中心呈放射状或扇形条纹排列，自觉瘙痒（图 2-22-10）。

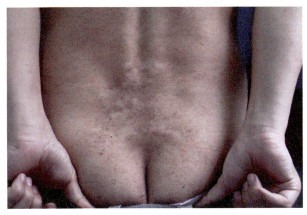

图 2-22-10　肛门、骶尾部皮肤淀粉样变病

6. 摩擦性皮肤淀粉样变病（friction amyloidosis）

又称尼龙刷板状淀粉样变病，Hata 称该病为摩擦性黑变病。病因主要是由于患者用尼龙毛巾、刷子长期摩擦和搔抓所致。本病多见于成人，好发于易受摩擦部位如肩胛部、肩胛间和四肢伸侧。皮疹为深褐色斑疹或斑片，表面呈波纹状，有轻度脱屑，境界不清楚，常可见抓痕和血痂。

7. 大疱性淀粉样变病（bullous amyloidosis） 已报道的大疱性淀粉样变病几乎均为系统性淀粉样变病，无系统损害的十分罕见，皮疹表现为瘙痒性斑状色素沉着、丘疹、斑块，还有水疱和大疱。

8. 其他少见类型　有伴脱色斑的头部淀粉样变病、伴白斑的皮肤淀粉样变病等。

【组织病理】

苔藓样和斑状皮肤淀粉样变病的淀粉样蛋白沉积物局限于真皮乳头层，表现为大小不等、呈半球形、圆锥形或带状、HE 染色呈嗜伊红性无结构的玻璃样物质，与表皮间有裂隙，其上表皮萎缩，基底层液化变性和色素失禁。苔藓状淀粉样变存在角化过度和棘层肥厚，斑状型表皮多无此改变，但色素失禁较前者明显。刚果红染色、结晶紫染色、PAS 染色呈阳性反应。电镜检查发现淀粉样蛋白细丝是诊断本病的金标准。

【诊断与鉴别诊断】

根据典型皮损结合组织病理检查，一般可以确诊，必要时可行电镜检查。应与慢性单纯性苔藓、肥厚性扁平苔藓、胶样粟丘疹、类脂质蛋白沉积症、结节性痒疹、炎症后色素沉着、大疱性类天疱疮、获得性大疱性表皮松解症和卟啉病等鉴别，若鉴别有困难可做皮肤组织病理和特殊染色。

【治疗】

尚无特效疗法。瘙痒明显者可口服抗组胺药减轻瘙痒，局部外涂强效糖皮质激素、卡泊三醇软膏或光疗；皮损广泛且症状严重者可采用普鲁卡因静脉封闭；阿维 A 酯口服对部分患者有效；局部皮损内注射糖皮质激素效果较好；外用 0.1%维 A 酸及糖皮质激素可获一定疗效；阿维 A 联合外用他扎罗汀也可取得较满意的疗效。结节型可手术切除或选用刮除术、烧灼、冷冻、皮肤磨削术、CO_2 激光或脉冲染料激光、点阵激光等治疗，但易复发。

第 3 节　皮肤钙质沉着症

皮肤钙质沉着症（calcinosis cutis）是由于各种原因使钙和磷酸盐（羟磷灰石）复合物在皮肤组织中沉着所产生的疾病。

【病因及发病机制】

皮肤钙质沉着症根据病因主要分为以下 4 种类型：

1. 营养不良性皮肤钙质沉着症　此型发生在组织损伤、炎症、肿瘤或坏死的皮肤组织，组织受损可能由物理、化学、感染或其他因素引起，患者血清钙、磷正常。钙盐沉积仅限于真皮及皮下组织，先有局部结缔组织或脂肪组织损伤，然后钙盐沉积在组织损伤处。

2. 转移性皮肤钙质沉着症　分为两型①血清钙增高：有甲状旁腺功能亢进症、结节病、维生素 D 过多、乳 - 碱综合征、骨破坏性疾病（转移癌、网织细胞增多症、多发性骨髓瘤、白血病、骨 Paget 病）等。②血清钙正常：见于慢性肾衰竭、假性甲状旁腺功能减退症。

3. 医源性和损伤性皮肤钙质沉着症　此型由于侵入性医疗操作（如外科手术）引起。

4. 特发性皮肤钙质沉着症　患者无任何组织损伤或系统性代谢缺陷，血钙正常，包括全身性钙质沉着症、局限性钙质沉着症、表皮下钙化结节、耳郭钙化、肿瘤性钙质沉着症、阴囊特发性皮肤钙质沉着症、粟粒样特发性皮肤钙质沉着症。

【临床表现】

1. 营养不良性皮肤钙质沉着症（dystrophic calcinosis cutis）　根据钙盐沉积的数量和范围分为局限性及全身性钙质沉着症。局限性钙质沉着症多局限于指、手及肘部（图 2-22-11），皮损为坚硬的白色丘疹或结节，可自行排出石灰样颗粒，并形成溃疡。多见于成人系统性硬皮病，尤其是肢端硬化症。全身性钙质沉着症多见于儿童皮肌炎（44%～70%），常在发病 2～3 年后发生钙化。主要见于上肢、膝、肩、胸和臀，皮肤、皮下组织、肌肉及肌腱常有大量的钙沉积。

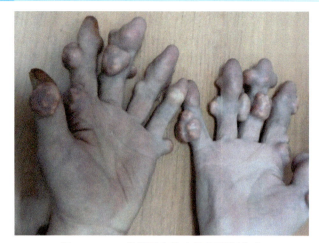

图 2-22-11　营养不良性皮肤钙质沉着症

2. 转移性皮肤钙质沉着症（metastatic calcinosis cutis）　类似全身性钙质沉着症，皮疹为坚硬的白色小丘疹，呈线状排列或对称分布在腘窝、髂嵴及腋后线（主要见于甲状旁腺功能亢进症）。由肾脏疾病引起的皮肤钙质沉着症分为肿瘤性钙化、钙化性脂膜炎和钙化防御三种类型。

3. 医源性和创伤性皮肤钙质沉着症（iatrogenic and traumatic calcinosis cutis）　任何年龄均可发生，急性炎症期常发生在注射钙溶液后数天，表现为坚实的温热有触痛的红色炎性丘疹或肿块类似蜂窝织炎、血肿或脓肿，后形成坚硬的白色丘疹和斑块（图2-22-12）。

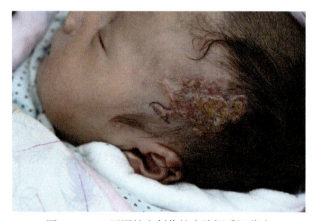

图 2-22-12　医源性和创伤性皮肤钙质沉着症

4. 特发性皮肤钙质沉着症（idiopathic calcinosis cutis）　全身性钙质沉着症皮损表现为多个质硬、白色或黄色的丘疹、斑块或结节，皮损可增大、变软、表面溃烂并流出具有特征性的石灰样、奶油样的物质，主要为磷酸钙和少量碳酸钙。局限性钙沉着症（图2-22-13）比较少见，皮疹数目少，钙沉积仅限于皮肤内。表皮下钙化结节好发于7岁以下的儿童，常见于头皮或面部，多为单发或2-3个，皮疹表现为质硬隆起的半球形或球形结节，中央有一脐

凹，类似传染性软疣（图2-22-14）。耳郭钙化指耳软骨发生钙化，常见于阿狄森病、褐黄病、糖尿病等，肿瘤性钙沉着症比较罕见，特发性者多见于非洲土著地区的年轻人，家族性者好发于20岁以下的男性黑人。阴囊特发性皮肤钙质沉着症表现为阴囊皮肤内出现无症状的多发性硬结节（图2-22-15）。粟粒样特发性皮肤钙质沉着症是特发性皮肤钙质沉着症的一个罕见亚型，好发于21岁以前的儿童及少年，约2/3患者患有 Down 综合征，1/3 伴有睑和皮疹周围汗管瘤。

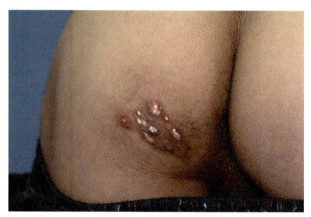

图 2-22-13　局限性钙质沉着症

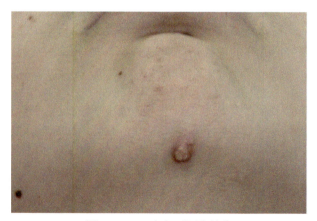

图 2-22-14　表皮下钙化结节

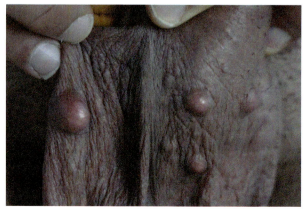

图 2-22-15　阴囊特发性皮肤钙质沉着症

【组织病理】

真皮层有颗粒状或小块状钙沉积，在皮下组织中多呈较大的团块状，较大的钙沉积常引起异物反应，周围有异物巨细胞、炎症浸润和纤维化。在真皮和皮下组织的梗死性坏死区可见动脉壁钙化，以内弹力膜最显著，血管内纤维化和闭塞管腔再通现象。

【诊断与鉴别诊断】

根据皮损的质地，特别是破溃后流出石灰样物质可确诊，通过实验室检查明确钙和磷的水平及可能原因，必要时进行 X 线摄片以明确组织钙化的范围。皮损组织病理检查可明确诊。

【治疗】

必须找出和明确引起皮肤钙质沉着症的原因并进行相关治疗。伴高血钙者需限制钙的摄入，高血磷者应限制磷质的摄入。对于单个损害可考虑手术切除，药物治疗可选用糖皮质激素、丙磺舒、秋水仙碱、羟乙膦酸钠、二磷酸盐等以缓解症状。

第 4 节　胫前黏液性水肿和黏液水肿性苔藓

一、胫前黏液性水肿

胫前黏液性水肿（pretibial myxedema）又称甲状腺皮病或甲状腺毒性黏蛋白沉积症，是 Graves 病的少见临床表现，常伴有甲状腺毒症，在 Graves 病中的发生率为 1%～10%；在 Graves 病伴甲状腺相关眼病患者本症的发生率可高达 15%。皮损为主要发生于胫前皮肤的黏蛋白聚集性水肿，故又称局限性黏液性水肿。

【病因及发病机制】　目前认为本病是自身免疫性疾病的一种表现，常有基础代谢率显著增高等甲状腺功能亢进的症状。其发病机制可能与 TSI 或 IGF-1 有关，此外，还认为胰岛素样生长因子、创伤性和黏蛋白所致的淋巴管阻塞亦可能在本病发病中起作用。

【临床表现】　好发于双小腿胫前皮肤，常始于双侧胫前下部，逐渐向大腿、小腿屈侧、足背发展，严重者可累及下腹、上肢、肩、颈、头皮、面部和耳郭。皮损形态多样，表现为非凹陷性浸润斑块及结节（图 2-22-16）。表面皮肤紧张菲薄，毛囊口扩张，呈橘皮样外观，严重时可似硬皮病样改变，甚至象皮肿。肤色正常，也可表现为紫褐色或淡黄色。皮疹处常伴多毛、多汗。一般无自觉症状，偶有轻痒或微痛，几乎所患者伴有突眼，偶尔伴有甲状腺性杵状指。根据临床表现分三型：

1. **局限型**　皮疹为局限于胫前和趾部的结节。

2. **弥漫型**　胫前和足背弥漫性非凹陷性水肿性斑块。

3. **象皮病型**　两小腿弥漫性水肿性斑块，皮肤纤维化和疣状结节，类似象皮腿（图 2-22-17）。

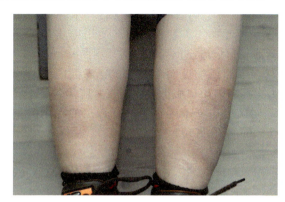

图 2-22-16　胫前黏液性水肿

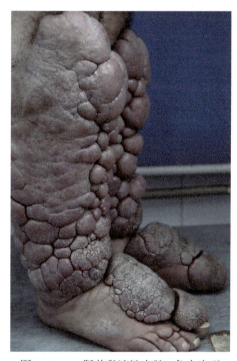

图 2-22-17　胫前黏液性水肿 - 象皮病型

【组织病理】　真皮显著增厚，内有大量黏蛋白沉积，尤其是中部和下 1/3 处，黏蛋白呈单个丝状、颗粒状，也可为大块状，致使胶原束分离，纤维间隙增宽。成纤维细胞一般无增多，但在大量黏蛋白处有星状成纤维细胞（黏液母细胞）。血管和附属器周围有淋巴细胞、组织细胞、浆细胞浸润。阿新蓝染色显蓝色。

【实验室检查】　血清 LATS 滴度增高。甲状腺功能测定（包括基础代谢率、放射性 I^{131} 及 T_3）常提示甲状腺功能亢进。基础代谢正常，血清中 IgA、IgG 增高。

【诊断与鉴别诊断】　根据患者有甲亢（也可为甲减）的表现，胫前有特征性非凹陷性斑块，基础代谢正常，血清中 IgA、IgG 增高，结合组织病理检查一般可确诊。应与慢性单纯性苔藓、淋巴水肿、肥厚性扁平苔藓等相鉴别。

【治疗】　内服甲状腺素无效。

1. 糖皮质激素治疗　局部使用糖皮质激素，包括薄膜封包或皮损局部注射，用曲安奈德混悬液加利多卡因或加玻璃酸酶 1500U 皮损内注射疗效较好，严重者可口服糖皮质激素。应注意按不同个体不同病史选择不同剂量及疗程，常先用泼尼松 30 ～ 40mg/d，好转后逐渐减量。

2. 抗肿瘤药物治疗

（1）苯丁酸氮芥（CB1248）：0.1 ～ 0.3mg/(kg•d)，分 2 ～ 4 次服，总量 400 ～ 500mg。

（2）环磷酰胺：开始口服 200mg/d，渐减至 50mg/d，总量不超过 8g。

二、黏液水肿性苔藓

黏液水肿性苔藓（lichen myxedematosus），又称硬化性黏液水肿、丘疹性黏蛋白病、苔藓纤维黏蛋白病或阿恩特-戈特尔综合征，是一种以皮肤内成纤维细胞增生，酸性黏多糖过多沉积和胶原破碎为特征的少见病。

【病因及发病机制】　病因尚不完全清楚，目前多认为是由于长效甲状腺刺激因子（LATS）或体内的其他因子作用，刺激成纤维细胞增多且活性增高，使黏蛋白合成增加，导致大量黏蛋白沉积于真皮内致病。Earl 认为本病是成纤维细胞和酸性黏多糖平衡失调所致。季素珍报道 1 例家族性黏液水肿性苔藓，提示本病可能与遗传有关。

【临床表现】　好发于中年人，年龄 30 ～ 50 岁，无性别差异，无甲状腺疾病。皮疹主要为圆顶状、直径 2 ～ 5mm，坚实的丘疹，肤色、淡红色或黄色，表面有蜡样光泽。丘疹数目不一，可融合成斑块或呈线性排列。偶尔可见到风团样斑块、结节或囊肿等损害。好发于手背、面部、肘部及四肢伸侧，也可见于全身。不侵犯黏膜和头皮。不痒或有微痒。有报道可出现同形反应。

根据临床、病理及是否系统受累，Rongioletti 等将黏液水肿性苔藓分为三型：硬化性黏液水肿或全身丘疹和硬皮病样型、局限性黏液水肿性苔藓或局限丘疹黏蛋白病、不典型型或中间型。

（一）硬化性黏液性水肿（scleromyxoedema）

其特点是除了丘疹和结节外，还有弥漫性皮肤浸润肥厚，呈硬皮病样改变，但能活动和捏起，手部受累可出现硬皮病样指端硬化。额部皮肤增厚最明显，眉间有嵴沟，鼻根部皮肤可肥厚凸起，使整个面部呈狮面样外观。硬皮病样损害严重时或晚期可使四肢和指（趾）弯曲受限，睁眼和张口困难等。

此型常有多个系统受累，以副蛋白血症发生率最高（82.3% ～ 90%），约 10% 单克隆 γ 病的患者可以发展成多发性骨髓瘤。消化道受累最为常见，有食管蠕动消失而致吞咽困难等；肺部并发症位居其次，为限制性或阻碍性疾病所引起的呼吸困难。心脏病变约 10%，表现为炎性肌病、动脉硬化（尤其是冠状动脉）、难控性高血压等；也可有肾脏受累、肝功能异常、消瘦、肥胖、声嘶等。累及中枢神经系统可发生进行性智力下降、头昏、意识模糊、构语障碍、癫痫发作，甚至出现晕厥和昏迷，约 10% 的患者有腕管综合征及其他外周神经病变。若侵及肌肉可发生炎性肌病，出现四肢肌无力。10% 左右的患者有关节病变，表现为关节痛和游走性关节炎。8.8% 的患者有雷诺现象，眼可出现角膜浑浊、眼睑闭合不全、睑外翻、脉络膜褶、视盘水肿等。本病可与盘状或系统性红斑狼疮、皮肌炎、硬斑病及系统性硬化等伴发。近年发现硬化性黏液水肿与艾滋病可能有关联。

（二）局限性丘疹黏蛋白病（localized papular mucinosis）

其特点是无系统损害和副蛋白血症；皮疹以丘疹为主，也可有结节以及由丘疹融合成的斑块和结节，皮疹常局限在四肢和躯干。依据临床本型再分为 5 个亚型：①散发丘疹性黏蛋白病；②肢端持续性丘疹性黏蛋白病；③自愈性丘疹性黏蛋白病；④婴儿丘疹黏蛋白病；⑤结节性黏液水肿性苔藓。

（三）黏液水肿性苔藓的不典型型（atypical forms of LM）

症状不典型，介于两型之间。主要有 4 种：① 硬化性黏液性水肿，无单克隆 γ 病；②局限性黏液水肿性苔藓伴单克隆 γ 病或系统受累；③局限性黏液水肿性苔藓，具有各亚型的特征；④其他不典型病例。

本病总体预后差，局限型一般预后良好，患者可长期存活，也有自愈者。合并系统病变者预后差，患者可死于非特异的并发症，如支气管肺炎、冠状动脉闭塞、恶性血液病等。

【组织病理】 表皮变薄，基底细胞变性，真皮上、中部有大量黏蛋白沉积，pH 为 2.5 时阿新蓝染色阳性，提示为酸性黏多糖，成纤维细胞增多，胶原纤维排列紊乱、水肿，血管周围淋巴细胞、组织细胞浸润。

【实验室检查】 甲状腺功能检查均正常，基础代谢率升高。血沉增快，外周嗜酸性粒细胞增多，血清白蛋白降低，黏蛋白增高，尿中酪氨酸增多。血清中 IgG 型副蛋白升高，轻链多是 λ 链，κ 链很少，IgM 和 IgA 型副蛋白少见。骨髓检查结果可有轻度浆细胞浸润，但放射学检查不能发现骨骼系统异常。

【诊断与鉴别诊断】 根据患者典型皮损，基础代谢正常，血清中 IgA、IgG 增高，结合组织病理检查一般可确诊。应与系统性硬皮病、局限性皮肤淀粉样变等相鉴别。

【治疗】 黏液水肿性苔藓的治疗较为困难。

1. 局部治疗 外涂或皮损内注射糖皮质激素有效，也可局部注射玻璃酸酶，或试用电子束、浅层 X 线、PUVA 等。

2. 系统治疗 主要用于硬化性黏液性水肿，尤其是重者。大剂量糖皮质激素可暂时性控制内脏病变的进展（中剂量无效）。化疗药常选用美法仑小剂量长期使用，3 个月后可获效，但需注意其潜在的毒副作用。Howsden 等用环磷酰胺每天 200mg（逐渐减至 50mg），共 6 个月，皮肤恢复到正常。糖皮质激素和化疗药联合应用有望提高疗效。

异维 A 酸和阿维 A 酯对皮损有效，但对系统损害的疗效还不清楚。血浆置换结合糖皮质激素冲击治疗或（和）免疫抑制剂治疗可能有效。迄今已报道有效的疗法有静脉滴注免疫球蛋白、沙利度胺、2-氯脱氧腺苷、干扰素等；Righi 等用静脉内注射免疫球蛋白（IVIG）每月连用 5 天，剂量为 2g/kg，治疗 3 例硬化性黏液性水肿获得成功。

3. 饮食疗法 Saez-Rodriguez 等报道 2 例局限型肥胖患者，仅给予低热饮食（5020.8j/d），随着体重的减轻，皮疹逐渐消退。

4. 整容 对毁容性损害，整容外科和皮肤磨削术可有帮助。

第5节 糖尿病性皮病

糖尿病患者皮肤损害发生率高，约 2/3 以上的糖尿病患者有至少一种皮肤损害如干燥症、毛发角化病、类脂质渐进性坏死（见第 29 章第 3 节）、糖尿病性大疱、糖尿病性皮病、僵直关节与蜡样皮肤等。

糖尿病性皮病（diabetic dermopathy）或糖尿病性胫前斑（diabetic shin spots）是糖尿病（diabetes mellitus，DM）患者最常见的皮病。1/3 ～ 1/2 的 DM 患者有胫前斑。在伴发 DM 视网膜病、肾病和神经病变的患者中，胫前斑的发生率显著增高，故有认为糖尿病性皮病与 DM 的这些并发症密切相关。但是与糖尿病性肥胖或高血压无关。

【病因及发病机制】 1964 年由 Melin 首先将胫前斑作为 DM 的一个皮肤标志，Meiln 认为斑的发生可能与先前的外伤、DM 微血管病及神经病变有关。Lither 用热和冷损伤小腿皮肤，在 DM 患者成功地产生了胫前斑，而对照组未发生。色素系由含铁血黄素形成。Shellye 提出糖尿病性皮病可以反映对局部温度特别敏感的一个相对的缺血区；但 Wigington 等用激光多普勒技术测定糖尿病患者下肢的血流，结果发现糖尿病性皮病皮损内的血流是增加而非减少，故糖尿病性皮病并非由于局部缺血所致，但其发生与皮肤灌注损伤相关仍是可能的。

【临床表现】 男多于女，好发于胫前、前臂、大腿和骨隆突处。皮疹初起为 0.5 ～ 1cm 大的圆形或卵圆形暗红色丘疹，缓慢发展，可产生鳞屑，最后留下萎缩性褐色或淡褐色瘢痕样斑（图 2-22-18）。单个皮疹 1 ～ 2 年后可消退，留轻度萎缩或色素减退，但新皮疹常不断出现，使皮病持续存在。无自觉症状。胫前斑偶尔见于非 DM 患者。若斑的数目在 4 个以上，常提示其他组织也有微血管病。

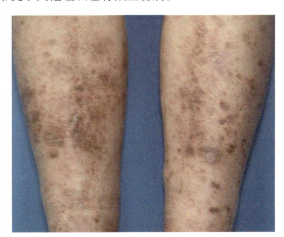

图 2-22-18 糖尿病性皮病

【组织病理】 表皮嵴萎缩，基底色素增加，真皮乳头层毛细血管和小血管壁增厚，PAS 染色在血管壁可见黏多糖沉积，胶原轻度改变，血管附近有红细胞外渗和含铁血黄素沉着，组织细胞吞噬含铁血黄素，血管周围有丰富浆细胞浸润，为糖尿病性皮病特异性改变。

【诊断与鉴别诊断】　糖尿病性皮病是一种临床诊断，根据病史、临床表现和各项检查诊断并不困难。糖尿病性皮病的初期可误诊为真菌感染，而典型的棕色萎缩斑有时需与 Schamberg 病、毛细血管扩张性环状紫癜、瘀积性皮炎、匐形性血管瘤、丘疹坏死性结核疹愈后和神经官能性表皮剥脱相鉴别。一般可以从皮损分布、临床特点和结合患者病史等加以区别。

【并发症】　糖尿病性皮病与糖尿病有关，它是糖尿病微血管并发症的结果，尤其与糖尿病最常见的微血管并发症（视网膜病变、神经病变和肾脏病变）相关联。

【治疗】　糖尿病性皮病可以不予治疗。像所有糖尿病患者一样，控制血糖是治疗糖尿病性皮病患者的首要任务。因皮损本身无症状，可在相当长的时间内持续存在或不经治疗自然消退，在自然消退过程中，控制血糖可以促进皮损消退。如果糖尿病的诊断已明确，应特别关注并发症如视网膜病变、神经病变和肾脏病变。

（康晓静）

第 23 章　色素障碍性皮肤病

皮肤的色素可以分为两大类：一是内源性色素，是由机体自身产生的，如黑素、含铁血黄素等；另一类是外源性色素，如食物中的胡萝卜素、文身及意外粉末沉着的异物色素等。本章讨论的色素障碍性皮肤病主要是指由黑素代谢障碍所引起的。根据临床表现，色素障碍性皮肤病可以分为色素增加和色素减退两大类，最主要的病变是由黑素细胞数目或功能异常所引起的。

第 1 节　白　癜　风

白癜风（vitiligo）在我国很常见。国内人群患病率约 0.1%～2%，无明显性别差异，任何年龄阶段均可发病，以青少年为最多见。

【病因及发病机制】　白癜风的发病机制目前尚未充分阐明，目前存在多种假说，包括自身免疫损伤学说、细胞结构功能缺陷学说、自由基防御缺陷学说、细胞凋亡学说、代谢产物损伤学说、细胞膜结构异常学说、细胞生长因子缺陷学说、神经递质损伤学说、遗传易感学说、神经精神学说、微量元素缺乏学说、黑素细胞自毁学说等。每种假说均从不同角度和层面对白癜风发生发展的机制做出了部分解释，但尚无法完整解释白癜风的发病过程。

大量的研究提示，白癜风是在一定的遗传背景基础上，患者黑素细胞抗氧化能力降低，皮肤处于持续性高氧化应激状态，其细胞毒作用致黑素细胞凋亡并释放抗原，介导自身免疫损伤并进一步破坏黑素细胞且形成恶性循环。氧化应激损伤在黑素细胞破坏中发挥始动作用，自身免疫应答损毁黑素细胞则是白癜风快速进展的主要原因。

【临床表现】　白癜风可发生在全身任何部位皮肤，但好发于易受光照及摩擦部位，如面部、颈部、腰腹部、手背部等，甚至可累及口腔和外生殖器黏膜。

病程慢性迁延，可持续终身，亦有自行缓解的病例。目前比较公认的分类方式将常见的白癜风分为以下三型：①局限型：局限于一个部位的一个或数个白斑；②泛发型：临床最常见，表现为多个白斑泛发于体表；③节段型：白斑按皮节或某一神经分布区分布。

典型皮损为乳白色局限性色素脱失斑（图2-23-1）。大小不等，外形多不规则或呈圆形、椭圆形。少数

病例白斑可相互融合成大片，泛发全身，如地图状。皮损处毛发可变白。在进展期，色素脱失斑向正常皮肤移行，导致皮损境界不清，本期患者可有同形反应（原发皮损以外局部皮肤在外因如压力、摩擦、外伤后形成的继发白斑）出现，皮损内中央处黑素细胞密度可明显降低，周围处黑素细胞异常增大。缓解期患者的皮损中，白斑可内缩，边界较进展期清晰，毛孔周围出现岛状色素区。在稳定期，白斑停止发展，较长时间内可不扩大，皮损境界清楚，边缘可有色素沉着。脱色皮损内无黑素细胞。

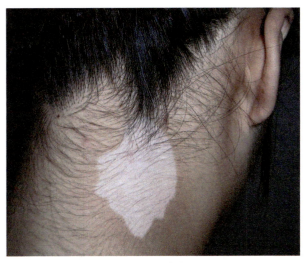

图 2-23-1　白癜风

节段型白癜风与泛发型白癜风有所不同，是单侧、不对称分布的。所以推测其病理生理过程可能与泛发型不同。此型在儿童白癜风中多见。极少数节段型白癜风病人可发展成泛发型，表现为色素脱失区在短时间内扩大，然后停止发展，最终表现为局部的部分或完全色素脱失。皮损虽然往往被认为是节段型的，但只有少数病人表现为典型的皮节性分布，大部分病人皮损并不只限于某一条或某一群感觉神经支配区，诸如半边脸、一只胳膊、一条腿、躯干的一部分均可被累及。

【组织病理】　皮损处表皮黑素细胞和黑素颗粒明显减少甚至消失。早期，真皮浅层少量淋巴细胞浸润；进展期皮损出现界面空泡改变及真皮少量的淋巴细胞浸润，黑素细胞和黑素颗粒减少；晚期皮损中无黑素细胞和黑素颗粒，真皮浅层无淋巴细胞浸润。

【诊断与鉴别诊断】　典型白癜风易于诊断，早

期脱色不全的皮损或散在性白斑应与以下疾病鉴别。

1. 单纯糠疹 常见于儿童，表现为皮肤干燥、脱屑以及色素减退，白斑边界不清，表面附有细小的鳞屑，好发部位为面部、胸部、上臂、大腿。多在春天起病，秋季消退。而白癜风白斑境界清晰，可有家族史，但早期白癜风的皮损与单纯糠疹的色素减退斑较难鉴别。

2. 花斑糠疹 夏季和热带地区多发，白斑主要分布于躯干特别是背部，为淡白的圆形或卵圆形斑，上覆鳞屑，将皮屑以 10% 氢氧化钾溶液直接涂片找到弯曲或弧形糠秕酵母菌丝或圆形孢子可确诊。

3. 麻风 可出现色素减退斑，但伴有感觉障碍，患者还有神经粗大等表现。

4. 贫血痣 该病多在儿童期发生，摩擦皮损后白斑周围皮肤充血发红，而白斑区仍苍白。

5. 无色素痣 为局限性色素减退斑，新生儿或婴儿即可发病，皮损单侧性或序列性分布，境界不清，常见于躯干上部及上肢，皮损部位的毛发无脱色现象，色素减退斑周围无色素沉着带。本病终身存在。

【治疗】 白癜风的自然进程很难预测，可以表现为突发加重、缓解或自发性地黑素再生。治疗需要数月甚至更长的时间。

1. 糖皮质激素治疗 局部外用糖皮质激素适用于白斑累及面积 < 10% 的轻度局限型。口服或肌内注射糖皮质激素治疗可以使中度和快速进展的白癜风尽快趋于稳定。快速进展期的儿童白癜风，推荐口服泼尼松 5 ~ 10mg/d，连用 2 ~ 3 周。如有必要，可以在 4 ~ 6 周后再重复治疗一次。成人进展期白癜风，推荐复方倍他米松 1mL（含二丙酸倍他米松按倍他米松计 5mg+ 倍他米松磷酸钠按倍他米松计为 2mg），每 4 ~ 6 周肌内注射一次，注射 3 次后可以使病情稳定。副作用：肌内注射糖皮质激素的常见副作用有女性月经过多（5% ~ 10%）、水钠潴留等。因此，不主张长期系统用糖皮质激素治疗。

2. 光疗 308nm 准分子激光照射对局限型白癜风复色效果显著。起始剂量：Ⅰ ~ Ⅲ 型皮肤：100mJ/cm²，Ⅳ ~ Ⅴ 型皮肤：150mJ/cm²，每周 2 次，每次增加 50mJ/cm²，直至出现红斑。全身 UVB 光疗适用于白斑累及面积 > 20% 的患者，对泛发的进展期儿童白癜风也可应用。窄谱 UVB 起始剂量 150mJ，一般每周照射 3 次，每次剂量增加 10% ~ 15%，直至淡红斑出现。窄谱 UVB 比 PUVA 的优点为：治疗方便、治疗后眼睛不需要遮光保护、无 8-MOP 的头疼恶心等副作用、无光毒性反应等。

3. 光化学疗法 白癜风的经典疗法之一。使用补骨脂素（psoralen）及其衍生物等光敏性药物如 8-甲氧补骨脂素（8-MOP）或三甲基补骨脂素（TMP）等，之后经长波紫外线（UVA）（即 PUVA 疗法）或日光照射可以增加黑素细胞密度，黑素细胞内酪氨酸酶活性增加，从而使黑素合成及转运增加，恢复白斑部位色素。对于局限性白癜风，局部 PUVA ＋日晒仍是一种疗效好、实用性好的治疗选择，可以用于成人和儿童。有研究证实，PUVA 治疗白癜风并没有增加皮肤的致癌性。口服光化学疗法一般用于白斑累及面积 > 20%、对窄谱 UVB 及局部 PUVA 治疗抵抗的患者，年龄应大于 10 岁。UVA 照射前 1.5 小时口服 8-MOP 0.3 ~ 0.4mg/kg，UVA 开始剂量 1 ~ 2J/cm²，以后每次增加 1J/cm²，直至淡红斑出现。

口服 8-MOP 患者在室内室外均应戴防 UVA 眼镜 18 ~ 24 小时，每周治疗 2 次。

4. 外科治疗 黑素细胞移植已被越来越多地用于该病的治疗。自体黑素细胞移植应用较为广泛，适用于病变范围较小、病情稳定者。因为自体黑素细胞可能有先天缺陷，导致自体黑素细胞移植容易失败，部分病例再生色素分布不均匀，且费用较高。方法有钻孔移植、小片移植、吸引水疱法、薄片移植、自体表皮培养移植、自体黑素细胞移植等。最近，很多学者在努力尝试异体黑素细胞移植，有些已经获得成功，这样可以避免自体黑素细胞的先天缺陷，提高疗效，不失为一种很有前途的治疗方法。

5. 其他 局部和系统应用免疫调节剂、中医中药也在白癜风的治疗中有较好的疗效。

第 2 节 黄 褐 斑

黄褐斑（chloasma）是一种常见的获得性色素沉着性皮肤病，好发于面部，大多表现为对称性色素沉着，呈蝶翅状，故又名"蝴蝶斑"。本病多见于中青年女性。夏季光照后加重，冬季减轻。

【病因及发病机制】 黄褐斑的发病机制非常复杂，病变局部黑素细胞的功能活跃，但是真正改变黑素细胞功能的原因尚不清楚。本病多见于夏季及南方，提示日光是重要发病因素之一，290 ~ 400nm 紫外线照射可增强黑素细胞活性，引起色素沉着，应用遮光剂可使病情减轻。另一常见原因是内分泌异常，临床约 20% 口服避孕药的妇女可发生黄褐斑；妊娠中，体内过多的雌激素及黄体酮可刺激黑素细胞，促使黑素生成增加，面部出现黄褐色斑，亦称妊娠斑，分娩后该色素斑可逐渐消失。另外，慢性肝病、慢性消耗性疾病如结核、肿瘤等患者亦可出现黄褐斑。黄褐斑的发病也有一定的遗传背景。

【临床表现】 好发于中青年女性，皮损局限于皮肤的暴露部位，常分布于面部，以颧部、颊部及鼻、前额、颏部为主，偶尔也可伴有乳晕及外生殖器的色素沉着。皮损通常为淡棕色、灰色、棕灰色、棕黑色甚至深蓝灰色的斑疹融合而成的片状色素斑，其大小不一，数目不定，可形成弓形或多环状，呈线状或彗星发散式分布，对称发生并可呈蝶翼样外观（图 2-23-2）。皮损多数境界清楚，当色素沉着较少时，其边缘也可不清楚，而呈弥漫状分布。黄褐斑表面无鳞屑，无浸润，一般不伴红斑、丘疹等其他皮损。疾病发展缓慢，病程难于确定，可持续数月或数年，患者多无自觉症状。

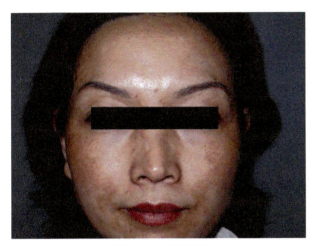

图 2-23-2　黄褐斑

【组织病理】　皮损处表皮黑素细胞数量及活性轻度增加，表皮黑素颗粒增加，真皮上部可见噬黑素细胞，无炎细胞浸润。

【预防和治疗】　由于美容方面的原因，黄褐斑常给患者带来心理负担，多种疗法可有明显效果。治疗黄褐斑的原理主要包括抑制黑素细胞活性、抑制黑素合成、去除已经生成的黑素、破坏黑素颗粒以及运用具有防紫外光效应的遮光剂等。治疗的方法有系统用药（口服维生素 C、维生素 E 和氨甲环酸，严重者可用大剂量维生素 C 1 ～ 3g/d 静脉注射）、外用药物及激光治疗（如调 Q 激光波长 1064 或 694nm）等，可以根据患者的具体情况选取适当的治疗手段。

皮损处可外用脱色剂如 3% 氢醌霜、3% 过氧化氢溶液等。20% 壬二酸霜能可逆性抑制酪氨酸酶的活性，为了更好地提高疗效，可以考虑与脱色剂 2% 氢醌霜合用。另外，熊果苷能够抑制酪氨酸酶的活性，减少黑素颗粒的产生，与维 A 酸联合应用治疗黄褐斑效果很好。

要提醒光照影响较明显的患者注意减少日光照射，户外活动时宜外用遮光剂，如 5% 二氧化钛霜等。超氧化物歧化酶（SOD）霜可通过清除氧自由基减少黑素合成有一定疗效。

化学剥脱法也可使用，25% 三氯醋酸或 95% 酚溶液可剥脱皮损，有短期疗效。

中医认为面部色素沉着的病机是肾虚、气血不调或有血瘀，故中药以滋补肝肾、调和气血、活血化瘀为主，常用六味地黄丸、逍遥丸、桃红四物汤加减等。

第3节　雀　斑

雀斑（freckle）是一种常见的常染色体显性遗传性色素沉着病，好发于中青年女性日晒部位的皮肤。

【临床表现】　本病皮损为黄褐色斑点，圆形或椭圆形，直径一般为 3 ～ 5mm，数目不定，斑点孤立存在，多对称分布（图 2-23-3）。皮损多见于面部，特别是鼻梁部及周围皮肤，也见于颈肩部、手臂，少数患者皮损可泛发于胸、背等部位。本病常于夏季加重，冬季减轻，主要原因是日晒后皮损部合成黑素旺盛导致局部颜色加深、斑点数目增多。皮损常自 5 岁左右开始出现，随年龄增长而数目逐渐增多，至青春期达高峰，然后逐渐减少，这种现象的原因目前尚不清楚。

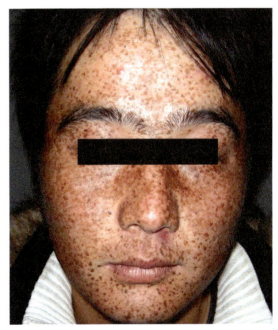

图 2-23-3　雀斑

【组织病理】　皮损部位表皮嵴细长，基底细胞内黑素颗粒数量增加，黑素细胞数目并不增多，但黑素细胞胞体相对较大，树突相对较明显，黑素细胞内黑素小体增多。

【预防和治疗】　患者应尽量减少日晒，户外活动时需外搽遮光剂如 5% 二氧化钛霜等。强脉冲光（IPL）和调 Q 激光（波长 755，532 或 694nm 等）

对本病的疗效理想。皮损部位可外用脱色剂如3%氢醌霜、3%过氧化氢溶液等治疗。局部化学剥脱疗法如30%～35%三氯醋酸溶液或苯酚点涂。液氮冷冻也可使用。

第4节　黑　变　病

黑变病（melanosis）是多种原因引起的发生在皮肤局部的灰褐色色素沉着疾病。

【病因】　该病原因很复杂。一些长期接触石油及其制品（含有蒽、菲、萘等强光敏作用的物质）的人员日光照射后可使暴露部位皮肤产生明显炎症，遗留色素沉着。某些化妆品、香料、表面活性剂和防腐剂等均具有一定的光敏性，长期外用可诱发光敏性皮炎，从而遗留皮肤色素沉着。另有一些患者与维生素缺乏、营养不良有关，有些女性病例可能与性腺、垂体、肾上腺皮质等内分泌功能紊乱有关。还有一部分病人找不到明确的致病因素。

【临床表现】　本病主要累及面部，皮损开始起于颧、颞部，逐渐波及周围皮肤，有皮损可累及颈胸部和上肢的报道。初起的皮损为红斑，慢性损害则表现为紫褐色、棕褐色、灰褐色境界不清的网状色素沉着斑（图2-23-4）。病程进展缓慢，一般无明显自觉症状。

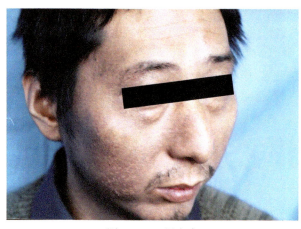

图 2-23-4　黑变病

【组织病理】　轻度角化过度，表皮可有海绵水肿，基底细胞液化变性，真皮浅层血管周围淋巴细胞及组织细胞浸润，真皮浅层可见较多噬黑素细胞。晚期表皮趋向正常，炎症浸润逐渐消失。

【诊断与鉴别诊断】　根据色素沉着斑呈灰紫到紫褐色、网状排列、粉尘样外观及其分布特征进行诊断，光敏感物质的长期接触史也很重要。应注意与以下疾病进行鉴别：

1. 黄褐斑　也为面部色素沉着斑，但表现为冬轻夏重，皮损呈淡褐色，蝶翼样外观，境界清楚，

无炎症表现，与光照、内分泌紊乱及慢性消耗性疾病有关。

2. Civatte 皮肤异色病　色素沉着对称发生于面、颈部，为红褐至青铜色网状损害，夹杂萎缩的淡色斑点，伴有显著的毛细血管扩张现象。

3. Addison 病　为肾上腺皮质功能低下导致的皮肤黏膜的色素沉着，可同时累及牙龈等黏膜部位，无明显炎症，患者有肾上腺皮质功能低下的其他症状诸如保钠排钾的功能减退导致直立性低血压、高血钾、酸中毒，表现出精神萎靡、食欲缺乏、抵抗力降低、毛发脱落和性功能减退等。ACTH 试验有诊断价值。

【预防和治疗】　努力寻找诱发因素，对可疑致敏物作斑贴试验，可有助于寻找发病原因。从事与石油等光敏物质有关的工作者，应注意自我防护，减少和这类物质的直接接触，尽量避免在强烈阳光下操作。选择合适的化妆品，一旦出现光敏感现象，立即停用。注意补充维生素，纠正内分泌紊乱。

皮损局部应用脱色剂3%氢醌霜，也可考虑超氧化物歧化酶霜。有研究表明六味地黄丸治疗本病有一定效果，说明该病的病机与肾虚有关。

第5节　太田痣及颧部褐青色痣

太田痣（nevus of Ota）是一种先天性的以三叉神经颞支及上颌支支配区域为典型发病部位的真皮黑素细胞性的蓝黑色至灰褐色斑。颧部褐青色痣（nevus fuscocaeruleus zygomaticus）又称 Hori 痣（nevus of Hori），是一种以双侧颧部及周边为典型发病部位的真皮黑素细胞性的散点状褐色斑疹。

【病因】　这两种疾病发病机制尚不明确，但均由异位于真皮胶原间的黑素细胞所导致。

【临床表现】　两种疾病均以亚洲人高发，女性多于男性。太田痣多于幼年发病甚至出生即有，少数青春期发病，随年龄逐渐加重，终生持续存在。累及部位以三叉神经颞支及上颌支支配区域为主，可累及结膜、巩膜及鼓膜。单侧分布者居多，少数累及双侧。皮疹特征表现为延续性斑片，斑片周边可有散在分布小片斑疹，不突出皮面，颜色深浅不一、边界不清，从蓝黑色至棕灰色不等（图2-23-5）。颧部褐青色痣通常于青春期后至中年时期发病，出现后终生存在，主要分布于双侧颧骨部位及周边，偶可累及上睑及额部。皮疹形态表现为散点状分布直径1～5mm斑疹，可轻微突出皮肤表面，疹间可见正常皮肤，皮损色泽从淡棕色至深褐色不等（图2-23-6）。可因内分泌以及日晒等因素出现加重或减轻。二者均无明显自觉症状。

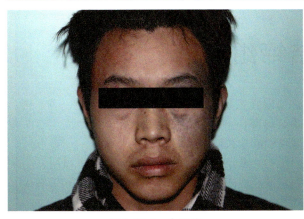

图 2-23-5　太田痣

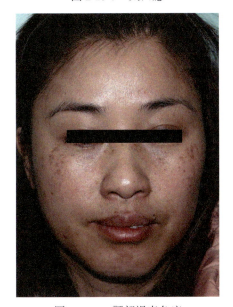

图 2-23-6　颧部褐青色痣

【组织病理】　二者组织病理表现基本一致，均为真皮中上部胶原间散在分布的树突状黑素细胞，细胞内固积有黑素颗粒。

【诊断与鉴别诊断】　根据分布范围、皮疹表现及疾病进程进行诊断，必要时可行组织病理检查。应注意与以下疾病进行鉴别：

1. 黄褐斑　本病冬轻夏重，皮损呈淡褐色，蝶翼样外观，境界清楚，无炎症表现。与光照、内分泌紊乱及慢性消耗性疾病有关。

2. Civatte 皮肤异色病　色素沉着对称发生于面、颈部，为红褐至青铜色网状损害，夹杂萎缩的淡色斑点，伴有显著的毛细血管扩张现象。

3. 雀斑　皮损多见于鼻梁部及周围皮肤，夏季加重，冬季减轻。皮损常自 5 岁左右开始出现，随年龄增长而数目逐渐增多，至青春期达高峰，然后逐渐减少。

【治疗】　调 Q 激光（波长 1064、755 或 694nm 等）治疗效果理想。

（高继鑫　王　刚）

第 24 章　结缔组织病

结缔组织病（connective tissue disease，CTD）有广义和狭义之分。前者系指发生于体内结缔组织各种疾病的总称；后者系指由于免疫系统紊乱和炎症反应发生于疏松结缔组织的一类疾病。目前我们所指的结缔组织病系狭义的结缔组织病，包括：红斑狼疮（lupus erythematosus，LE）、皮肌炎／多发性肌炎（dermatomyositis/polymyositis，DM/PM）、硬皮病（scleroderma）、混合性结缔组织病（mixed connective tissue disease，MCTD）、类风湿性关节炎（rheumatoid arthritis，RA）、干燥综合征（Sjögren syndrome，SS）、白塞病（Behçet's disease）、结节性多动脉炎（polyarthritis nodosum，PAN）、重叠综合征（overlap syndrome）等。由于疏松结缔组织广泛分布于全身各个系统和器官，所以该组疾病多累及全身多个器官，其基本的病理改变为疏松结缔组织黏液性水肿、纤维蛋白样变性和坏死性血管炎，病人可有多种自身抗体，病情呈反复发作与慢性迁延，应用糖皮质激素及免疫抑制剂治疗有效。

第 1 节　红斑狼疮

红斑狼疮（lupus erythematosus，LE）是一种自身免疫性疾病，多见于育龄期女性，体内有多种自身抗体形成，常有多系统多脏器损害，病情严重者可危及生命。该病主要可分为：盘状红斑狼疮、亚急性皮肤型红斑狼疮、狼疮性脂膜炎或深部红斑狼疮（lupus erythematosus profoundus，LEP）和系统性红斑狼疮（SLE）。约 15% SLE 患者可伴有盘状红斑狼疮皮损，约 5% 盘状红斑狼疮患者可发展为SLE，提示红斑狼疮是一种病谱性疾病，而盘状红斑狼疮及系统性红斑狼疮位于病谱的两端。

一、盘状红斑狼疮（discoid lupus erythematosus，DLE）

（1）典型的皮损为边缘隆起，中央微凹似盘状的红斑，上覆粘着性、灰白色鳞屑，将鳞屑剥去，皮损上可见扩大的毛囊口，鳞屑底面有刺状角质栓。陈旧损害中央见萎缩、毛细血管扩张、色素沉着或色素减退。

（2）皮损好发于两颊、鼻背、外耳、手背及口唇等暴露部位（图 2-24-1）。如皮损局限在颈部以上称局限性盘状红斑狼疮；同时累及上胸、背、臂、手足等部位，称播散性盘状红斑狼疮。发生于头皮者可引起永久性瘢痕性脱发。

（3）部分病例可累及黏膜，多见于口唇，为灰白色糜烂或浅溃疡，绕以红晕，陈旧损害可有萎缩。

（4）一般无全身症状，日晒后皮损加剧。

（5）病程慢性，约 5% 病例可转为系统性红斑狼疮，偶见皮损发展成鳞状细胞癌。

（6）组织病理检查示表皮角化过度，毛囊口及汗孔有角质栓，棘层萎缩，基底细胞液化变性，真皮胶原纤维肿胀、透明变性和纤维蛋白样变性。直接免疫荧光检查（即狼疮带试验）仅皮损处基底膜带有 Ig 和补体沉积。

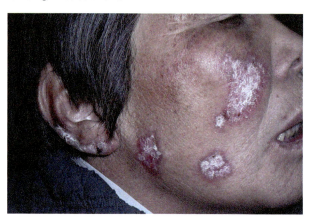

图 2-24-1　盘状红斑狼疮

二、亚急性皮肤型红斑狼疮（subacute cutaneous lupus erythematosus，SCLE）

（1）初期损害为水肿性红斑，以后发展为两种表现：①环形红斑型，水肿性红斑向外扩大成环或弧状，融合成多环状或脑回状，边缘隆起，鲜红色斑，内侧附细小鳞屑（图 2-24-2）；②丘疹鳞屑型，水肿性红斑形成丘疹或扩大成不规则斑片，上覆菲薄鳞屑，呈银屑病样。

（2）好发于颊、鼻、耳轮、上胸、肩背、上臂等处。

（3）患者有光敏感，部分有雷诺现象。

（4）有不同程度全身症状，如低热、关节酸痛、肌痛，但肾及中枢神经系统病变发生率低，预后较好。

（5）皮损持续数月或治疗后消退，不留瘢痕。

日后又可在原位或他处发作同样皮损。

（6）抗核抗体及抗 Ro 和抗 La 抗体阳性，白细胞可减少，血沉增高。

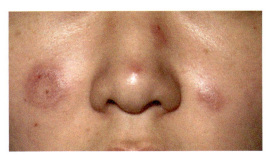

图 2-24-2　SCLE

三、系统性红斑狼疮（systemic lupus erythematosus，SLE）

SLE 是一种病因不明的自身免疫性结缔组织病，患者体内有多种自身抗体形成，好发于生育期女性，常有多系统、多脏器损害，临床表现复杂多变，病情迁延难愈，严重者可危及生命。SLE 的患病率因地区和种族而有不同，最近国外一项流行病学研究显示，其患病率为 (14.6～50.8)/10 万人，亚洲人发病率较高，上海报告的患病率为 70/10 万人，北京报告的患病率约为 41/10 万人。

【病因】　本病的病因不明，目前认为其发病主要是遗传、性激素和环境等因素共同作用的结果：

1. 遗传因素　SLE 患者一级亲属发病率远比正常人群高。单卵孪生者，SLE 发病的一致率可高达 50% 以上；出现 ANA、高 γ 球蛋白血症的一致率分别为 71% 和 87%。根据家谱分析，符合多基因遗传规律。HLA 基因主要是 HLA Ⅱ 类基因和血清补体成分编码基因，本病的遗传易感性，表达率较高的有 HLA-B8、HLA-DR2、HLA-DR3、DQw1 等。

2. 性激素　SLE 患者男女比例为 1∶9，发病高峰在生育期女性，妊娠可加重 SLE。在月经周期中，疾病活动呈周期性波动，绝经后疾病活动性趋向减少，女性服用外源性雌激素可增加发病的危险，服用外源性雄激素可缓解病情。以上现象均提示，性激素与 SLE 发病有关。

3. 环境因素

（1）物理因素：紫外线照射可诱发本病或加重 SLE 皮损。

（2）感染：发病前常有感染史，最常见的是病毒感染，少见的是细菌感染。感染可加重病情等。

（3）精神因素：精神创伤和疲劳等往往是本病的诱发因素或加重因素。

（4）药物：普鲁卡因酰胺、肼苯达嗪、奎尼丁、甲基多巴、异烟肼、氯丙嗪等药物，可诱发药物性狼疮样综合征，除有 SLE 皮损外，主要表现为关节和浆膜受累，极少累及肾脏和中枢神经系统，几乎所有患者可有 ANA 阳性，抗组蛋白抗体阳性，抗 ssDNA 抗体阳性，通常抗 dsDNA 抗体阴性，一般停药后症状可缓解。

【发病机制】　具有易感基因的个体在性激素及各种环境因素作用下，机体免疫系统发生紊乱，主要表现为：

1. B 细胞异常　B 细胞存在多克隆活化，外周血活化的 B 细胞数目增加，自身抗体产生增多，如抗核抗体针对细胞核成分，抗血细胞抗体针对相应细胞膜成分。不同的自身抗体致病机制各异：如抗 dsDNA 抗体与抗原结合，形成免疫复合物，通过 Ⅲ 型变态反应，沉积于肾小球基底膜，引起肾脏损伤；抗血细胞抗体可通过 Ⅱ 型变态反应，造成相应的血细胞损伤。

2. T 细胞异常　某些辅助性 T 细胞（Th 细胞）数目增加或功能增强，释放许多细胞因子，如 IL-2、IL-4 等，或抑制性 T 细胞（Ts 细胞）功能降低，致使 B 细胞功能进一步亢进，产生更多自身抗体。致敏的 T 细胞可能通过迟发性变态反应引起器官和组织损伤。

3. 吞噬细胞异常　吞噬细胞结合或处理免疫复合物的能力下降，对凋亡细胞的吞噬作用削弱。

4. 补体及其受体异常　如补体成分（C1q、C2、C4）缺陷、细胞表面补体受体减少，对免疫复合物及细胞凋亡物质的清除能力下降等。

5. 细胞因子及其受体异常　Th1/Th2 细胞功能不平衡，Th2 型细胞因子占优势，如 IL-4 浓度增加，促进 B 细胞产生自身抗体，诱发自身免疫反应。

【临床表现】　患者常有多系统、多脏器损害，可同时发生，也可先后发生。患者常有明显乏力、体重减轻、淋巴结肿大。可有发热，呈稽留热、弛张热、间歇热或不规则低热。皮肤与黏膜损害常见，内脏器官损害常发生于皮肤损害之后，但也有少数患者以某一脏器损害为首发症状。

1. 皮肤与黏膜　SLE 的皮损呈多形性，以水肿性红斑最为多见，常在本病早期发生，消退后不留瘢痕。颧、颊、鼻背处的皮疹可散在或融合成蝶翼状，称为蝶形红斑（图 2-24-3），最有特征性。此外，前额、耳垂、手背、指（趾）关节伸面、甲周、指（趾）腹、掌跖部也为好发部位。有的皮疹呈多形红斑样，寒冷季节尤为多见。四肢远端常可发生瘀点、瘀斑、结节、坏疽、溃疡等皮疹。此外，可有水疱、风团、环形红斑、网状青斑、雷诺现象、脱发、毛细血管扩张、盘状损害等皮肤表现。皮损光敏感明显，皮疹消退后常有色素沉着。

可有黏膜损害，表现为黏膜表面毛细血管扩张的红斑或弥漫性潮红，其上有点状出血、糜烂、浅溃疡等，主要累及唇、颊、牙龈、舌、腭及鼻咽部黏膜，常反复发作。

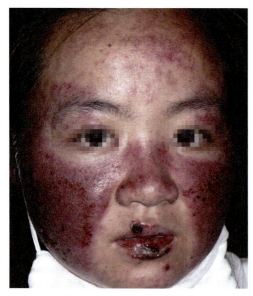

图 2-24-3　SLE- 蝶形红斑

2. 骨、关节和肌肉　常见的是关节炎，表现为手指小关节红肿，疼痛，并可累及腕、踝、肘、膝、肩、髋等关节。关节痛可为游走性、多发性，也可固定于某一关节。一般关节炎不发生畸形。可有骨质稀疏、缺血性骨坏死和不同程度的肌炎。最常见的缺血性骨坏死是股骨头坏死，大多与长期、大量应用糖皮质激素治疗有关，但也有可能与 SLE 本身的小血管炎有关。肌炎多发于四肢近端肌肉，表现为肌痛、肌无力。

3. 血液系统　以贫血最常见，可表现为自身免疫性溶血性贫血，Coombs' 试验阳性。半数患者外周血白细胞减少，淋巴细胞减少，常有血小板减少。

4. 肾脏　SLE 患者出现的肾脏损害称为狼疮性肾炎（lupus nephritis，LN），是 SLE 最常见的内脏损害之一，表现为肾炎或肾病综合征。可有水肿、高血压等，尿常规有红、白细胞、管型及蛋白质，损害严重者可发展为肾衰竭，是 SLE 死亡的主要原因之一。LN 的病理改变分为Ⅰ～Ⅵ型，依次为正常肾组织型、系膜增殖型、局灶增殖型、弥漫增殖型、膜型及硬化型，其中以弥漫增殖型的症状最重，预后差。

5. 心血管　全心都可受累，如心包炎、心肌炎、疣状心内膜炎，并可累及瓣膜，尤其常见的是二尖瓣关闭不全。可表现为心动过速、心包摩擦音、瓣膜杂音、心衰等。血管炎是 SLE 的基本病变，可累及小、中、大血管，以小血管受累多见。

6. 呼吸系统　常见的是胸膜炎，一般为双侧性，并有少量积液。症状较重的是狼疮性间质性肺泡炎，患者有呼吸困难、咳嗽、咯血、胸痛等表现。还可有肺动脉高压等表现。

7. 精神、神经系统　可产生各种精神症状，如忧郁、痴呆，甚至木僵状态，也可表现为兴奋、狂躁或精神分裂。累及中枢神经系统，可引起脑膜炎、脑炎、脑血管意外、脊髓炎、癫痫等，产生偏瘫、截瘫、惊厥、昏迷、颅内高压等症状；累及周围神经，引起周围神经炎。本系统受累，常提示病情严重，预后较差。

8. 消化系统　常表现为食欲缺乏、恶心、呕吐、腹痛、腹泻，严重者有便血。肝脏也常受累，可有肝肿大、压痛、黄疸、肝功能异常表现。

9. 眼　眼部病变有多种，如结膜炎、巩膜炎、眼底出血、视盘水肿、视网膜渗出。有时在视网膜中心血管附近可看到圆形或卵圆形白色浑浊物，称为细胞样体，是由血管炎引起的视网膜变性所致。

10. 外分泌腺　泪腺、唾液腺可受累，表现为眼干、口干症状，部分患者腮腺肿大。

【实验室检查】

（一）一般检查

（1）血常规：可有贫血、白细胞减少、淋巴细胞减少及血小板减少。

（2）尿常规：可有尿蛋白、红细胞、白细胞或颗粒及透明管型。

（3）血沉可加快。

（4）免疫球蛋白及 γ- 球蛋白可升高，补体 C3、C4 可降低，CIC 升高。

（5）可有梅毒血清试验假阳性和类风湿因子阳性。

（二）免疫学检查

1. ANA　通常血清中 ANA 滴度在 1 ： 100 以上有临床意义。并根据细胞核荧光染色的不同核型，有不同的相应的抗原，如均质型常见抗原为脱氧核糖核蛋白（DNP）、组蛋白；周边型主要抗原为 dsDNA；斑点型抗原为可提取核抗原（extractable nuclear antigen，ENA），如 U_1-RNP、Sm、SS-A、SS-B 抗原等。

（1）抗 dsDNA 抗体：40% ～ 70% 患者阳性，是 SLE 的标记抗体，也是主要的致病性抗体。与 SLE 病情活动度，特别是与 SLE 的肾脏损害有关，其抗体滴度在活动期升高，缓解期降低，甚至转阴，可作为监测 SLE 病情变化及药物疗效的指标。

（2）抗 Sm 抗体：30% 患者阳性，为 SLE 另一标记抗体，与病情活动度无关。

（3）抗 U_1-RNP 抗体：30% ～ 40% 患者阳性，该抗体阳性患者雷诺现象发生率高。

（4）抗 SS-A 抗体：35% 患者阳性，与新生儿红斑狼疮、干燥综合征、亚急性皮肤型红斑狼疮及光敏感的发生有关。

（5）抗 SS-B 抗体：15% 患者阳性，与新生儿红斑狼疮、干燥综合征的发生有关。

2. 抗血细胞抗体　包括抗红细胞抗体、抗淋巴细胞抗体、抗中性粒细胞抗体、抗血小板抗体，可引起相应的血细胞减少。

3. 抗磷脂抗体　包括抗心磷脂抗体和狼疮抗凝物质。30% ～ 40% 患者阳性，与血小板减少、自发性流产或死胎、血栓形成、血管炎及神经系统病变有关。

4. 狼疮细胞　由于患者血清中存在抗核蛋白抗体，作用于受损的白细胞核，在补体参与下，使其发生均匀变性，形成均匀体，吸引中性粒细胞在其周围，形成花簇细胞。均匀体被中性粒细胞吞噬，则形成狼疮细胞。在病情活动时，其阳性率约为 50% ～ 80%。

5. 狼疮带试验（LBT）　采用直接免疫荧光法，可见在表皮、真皮交界处有免疫荧光带，主要为免疫球蛋白及补体成分沉积。皮损处 92% 阳性；非皮损曝光处 70% 阳性，非曝光处 50% 阳性。

（三）组织病理

1. 皮损病理　表皮角化过度、毛囊口扩大及毛囊角栓（DLE 比较明显，DLE 还可见基底膜增厚）、棘层萎缩、基底细胞液化变性、棘层下部及真皮乳头层可见胶样小体，真皮胶原纤维肿胀和均一化，血管及皮肤附属器周围有成片淋巴细胞及少数浆细胞和组织细胞浸润。

2. 内脏病理变化　主要为结缔组织不同程度的纤维蛋白样变性，伴有淋巴细胞、浆细胞及组织细胞浸润和坏死性血管炎表现。

【诊断与鉴别诊断】　SLE 的临床表现错综复杂，症状出现先后不同，因此，有时诊断不易。如果有典型的面颊部蝶形红斑，标记抗体阳性，诊断较易肯定；反之，则要综合病史、临床表现、实验室检查，全面分析。一般可参考美国风湿病学会于 2009 年修订的诊断标准，共有 11 项。

1. 临床标准

（1）急性或亚急性皮肤狼疮表现。

（2）慢性皮肤狼疮表现。

（3）口腔或鼻咽部溃疡。

（4）非瘢痕性秃发。

（5）炎性滑膜炎，可观察到 2 个或更多的外周关节有肿胀或压痛，伴晨僵。

（6）浆膜炎。

（7）肾脏病变：尿蛋白 > 0.5g/d 或出现红细胞管型。

（8）神经病变：癫痫发作或精神病，多发性单神经炎，脊髓炎，外周或颅神经病变，脑炎。

（9）溶血性贫血。

（10）白细胞减少（至少 1 次细胞计数 < $4.0×10^9$/L）或淋巴细胞减少（至少 1 次细胞计数 < $1.0×10^9$/L）或血小板减少（至少 1 次细胞计数 < $100×10^9$/L）。

2. 免疫学标准

（1）ANA 滴度高于实验室参考标准。

（2）抗 dsDNA 抗体滴度高于实验室参考标准（ELISA 法检测需有 2 次高于该参考标准）。

（3）抗 Sm 抗体阳性。

（4）抗磷脂抗体：狼疮抗凝物阳性 / 梅毒血清学试验假阳性 / 抗心磷脂抗体是正常水平 2 倍以上或抗 β2GPI 中滴度以上升高。

（5）补体减低：C3、C4、CH50。

（6）无溶血性贫血但 Coombs 试验阳性。

3. 确诊条件

（1）肾脏病理证实为狼疮肾炎并伴 ANA 或抗 dsDNA 阳性。

（2）以上临床及免疫指标中有 4 条以上符合（至少包含 1 项临床指标和 1 项免疫学指标）。

SLE 需与日光性皮炎、酒渣鼻、多形红斑、药疹、冻疮、扁平苔藓、风湿热、类风湿性关节炎、皮肌炎、干燥综合征、混合性结缔组织病（MCTD）、淋巴瘤及成人 Still 病等相鉴别。

【预防和治疗】　在开始治疗之前，应对患者的病情活动度及内脏器官受损程度等作出正确的评估，这对制定适当的治疗方案、观察疗效、随访病情及判断预后是十分重要的。

1. 一般治疗　正确认识疾病，消除恐惧心理，明白规律用药的意义，学会自我认识疾病活动的征象，配合治疗遵从医嘱，定期随诊。患者应保持愉快的情绪，不要过度劳累。避免日晒，忌用有光敏作用的药物或食物。饮食应吃高蛋白、高维生素食物，不饮酒，不吃辛辣食物。预防各种感染。妊娠可加重病情，如要妊娠，应在病情稳定半年后受孕。不宜服用雌激素类避孕药。

2. 系统治疗　（1）非甾体类抗炎药：如关节炎症状突出，可用非甾体类抗炎药物,如扶他林、阿司匹林、布洛芬等,常见的副作用是胃肠道反应和肾毒性。

(2)抗疟药:氯喹、羟氯喹等,对于病情较轻、以皮肤损害为主的患者效果较好。主要副作用是眼毒性,治疗前及治疗后每 3 个月应检查一次眼底。

(3)糖皮质激素:是治疗 SLE 最主要的药物,具有抗炎和免疫抑制作用。长期、大剂量应用副作用较多,主要为代谢紊乱、诱发或加重感染、诱发或加重消化道溃疡或出血、心血管系统并发症及对骨、关节和肌肉的影响。使用时应权衡利弊,当用则用,病情缓解后及时减量。

(4)免疫抑制剂:如环磷酰胺(CTX)、硫唑嘌呤(AZ)、甲氨蝶呤(MTX)及霉酚酸酯(MMF)等,需注意药物的毒副作用。CTX 最常用,狼疮性肾炎较重者可用 CTX 静脉冲击治疗。

(5)免疫增强剂:非特异性地提高机体免疫功能,如转移因子、胸腺肽等。

(6)静脉注射丙种球蛋白:剂量为 300 ～ 400mg/(kg·d),连用 3 ～ 5 天。

(7)性激素:如弱效雄激素脱氢表雄酮(DHEA)等,对轻至中度的 SLE 患者可有一定的疗效。

(8)中医中药:雷公藤具有抗炎和免疫抑制作用,适用于病情轻、中度的 SLE 患者,疗效确实。由于长期用该药对生殖系统有损害如女性月经紊乱、男子精子数目减少和活力减弱,可引起闭经、不孕、不育,故未婚或婚后未生育者须慎用。此外,该药还可引起白细胞减少、转氨酶升高、消化道症状及骨质疏松等副作用。

3. 其他疗法

(1)血浆置换疗法:可去除血液中对机体有害的大量自身抗体及循环免疫复合物等,对急性重症患者短时间内有效。

(2)透析疗法与肾移植:肾衰竭时可采用透析疗法,肾移植也可延长患者生命,但应在病情长期缓解时进行。

(3)自体造血干细胞移植:可使 SLE 缓解,但其长期疗效还有待进一步观察。

第 2 节 皮 肌 炎

皮肌炎(dermatomyositis,DM)是一种皮损以水肿性红斑,伴有肌痛、肌无力、肌肉炎症病变为特征的结缔组织病,也可合并各种内脏损害。无皮肤损害者称多发性肌炎(polymyositis,PM)。各年龄组均可患病,但以 40 ～ 60 岁多发,男女患病率之比约为 1 ∶ 2。

【病因及发病机制】 病因不清楚,可能与以下因素有关。

1. 遗传 HLA-DR3、HLA-DR52 阳性者 DM 发病率较高。

2. 免疫异常 部分患者有自身抗体,如抗 Jo-1 抗体、抗 PL-7 抗体、抗 PL-12 抗体和抗 Mi-2 抗体等。

3. 肿瘤 DM 患者发生肿瘤的频率远高于正常人群。常见的肿瘤有肺癌、胃癌、乳腺癌、女性生殖系统肿瘤、鼻咽癌等。患者的肿瘤经治疗后,皮肌炎常可缓解。

4. 感染 有研究显示 DM 的发生与病毒等感染有相关性。

【临床表现】

1. 皮肤损害 可先于肌肉症状数周至数年发生或与肌肉症状同时发生。

(1)典型皮损为双上眼睑和颜面暗紫红色水肿性斑片(图 2-24-4)。

(2)Gottron 征:掌指关节和指间关节伸面的鲜红色或暗紫红色斑疹和丘疹,上覆细小糠状鳞屑,以后萎缩,有毛细血管扩张和色素减退(图 2-24-5),肘、膝、内外踝等骨隆突处也可发生。

(3)皮肤异色症样皮损可见于上胸部、颈部等处。甲皱襞有僵直毛细血管扩张。

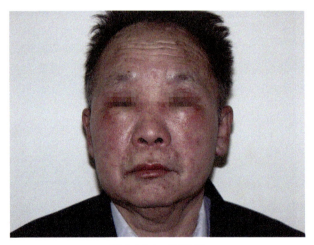

图 2-24-4 皮肌炎

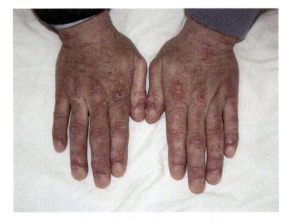

图 2-24-5 皮肌炎 -Gottron 征

2. 肌肉症状

（1）四肢近端肌肉常先受累，表现肌无力、疼痛、压痛、活动不便等症状。

（2）如眼、咽、喉、食管、横膈和肋间等肌肉受累则产生相应症状，心肌受累可有心律不齐或心力衰竭。

3. 全身症状　可有发热、关节痛、腹胀、腹泻、便秘等，淋巴结、肝、脾常肿大。约 1/4 成人患者伴发恶性肿瘤。

【实验室检查】

（1）肌浆酶如肌酸磷酸激酶（CPK）、醛缩酶（ALD）、乳酸脱氢酶（LDH）、谷草转氨酶（GOT）等可升高。其中以 CPK 的特异性较高，并可在肌炎症状出现之前升高，对肌炎的复发有预报价值。在肌力恢复之前下降，对判断治疗效果有参考价值。

（2）24 小时尿肌酸升高，常超过 0.2g/d，提示肌肉损伤。血清肌红蛋白也可增高，先于 CPK 的出现，有助于肌炎的早期诊断。

（3）肌电图检查可见病变肌肉有肌原性损害。

（4）抗 Jo-1 抗体在 20%～40%PM 病人阳性，为标记性抗体，DM 病人少见。抗 Mi-2 抗体是 DM 的标记抗体，在成人 DM 发生率为 22%，儿童为 14%。此外，少数患者还可检测到抗 PL-7 和 PL-12 抗体。

（5）组织病理检查：有诊断价值，主要为肌肉病变，表现为实质性和间质性炎症。

【诊断与鉴别诊断】　Bohan 和 Peter 于 1975 年提出的 DM/PM 诊断标准一直沿用至今。主要根据：①对称性近端肌无力；②血清肌浆酶增高；③典型的肌电图异常；④典型的肌活检所见；⑤典型的 DM 皮损。确诊 DM，除皮损外，需具备上述 3 条；确诊 PM，无皮损，具备上述其他 4 条。

应与系统性红斑狼疮相鉴别，晚期应与硬皮病相鉴别。PM 还应与重症肌无力、进行性肌营养不良、风湿性肌痛等进行鉴别。

【预防和治疗】

一般治疗：卧床休息，高蛋白、高维生素、高热量、低盐饮食，避免日晒，注意保暖。

（1）有感染病灶或恶性肿瘤者应及时处理。

（2）糖皮质激素：泼尼松每天 30～60 mg，甚至可高于 100 mg。急性重危者可用甲泼尼龙冲击疗法。不宜用地塞米松，因后者易引起激素性肌病。部分病人经 2 年治疗后，最终可停药，病情可痊愈。

（3）免疫抑制剂：甲氨蝶呤首选，每周静脉点滴 1 次，每次 5～25 mg。

（4）蛋白同化激素、抗疟药氯喹或羟氯喹、ATP、维生素 E 等可作为辅助治疗。

（5）大剂量静脉内注射免疫球蛋白（IVIG）静脉滴注 0.4g/（kg·d），连用 3～5 天，对严重病例可能有效。

（6）中药雷公藤有效，未生育者慎用。

第 3 节　硬　皮　病

硬皮病（scleroderma）是以局限性或弥漫性皮肤和内脏器官结缔组织纤维化、硬化和萎缩为特点的结缔组织病。该病主要分为局限性硬皮病和系统性硬皮病（systemic scleroderma）两大类。

【病因及发病机制】

1. 自身免疫紊乱学说　系统性硬皮病有许多自身免疫紊乱表现，可检测到许多体液或细胞免疫异常。

90% 以上系统性硬皮病患者血清抗核抗体阳性，核型包括均质型、斑点型和核仁型。抗 nRNP 抗体阳性率约 20%，类风湿因子阳性率约 30%，血清冷球蛋白弱阳性者约占 50%。

系统性硬皮病患者具有一些特异性自身抗体。其中抗 Scl-70 抗体阳性率 40%～50%，其抗原是 DNA 拓扑异构酶 I，具有特异性。抗着丝点抗体在 CREST 综合征患者的阳性率为 50%～90%，是该病的标志抗体。

系统性硬皮病患者还具有一些细胞免疫紊乱。如早期阶段真皮下部有淋巴细胞，单个核细胞的浸润与局部皮肤增厚的程度成正比。

系统性硬皮病患者血清中可溶性 IL-2 受体水平增高，而且与病情、进展相关。血清 IL-2 水平也增高，且与皮损累及范围及病情活动度相关。

2. 细胞外间质代谢异常学说　硬皮病患者的皮肤硬化和内脏纤维化主要是由胶原纤维等细胞外间质合成增加引起。患者的成纤维细胞培养至 15 代，其胶原合成量仍高于正常人，I 型和 III 型这两种皮肤主要的前胶原的合成均增加。

3. 细胞因子异常学说　在结缔组织活化之前，已有许多细胞因子和生长因子参与作用。患者的血清能刺激患者和正常人的成纤维细胞合成胶原增加，抗原或丝裂原刺激 T 淋巴细胞释放的因子可增加成纤维细胞胶原的合成量。

转化生长因子 β（TGF-β）能刺激成纤维细胞增殖和细胞间质的合成。将该因子注射到皮下组织，可引起局部单个核细胞的浸润、血管增生和组织纤维化。

4. 遗传学说　系统性硬皮病患者 HLA II 类抗原 DR52、DR5、DR3 和 DR1 在美洲、加拿大及欧洲硬皮病患者出现率高，而 DR2、DRw6、DRw8 和 DQw1 在日本硬皮病患者中出现率有所增高。

总之，上述有关硬皮病的病因和发病机制尚有待于进一步研究。

【临床表现】

一、局限性硬皮病 (localized scleroderma)

又称硬斑病（morphea），初起为圆形或不规则形斑片，淡红色，轻度水肿。以后颜色变淡，呈淡黄或白色，进一步硬化，表面有蜡样光泽，边界清楚，周围绕以淡紫红色晕（图 2-24-6），可有毛细血管扩张。久之，局部萎缩，毛发脱落，出汗减少。皮损形状不一，呈片状或带状（又称带状硬皮病），头皮和前额处可呈刀劈状（图 2-24-7）。

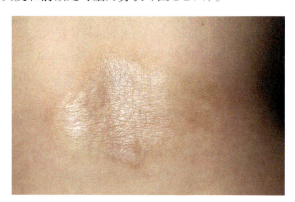

图 2-24-6　硬斑病

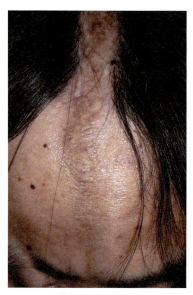

图 2-24-7　带状硬皮病 - 前额部刀劈状皮损

二、系统性硬皮病（systemic scleroderma）

又称进行性系统性硬皮病（progressive systemic sclerosis，PSS），可分为肢端型硬皮病（图 2-24-8）、弥漫型硬皮病（图 2-24-9）及 CREST 综合征三种类型。其中以肢端型最为多见，最初先发生雷诺现象，然后由手指开始皮肤硬化，渐累及前臂、面、颈、胸、下肢等处。弥漫型硬皮病少见，从躯干部开始，迅速累及全身，内脏器官受累较重。CREST 综合征主要表现为皮肤钙质沉着（calcinosis cutis）、雷诺现象（Raynaud's phenomenon）、食管功能障碍（esophageal dysfunction）、指硬化（sclerodactylia）及毛细血管扩张（telangiectasis），预后较佳。

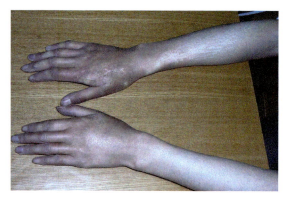

图 2-24-8　系统性硬皮病 - 肢端型硬皮病

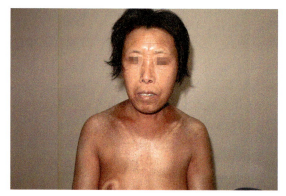

图 2-24-9　系统性硬皮病 - 弥漫型硬皮病

1. 皮肤损害　可分为水肿、硬化和萎缩三期。

（1）水肿期：皮肤紧张变厚，皮纹消失，呈非凹陷性水肿，苍白或淡黄色。

（2）硬化期：皮肤变硬，表面有蜡样光泽，不能用手指捏起。患处皮肤色素沉着，可杂有色素减退斑。患者鼻背如削，口唇变薄，张口困难，唇周有放射状条纹，舌系带挛缩，齿龈萎缩。

（3）萎缩期：皮肤萎缩变薄如羊皮纸样，甚至皮下组织及肌肉亦发生萎缩及硬化，紧贴于骨膜。

2. 内脏器官　消化道受累有吞咽困难、腹痛、腹泻、便秘等；心肌受损可发生心律不齐和心力衰竭；肺部纤维化可致肺动脉高压，肺功能不全和右心衰竭；肾动脉硬化可引起高血压及肾功能不全。

3. 其他　肌肉、骨骼系统亦可受累而有肌炎、关节炎等表现。

【实验室检查】　系统性硬皮病患者，血常规检查可见嗜酸性粒细胞增多，有的患者有缺铁性贫血。尿常规检查可有蛋白阳性、镜下血尿和管型尿。血沉可增快。血清白蛋白可降低，球蛋白增高。尿17羟、17酮皮质醇含量可降低。

免疫学检查：抗核抗体（ANA）阳性率90%以上，呈颗粒型和核仁型。25%～33%的患者类风湿因子（RF）阳性，10%患者狼疮细胞阳性。蛋白电泳常见γ球蛋白增高，约50%患者有低滴度的冷球蛋白血症。抗dsDNA抗体和抗Sm抗体阴性，约20%患者抗nRNP抗体阳性。抗Scl-70抗体是系统性硬皮病的标记性抗体，阳性率为20%～70%。抗着丝点抗体（ACA）是CREST综合征的标记抗体，阳性率为70%～90%，其他型系统性硬皮病患者阳性率为8%。以上两种抗体的滴度与疾病的活动度无关。

组织病理：主要表现为胶原纤维和小动脉的改变。早期损害见真皮胶原纤维肿胀和均一化。胶原纤维间和血管周围有以淋巴细胞为主的浸润。血管壁水肿，弹力纤维断裂。晚期损害见真皮胶原纤维硬化增厚，真皮血管壁也增厚，其中尤以血管内膜增厚显著，管腔狭窄甚至闭塞。汗腺及皮脂腺萎缩，脂肪层变薄，可有钙质沉积。

【诊断与鉴别诊断】

1. 系统性硬皮病的诊断与鉴别诊断　系统性硬皮病的诊断多采用Masi等1980年对系统性硬皮病提出的诊断标准。如符合下述一个主要标准或两个次要标准即可成立诊断。

主要标准：对称性手指及掌指关节或跖趾关节近端的皮肤增厚、绷紧及硬化。也可波及整个肢体、面部、颈部和躯干。

次要标准：

（1）手指硬化；

（2）指端凹陷性瘢痕或指垫实质丧失；

（3）双侧肺底纤维化。

系统性硬皮病需与硬肿病、硬化性黏液性水肿、嗜酸性筋膜炎、移植物抗宿主病等进行鉴别。

2. CREST综合征的诊断　患者需具备CREST五个症状或CRST四个症状即可诊断。如有CREST五个症状中的三个或三个以上症状，并有抗着丝点抗体阳性也可诊断。

3. 局限性硬皮病的诊断与鉴别诊断　主要根据临床皮损特点和组织病理进行诊断。需与进行性特发性皮肤萎缩和硬化萎缩性苔藓进行鉴别。

【治疗】

一、系统性硬皮病的治疗

目前尚无特效的药物。但处置得当，能使病情

缓解。

1. 一般治疗　注意保暖，尽量避免各种精神刺激，进行适当的锻炼。给予高蛋白饮食，足量维生素，避免外伤。

2. 糖皮质激素　不能阻止系统性硬皮病的进展。现主要用于炎症性肌病、间质性肺病变的炎症期、心包积液及心肌病变时。可用泼尼松30～40mg/日，连用数周，渐减至维持量10～15mg/日。

3. 其他免疫抑制剂　环孢素对减轻皮损有效，但用量过大，可引起肾脏损害等副作用。

4. 抗纤维化药物

（1）青霉胺（D-penicillamine）：是治疗该病最常用的药物。青霉胺能络合单胺氧化酶中的铜离子，从而抑制新胶原的成熟；并能激活胶原酶，使已成熟的胶原降解，减少可溶性胶原向不溶性胶原的转化。常见副反应为发热、厌食、恶心、呕吐、口腔溃疡、味觉异常、皮疹、白细胞和血小板减少、蛋白尿和血尿等，副反应发生率约30%。

（2）秋水仙碱（colchicine）：能与细胞核中的微管结合，破坏微管的转运，使成纤维细胞内原胶原蓄积，阻止原胶原转变为胶原。该药还能使胶原酶活力增加，阻止胶原的堆积。口服每日0.5～1.5mg，连服数月至数年，疗效与给药总剂量有关。副反应有恶心、呕吐、腹痛、腹泻、周围神经炎、停经或精子减少等。

（3）血管活性药物：低分子右旋糖酐、丹参注射液可使皮肤硬化、张口和吞咽困难、关节僵硬以及雷诺现象得到改善。

（4）增加组织氧分压的疗法：采用高压氧舱等疗法治疗系统性硬皮病有效。国外用普特巴（POTABA）治疗系统性硬皮病有较好的疗效。成人剂量为4g，每日三次。

（6）中医中药：按照中医理论，该病属于"痹症"范畴，系统性硬皮病主要表现为肾阳虚证和血瘀症。主要有温阳补肾和活血化瘀两大治则。

二、局限性硬皮病的治疗

硬斑病皮损可外用氟化糖皮质激素制剂，也可用糖皮质激素混悬液局部皮损内注射。带状硬皮病的治疗，除采用上述疗法外，可试用秋水仙碱。

第4节　混合性结缔组织病

混合性结缔组织病（mixed connective tissue disease，MCTD）是Sharp 1972年首先报道的一个新的结缔组织病。在临床上兼有系统性红斑狼疮、皮肌炎或多发性肌炎、系统性硬皮病及类风湿性关节

炎的临床表现，但又不能独立诊断为其中任何一种疾病；免疫学方面以抗核糖核蛋白（RNP）抗体强阳性为特征；患者对糖皮质激素反应良好。

【临床表现】

（1）常有雷诺现象。

（2）手指皮肤肿胀、硬化呈腊肠样。手指变尖、变细。

（3）面部红斑和浮肿。

（4）肌力减退，四肢近心端肌肉压痛。

（5）关节炎及关节痛。

（6）半数患者食管蠕动降低。

（7）肺纤维化或间质性肺炎，肺弥散等功能下降。

（8）可有浆膜炎、三叉神经痛、淋巴结肿大、肝肿大或伴轻度损害等。

（9）实验室检查可有贫血、白细胞和（或）血小板减少，丙种球蛋白升高，血沉增快，循环免疫复合物增高等。肌浆酶可升高。

（10）抗核抗体阳性，呈斑点型；抗 RNP 抗体强阳性。

【诊断与鉴别诊断】　Sharp 在 1986 年提出的诊断标准具有较高的特异性。标准如下：

1. 主要标准

（1）肌炎（重度）。

（2）肺部累及：①CO 弥散功能＜70%；②肺动脉高压；③肺活检显示增殖性血管损伤。

（3）雷诺现象或食管蠕动功能降低。

（4）手指肿胀或手指硬化。

（5）抗 ENA 抗体滴度≥1∶10000，抗 U_1-RNP 抗体阳性，抗 Sm 抗体阴性。

2. 次要标准

（1）脱发。

（2）白细胞减少。

（3）贫血。

（4）胸膜炎。

（5）心包炎。

（6）三叉神经病变。

（7）关节炎。

（8）颊部红斑。

（9）血小板减少＜100×10^9/L。

（10）肌炎（轻度）。

（11）既往有手肿胀史。

3. 确诊

（1）临床 4 个主要标准。

（2）血清学抗 RNP 抗体阳性，滴度≥1∶4000，除外抗 Sm 抗体阳性。

4. 可能诊断

（1）临床：

1）3 个主要标准。

2）2 个主要标准（1、2 或 3）及 2 个次要标准。

（2）血清学抗 RNP 抗体阳性，滴度＞1∶1000。

5. 可疑诊断

（1）临床：

1）3 个主要标准。

2）2 个主要标准。

3）1 个主要标准和 3 个次要标准。

（2）血清学抗 RNP 抗体阳性，滴度≥1∶100。

本病需与系统性红斑狼疮、皮肌炎、系统性硬皮病及类风湿性关节炎相鉴别。

【治疗】　小剂量糖皮质激素（15～30mg/d）对发热、皮疹、贫血、白细胞减少、关节炎、浆膜炎等有效。

硝苯地平等钙通道阻断剂治疗雷诺现象。

重症肌炎和肾损害者需加大激素用量，前者可加用甲氨蝶呤（MTX），后者可加用环磷酰胺（CTX）治疗。

雷公藤制剂对发热、皮疹、关节炎、肌炎等症状有效，但未生育者慎用。

该病的预后，最初认为较好，但近年认为，其预后类似系统性红斑狼疮。

第 5 节　重叠综合征

重叠综合征（overlap syndrome）是指两种或两种以上结缔组织病同时存在的情况。这两种结缔组织病可同时，亦可先后发生。常见有红斑狼疮、硬皮病和皮肌炎之间的重叠，发生率为结缔组织病的 5%。近来有学者认为重叠现象不应局限于结缔组织病，而扩大至边缘性结缔组织病，如桥本甲状腺炎、干燥综合征等。

【病因及发病机制】　重叠综合征的发生和发展与免疫系统紊乱密切相关。

体液免疫：与 SLE 重叠的结缔组织病均与 SLE 一样具有抗 dsDNA 抗体阳性，与 MCTD 重叠的患者一般均有高滴度抗 nRNP 抗体，有雷诺现象、手指硬化等重叠的特征。

细胞免疫：一般重叠综合征的活动期患者，T 细胞有减少的倾向。SLE 与 PSS 重叠综合征患者，外周血淋巴细胞对人胎成纤维细胞显示损伤作用。

【临床表现】

1. 系统性硬皮病与系统性红斑狼疮重叠（PSS+SLE）　主要见于肢端型硬皮病及 CREST 综合征，约 18%～45% 这类重叠患者可出现雷诺现象。10%～25% 伴食管蠕动异常，极少数可有肺纤维化。

2. 局限性硬皮病与盘状红斑狼疮重叠（Morphea+DLE）　一般这类重叠患者血清中，极少发现硬皮病或 SLE 的特异性抗体，而以临床表现为主。

3. 硬皮病、原发性胆汁性肝硬化与干燥综合征重叠 有报道 3.9% 原发性胆汁性肝硬化（PBC）患者伴有 CREST 综合征，这类重叠患者中，有 91% 患者出现干燥综合征（SS）的症状。在血清学上，PBC 与 CREST 综合征患者中，抗线粒体抗体及抗着丝点抗体的重叠较为常见。在骨髓抑制所致 GVHD 患者中，可同时出现硬皮病、PBC 及 SS 的症状。

4. 硬皮病、皮肌炎重叠综合征 在一组 727 例硬皮病患者中，36 例表现硬皮病与皮肌炎重叠。在 15%～80% 硬皮病患者中，临床上有肌肉受累的表现。这类重叠患者，硬皮病表现主要局限于肢端部位。

5. 多发性肌炎（PM）与其他重叠综合征 常见有四种：PM+SLE、PM+PSS、PM+MCTD、PN+SS。SLE、硬皮病、MCTD 和干燥综合征患者均可出现多发性肌炎，这类患者多伴雷诺现象、关节炎、间质性肺炎等。伴发的关节炎主要发生于掌指关节和远端指间关节，有残毁性半脱位与轻度骨质破坏。

【实验室检查】 不同的重叠有不同的实验室阳性发现，如 SLE 和 PSS 重叠，ANA 滴度高，抗 dsDNA 抗体效价较低，SLE 与皮肌炎重叠，血清肌酶如 CPK、LDH 可增高，24 小时尿肌酸排出量增加等。

【诊断】 同时或先后出现两种或两种以上结缔组织病及其边缘病的共同表现的患者，能符合各自的诊断标准即可诊断。

【治疗】 根据不同重叠病种给予相应治疗。

第6节 成人 Still 病

成人 Still 病（adult onset Still's disease）是一种病因未明的、以长期间歇性发热、一过性多形性皮疹、关节炎或关节痛、咽痛为主要临床表现，并伴有周围血白细胞总数及粒细胞增高和肝功能受损等系统受累的临床综合征，其临床酷似败血症或感染引起的变态反应，故曾称之为"变应性亚败血症"。该命名早已相继为国际及国内所废用，现统一称为成人 Still 病。

【病因及发病机制】 本病的病因尚不清楚，一般认为与感染、遗传和免疫异常有关。

【临床表现】 本病临床表现复杂多样，常有多系统受累。表现为发热、皮疹、关节痛，其次为咽痛、淋巴结肿大、肝、脾肿大及浆膜炎等。

1. 发热 发热为本病的重要表现之一。几乎见于所有的患者。以高热为主，体温多超过 39℃，高热型以弛张热多见，其他有不规则热和稽留热等。热程可持续数天至数年，反复发作。发热时皮疹、咽痛、肌肉和关节疼痛症状加重，热退后皮疹可隐退，

上述症状可减轻。多数患者虽然长期发热，但一般情况良好无明显中毒症状。

2. 皮疹 皮疹是本病的另一主要表现，85% 以上的患者在病程中出现一过性皮疹，其表现为弥漫性充血性红斑、丘疹，有时有轻度瘙痒感，一般分布于颈部、躯干和四肢伸侧，皮疹形态多变，有的患者还可呈荨麻疹样、结节性红斑样或出血点。皮疹出现时间无规律性，多随傍晚发热时出现，并随清晨热退后而消失，即昼隐夜现之特点。呈一过性，皮疹消退后不留痕迹，但少数可遗有大片色素沉着。受刺激相应部位皮肤呈弥漫红斑并可伴有轻度瘙痒，这一现象即 Koebner 现象。

3. 关节和肌肉症状 关节痛和关节炎为本病的主要临床表现之一，但可以很轻，以致容易被忽略，一般起病较为隐匿，多为关节及关节周围软组织疼痛、肿胀和压痛。

4. 咽痛 见于 50% 的患者，常在疾病的早期出现，有时存在于整个病程中。发热时咽痛出现或加重，热退后缓解。咽部检查可见咽部充血，咽后壁淋巴滤泡增生，扁桃体肿大。咽拭子培养阴性，抗生素治疗对这种咽痛无效。

5. 其他临床表现 成人 Still 病可有其他表现，如周围淋巴结肿大、肝脾肿大、腹痛（少数似急腹症）、胸膜炎、心包积液、心肌炎、肺炎。较少见的有肾及中枢神经异常，周围神经损害。少数病人可出现急性呼吸衰竭、充血性心衰、心包填塞、缩窄性心包炎、弥散性血管内凝血（DIC）、严重贫血及坏死性淋巴结病。

【实验室检查】

（1）血常规：90% 以上患者中性粒细胞增高，80% 左右的患者血白细胞计数 ≥ $15×10^9$/L。约 50% 病人血小板计数升高，嗜酸粒细胞无改变。可合并正细胞正色素性贫血。几乎 100% 病人血沉增快。

（2）部分患者肝酶轻度增高。

（3）血液细菌培养阴性。

（4）类风湿因子和抗核抗体阴性，少数人可呈阳性，但滴度低。血补体水平正常或偏高。

（5）血清铁蛋白（serum ferritin, SF）：本病 SF 水平增高，且其水平与病情活动相关。因此 SF 不仅有助于本病诊断，而且对观察病情是否活动及判定治疗效果有一定意义。

（6）滑膜液和浆膜液白细胞增高，呈炎性改变，其中以中性粒细胞增高为主。

【诊断与鉴别诊断】

根据不规则高热、弛张热持续 2 周以上、反复发作一过性皮疹、关节痛、外周血白细胞计数增高伴核左移、ESR 增高、血培养阴性、ANA 及 RF 阴性、

抗生素治疗无效等可以诊断本病。目前，尚未有统一的诊断标准，应用较多的是日本 Yamaguchi M 提出的标准：在排除感染性疾病、恶性肿瘤、其他风湿性疾病后，符合 5 项或更多条件（至少含 2 项主要条件），可作出诊断。

主要条件：①发热 ≥ 39℃，并持续 1 周以上；②关节痛持续 2 周以上；③典型皮疹；④外周血白细胞 ≥ 15×10^9/L。

次要条件：①咽痛；②淋巴结和（或）脾肿大；③肝功能异常；④ RF 和 ANA 阴性。

需与下列疾病鉴别：

（1）败血症：本病中毒症状明显，皮疹以出血性瘀点、瘀斑为主，血培养阳性，后期可发生中毒性休克，抗生素治疗有效。

（2）风湿热：发病年龄为较大儿童，皮疹以环状红斑、皮下结节为主，常伴心内膜炎、心瓣膜病变。

（3）系统性红斑狼疮：以生育期女性发病多见，皮疹以颧部水肿性蝶形红斑或盘状红斑为主，有多脏器累及，抗核抗体阳性，补体降低，病情预后较差。

【治疗】

（1）非甾体抗炎药：1/4 患者经合理使用 NSAIDs 可以控制症状，使病情缓解。有胃肠、肝、肾及其他器官疾病的病人应优先选用选择性 COX-2 抑制剂（如塞来昔布）。

（2）糖皮质激素：如口服美卓乐、泼尼松，静脉用甲泼尼龙等。

（3）改善病情抗风湿药物（disease-modifying anti-rheumatic drugs，DMARDs）：首选甲氨蝶呤。若单用甲氨蝶呤效果不佳可联合其他 DMARDs 药物（如来氟米特）。重症患者还可以使用环磷酰胺冲击治疗。

（4）生物制剂：类克、恩利、修美乐、益赛普、阿那白滞素、妥珠单抗等。

（5）植物药：白芍总苷、雷公藤、青藤碱。

（6）静脉内注射免疫球蛋白（IVIG）：对于重症患者可采用 IVIG 冲击治疗。

（7）不能排除感染时酌情使用抗生素。

（翁孟武）

第 25 章 大疱性皮肤病

第 1 节 天 疱 疮

天疱疮（pemphigus）是一组以表皮内棘细胞松解为特点的重症自身免疫性大疱性皮肤病，临床特点是壁薄、松弛的大疱，易破溃，成为不易愈合的糜烂面。直接免疫荧光示表皮棘细胞间荧光，间接免疫荧光检查示患者血清中存在有抗表皮棘细胞间物质抗体。天疱疮的病程慢性，需要较为长期的治疗。

根据表皮内棘细胞松解部位的不同，主要分为三个亚型：寻常性及增殖性天疱疮——棘细胞松解发生在基底细胞层上；疱疹样天疱疹——棘细胞松解发生在棘细胞的中层；红斑性及落叶性天疱疮——棘细胞松解发生在棘细胞上层或颗粒细胞层。另有两个特殊的亚型——IgA 天疱疮、副肿瘤性天疱疮。

【病因及发病机制】

天疱疮患者的血清中存在有抗棘细胞间物质的自身抗体，从而揭示了天疱疮是一种自身免疫性疾病。

（1）取天疱疮患者的外周血作间接免疫荧光（indirect immunofluorescence，IIF）检查，取大疱周围皮肤作直接免疫荧光（direct immunofluorescence，DIF）检查，可检出抗表皮棘细胞间物质的 IgG 抗体。

（2）天疱疮抗原为桥粒芯蛋白（desmoglein，Dsg）。Dsg 是桥粒的主要成分之一，它是一个跨膜蛋白，在维持上皮细胞相互间的连接方面起着重要作用。用免疫沉淀及免疫印迹法已证明寻常性及增殖性天疱疮的抗原为 Dsg3，分子量 130kD；部分患者同时存在 Dsg1，分子量 160kD。红斑性及落叶性天疱疮的抗原为 Dsg1，分子量 160kD。疱疹样天疱疮部分患者血清中有针对 Dsg3 的抗体，部分患者则有针对 Dsg1 的自身抗体。IgA 天疱疮的外周血中存在的是抗桥黏素的 IgA 抗体。副肿瘤性天疱疮的抗原则比较复杂，属于 Plakin 家族的多种抗原。

（3）天疱疮发病机制一般认为是天疱疮抗体结合于存在于表皮角质形成细胞起黏连作用的相应抗原 Dsg1 或 Dsg3 后，抑制了桥粒芯蛋白的黏附功能，使角质形成细胞间的黏合丧失，导致了表皮内水疱的形成。

【临床表现】

天疱疮好发于成年人，平均发病年龄明显低于大疱性类天疱疮，男女均可罹病。

1. 寻常性天疱疮（pemphigus vulgaris） 口腔黏膜糜烂常是寻常性天疱疮最先出现的损害。糜烂可发生在口腔黏膜的任何部位，以颊黏膜、上颚最为常见。口腔黏膜损害常单独存在数月之后逐渐在躯干、四肢的皮肤上出现水疱、大疱和糜烂。除口腔黏膜外，外阴部、肛周及眼结膜亦可受累。有些患者也可仅口腔黏膜受累，不累及皮肤。寻常性天疱疮皮肤上的水疱疱壁薄，易破裂而成为大片的糜烂面，伴明显渗出。

皮肤损害的特点是壁薄、松弛的水疱、大疱，常出现在外观正常的皮肤上（图 2-25-1）。天疱疮皮疹的另一个特点是尼氏征（Nikolsky's sign）阳性。尼氏征可有三种表现形式，压疱扩展征：用手指轻压大疱的顶部，大疱可渐向周围正常皮肤扩展，水疱变大；疱壁撕脱征：对已经成为糜烂面的损害，提起损害边缘的表皮，可使糜烂面迅速扩大；正常表皮搓落征：当稍用力推擦外观正常的皮肤，亦可使表皮脱落或于搓后不久出现水疱。尼氏征的基础是棘细胞间黏合能力的减弱或丧失，所以尼氏征又称为棘刺松解征。

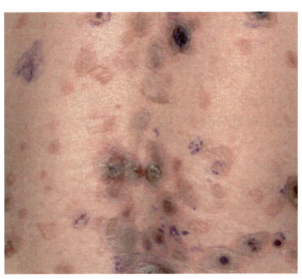

图 2-25-1 寻常性天疱疮

2. 增殖性天疱疮（pemphigus vegetans） 是寻常性天疱疮的良性型，较少见。患者一般是抵抗力较强的人，皮损好发于腋窝、乳房下、腹股沟、外阴、肛门周围及脐部等皱褶部位，也易累及口腔等黏膜部位。损害最初为薄壁的水疱、脓疱，破溃后在糜烂面上渐渐出现乳头状的肉芽增殖（图 2-25-2），边缘常有新生水疱、脓疱，使损害面积逐渐扩大，常伴恶臭。

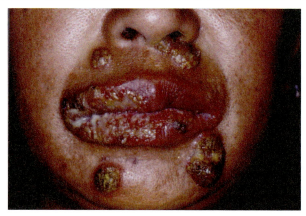

图 2-25-2　增殖性天疱疮

3. 落叶性天疱疮（pemphigus foliaceus）　大疱的疱壁十分菲薄，尼氏征阳性，水疱较寻常性天疱疮的更易破溃，成为上附黄褐色痂和鳞屑的糜烂面，皮损的基底潮红。病变初起好发于脂溢部位，如头、面、上胸及后背部。病情缓慢发展，渐及全身，体表部分均为片状污秽的痂和鳞屑，如落叶状，呈剥脱性皮炎样。由于痂和鳞屑下分泌物被细菌等分解常产生臭味。落叶性天疱疮和红斑性天疱疮一般无口腔等黏膜部位的受累。

4. 红斑性天疱疮（pemphigus erythematosus）　为落叶性天疱疮的轻型，病变主要发生在头、面及胸、背上部等脂溢部位（图 2-25-3）。早期常在面部两颊部出现红斑，可有轻度渗出及痂屑，其下为浅糜烂面。面部皮损呈蝶形分布，与系统性红斑狼疮相似。胸、背部的损害为散在 0.5～1.0cm 直径的红斑水疱，水疱的疱壁很薄，极易破溃、结痂，尼氏征阳性。由于疱很易破溃，因此更多见的是上附结痂的红斑损害而不易发现水疱。部分患者 ANA 阳性，有光敏现象。

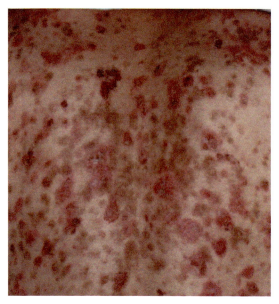

图 2-25-3　红斑性天疱疮

5. 疱疹样天疱疮（pemphigus herpetiformis）　基本损害为绿豆大或更大些的水疱，虽然也是表皮内疱，但疱壁较为紧张，好发于胸、背及腹部，容易形成环形排列，患者瘙痒症状较重。与上述天疱疮的亚型相比，疱疹样天疱疮的糜烂面并不突出，且均为小片的糜烂。

6. IgA 天疱疮（IgA pemphigus）　是 20 世纪 80 年代提出的比较少见的一种天疱疮。好发于皱褶部位，如腋窝、阴股部等。通常在红斑或正常皮肤基础上出现水疱及脓疱，伴瘙痒。少数患者累及黏膜，一般无全身症状。根据皮损特点不同可分为两型：表皮内嗜中性皮病型：红斑或正常皮肤基础上出现水疱和脓疱，有融合倾向，可呈环形排列；角层下脓疱病型：临床表现类似角层下脓疱病，皮疹初起时即为脓疱，疱壁松弛，脓性疱液呈坠积状。

7. 副肿瘤性天疱疮（paraneoplastic pemphigus，PNP）　是一种特殊的少见的天疱疮类型，在临床表现、组织病理、免疫学方面具有特征性的改变，患者都合并潜在的肿瘤。与其相关的肿瘤最常见的是淋巴血液系统肿瘤，恶性的包括非霍奇金淋巴瘤、慢性淋巴细胞性白血病；良性的包括 Castleman 病、胸腺瘤等。也有其他类型的肿瘤如鳞癌、肉瘤等。副肿瘤性天疱疮的皮肤黏膜损害只有治疗肿瘤后才能得到控制，自身抗体的滴度于肿瘤祛除后可下降。但肿瘤是通过何种机制导致皮肤的病变，尚待进一步研究。PNP 的自身抗原存在于表皮细胞，都属于 plakin 家族，包括 250、230、210、190 和 170kD 的抗原。直接免疫荧光和以层状上皮及移行上皮为底物的间接免疫荧光均可见荧光于棘细胞间呈网状沉积。大部分患者的血清存在抗 Dsg 的抗体。

临床上 PNP 最早出现的是难以治愈的口腔黏膜严重的糜烂、溃疡、出血伴明显疼痛（图 2-25-4），也常常累及其他的黏膜部位，如眼结合膜、阴部黏膜、呼吸道、消化道黏膜等。皮肤损害呈多形性，主要有天疱疮样、类天疱疮样、多形红斑样及扁平苔藓样损害。部分患者可合并阻塞性细支气管炎，出现严重的喘憋症状，可导致呼吸衰竭而死亡。也有部分患者合并重症肌无力。疾病的预后与合并肿瘤的类型以及是否存在其他合并症相关。

【组织病理】　各型天疱疮组织病理的共同特点是表皮内棘刺松解性水疱。在疱内可见棘刺松解细胞，这种细胞胞体较大，呈球形，胞核大而深染，细胞质均匀嗜酸性。真皮浅层血管周围有淋巴细胞及少许嗜酸性细胞浸润。不同型天疱疮的棘刺松解部位是不同的。寻常性天疱疮棘刺松解发生在基底细胞层上方，因此水疱在基底层上，疱顶上皮是完整的（图 2-25-5）。增殖性天疱疮的棘刺松解部位与寻常性相同，也在基底细胞层上，所不同的是增殖性天疱疮有明显的棘层增厚，表皮呈乳头瘤样增生，在表皮内可见嗜酸性细胞或嗜中性白细胞组成的小脓肿。落叶性和红斑性天疱疮的棘刺松解发生在颗粒细胞层或棘细胞上层，疱内同样可见棘刺松解细胞。疱疹样天疱疮的棘刺松解发生在棘细胞层的中部，疱内有嗜酸性粒细胞或嗜中性粒细胞浸润。IgA天疱疮的棘刺松解发生在角层下，表皮内大量嗜中性粒细胞聚集形成脓疱。PNP 的病理则既有棘刺松解又存在界面的改变。

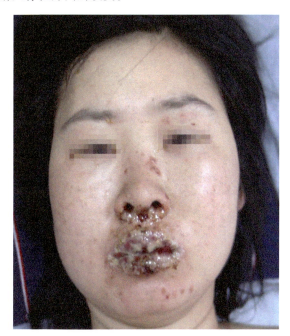

图 2-25-4　副肿瘤性天疱疮

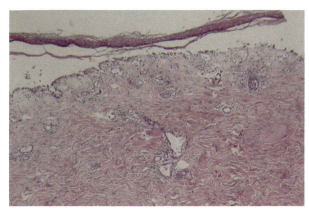

图 2-25-5　寻常性天疱疮组织病理

【免疫学检查】

（1）大疱周围皮损直接免疫荧光检查示表皮棘细胞间荧光沉积（图 2-25-6）。

（2）取患者外周血清作 IIF 示表皮棘细胞间荧光，表明患者血清中含有抗表皮棘细胞间物质的 IgG/IgA 抗体。

（3）酶联免疫吸附试验（ELISA）可以定量检测患者血清中的抗 Dsg3 和 Dsg1 抗体。

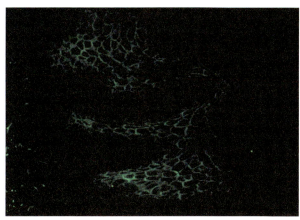

图 2-25-6　棘细胞间抗体阳性呈网状沉积

【诊断与鉴别诊断】　根据临床上出现薄壁、松弛的大疱，尼氏征阳性，病理示表皮内棘刺松解性水疱，结合免疫学检查，诊断不困难。寻常性天疱疮须与大疱性类天疱疮鉴别（表 2-25-1）。

表 2-25-1　寻常性天疱疮与大疱性类天疱疮鉴别要点

	寻常性天疱疮	大疱性类天疱疮
好发年龄	成年人	老年人
临床特点	薄壁、松弛的大疱	厚壁、紧张的大疱
	大片糜烂面，且不易愈合	糜烂面较小、较少、易愈合
	棘刺松解征阳性	棘刺松解征阴性
	常有口腔黏膜损害	很少出现口腔黏膜损害
病理	表皮内疱，疱内棘刺松解细胞	表皮下疱，疱内及疱下真皮内嗜酸性细胞浸润
DIF	棘细胞间 IgG 沉积	基底膜带线状 IgG 沉积
IIF	抗棘细胞间物质抗体	抗基底膜带抗体
ELISA	抗 Dsg3、Dsg1 抗体	抗 BP180 抗体

【治疗】

应遵循早期诊断、早期治疗、规律服药、长期随访的原则。大部分患者首选糖皮质激素内服。

1. 系统治疗　按皮肤损害所占体表面积分轻、中、重及严重四级。轻症：皮损占体表面积小于10%。中症：皮损占体表面积 10% 至 30%。重症：皮损占体表面积 30% 至 50%。严重：皮损占体表面积超过 50%。

（1）糖皮质激素：明确诊断后就应服用。常选用泼尼松、泼尼松龙等，按照皮损范围、严重程度决定最初剂量，轻症：0.5mg/(kg·d)；中症 0.75mg/(kg·d)；重症 1.0mg/(kg·d)；严重 1.5mg/(kg·d)。

用药后密切观察 3 ～ 5 天，若仍有较多新出疱，原有水疱及糜烂面不见好转，则按原剂量的 50% 增加剂量，直至皮损完全控制。完全控制皮损的剂量为控制量。口服糖皮质激素的量一般不应超过120mg。若超过此量仍不能控制皮损，则应考虑采取其他措施。对重症及严重的天疱疮患者开始时可以用激素冲击疗法。方法一般是采用甲基泼尼松龙500mg（必要时可用1000mg）静脉滴注，每天一次，连续三天。此后给予泼尼松每天80至100mg并逐渐进入维持治疗阶段。皮疹完全控制、原有糜烂面基本上均为新生上皮覆盖后可以减药。开始减药的速度可快些，如最初3～4周，可每7～10天减总药量的10%，以后每2～4周减一次。并逐渐过渡到隔日服药的维持剂量治疗阶段。若治疗规律，多数患者可逐渐停药或生理剂量维持，达到痊愈一般平均需要3～5年的时间。减药过程中一旦有新疹出现，则应暂停减药。若因减药速度太快或骤然停药，导致皮疹大面积复发，则需果断地增加用量或重新给药。

在以糖皮质激素治疗期间，应注意其不良反应，如感染、高血压、血栓形成、糖尿病、溃疡病、消化道出血、青光眼、水电解质紊乱及精神神经症状等；长期服用者应注意白内障、骨质疏松、股骨头无菌性坏死等的发生。一旦出现，应予以相应处理。为预防不良反应的发生，对大剂量糖皮质激素服用者宜同时给予一些"保驾"药物，如维生素D、钙片、阿伦磷酸钠等用于防治骨质疏松；氢氧化铝凝胶、胃膜素或组胺H_2受体拮抗剂预防胃溃疡；10%枸橼酸钾或缓释钾片预防糖皮质激素引起的电解质紊乱；若胸片示陈旧结核灶者，必要时抗结核治疗。

（2）免疫抑制剂：有服用糖皮质激素禁忌证或服用了大剂量糖皮质激素仍不能控制皮损时采用。可选用环磷酰胺（CTX）8～12 mg/(kg·d)加在10%葡萄糖溶液或生理盐水中静脉滴注，连续2天，每2周1次。硫唑嘌呤（AZA）100～150mg/d、氨甲蝶呤（MTX）每周10～25mg。环孢素A（cyclosporine A）4～5mg/(kg·d)，重者须加大到6～8mg/(kg·d)。霉酚酸酯1～2g/d。

（3）抗生素：对中、重症患者，由于有大片糜烂面，常继发感染。在给予泼尼松的同时，应给予抗生素。一般在住院时即应作分泌物的细菌培养及药物敏感试验，并据此选择抗生素。

（4）氨苯砜：IgA天疱疮的首选治疗药物，服药期间应查血象和肝功能。

（5）雷公藤多苷：为一种有免疫抑制作用的中药片剂，可用于病情较轻的患者，起始剂量为40～60mg/d，一般主张与糖皮质激素配合使用，可减少糖皮质激素用量，加快减药速度。

（6）静脉内注射免疫球蛋白（intravenous immuno-globulin，IVIG）注射：可封闭网状内皮系统中游离的Fc受体；抑制B细胞分化和免疫球蛋白的合成；同时还有抗细菌、抗病毒作用。0.2～0.4g/(kg·d)，连续3～5天，抑制自身免疫的同时还可抗感染。

（7）血浆置换/免疫吸附治疗：适用于病情严重、血清高滴度抗体、进展期、大剂量激素效果不佳或存在激素禁忌的患者。

（8）利妥昔单抗（Rituximab，美罗华）：是一种抗CD20的单克隆抗体，主要针对成熟的B细胞。用于治疗难治性、重症天疱疮，静脉给药，375mg/m²（体表面积），每周一次，一疗程共4次。与IVIG联合使用，能达到更好的临床疗效。

（9）自体外周血干细胞移植：用于对传统治疗抵抗或存在严重治疗不良反应的患者。需在血液科层流病房进行。

2. 支持疗法 大片糜烂导致的体液丢失或大量脱屑，消耗极大，在给予糖皮质激素治疗时，一定要加强支持疗法。包括高蛋白、高热量的饮食，补充水电解质，输血、血浆或白蛋白等。

3. 局部治疗 针对天疱疮导致的皮肤黏膜的糜烂，局部治疗很重要。若皮疹泛发，应按大面积烧伤患者一样处理，每天应清洗创面，可用生理盐水、1∶8000高锰酸钾液或1∶2000黄连素液等轻轻搽洗，然后在糜烂面上敷以1∶2000黄连素湿纱布。若创面有感染，则可在纱布上滴加庆大霉素（8万～16万U/100mL）溶液。每日检查，若纱布下无明显脓性渗出，则可将纱布留在原处，待新生上皮长出后自然脱落。若纱布下有明显脓性分泌物则应揭去，清洗创面后更换新的。对口腔内大片糜烂的治疗，可鼓励患者将口服的糖皮质激素在口腔内含化后服下，这样可增加局部药物的浓度，另一方面应加强局部处理，如以含等量3%双氧水、0.1%利凡诺及2%普鲁卡因的溶液漱口，制霉素口含等，保持口腔清洁。

4. PNP的治疗 最关键的是相关肿瘤的治疗。若是良性的实体肿瘤，完全切除后皮疹逐渐消退。恶性的淋巴血液系统肿瘤则需要化疗药物。

第2节 大疱性类天疱疮

大疱性类天疱疮（bullous pemphigoid，BP）是一种好发于老年人的大疱性皮肤病。临床上以躯干、四肢出现张力性大疱伴明显瘙痒为特点，组织病理上为表皮下疱，伴数量不等嗜酸性粒细胞的浸润，直接免疫荧光检查示表皮基底膜带有IgG和/或C3沉积，间接免疫荧光检查表明患者血清中存在有抗表皮基底膜带抗体。

【病因及发病机制】

（1）目前认为 BP 的发病是基于自身免疫机制。取患者皮损周围皮肤作直接免疫荧光（DIF）检查，取有活动损害患者的血清作间接免疫荧光（IIF）检查，显示患者血清中存在有抗复层鳞状上皮基底膜带的循环 IgG 抗体。

（2）BP 主要有两个分子量不同的抗原：BPAg1 及 BPAg2，BPAg1 的分子量为 230kD，存在于基底细胞内，是构成半桥粒致密板斑块桥斑蛋白（desmoplakin I）的主要成分。BPAg2 的分子量为 180kD，是一个跨膜蛋白，其氨基端在基底层角质形成细胞内的半桥粒结构，羧基端则位于胞外的基底膜内。

【临床表现】

BP 好发于老年人，发病无明显性别差异，男女均可罹病。基本损害为张力性的厚壁大疱，多在浮肿性红斑基础上发生，疱呈圆形或椭圆形，直径大多在 1cm 左右，也可达数厘米如鸽蛋大（图 2-25-7）。疱壁较厚，不易破溃，挤压水疱并不向周围扩展（尼氏征阴性）。水疱内容物大多清亮，少数为血性。水疱破溃后成为糜烂面，上附结痂，较易愈合。愈后可有暂时性的色素减退或色素沉着斑，有时可有粟丘疹。皮损好发于躯干及四肢屈侧。不到半数患者口腔黏膜可受累，但较之寻常性天疱疮的口腔损害轻得多。有的患者一开始表现为泛发的浮肿性红斑，伴程度不等的瘙痒，临床上易误诊为多形红斑或药疹。红斑持续数天或数周后，在红斑中央或边缘出现张力性的水疱或大疱，呈现典型的 BP 改变。

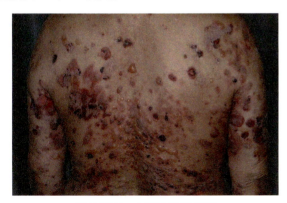

图 2-25-7　大疱性类天疱疮

几种特殊类型的类天疱疮：

1. 局限性类天疱疮（localized pemphigoid） 张力性大疱局限于小范围的某一个部位，而不累及全身。皮损的组织病理及免疫病理检查均符合 BP 改变。

2. 多形性类天疱疮（polymorphic pemphigoid） 皮损呈多形性，可见水疱、丘疹、丘疱疹、红斑及风团等。皮损的组织病理及免疫病理检查均符合

BP 改变。

3. 小疱性类天疱疮（vesicular pemphigoid） 损害以 0.5cm 左右的张力性小疱为主。组织病理和免疫荧光检查与大疱性类天疱疮相同。

4. 结节性类天疱疮（nodular pemphigoid） 皮损为泛发的结节，有时结节的顶部可以见到小的水疱，好发于四肢伸侧，临床类似结节性痒疹。取结节做病理检查可见表皮下疱。直接和间接免疫荧光检查均可示典型的类天疱疮表现。

5. 黏膜类天疱疮（mucous membrane pemphigoid，MMP） 黏膜部位出现糜烂或水疱、大疱。绝大多数患者累及口腔黏膜。约 1/3 患者眼部黏膜受累，可发生眼部睑球粘连导致失明。也可出现其他黏膜和皮肤的受累。病理示表皮下水疱。

【组织病理】

取新出水疱作病理检查，可见水疱位于表皮下，疱内及疱下乳头真皮内可见数量不等嗜酸性粒细胞浸润，疱顶的表皮一般完整（图 2-25-8）。若取红斑性损害作组织病理检查，真皮乳头水肿，在真皮上层可见数量不等嗜酸性粒细胞浸润。

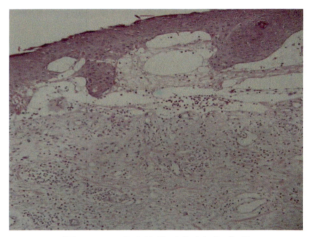

图 2-25-8　大疱性类天疱疮组织病理

【免疫病理】

（1）取皮损周围皮肤作 DIF，示基底膜带因 IgG 和／或 C3 沉积所致的带状荧光（图 2-25-9）。若活检的皮肤先以 1M NaCl 液处理，可见荧光位于盐裂皮肤的表皮侧。

（2）取患者末稍血作 IIF，以正常人皮肤、猴食道或豚鼠食道作底物，大部分患者血中有抗表皮基底膜带的 IgG 抗体。

（3）ELISA：血清中可检测出 BP180、BP230 抗体。

【诊断与鉴别诊断】

BP 主要应与获得性大疱性表皮松解症（EBA）鉴别，二者具有以下共同之处：①发病年龄较晚；②张力性大疱；③病理上为表皮下疱；④ DIF 为 BMZ 带状 IgG 和／或 C3 沉积所致荧光。但 EBA 的皮疹好发于易受摩擦、外伤的肢端

及肘、膝关节伸侧。可靠的鉴别方法是将活检皮肤先以 1M NaCl 处理，以"盐裂皮肤"作 DIF，也可以 1M NaCl 处理的正常人皮肤为底物作 IIF，检测患者血清抗体。BP 的荧光染色在盐裂皮肤的表皮侧，而 EBA 的荧光在盐裂皮肤的真皮侧。这是因为 BP 的抗原位于基底膜的透明板及以上，而 EBA 的抗原Ⅶ型胶原位于透明板下方的致密板下带。

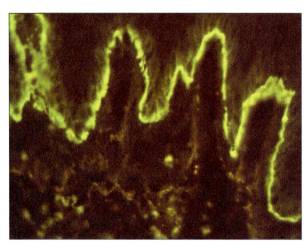

图 2-25-9　大疱性类天疱疮免疫病理

BP 还应与其他大疱性皮肤病作鉴别。天疱疮为表皮内疱，疱壁薄，松弛，尼氏征阳性，DIF 示表皮棘细胞间荧光。疱疹样皮炎、线状 IgA 大疱性皮病均为表皮下疱，疱壁厚，张力性，但这两个疾病好发于中青年，真皮中的炎症细胞以嗜中性粒细胞为主，DIF 示 IgA 基底膜带的沉积。

【治疗】　大疱性类天疱疮患者大多高龄，合并高血压、糖尿病、脑血栓、严重骨质疏松症等的比例较高，应尽量减少系统使用糖皮质激素的剂量。

1. 米诺环素（或多西环素）、烟酰胺、小剂量糖皮质激素口服联合治疗　米诺环素 100mg，每天 2 次，；烟酰胺 500mg，每天 3 次；泼尼松每天 20 ～ 30mg。肾功能不全者米诺环素剂量减半。

2. 外用超强效糖皮质激素　除了治疗局限性 BP 外，单独使用大剂量外用超强效糖皮质激素也可用于控制重症 BP，且明显减少系统治疗的不良反应。

3. 糖皮质激素口服　以泼尼松为例，初始剂量：轻症（皮损小于体表面积 10%）：0.4mg/(kg·d)；中症（皮损占体表面积 10% ～ 30%）：0.5mg/(kg·d)；重症（皮损占体表面积 30% ～ 50%）：0.75mg/(kg·d)；严重（皮损大于体表面积 50%）：1.0 ～ 1.5mg/(kg·d)。给予最初剂量后密切观察皮损的变化：有否新出水疱；原有的红斑颜色是否变暗，水疱是否变小；糜烂面的渗出是否减少。若 3 ～ 5 天内皮损无明显改善，且仍有多数新出疹，则应及时、果断增加泼尼松的用量。

药物剂量的减少需视病情而定，一般在皮疹完全控制后 7 ～ 10 天减少药物的剂量。开始减量的速度可快些，如最初 3 ～ 4 周，可每周减总药量的 10%；应密切观察病情变化，一旦有新出疹，应暂停减量，外搽糖皮质激素类外用药，常无需加大口服剂量。一般从开始服药至完全停药，平均需要 2 ～ 3 年时间。若药物减量过快或骤然停药，可导致疾病复发。

4. 免疫抑制剂　对有糖皮质激素禁忌证、不愿服用或服用了大剂量糖皮质激素仍不能控制皮损时采用。使用方法基本与天疱疮相同（详见天疱疮章节）。

5. 静脉内注射免疫球蛋白（IVIG）　适用于病情严重或有糖皮质激素禁忌的患者。用法同天疱疮。

6. 生物制剂　利妥昔单抗（美罗华）用于对传统治疗抵抗、难治性的 BP（用法同天疱疮）。抗 IgE 的单克隆抗体奥马珠单抗（omalizumab）近年来也开始用于 BP 的治疗。

7. 全身支持治疗　不少类天疱疮患者年迈体弱，应加强支持疗法，给予高蛋白、高热量的饮食，必要时可予输血或输血浆。应注意保暖，特别在换药时，应避免着凉感冒。在治疗本病时，不应忽略对原有疾病的治疗，特别是原有糖尿病、溃疡病或陈旧性肺结核等病的患者。

第 3 节　疱疹样皮炎

疱疹样皮炎（dermatitis herpetiformis）是一种伴有谷胶过敏性肠病的大疱病。水疱发生在表皮下，临床表现为张力性厚壁的疱。自觉剧烈瘙痒。皮损的直接免疫荧光示真皮乳头及表皮基底膜带颗粒状 IgA 沉积。患者以青少年为主。本病在我国少见。

【病因及发病机制】　疱疹样皮炎患者都伴发谷胶过敏性肠病，在采用严格的免谷胶（gluten）饮食数月后，皮疹可逐渐消退；消退后再度食用，又可导致皮疹复发，可见这二者之间存在着密切的关系。HLA 的研究表明，疱疹样皮炎患者大多具有基因的表型 HLA-B8、HLA-DR3 及 HLA-DQW2，因此遗传背景很可能在发病中起着重要作用。一旦携有 IgA 的免疫复合物与真皮乳头的网状纤维相结合，就可以进一步激活补体的旁路途径，产生活性物质如 C3a、C5a，它们释放出的白细胞趋化因子吸引嗜中性白细胞，后者释放溶酶体酶等炎症介质造成组织解离，出现水疱。

【临床表现】　患者以青壮年多见。基本损害为发生在浮肿性红斑基础上的水疱，直径 0.5 ～ 1.0cm，疱壁厚，有张力，不易破溃，尼氏征阴性。皮损好发于四肢伸侧，尤其是肘伸侧、肩背、腰骶部及臀部，亦可见于头面部。常对称散在分布，且皮损常排列成环形。有时患者的皮疹可以浮肿性红斑、荨麻疹样皮损及丘疹为主而无水疱。剧烈瘙痒是本病的一个特点，患者瘙痒难忍，搔抓常使皮疹破溃，成为剥蚀面或结痂性损害，且有多数抓痕。口腔黏膜一般不受侵。

【组织病理】　表皮下疱，疱内及真皮乳头可见嗜中性粒细胞为主的浸润。

【免疫病理】

（1）直接免疫荧光检查示 IgA 呈颗粒状沉积在真皮乳头及基底膜带。同时还可见 C3、C5 及补体旁路途径因子的沉积。

（2）部分患者血清中可查到抗转谷氨酰胺酶的 IgA 抗体。

【诊断与鉴别诊断】

（1）诊断依据：①中青年发病，常伴谷胶过敏性肠病；②皮疹多形性，瘙痒剧烈，疱厚壁，有张力性，常呈环形排列，尼氏征阴性，好发于四肢伸侧和腰骶；③组织病理示表皮下疱，在真皮乳头可见嗜中性粒细胞聚集；④ DIF 检查示真皮乳头及基底膜带颗粒状 IgA 沉积。

（2）本病需与其他表皮下疱病鉴别。大疱性类天疱疮好发于老年人，疱较大，病理亦为表皮下疱，但疱下真皮内嗜酸性粒细胞为主浸润。线状 IgA 大疱性皮病的临床表现和组织病理与疱疹样皮炎相似，鉴别主要靠免疫荧光，前者为基底膜带线状 IgA 沉积，而后者为颗粒状 IgA 沉积。获得性大疱性表皮松解症主要好发于易受摩擦、外伤的部位，DIF 示基底膜带 IgG 的沉积。

【治疗】

砜类药物是本病的特效药，首选氨苯砜（dapsone，DDS），常用剂量为 100～150mg/d，一般在服药数日后症状即可缓解，水疱消退，瘙痒减轻。在服用氨苯砜期间，应定期复查肝肾功能及末梢血象。其他药物如磺胺吡啶（sulfapiridine）亦可应用，方法是 1.5～2g/d。对以上药物无效的病例可选用糖皮质激素内服。

患者应严格限制谷胶饮食，禁面食及面筋之类食品，如此坚持 3～6 个月后皮损可逐渐消退，治疗药物也可渐渐撤去。

【并发症及预后】　本病预后良好。治疗过程中应注意氨苯砜的不良反应。

第 4 节　线状 IgA 大疱性皮病

线状 IgA 大疱性皮病（linear IgA bullous derma-tosis，LABD）在临床表现、组织病理方面与疱疹样皮炎非常相似，但皮损的免疫荧光检查示皮肤基底膜带有线状 IgA 的沉积，本病也因此得名。

【病因及发病机制】　皮损的直接免疫荧光检查示基底膜带线状 IgA 的沉积。少数病例还可有 IgG 及 C3 的沉积。以盐裂皮肤作底物，在部分病例血清中可检出有低滴度循环 IgA 抗基底膜抗体。荧光有三种形式：在盐裂皮肤的表皮侧，盐裂皮肤的真皮侧，还有个别病例可同时存在于盐裂皮肤的表皮侧及真皮侧。用免疫印迹方法，学者已报告 IgA 可结合于三个不同分子量的蛋白，即 97kD、120kD 及 45kD 的蛋白质分子。目前已搞清 97kD 分子为其前驱蛋白 120kD 分子的裂解产物，是 BPAg2 细胞外胶原区段的一部分。120kD 蛋白质分子称为 LAD-1。45kD 蛋白质分子已被命名为 ladinin，它是由角质形成细胞合成，编码的基因位于 1q25-q32.3。Ladinin 是与 LAD-1、BPAg2 不同的一个新的 BMZ 成分。

【临床表现】　本病分为成人型和儿童型。起病较为隐匿，皮疹多样性，有红斑、丘疹、水疱及大疱，特征性损害是排列成环状或弧形的水疱及大疱（图 2-25-10）。水疱一般为 0.5～1.0cm 大小，厚壁，张力性，尼氏征阴性。少数患者可表现为大疱，而与大疱性类天疱疮的皮损相似。皮疹常对称发生于四肢伸侧、躯干及臀部，头面部受累较少。皮肤损害与疱疹样皮炎相似，但瘙痒不如疱疹样皮炎剧烈。黏膜损害并不少见。儿童型的皮疹多见于口周等腔口周围、腹股沟部位等。

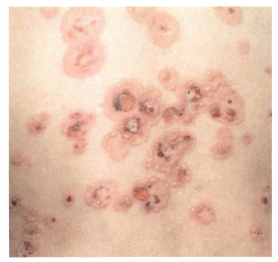

图 2-25-10　线状 IgA 大疱性皮病

患者的一般状况较好，无胃肠道症状。病程慢性。预后良好。

【组织病理】

取材自新出的小水疱或红斑组织病理示表皮下疱，疱内及疱下真皮内有多数嗜中性粒细胞的浸润。

真皮乳头亦可见多数嗜中性粒细胞聚集（图2-25-11）。

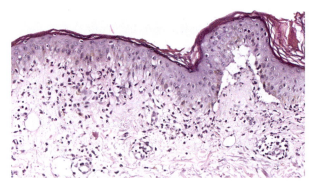

图 2-25-11　线状 IgA 大疱性皮病 – 组织病理

【免疫病理】

（1）皮损周围皮肤直接免疫荧光检查示基底膜带线状 IgA 沉积。

（2）以患者血清作间接免疫荧光检查，血清抗体的检出率很低。若以 1M NaCl 的盐裂皮肤作底物，在成人线状 IgA 大疱性皮病患者的血清中可检出低滴度的循环 IgA 抗体。

【诊断及鉴别诊断】

（1）诊断依据：①成人或儿童发病，一般状况较好，不伴谷胶敏感性肠病；②皮疹多形性，有呈环形或弧形排列的水疱或大疱，疱厚壁，有张力性，自觉瘙痒。③表皮下疱，真皮乳头顶部有嗜中性粒细胞聚集；④皮损直接免疫荧光示基底膜带线状 IgA 沉积。

（2）鉴别诊断：本病主要应与疱疹样皮炎相鉴别。要点是：①本病不伴谷胶敏感性肠病；②直接免疫荧光为基底膜带线状 IgA 沉积，而非颗粒状的沉积。从临床上本病还应与疱疹样天疱疮相鉴别。因为两个病均可在躯干部出现呈环状或弧形排列的 0.5～1.0cm 直径的水疱，但病理上疱疹样天疱疮是表皮内疱，直接免疫荧光检查示棘细胞间 IgG 沉积，而本病为表皮下疱，直接荧光示基底膜带线状 IgA 沉积（表 2-25-2）。

表 2-25-2　大疱性类天疱疮、疱疹样皮炎、线状 IgA 大疱性皮病、疱疹样天疱疮鉴别诊断要点

病种	大疱性类天疱疮	疱疹样皮炎	线状 IgA 大疱性皮病	疱疹样天疱疮
发病年龄	老年	中青年	中年或儿童	中老年
好发部位	四肢屈侧，躯干	四肢伸侧，腰骶	躯干，儿童好发于口周、腋窝、外阴周围	四肢、躯干
皮疹特点	张力性大疱，直径可达 2～3cm	0.5～1.0cm 张力性疱，可排列成环形	同疱疹样皮炎	同疱疹样皮炎
自觉症状	中度瘙痒	瘙痒剧烈	中度瘙痒	中度瘙痒
病理	表皮下疱，伴嗜酸性粒细胞浸润	表皮下疱，乳头顶部有嗜中性粒细胞的微脓肿	同疱疹样皮炎	表皮内疱，棘刺松解位于棘层中部
直接免疫荧光	基底膜带 IgG 沉积所致线状荧光	真皮乳头及基底膜带 IgA 沉积所致颗粒状荧光	基底膜带线状 IgA 沉积	棘细胞间网状沉积
治疗反应	泼尼松有效	氨苯砜迅速起效	同疱疹样皮炎	泼尼松有效
伴随疾病	无特殊	谷胶敏感性肠病	无特殊	无特殊

【治疗】

（1）氨苯砜为首选药物，成人剂量 100～150mg/d，儿童酌减，常在服药 24～48 小时起效，皮疹开始消退、瘙痒减轻。完全控制后以维持量长期服用。磺胺吡啶口服剂量为 1.0～1.5g/d。

（2）糖皮质激素对于用氨苯砜不能很好控制病情者使用，选用泼尼松，剂量 20～40mg/d，皮损控制后逐渐减量。

第5节　获得性大疱性表皮松解症

获得性大疱性表皮松解症（epidermolysis bullosa acquisita，EBA）是在 20 世纪 70 年代随着其免疫学特点的揭示而将其归入自身免疫性大疱性皮肤病的。以中老年人皮肤上受轻微外伤后出现张力性水疱，皮损部位基底膜带有线状 IgG 沉积为特点。

【病因及发病机制】　EBA 患者皮损的基底膜带有 IgG 和/或 C3 的沉积，目前已证明与 EBA 抗体结合的相应抗原是Ⅶ型胶原，它的主要抗原决定簇在羧基端。Ⅶ型胶原是锚纤维的主要组成。EBA 抗体与Ⅶ型胶原的羧基端发生特异结合，这是与 EBA 表皮真皮分离的部位相一致的，抗原抗体反应很可能在发病中起着关键的作用。

【临床表现】　本病患者多为 40 岁以上的中老年人。受到轻微外伤或擦伤后在外观正常的皮肤上出现水疱或大疱，疱壁较厚，不易破溃，尼氏征阴

性（图 2-25-12）。根据皮损分布一般分为二型：一型为局限型，皮损限于四肢末端，肘、膝关节伸侧易受摩擦或外伤的部位；另一型为泛发型，皮损可泛发全身，且有的皮损可在红斑等炎性损害的基础上发生，水疱的发生也不一定与创伤有关，患者常伴瘙痒，临床上与大疱性类天疱疮相似不易区分。个别 EBA 患者可有黏膜的水疱、糜烂。

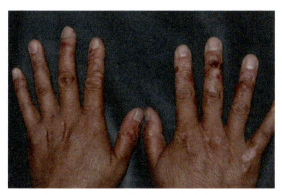

图 2-25-12　获得性大疱性表皮松解症

【组织病理】　取新出水疱作组织病理检查示表皮下疱，疱内及疱下真皮浅层有以嗜中性粒细胞为主的浸润。若皮损发生在红斑基础上，此时真皮内可见除嗜中性粒细胞以外的细胞浸润，如嗜酸性粒细胞、淋巴细胞及组织细胞，组织病理的改变与 BP 不好区分。

【免疫病理】

（1）皮损周围外观正常皮肤 DIF 示 IgG 沿基底膜带线状沉积，也可有 C3、IgA、IgM 的沉积。

（2）取患者末梢血作 IIF，约 20% ～ 60% 患者血清中存在有抗表皮基底膜带抗体。

（3）盐裂皮肤的免疫荧光：以 1M NaCl 处理皮肤（4℃、72h 或 37℃、30min），皮肤将在基底膜的薄弱部位透明板处发生分离。以此盐裂皮肤作底物，EBA 的荧光是在盐裂皮肤的真皮侧。依此可与荧光发生在表皮侧的 BP 相鉴别。

（4）免疫电镜示免疫球蛋白的沉积发生在致密板及致密板下带。

【诊断与鉴别诊断】

根据典型皮疹，皮损直接免疫荧光检查示基底膜带有 IgG 沉积所致的线状荧光一般可以确诊。当临床表现与大疱性类天疱疮相似时，由于这两个病均好发于中老年人，病理均为表皮下疱，荧光检查均示 IgG 基底膜带荧光，鉴别有困难时，可采用 1M NaCl 盐裂皮肤为底物作免疫荧光检查以鉴别。二者鉴别点见表 2-25-3。

表 2-25-3　大疱性为类天疱疮与获得性大疱性表皮松解症鉴别诊断要点

病种	大疱性类天疱疮	获得性大疱性表皮松解症
发病诱因	无明显诱因	创伤、摩擦后起疱
好发部位	四肢屈侧，躯干部	四肢伸侧，尤其是肘、膝关节伸侧、肢端
皮疹特点	常在红斑基础上发生	在外观正常皮肤上发生
自觉症状	瘙痒	不痒
病理	表皮下疱，伴嗜酸性粒细胞浸润	表皮下疱，伴嗜中性粒细胞浸润
电镜	表皮真皮分离在透明板上	表皮真皮分离在致密板下
盐裂皮肤的免疫荧光检查	荧光在盐裂皮肤表皮侧	荧光在盐裂皮肤真皮侧
免疫电镜	IgG 沉积在基底膜透明板	IgG 沉积在基底膜致密板下
抗原	230kD BPAg1，180kD BPAg2	290kD Ⅶ型胶原

【治疗】

患者应注意避免外伤，避免使劲搓擦皮肤，以预防皮损的发生。如果皮损轻，仅少数水疱，可仅作对症处理，局部外用含糖皮质激素及抗生素的霜剂即可。如果皮损较多，患者在受到轻微外伤就会产生水疱，则可少量内服糖皮质激素，如泼尼松 30 ～ 40mg/d，在皮损控制后逐渐减量。

（陈喜雪）

第 26 章　黏 膜 疾 病

人体大部分表面覆盖着皮肤，但在腔口部位如眼、鼻、口腔、外生殖器和肛门等处表面为黏膜所覆盖。

皮肤和黏膜在组织结构上相类似，但黏膜面没有毛发和汗腺，除龟头、阴唇和阴蒂可具有独立的皮脂腺外，正常黏膜一般也没有皮脂腺。在组织学上，除舌和硬腭外，大部分黏膜上皮缺乏颗粒层和角质层，棘细胞的胞质内富含糖原，染色浅，呈空泡状，当向上移动至表面时胞体变小、皱缩，最后脱落。黏膜的血管成分丰富，常呈扩张状。由于组织学上的差异，加上黏膜部位的生理功能，局部潮湿及易受摩擦等因素，所以易招致损伤。发生在黏膜部位的皮肤病和性病在临床表现上与发生在皮肤处有一定的差别，如发生在黏膜处的水疱，受上述诸因素的影响，易致破裂，形成糜烂，损害的色泽、排列和分布以及自觉症状如瘙痒、疼痛等与发生在皮肤上的也有所不同。了解这些情况，对黏膜疾病的诊断和治疗均有助益。

第 1 节　复发性阿弗他口腔炎

复发性阿弗他口腔炎（recurrent aphthous stomatitis）又称复发性口疮（recurrent aphthosa），是指一种病因不明、在口腔黏膜反复发生疼痛性单发或多发浅表性溃疡的口腔黏膜疾病。溃疡呈圆形或椭圆形，周围红晕，有自限性。

【病因及发病机制】　病因不明，与多种原因有关，如感染、精神紧张、劳累、消化功能障碍、维生素缺乏、微量元素（锌、铁）缺乏、口腔黏膜机械、物理和化学物质刺激、女性内分泌改变等。有的呈家族流行性阿弗他病（familial epidemic aphthosis）。有学者提出本病可能是自身免疫性疾病，但根据免疫学检查尚无明显规律性，所以尚不可定论。

【临床表现】　本病是黏膜病中最常见疾病，女性多于男性，开始为境界清楚的红斑，单个或多发，稍隆起，或形成丘疱疹，几小时后变为坏死性浅表小溃疡，以后溃疡逐渐扩大，圆形或椭圆形，中央为淡灰色或黄色，边缘整齐，周围红晕，伴轻重不等的疼痛，严重者影响咀嚼及讲话，溃疡很少融合，可有触痛，约 1～2 周溃疡愈合，不留瘢痕。本病病程较长，反复发作，周期不定，有的病例溃疡此愈彼起，经久不愈。部分女性患者与月经周期有关，

在经期前后发生或加重，妊娠和哺乳期好转，绝经期后有的患者不再复发。皮损发生部位为黏膜上皮角化较差的部位，依次为唇内侧、颊黏膜、舌缘、舌尖、软腭等。角化较好的黏膜上皮如齿龈、硬腭受损较少。有时生殖器、肛门也可受累。

一般无全身症状，由于疼痛影响进食，食欲减退，造成精神痛苦。严重者可有乏力、低热、颌下淋巴结肿大、压痛、白细胞升高等。

【组织病理】　显示非特异性炎症。上皮水肿、坏死，伴有中性粒细胞浸润和核尘。真皮浅层水肿、毛细血管扩张，有的小血管管壁增厚甚至闭塞，坏死表面附有纤维素渗出物形成的假膜，坏死边缘部除中性粒细胞外间杂有淋巴细胞和单核细胞浸润。

【诊断与鉴别诊断】　根据反复发作的病史及溃疡的特点，一般诊断不困难。鉴别诊断有下列疾病。

1. Behçet 综合征　其口腔溃疡与本病不易鉴别，但 Behçet 综合征往往伴有眼部病变、外阴溃疡，皮肤有结节性红斑样皮损、无菌性毛囊炎，针刺反应阳性。

2. 复发性口腔单纯疱疹病毒感染　水疱较小，密集成簇，水疱破裂形成浅表溃疡，通常发生在腭部，少数在牙龈。阿弗他口腔炎则为孤立散在分布的小溃疡，发生在黏膜上皮角化较差的区域。做病毒分离，能更好地区别两者。

【预防和治疗】　避免可能诱发原因，食物以清淡为宜，忌食刺激性食物。治疗目的是减轻症状，促进溃疡愈合。

1. 局部治疗

（1）0.25% 普鲁卡因溶液 200mL 加地塞米松 10mg，每日漱口、2% 利多卡因溶液含入口中数分钟、0.5% 盐酸达克罗宁外用于溃疡处有缓解疼痛作用。

（2）四环素或金霉素 250mg 溶于 5mL 水中，含 2min 后吞下，每日 4 次。

（3）确炎舒松 A 加盐酸利多卡因注射液各半，注射于大的疼痛性溃疡的基底部，每周 1 次。醋酸氟轻松凝胶或氯倍他索软膏外用也有效。

（4）较小的溃疡可用液氮冷冻治疗。

（5）溃疡药膜贴敷。

2. 系统治疗

（1）服用多种维生素，尤其是复合维生素 B 和维生素 C。

（2）左旋咪唑 50mg，每日 3 次，每周服 3 天。

应定期检查白细胞，如白细胞低于 $4 \times 10^9/L$ 时应停用。

（3）沙利度胺 50mg，每日 2 次，4 周后改为 50mg，每日 1 次，孕妇禁用。

（4）硫酸锌 50mg，每日 4 次，适用于血清锌值低于正常的患者。

（5）干扰素可提高机体细胞免疫功能，增强机体抵抗力，预防继发感染和促进溃疡愈合。

（6）秋水仙碱 0.6mg/d，一周后可增加至 1.2mg/d。

（7）糖皮质激素适用于重症患者。

（陈爱军　王椿森）

第2节　黏膜白斑

黏膜白斑（leukoplakia）系发生于口腔和外阴黏膜的白色角化斑状损害。黏膜白斑一词无组织学联系，仅为临床特征的描述。组织学上将原位间变的黏膜增生称黏膜白斑，而良性增生称白色角化病，临床不能将二者区分。因此，临床将黏膜白色角化斑状损害统称为黏膜白斑。

【病因及发病机制】　口腔黏膜白斑主要见于中、老年，男性多见。其病因及发病机制未完全清楚，但局部慢性刺激，如吸烟尤其是使用烟斗、咀嚼槟榔、龋齿、牙托及不良的口腔卫生习惯均可为其诱因，且为发病的重要因素。根据临床、组织病理及免疫学等研究，口腔白斑的发生和恶变与真菌、病毒、梅毒慢性感染和（或）局部刺激的诱导有关，白斑的发生及恶变的发展以及癌变可能取决于细胞介导免疫反应和抗体调节的活性状态。

外阴黏膜白斑（主要是女阴黏膜白斑）的病因及发病机制也不完全清楚。多见于更年期妇女，但青年女性也可发生，可能与女性激素缺乏及局部分泌物和感染的慢性刺激有关。

【临床表现】　口腔黏膜白斑初起时一般无自觉症状，常累及上腭、颊部、舌背及两侧、下唇红内侧等处，损害为形状大小不一的白色或灰白色点片状斑或斑块（图 2-26-1）。早期表现较光滑，久之可演变为角化粗糙不平，有的可呈颗粒状、结节状、

疣状，甚至发生溃疡，此时自觉疼痛。发生于舌缘、舌腹或口底的白斑被认为是恶变的危险区域，应严密观察，及时活检。

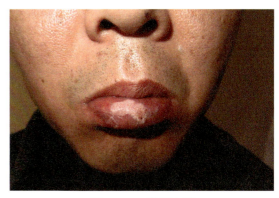

图 2-26-1　黏膜白斑

女阴白斑的主观症状是女阴瘙痒，痒的程度因个体而不同。损害为女阴黏膜及黏膜皮肤处发生白色或灰白色斑，境界清晰，略隆起于黏膜表面，不易拭去。随着时间的进展，局部角化粗糙增厚，可呈苔藓样变。除阴道前庭及尿道口外，女阴均可受累，但好发于阴蒂、小阴唇及大阴唇内侧，一般不累及大阴唇外侧及肛门。白斑可单发或多发，散在或融合，可呈线状、斑块或泛发。有的发展较快且广泛，有的历经多年而无大的变化。如局部发生皲裂、溃疡或损害扩展较快、触诊浸润发硬、瘙痒加剧，且有痛感时，应考虑有癌变的可能，但确诊尚需借助病理活检。

【组织病理】　大部分黏膜上皮无角质层和颗粒层，在黏膜白斑中，上皮明显过度角化，且可出现颗粒层，角化上皮因受潮湿影响而发生浸渍发白形成临床所见的白斑。棘层增厚，表皮嵴下降增宽，真皮浅层有慢性炎性细胞浸润，临床表现为损害浸润增厚。所谓原位间变即癌前期病变除上述病变外，还表现为棘细胞排列紊乱，大小不一，形态不规则，核大浓染，核分裂和角化不良细胞易见。

【诊断与鉴别诊断】　主要根据临床表现及组织病理而诊断。口腔及女阴部有白斑不一定是黏膜白斑，在临床和组织病理上须与下列诸疾病鉴别。鉴别要点见表 2-26-1。

表 2-26-1　黏膜白斑的鉴别诊断

病名	发病好发部位	皮疹	症状	组织病理
黏膜白斑	口腔、外阴	角化性斑疹伴轻度浸润	无或灼痛、痒	上皮过度角化，棘层增厚，棘层有异型细胞、角化不良细胞和核分裂
白癜风	皮肤、唇及外阴	色素脱失斑	无	基底层缺乏黑素细胞
扁平苔藓	四肢、黏膜	紫红色扁平多角形丘疹，黏膜为网状或树枝状白色斑	瘙痒	表皮角化过度，楔形颗粒层增厚，基底细胞液化变性，真皮浅层炎症细胞呈带状浸润

续表

病名	发病好发部位	皮疹	症状	组织病理
盘状红斑狼疮	颊部、鼻、颞、唇、手背	紫红色斑块，边缘微高起，表面粘着性鳞屑	无	表皮角化过度，萎缩，毛囊口角栓，基底细胞液化变性；血管及附属器周围有炎性细胞浸润
硬化萎缩性苔藓	皮肤、龟头、外阴、肛周	硬化性白色斑，表面角化性丘疹；外阴为浸渍性白斑	无或瘙痒	表皮萎缩，可有角栓，基底细胞液化变性，真皮上部结缔组织显著水肿及均质化，其下方慢性炎症细胞呈带状浸润

【预防和治疗】 少数患者如果不治疗可以发展为侵袭性鳞癌。在防治方面要除去病因。

(1)发生于吸烟过多者应戒烟。停止吸烟后可见到白斑明显好转甚至消退。

(2)对不合适的义齿(假牙)和错位的牙齿应矫正。

(3)治疗口腔内的慢性感染，养成良好的口腔卫生习惯。

(4)注意女阴卫生，消除局部刺激，积极治疗女阴感染性疾病，如黏膜念珠菌病、生殖器疱疹等。女阴应经常清洗，保持局部干燥清洁。以上因素对防治口腔及女阴黏膜白斑的发生极为重要。

(5)局部治疗：外用消炎止痒制剂如达克罗宁霜、糖皮质激素霜剂如氢化可的松霜、丁酸氢化可的松霜、卤米松霜等。角化增生性病变可用维 A 酸软膏。中药可用蛇床子汤加减煎水外洗。

(6)物理治疗：小片增殖性损害可采用液氮冷冻、激光治疗或浅层 X 线治疗。

(7)手术治疗：黏膜白斑真正需要手术治疗者是少数，因为在组织病理上有上皮间变的是极少数。因此对于黏膜白斑患者应加强临床观察，如病损有明显角化、呈结节状或疣状改变、皲裂、溃疡、触诊有明显浸润、活体组织检查上皮有细胞异型性改变者应行病损区切除，边缘应离病损区 0.5cm 以上，手术后定期随访。

(陈爱军 王椿森)

第3节 接触性唇炎

接触性唇炎(contact cheilitis)是唇部因接触某些物质发生的局部刺激性或变态反应性炎症。

【病因及发病机制】 可由各种化妆品、唇膏、牙膏、洁牙剂、局部外用药物、食物、植物或金属引起。特别是近几年来由于人们生活水平的提高由化妆品、唇膏引起者较多见。

【临床表现】 绝大多数为女性患者，表现为唇部或其周围皮肤红肿、糜烂、结痂及口角炎甚至发生水疱，轻微者仅有红斑、脱屑，停止接触后症状减轻，再接触症状又加重，反复发作长期不愈时，逐渐形成慢性唇炎，唇部干燥、脱屑、肥厚、弹性差、皲裂。

【诊断与鉴别诊断】 根据接触史和唇部症状可确诊，必要时可做斑贴试验。慢性患者须与剥脱性唇炎鉴别，后者病因不明，为慢性非特异性炎症，唇红缘持续性干燥脱屑。

【治疗】 主要是去除各种致病因素，避免接触可疑致敏物及刺激，外用糖皮质激素制剂、他克莫司软膏或吡美莫司乳膏。适当选用抗组胺药。

(陈爱军 王椿森)

第4节 光化性唇炎

光化性唇炎(actinic cheilitis)是与长年过度日光照射有关而引起的唇黏膜损害，有明显的季节因素，每在夏季加重，又称夏季唇炎(summer cheilitis)。

【病因及发病机制】 发病与日光照射有密切关系，系唇部对光线过敏的炎症反应，症状的轻重与日光照射长短成正比。

【临床表现】 本病多见于农民、渔民、运动员和户外工作者。唇部尤其是下唇为主要受累部位。以男性为主。根据临床表现分为两型。

1. 急性光化性唇炎(acute actinic cheilitis) 此型少见。发病前有阳光强烈照晒史，急性发作，唇肿胀，充血明显，有密集的水疱，疱壁薄，易破，破后糜烂，糜烂面附有血痂或血清痂，呈棕黄色，偶可形成浅溃疡，易出血，有灼痛和刺激感。

2. 慢性光化性唇炎(chronic actinic cheilitis) 缓慢发病或由急性发展而来。唇部干燥脱屑，鳞屑易剥离，剥离后不久又形成新的鳞屑，可发生唇萎缩，由于干燥失去弹性，到冬季出现皲裂。迁延日久唇黏膜粗糙增厚，角化过度，继而形成浸润性白斑。组织病理检查若表皮细胞有异型改变称为光化性白斑(actinic leukoplakia)，在此基础上可能发展为唇部鳞状细胞癌。

【组织病理】 表皮角化过度和角化不全，棘层增厚水肿，表皮嵴延长，真皮乳头血管扩张，有慢性炎性细胞浸润。白斑的组织病理除上述改变外，还显示有异型棘细胞和假上皮瘤样增生。

【诊断与鉴别诊断】 依据发病与光线有密切关系和临床表现诊断。须与慢性盘状红斑狼疮及扁平苔藓鉴别，上述两病均可有唇部红斑脱屑，不同的是后两者的红斑为紫红色，境界清楚，有浸润。依据组织病理可鉴别。

【治疗】 避免日晒，局部应用糖皮质激素制剂。内服氯喹 0.25g，每日 2 次，或羟氯喹 0.1～0.2g，每日 2 次。5-氟尿嘧啶霜或咪喹莫特乳膏外用、冷冻、CO_2 激光、Er：YAG 激光、光动力、电灼及皮肤磨削术均可选用。有恶变征兆者应手术切除。

（陈爱军 王椿森）

2. 光化性唇炎 与日光有直接关系，通常发生在曝晒阳光之后发病，夏季加重或诱发，户外工作者多见。

3. 腺性唇炎 唇部腺管口扩张，可见从腺管口分泌出水珠样的黏液，可触到肥大的腺体或囊肿形成的结节。

4. 盘状红斑狼疮 唇部为境界清楚的浸润性红斑，红斑为紫红色，其上附有鳞屑，陈旧性皮损可伴萎缩，组织病理有特点。

【治疗】 去除可疑病因，避免外界刺激。局部外用糖皮质激素软膏、他克莫司软膏或吡美莫司乳膏。

（陈爱军 王椿森）

第 5 节　剥脱性唇炎

剥脱性唇炎（exfoliative cheilitis）又称单纯性唇炎，是唇部反复脱屑的慢性非特异性浅表性炎症。

【病因及发病机制】 病因不明。某些致敏的唇膏、牙膏、洁牙剂、药物以及食物的刺激、舔唇、咬唇、特应性素质、情绪的波动对本病的发生均有影响。

【临床表现】 多见于青年女性，损害发生于唇红部，原发性者以上唇多见，继发性者（如继发于维 A 酸治疗、习惯性舔唇、特应性皮炎等）下唇更常受累。皮损开始于下唇中部，以后逐渐累及到整个唇部，唇红干燥脱屑或结痂，剥脱鳞屑后露出光滑的红斑（图 2-26-2），不久其上又发生新的鳞屑。由于干燥易发生皲裂、出血。疼痛或烧灼感及触痛。病情经过缓慢，持续数月至数年之久。

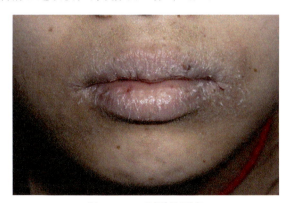

图 2-26-2 剥脱性唇炎

【诊断与鉴别诊断】 根据病因不明，唇红部慢性炎症、干燥、脱屑，可以确诊。须与下列疾病鉴别。

1. 接触性唇炎 有明显接触史，症状轻重与接触物性质、浓度、时间长短有关，斑贴试验一般阳性。

第 6 节　腺性唇炎

腺性唇炎（cheilitis glandularis）是唇部黏液腺增生、导管口扩张和不同程度的炎症反应。

【病因及发病机制】 病因不明。可能与特应性、慢性刺激、吸烟、外伤、口腔卫生不良、感染、情绪等引起的慢性炎症反应有关。

【临床表现】 成年男性多见，好发于下唇，唇肿胀、增厚、黏液溢出，夜间上唇和下唇粘在一起，黏膜湿润，可结痂。依据症状和病变分为两型。

1. 单纯性腺性唇炎（cheilitis glandularis simplex）此型最常见，黏液腺增生和导管口扩张，唇部增大肥厚、肿胀（图 2-26-3），约为正常人 2～3 倍。翻开口唇可见扩张的腺管口，透明的黏液像水珠样从管口渗出，挤压时更明显，黏液形成胶质样薄膜，夜间变干，使上下唇粘连。用手指捏摸到增生的黏液腺时有细砂粒样感觉。唇部无炎症，一般无自觉症状。

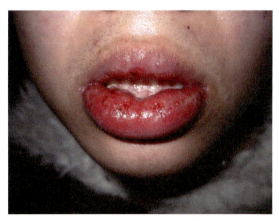

图 2-26-3 腺性唇炎

2. 化脓性腺性唇炎（cheilitis glandularis suppurativa）多由单纯性腺性唇炎继发化脓球菌感染而

来，炎症反应较明显，依感染的部位又分为两型：

（1）浅表化脓性腺性唇炎：称 Baelz 病，炎症仅侵犯到导管，而黏液腺未受累。唇部肿胀，有浅表溃疡，表面结痂，痂下脓液，除痂后显出红色潮湿基底，挤压时有混浊或脓性黏液从腺管口溢出，自觉疼痛。进入慢性阶段，黏膜表面浸渍发白，呈白斑病样改变。

（2）深部化脓性腺性唇炎：此型炎症部位较深，累及到腺体，在深部形成脓肿和瘘管，分泌脓性黏液，黏膜表面有溃疡、疼痛，有时有轻度全身症状。

腺性唇炎可有约 20% 发展为鳞状细胞癌，有的认为恶变的原因与发生腺性唇炎前有长期日光照射有关。

【组织病理】　唇红缘正常时唾液腺缺如或数目很少，腺性唇炎主要病理改变是有许多大的唾液腺和扩张的腺管。腺管内及腺泡周围有淋巴细胞、组织细胞和浆细胞浸润。合并感染时有大量中性粒细胞浸润。

【诊断与鉴别诊断】　根据唇部特别是下唇部肥厚、肿胀，腺体增生，腺管口有水滴样黏液溢出，捏摸到增生的腺体有砂粒感时可以诊断，组织病理对诊断有帮助。需与光线性唇炎鉴别。

【治疗】　单纯性腺性唇炎局部用糖皮质激素软膏或曲安西龙局部注射与米诺环素及他克莫司软膏联合使用。10% 碘化钾溶液 10mL 每日 3 次口服，共 1～3 个月。化脓性腺性唇炎加用抗生素，有脓肿时应切开引流。其他处理可参考光化性唇炎。

（陈爱军　王椿森）

第 7 节　包皮龟头炎

包皮龟头炎（balanoposthitis）系指龟头和包皮黏膜的急性、慢性炎症。

【病因及发病机制】　引起本病的原因复杂，如包皮过长、包皮口过小、包皮垢的积聚、化学性刺激、变态反应及微生物感染等。有的复发性患者即使不断追踪观察，也难找出致病原因。

【临床表现】　常见的以及临床或组织病理有特征性的有如下几种临床表现：

1. 急性浅表性包皮龟头炎（acute superficial balanoposthitis）　常为物理化学因素引起，如衣裤的摩擦、阴茎套、避孕药、肥皂、清洁剂等对包皮龟头的刺激或过敏所致。临床表现为急性炎症，包皮龟头红斑水肿，重者发生水疱或大疱，疱破后发生糜烂，有渗液（图 2-26-4）。继发感染时可形成溃疡面，有脓性渗出物。如局部红肿包皮不易翻转时，积聚于包皮内的分泌物刺激局部而使症状加重，自觉疼痛，并有触痛。可有低热、全身不适及腹股沟淋巴结肿大等症状。

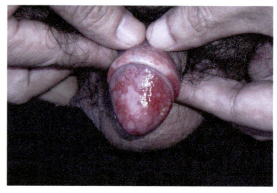

图 2-26-4　急性浅表性包皮龟头炎

2. 环状糜烂性包皮龟头炎（circinate erosive balanoposthitis）　有两种情况，一种是 Reiter 病的早期黏膜症状；另一种为持久性复发性包皮龟头炎。初发为龟头和包皮处红斑逐渐扩大而呈环形或多环状外观，局部可发生糜烂渗出甚至形成溃疡，由于包皮翻转不良，分泌物积聚于包皮内时，常因继发感染而使局部症状加重，进而丧失环形、多环形的特点，这时则难与急性浅表性包皮龟头炎区别。

3. 念珠菌性包皮龟头炎（candidal balanoposthitis）　本病虽不如念珠菌性阴道炎常见，但临床也不少见，主要见于患有念珠菌性阴道炎的配偶，通过性交而感染。也见于长期应用广谱抗生素、糖皮质激素或有糖尿病以及其他消耗性疾病的患者。龟头、包皮内侧及冠状沟处呈现红斑或糜烂渗出，边缘有水疱及脓疱，也可见灰白色带有假膜的斑片（图 2-26-5），自觉症状轻，但可经久不愈。在病损部位取材直接镜检可见孢子、菌丝，真菌培养常为白念珠菌或其他念珠菌属生长。有时龟头部为念珠菌感染引起的过敏性炎症，这种情况下病原体检查常为阴性。反复发作的念珠菌性包皮龟头炎可引起包皮干裂、纤维化和龟头组织硬化性改

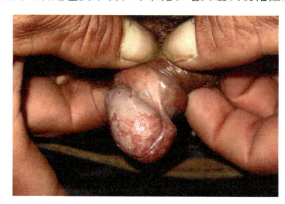

图 2-26-5　念珠菌性包皮龟头炎

变。有时念珠菌性包皮龟头炎与其他性传播疾病如淋病、非淋菌性泌尿生殖道感染、滴虫病等并发。

4. 滴虫性包皮龟头炎（trichomonal balanoposthitis） 由阴道毛滴虫所致，常由配偶滴虫性女阴阴道炎通过性交而感染，可伴或不伴有尿道炎。龟头呈红斑丘疹，逐渐扩大，边缘清晰，红斑上有针头大小的水疱，相互融合，疱破后形成浅表性糜烂面，严重的患者偶可见呈下疳样或阴茎脓肿。包皮过长或包茎者易罹患滴虫性包皮龟头炎。取分泌物加生理盐水一滴置低倍镜下，可见有鞭毛游动的毛滴虫，同时可与念珠菌性包皮龟头炎鉴别。

5. 阿米巴包皮龟头炎（amoebic balanoposthitis） 本病罕见，常于原有包皮龟头炎的基础上由肠道阿米巴感染后引起。包皮龟头糜烂、溃疡、浸润。有明显的组织坏死，分泌物直接涂片找到阿米巴原虫时，即可作出诊断。

6. 假上皮瘤样角化性和云母状龟头炎（pseudo-epitheliomatous keratotic and micaceous balanitis） 本病见于成年人，有的病人有包皮环切术史。龟头部角化过度、疣状斑块或溃疡，典型损害为云母状银白色痂，触诊有浸润，失去正常弹性，日久包皮龟头呈萎缩性改变（图 2-26-6），一般不易恶变。

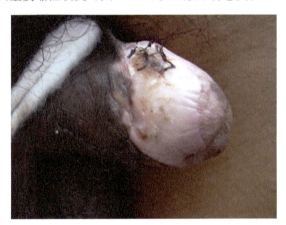

图 2-26-6　假上皮瘤样角化性和云母状龟头炎

7. 浆细胞性龟头炎（balanitis plasmacellularis） 又称 Zoon 龟头炎、慢性局限性浆细胞性包皮龟头炎，是一种在真皮内具有稠密浆细胞浸润而无新生物迹象的良性增殖性红斑。多见于中年人，龟头、包皮内侧持久性炎症红斑，境界清楚，表面潮湿而发亮，也可有轻度糜烂及出血倾向。常为单个损害，也可由数个融合而成斑块（图 2-26-7）。慢性病程，无自觉症状，不发生溃疡，附近淋巴结不肿大。

【组织病理】 假上皮瘤样角化性和云母状龟头炎：表皮显著角化过度，棘层增厚，表皮嵴伸长，呈假上皮瘤性增生，表皮棘层内无异型性改变，真皮上部有慢性炎性细胞浸润。浆细胞性龟头炎：表皮变薄变平，有细胞间水肿，真皮内炎性细胞呈带状浸润，浆细胞数常超过 50%，但有的浆细胞数目不多，真皮内尚可见毛细血管扩张、红细胞外溢及含铁血黄素沉积。

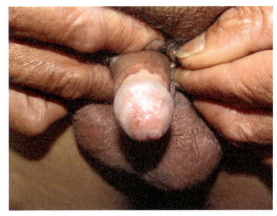

图 2-26-7　浆细胞性龟头炎

【诊断与鉴别诊断】 根据病史、临床表现为包皮龟头炎症，再通过不同的病原菌检查及组织病理检查可以确诊。须与下列疾病如固定型药疹、接触性皮炎、生殖器疱疹、银屑病、硬化萎缩性苔藓、扁平苔藓等鉴别。浆细胞性龟头炎应与 Queyrat 增殖性红斑相鉴别，二者在临床上难以区分，后者为癌前期病变，但组织病理两者有明显不同，后者在增厚的表皮内可见异型角质形成细胞和角化不良细胞，真皮内有淋巴细胞为主的混合性炎性细胞浸润。

【预防和治疗】

（1）保持局部清洁，避免物理化学刺激，寻找可能致敏因素，防止继发感染。

（2）对感染引起的包皮龟头炎，应针对病因治疗。念珠菌性包皮龟头炎局部外用抗真菌性乳剂，对顽固性病例可加服伊曲康唑或氟康唑；滴虫性包皮龟头炎可给甲硝唑或替硝唑，同时对配偶进行相应的检查和治疗。阿米巴包皮龟头炎应用依米丁（emetine）注射。

（3）假上皮瘤样角化性和云母状龟头炎：Mohs 显微外科手术、局部外用 5-氟尿嘧啶溶液或霜剂。维 A 酸有抑制表皮增生和角化的作用可试用。

（4）浆细胞性龟头炎：可用 CO_2 激光、包皮环切术、外用糖皮质激素制剂、0.1% 他克莫司软膏或 1% 吡美莫司、5% 咪喹莫特乳膏等治疗。

（5）有继发感染、伴发热和局部淋巴结肿大压痛者，选用相应抗生素治疗。

（6）对非特异性未能找出明确原因的包皮龟头炎，根据外用药治疗原则进行局部处理。急性期有糜烂渗出或溃疡时选用 3% 硼酸溶液、0.1% 依沙吖啶溶液或庆大霉素盐水（生理盐水 500mL 加庆大霉素 40 万～ 80 万 U）冲洗或湿敷；亚急性期可选用氧化锌糊或甲紫糊；角化干燥脱屑结痂性损害外用糖皮质激素软膏。

（7）对反复发作或持久性包皮龟头炎患者，如包皮过长，应在局部炎症控制后考虑做包皮环切术。

（阮　英　王椿森）

第 8 节　硬化萎缩性苔藓

硬化萎缩性苔藓（lichen sclerosus et atrophicus）又称硬化性苔藓（lichen sclerosus）、白色苔藓、白点病、硬斑病性扁平苔藓、Csillag 病，是一种皮肤黏膜的慢性炎症性病变。

【病因及发病机制】　本病的病因和发病机制尚不完全明确。有证据表明与种族、感染、内分泌、自身免疫、遗传有关。某些患者血中可查到抗细胞外基质蛋白 1 自身抗体、抗核抗体、抗甲状腺胞浆抗体、抗胃壁细胞抗体、抗内因子抗体等阳性率明显增高。Friedrich 报道女性患者血清双氢睾酮、雄烯二酮水平显著降低，游离睾酮水平明显升高，而雌激素水平无变化。此外有部分患者与局部外伤史密切相关。

【临床表现】　女性多于男性，女性患者发病呈双峰年龄，多见于青春期前和绝经期后。损害好发于女性的肛门、生殖器（图 2-26-8）及男性的龟头，亦可见于躯干（图 2-26-9）、四肢及口腔黏膜。与扁平苔藓不同的是本病不累及阴道和宫颈黏膜。本病发生于肛门生殖器者常有瘙痒或剧痒，生殖器以外者常无自觉症状。皮损初起为瓷白色或象牙色群集的多角形扁平丘疹，表面有黑头粉刺样毛囊角栓，四周绕以红晕，丘疹可逐渐形成斑块或融合成片，后期出现羊皮纸样萎缩，且可融合成境界清楚的白色硬化性斑块，中央可发生大疱或血疱，晚期皮损萎缩成略凹陷的瘢痕。女性患者表现为女阴硬化萎缩，阴道口狭小，可形成特殊的"8"字形或"哑铃"样

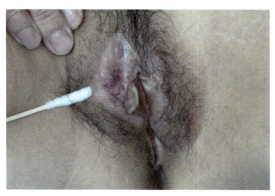

图 2-26-8　硬化萎缩性苔藓 - 外阴皮损

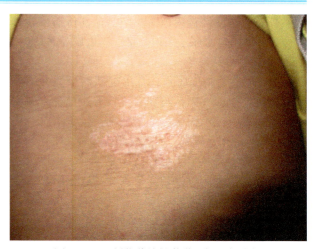

图 2-26-9　硬化萎缩性苔藓 - 躯干部皮损

外观。男性患者包皮和龟头的硬化萎缩性苔藓表现为闭塞性干燥性龟头炎，可致包皮黏连、尿路口狭窄。本病可伴发鳞状细胞癌。儿童和年轻女性患者皮损可自行消退。本病可与硬斑病重叠。

【组织病理】　角化过度伴角栓，棘层萎缩，基底细胞液化变性，真皮浅层胶原纤维早期明显水肿，后期均质化，真皮中部慢性炎性细胞呈带状浸润，以淋巴细胞和组织细胞为主（图 2-26-10）。

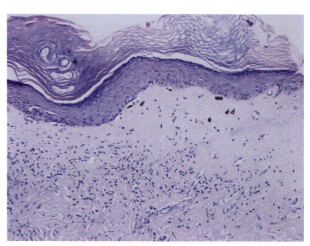

图 2-26-10　硬化萎缩性苔藓 - 组织病理

【诊断与鉴别诊断】　根据皮损为瓷白色多角形丘疹、斑块、萎缩性斑片、中央稍凹陷等特征以及好发部位，结合病理变化可明确诊断。需与下列疾病相鉴别：

1. 萎缩性扁平苔藓　初起损害多呈紫红色扁平丘疹，以后萎缩发白，其外围可见紫红色扁平小丘疹。无羊皮纸样皱纹。组织病理炎症细胞带状浸润位于真皮浅层而无胶原均质化。

2. 硬斑病　皮损为境界清楚的斑块状或点滴状浮肿或硬化，边缘有紫红晕、中央呈象牙光泽或蜡黄白色硬肿斑。组织病理上真皮中下部可有胶原的

宽大和均质化,但无基底细胞液化变性和毛囊角栓。

3. 斑状萎缩　损害主要位于躯干部,表现为稍隆起的、皱纹状淡蓝白色斑,触之有疝孔的感觉。组织病理上特殊染色可见弹性组织显著减少或缺失。

【治疗】　目前尚无特效治疗,以对症治疗为主。

1. 一般治疗　去除可能诱因,尽量避免局部刺激。积极治疗滴虫性、念珠菌性阴道炎和龟头炎等。

2. 系统治疗　大剂量维生素 E 600 ～ 1000mg/d 和维生素 A、维生素 C、维生素 K。瘙痒者给予抗组胺药,还可试用氯喹。女性更年期患者可口服己烯雌酚,每晚 1mg。亦可选用阿维 A 酯、柳氮磺胺吡啶、对氨基苯甲酸钾等。

3. 局部治疗　局部外用强效糖皮质激素制剂、0.03% 或 0.1% 他克莫司软膏、1% 吡美莫司乳膏有效,也可试用维生素 A 软膏、焦油制剂、卡泊三醇、8% 黄体酮软膏、2% 丙酸睾酮软膏及己烯雌酚软膏等。对于难治性患者可采用曲安奈德或泼尼松龙混悬液局部注射。

4. 物理治疗　冷冻治疗能迅速缓解症状。难治性或对强效糖皮质激素局部治疗无效者可试用光动力、PUVA、UVA1、NB-UVB 等治疗。对于男性生殖器部位的晚期患者可考虑二氧化碳激光治疗。

5. 手术治疗　男性外生殖器最易累及包皮,切除受累或过长的包皮可消除症状。尿道口狭窄者可行尿道口扩张术。女性患者皮损若发生癌变则应行外阴切除术。

（阮　英）

第 27 章　皮肤附属器疾病

皮肤附属器包括毛（发）囊、指（趾）甲、汗腺、皮脂腺。它们在维持皮肤的正常结构和整个机体的生理功能方面都有极其重要作用。皮肤附属器疾病可以单独存在，也可合并发生。本章介绍几种常见的皮肤附属器疾病。

第 1 节　皮脂溢出症

皮脂溢出症（seborrhea）是指皮脂腺分泌亢进，导致皮肤尤其是皮脂腺分布比较丰富的部位皮肤油腻，甚至脱屑。

【病因及发病机制】　本病确切病因及发病机制尚不完全明了，多与雄激素水平、年龄、性别有关，部分患者有遗传倾向。青春期最常见，男性多于女性。饮食习惯、精神状态、某些内分泌、神经系统疾患也可导致皮脂溢出。

【临床表现】　临床上可分为油性和干性两种：

1. 油性皮脂溢出症　好发于青春期，常累及头皮和面部，其次为前胸和肩胛部。患处的皮肤油光，擦拭后很快又有皮脂溢出，表面常覆有油腻的鳞屑，头发油腻成束，同时可伴瘙痒。皮脂和灰尘混合可使毛囊口堵塞，挤压后可挤出白色脂栓。常伴发脂溢性皮炎、痤疮。

2. 干性皮脂溢出症　又称头皮单纯糠疹，头皮出现弥漫性灰白色略带油腻的糠秕状鳞屑，无明显炎症，有瘙痒感，日久患部头发稀疏脱落。

【治疗】　尚无根治的方法，患者的症状一般于 40 岁后逐渐缓解。有系统性疾患者进行相应治疗。日常生活中建议少食脂肪含量较多的食品和过多的糖类，多吃新鲜蔬菜。可外用 2.5% 二硫化硒香波、2% 酮康唑香波，口服维生素 B_2、维生素 B_6 等。严重者可口服维 A 酸类药物如维胺脂等。必要时可短暂地服用雌性激素如己烯雌酚，或雄性激素拮抗药物如安体舒通等。局部注意清洁，避免搔抓，着重清除皮脂，以免在毛囊口堆积。

第 2 节　脂溢性皮炎

脂溢性皮炎（seborrheic dermatitis）是在皮脂溢出部位的一种慢性炎症性皮肤病，常伴有不同程度的瘙痒。

【病因及发病机制】　尚不十分清楚，与遗传、环境、性激素水平、免疫因素、皮脂溢出、糠秕马拉色菌增殖且继发过敏等有关。此外精神因素、饮食习惯、嗜酒等对本病的发生和发展也有影响。艾滋病患者亦常见本病的发生。

【临床表现】　本病好发于头面、胸背等皮脂腺丰富的部位。常从头面部开始，可逐渐发展至躯干及四肢的屈侧。皮疹多为片状的红斑，表面覆以鳞屑，常伴瘙痒。皮损部位不同，临床表现有所不同。头皮脂溢性皮炎轻者表现为弥漫性、略带油腻的糠秕状鳞屑，自觉瘙痒，日久头发稀疏脱落。重者头皮潮红，在丘疹红斑的基础上有大量的油腻性鳞屑及痂，与毛发粘连，可有渗出，后期头发可稀疏脱落。部分患者的皮疹逐渐扩展融合成片状，向前额、耳后、耳前等处发展。面部皮损好发于眉弓、眉间、鼻翼旁、颊部，皮损为黄红色毛囊性丘疹及红斑，表面有油腻性鳞屑（图 2-27-1）。常伴睑缘炎及外耳道炎。躯干部位皮损常为大小不等的圆形或椭圆形红斑，表面有油腻性鳞屑。在腋部、腹股沟、臀间沟、乳房下、脐部、外阴和肛门等摩擦多汗的部位处可出现界限清楚的红斑，上覆油腻性鳞屑，常伴糜烂渗出呈湿疹样。重者皮损可泛发全身，甚至形成红皮病。

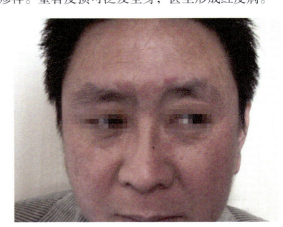

图 2-27-1　脂溢性皮炎

婴儿脂溢性皮炎：常于出生一个月内发病，好发于头皮、额部、耳、眉及双颊等处，为红斑基础上覆以黄褐色油腻性鳞屑及痂，伴瘙痒，部分患儿也可发展至颈部、腋下、躯干等皱褶部位。一般 3 ～ 4 周内自愈，对于持久不愈者，需考虑特应性皮炎婴儿期的可能。

【诊断与鉴别诊断】　根据好发于皮脂溢出部位，典型皮损为表面附以粘着性鳞屑的红斑，伴瘙痒，一般诊断不难，但需要与以下疾病鉴别。

1. 头皮银屑病　也为发生在头皮的红斑鳞屑性损害。皮损境界清楚，为上覆银白色鳞屑的斑丘疹或斑块，毛发呈束状，不伴脱发，若身体其他部位亦有典型银屑病皮损则容易鉴别。

2. 红斑型天疱疮　好发于皮脂溢出部位，常表现为红斑基础上的油腻性痂，痂去除后为糜烂面，也可见松弛薄壁的水疱。组织病理显示颗粒层内或角质层下棘细胞松解形成的疱。免疫荧光检查有棘细胞间网状荧光。

3. 湿疹　无皮脂溢出及油腻性鳞屑及痂，皮损呈多形性，常有水疱及渗出，瘙痒剧烈。

【治疗】　忌饮酒及刺激性食物，多食蔬菜、水果，少食多糖及多脂食物。避免搔抓，保持大便通畅。

1. 系统治疗　内服 B 族维生素，瘙痒严重时可服抗组胺药及镇静剂。渗出明显者湿敷，继发感染者可口服抗生素。抗真菌药伊曲康唑、特比萘芬口服亦可用于外用药物治疗不理想的患者。严重患者亦可口服糖皮质激素及异维 A 酸。中医中药治宜清热、祛风、润燥，可用龙胆泻肝汤加减。

2. 局部治疗　原则为去脂、消炎、杀菌、止痒去头屑，轻症者外用药即可。

（1）抗真菌药：针对马拉色菌感染，如 2% 酮康唑洗剂，用于治疗头部脂溢性皮炎，每周 2 次。2% 酮康唑霜、1% 特比萘芬乳膏外用于光滑皮肤。

（2）糖皮质激素制剂：有明显止痒、消炎作用，面部不易长期使用。

（3）硫磺及其他制剂：有去脂、抑制皮脂分泌、收敛及局部止痒和抑菌作用。可用复方硫磺洗剂、3%～5% 硫磺霜等。

（4）其他：2.5% 二硫化硒洗剂，每周 2 次，2～4 周为一个疗程。

第 3 节　痤　　疮

痤疮（acne）俗称青春痘，是毛囊皮脂腺单位的一种多因素导致的慢性炎症性皮肤病。好发于青少年，一般青春期后逐渐减轻、自愈。

【病因及发病机制】　本病的发生主要与以下因素有关：①性激素水平：皮脂腺的发育和分泌功能直接受雄激素的支配。青春期后雄激素特别是睾酮的水平快速升高，导致皮脂分泌增加。②毛囊皮脂腺导管异常角化：毛囊皮脂腺导管角化过度，导致毛囊漏斗下部角质层增厚和角质物堆积，使毛囊皮脂腺导管堵塞、皮脂排出障碍，最终形成角质栓即粉刺。③感染因素：大量皮脂的分泌和排出障碍

易继发细菌感染，以痤疮丙酸杆菌为主，其次为卵圆形糠秕孢子菌和白色葡萄球菌。毛囊内的痤疮丙酸杆菌分解皮脂中的三酰甘油，产生游离脂肪酸，刺激毛囊壁及周围组织而产生非特异性炎症反应。痤疮丙酸杆菌还可产生多肽类物质，趋化中性粒细胞，活化补体和使白细胞释放各种酶类，诱发或加重炎症，从而导致丘疹、脓疱、结节和囊肿形成。④其他：遗传、饮食、情绪、药物、化妆品、卫生习惯不良及某些职业等亦与痤疮的发病有关。

【临床表现】

1. 痤疮分型

（1）寻常痤疮：是一种青春期常见病，病程慢性，到青春期后有自愈倾向。皮疹好发于颜面、躯干上部皮脂分泌旺盛的部位，对称分布，颜面中央尤其是鼻部及眼眶周围常不受侵犯。初起为与毛囊一致的黑头粉刺和白头粉刺，是痤疮的基本皮损，由毛囊内的皮脂和脱落的角质物形成。黑头粉刺为开放性粉刺，用手可挤出脂栓；白头粉刺为闭合性，内容物不易被挤出。粉刺堵塞毛囊并使其膨胀、破裂，毛囊内容物排向真皮内造成周围炎症反应，致使炎性丘疹、脓疱、囊肿、结节等一系列皮肤损害形成（图 2-27-2）。炎性丘疹是以毛囊为中心的红色丘疹，并常在顶端形成小脓头。脓疱破溃炎症消退后，多留点状凹坑状瘢痕。囊肿性损害多为黄豆至指甲大椭圆形或半球形结节，暗红或正常皮色，触之有波动感，炎症反应不重，可自毛囊口排出血性分泌物，单发或多发经久不愈。炎性结节呈紫红或淡红色高出皮面或仅触及硬结，最后多形成瘢痕。临床上以粉刺、炎性丘疹、脓疱最为常见。

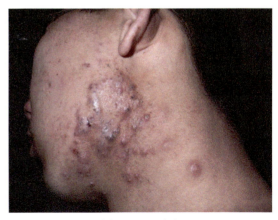

图 2-27-2　痤疮

（2）聚合性痤疮：病情较重。常见于青年男性。皮疹可包括多种损害，但以丘脓疱疹、脓肿、结节、囊肿为主。许多多头粉刺通过内部窦道相连的大脓肿、内含黏稠液体的囊肿以及群集的炎性结节是其特征。病程慢性，时轻时重，愈合后留下明显瘢痕。

（3）新生儿痤疮：主要发生于出生后3个月之内，男性多于女性，有家族史。皮疹多见于额部、面颊，主要为粉刺、丘疹和脓疱。一般半岁之内可自行消退。

2. 痤疮的分级

根据皮损性质将痤疮分为3度4级：

Ⅰ级（轻度）：仅有粉刺；

Ⅱ级（中度）：炎性丘疹；

Ⅲ级（中度）：脓疱；

Ⅳ级（重度）：结节和囊肿。

【诊断与鉴别诊断】　青春期发病，病程慢性，皮疹好发于脂溢部位，有粉刺、丘疹、脓疱、结节、囊肿等，容易诊断。应与以下疾病鉴别。

1. 酒渣鼻　中年后好发，皮损以面中部为主的毛细血管扩张性红斑、丘疹或脓疱。

2. 颜面播散性粟粒性狼疮　发生于颜面部位，主要在眼周、口周。皮疹为红色的丘疹、结节，触之较软，玻片压之出现苹果酱色。组织病理可见干酪样坏死性肉芽肿。

3. 职业性痤疮　接触机油、焦油、石蜡的工人易出现痤疮样的皮疹，但皮疹的发生与职业有关，位于接触部位，多为手及前臂等。

4. 药物性痤疮　服用糖皮质激素、溴、碘等药物可以发生痤疮。但皮疹分布广泛，无年龄特点。

【预防和治疗】　适当调节饮食，无严格限制。可少食辛辣、甜食及多脂性食物，多吃蔬菜水果。保持皮肤清洁，切勿强行挤捏皮疹，避免使用油性及粉质化妆品。注意调整胃肠功能，保持大便通畅。保持充足的睡眠、良好的情绪、乐观的态度。

1. 局部治疗　消炎、杀菌、去脂、抗角化。

（1）抗生素类：1%～2%红霉素、氯霉素或克林霉素乙醇或丙二醇水溶液、克林霉素凝胶，主要用于治疗炎性丘疹、脓疱。

（2）维A酸类：抗角化作用可使粉刺溶解和排出，也有抑制皮脂分泌和抗炎的作用。0.025%维A酸（全反式）霜或凝胶和0.1%阿达帕林凝胶，每晚1次，症状改善后每周外用1次。对轻、中度痤疮有较好疗效。不良反应有局部刺激、皮肤发红、脱屑及烧灼感等。

（3）2.5%～10%过氧苯甲酰洗剂、乳剂或凝胶：为过氧化物，可释放新生态氧和苯甲酸，杀灭痤疮丙酸杆菌，还有抗角化及抑制皮脂腺功能的作用，应从低浓度开始使用。

（4）2.5%二硫化硒洗剂：可降低皮肤游离脂肪酸含量。用法为洁净皮肤后，用药液略加稀释均匀地涂布于脂溢明显的部位，约20min后再用清水清洗。

（5）5%～10%硫磺洗剂或霜剂：主要功效为去油脂和抗炎。

2. 物理治疗

（1）红蓝光及光动力疗法：目前临床上主要使用单纯蓝光（415nm）、蓝光与红光（630nm）联合疗法、红光＋5-氨基酮戊酸（5-ALA）的光动力疗法。光动力疗法可不同程度地抑制皮脂腺分泌、减少粉刺和炎性皮损数量、促进组织修复。

（2）激光疗法：1450nm激光、强脉冲光（IPL）、脉冲染料激光和点阵激光是目前治疗痤疮及痤疮瘢痕的有效方法之一，可与药物联合治疗。

（3）其他：粉刺挑除、结节和（或）囊肿内糖皮质激素注射、囊肿切开引流等。

3. 化学剥脱治疗

果酸广泛存在于水果、甘蔗、酸乳酪中，分子量小，渗透性强，无毒安全。应用果酸的化学剥脱作用治疗痤疮，对炎性皮损和非炎性皮损均有效。

4. 医学护肤品

痤疮伴敏感性皮肤和油性皮肤，可分别应用舒敏保湿和控油系列医学护肤品。

5. 系统治疗

（1）抗生素：口服抗生素是治疗痤疮特别是中、重度痤疮有效的方法之一。可减少痤疮丙酸杆菌的数量和抑制中性粒细胞的趋化，对于治疗炎症丘疹、脓疱效果最佳。米诺环素或多西环素100mg，每日1～2次口服，疗程6～12周。四环素空腹口服0.5g，每日2次；红霉素口服0.5g，每日2次。

（2）维A酸类：该类药物可针对痤疮发病的所有主要环节，其中异维A酸（13-顺维A酸）是目前治疗痤疮最有效的方法。该药适应于其他方法治疗无效的中、重度痤疮、严重的结节囊肿性痤疮及伴有瘢痕形成的炎性痤疮。考虑到其不良反应，尽量不用于轻度痤疮的治疗。常用剂量为0.25～0.5mg/（kg·d），疗程15～20周。本药有皮肤黏膜干燥、血脂升高、致畸等副作用，处于生育年龄的服用后需避孕3个月，孕妇及哺乳期妇女禁用。维胺酯也可以替代异维A酸，但口服吸收略差，起效慢，不良反应相对较轻。

（3）激素疗法

1）雌性激素：女性中、重度痤疮患者，如果同时伴有雄激素水平过高可选用含有雌激素和孕激素的避孕药如：达英-35（醋酸环丙孕酮2mg＋炔雌醇35μg），月经第一天开始服用，连服21天，每天1粒，下一个月经周期再服。2～3个月后有效，疗程3～4个月。对于迟发型痤疮及在月经期前痤疮显著加重的女性患者也可考虑使用。

2）糖皮质激素：糖皮质激素具有抗炎及免疫抑制作用，主要用于炎症较重的暴发性痤疮或聚合性痤疮。因糖皮质激素本身可诱发痤疮，应小剂量，短期使用。如：泼尼松 20 ～ 30mg/d，持续 4 ～ 6 周，之后 2 周内逐渐减量，并加用维 A 酸口服。泼尼松 5mg/d 或地塞米松 0.375 ～ 0.75mg/d，每晚服用，可减少雄激素的过度分泌，对于在月经前加重的痤疮患者，可在月经前 10d 开始服用至月经来潮为止。

6. 中医中药　治宜宣肺清热、凉血祛风，方用枇杷清肺饮、痤愈汤、疏肝活血汤等加减。

第 4 节　酒 渣 鼻

酒渣鼻（rosacea）又称玫瑰痤疮，为主要发生于中年人面部中央的慢性炎症性疾病，以红斑、丘疹、脓疱及毛细血管扩张为主要表现。

【**病因及发病机制**】　本病的病因复杂，尚未完全明了。可能与遗传倾向、胃肠功能紊乱、幽门螺杆菌感染、内分泌功能失调、精神因素、气候影响、嗜酒、辛辣食物、冷热刺激等有关。毛囊虫的感染也可促发本病。

【**临床表现**】　本病好发于中年人，女性较多，但男性病人病情常较严重。皮疹较集中分布在面中部的鼻、两颊、下颌及额部（图 2-27-3），依皮疹和病程主要包括四个亚型：

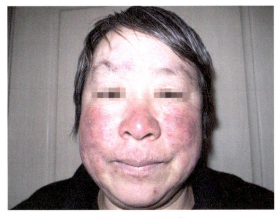

图 2-27-3　酒渣鼻

1. 红斑毛细血管扩张型　主要表现为反复的面部潮红，常伴有鼻翼或面颊部的毛细血管扩张。

2. 丘疹脓疱型　病情继续发展，在持久性红斑期基础上出现丘疹、脓疱、甚至结节，与寻常痤疮表现相似。

3. 肥大型　主要发生于鼻部，多为男性。毛细血管扩张更明显，局部皮脂腺及结缔组织增生，主要特征表现为出现不规则结节和增生。

4. 眼型　主要症状表现为眼睛异物感、干燥、视物模糊，常伴有眼缘炎、结膜炎和角膜炎，也可伴有巩膜及其他部位的毛细血管扩张。

【**诊断与鉴别诊断**】　好发于中年人面中部的

皮疹，具有各型的典型症状，不难诊断。应与以下疾病鉴别。

1. 痤疮　也常发生于面部。但年轻人好发，还可累及胸背部。有黑头粉刺等典型皮损，无毛细血管扩张。

2. 脂溢性皮炎　好发于面部，分布可更广泛。皮疹以红斑基础上的粘着性油腻鳞屑为主。

【**预防和治疗**】　忌酒及辛辣刺激性食物，避免烈日曝晒及骤冷和烘烤面部，纠正胃肠功能紊乱，防止便秘，内分泌紊乱如月经不调者应予治疗。

1. 局部治疗　常用 5% ～ 10% 硫磺洗剂或霜剂、0.75% ～ 3% 甲硝唑霜或凝胶、5% 过氧化苯甲酰、1% 克林霉素、15% 壬二酸凝胶、0.1% 他克莫司软膏、舒敏保湿类医学护肤品。

毛细血管扩张明显者可选择强脉冲光或脉冲染料激光治疗。亦可电解、CO_2 激光或冷冻治疗。

2. 系统治疗　①甲硝唑 0.2g，每日 2 次，或替硝唑 0.5g，每日 2 次，连服 1 ～ 2 个月，或四环素 0.25g，每日 2 次，连服 3 ～ 6 月。也可用红霉素、米诺环素等。②维生素 B_2、维生素 B_6 或复合维生素 B 口服。

第 5 节　斑 秃

斑秃（alopecia areata）又称圆形脱发，俗称"鬼剃头"，是一种突然发生的局限性脱发，局部皮肤正常，无自觉症状，一般可自行缓解。

【**病因及发病机制**】　发病原因尚未完全清楚。大部分人认为与精神过度紧张、劳累、睡眠不佳有关。目前研究多认为本病是一种自身免疫性疾病，常与桥本甲状腺炎、糖尿病、溃疡性结肠炎、系统性红斑狼疮、白癜风等自身免疫性疾病并发。研究发现早期斑秃皮损中毛囊周围和毛囊内有活化的 CD4+T 细胞、CD8+T 细胞、巨噬细胞和朗格汉斯细胞浸润；免疫调节药物对一些患者有效。约 25% 患者有家族史，说明遗传因素在本病的发生中亦起重要作用。

【**临床表现**】　任何年龄均可发病，但以青壮年多见，男女比例相同。患者常常自己或被他人无意中突然发现头皮有圆形或椭圆形脱发斑，单发或多发，直径 1 厘米至数厘米大小不等，境界清楚，局部皮肤正常（图 2-27-4），常无自觉症状。脱发可分为活动期、静止期和恢复期。脱发的活动期，脱发局部边缘的毛发松动易拔出，显微镜下可见近端的发干萎缩变细，远端发干粗黑，形如感叹号样；如头发全部脱落者称为全秃，全身各处长毛、短毛均脱落者称为普秃。大多数患者能自愈，病程数月或数年，也有反复发作或边长边脱现象。脱发面积越广泛再生自愈的可能性越小，反复发作的可能越大。新生发重新长出时，开始多为纤细柔软的毳毛，色淡，逐渐毛发变黑变粗恢复正常。

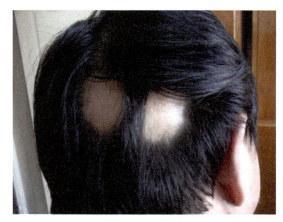

图 2-27-4　斑秃

【诊断与鉴别诊断】　突然发生的脱发斑，境界清楚，局部皮肤正常，无自觉症状，诊断不难。局限性脱发应与头癣、拔毛癣、假性斑秃鉴别。头癣根据真菌镜检和培养可确诊，假性斑秃与斑秃类似但患部头皮萎缩，脱发区边缘毛发不松动，并且毛发永久性脱落不再生长。

【治疗】　本病的脱发大多数为可逆性，有自愈倾向，故应耐心做患者的思想工作，解除患者思想精神负担，坚定治疗信心，避免刺激。

1. 系统治疗　对精神紧张及伴神经衰弱者给予镇静剂、谷维素、维生素等。中医中药宜活血养血，安神祛风补肾，药用首乌、熟地、白芍、丹参等。中成药有当归丸及养血生发胶囊等。对严重脱发、全秃及普秃，其他治疗效果不好者，可口服糖皮质激素，如泼尼松 10mg，每日 3 次，维持 2 ～ 3 个月可见效，但亦可复发，且长期使用可能出现糖皮质激素的副作用。

2. 局部治疗　外用强效的糖皮质激素或局部皮内注射；外用 1% ～ 3% 的米诺地尔酊剂，每日 2 次；还可用生姜汁及生蒜外搽。

3. 物理疗法、光化学疗法　局部涂 8- 甲氧补骨脂素（8-MOP）溶液，30min 后照射 UVA，每周 2 ～ 3 次，逐渐增加剂量。其他如头皮按摩、梅花针均可试用。

第6节　雄激素源性脱发

雄激素源性脱发（androgenetic alopecia）又称早秃，为成人在老年之前头发逐渐脱落稀疏，男性及女性均可发生，但常见于男性。

【病因及发病机制】

1. 遗传因素　多基因遗传病。

2. 雄激素的影响　本病患者毛囊外毛根鞘及真皮乳头中 II 型 5α- 还原酶水平增高，使睾酮转换成双氢睾酮的量增加。双氢睾酮进入细胞核后影响控制毛发生长基因的表达，使毛囊微小化，生长期缩短，头发减少，细小、稀疏。

【临床表现】　男性的发病率明显高于女性，并且症状比女性重。脱发一般发生于青春期后，20 ～ 30 岁多见。常从前额角开始，进展缓慢，头发逐渐减少、细软、稀疏，渐延伸至头顶，但枕部及两颞部发缘毛发不受影响（图 2-27-5）。数年或十数年以后头顶部头发可脱光，皮肤光滑，仅遗留少许毳毛，常伴头皮脂溢的症状。女性患者症状较轻，多发生于头顶部，为弥漫性稀疏，额部仍保留不变，不发生完全秃顶，一般无自觉症状。

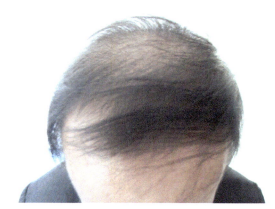

图 2-27-5　雄激素源性脱发

【治疗】

1. 系统治疗　非那雄胺为 5α- 还原酶的抑制药，每日 1mg，需长期服药。可减少头发脱落，促进头发生长，增加头发数量，一般服药 6 个月可有明显效果。

2. 局部治疗　2% ～ 5% 米诺地尔溶液或凝胶外用，每日 2 次，可刺激头发的生长，使用数月后有疗效，一般一年后效果明显。为了维持疗效，需长期使用。

3. 手术　药物疗效不佳者可选用毛发移植术。

第7节　多　汗　症

多汗症（hyperhidrosis）是指全身或局部皮肤出汗异常过多的现象。正常人在特殊情况下如高热、运动等出汗为正常生理现象，不称多汗症。

【病因及发病机制】　控制外泌汗腺分泌汗液的神经为交感神经纤维，神经末梢释放的递质主要是乙酰胆碱。故刺激交感神经兴奋或增加乙酰胆碱的作用均可引起多汗。原因大致可分为器质性疾病和功能性失调两种。前者主要见于内分泌失调如甲状腺功能亢进、糖尿病、垂体功能亢进；神经系统疾患如脑震荡和偏瘫；长期衰弱；肿瘤；亦见于感染性疾病如疟疾、结核病等。功能性多汗症一般以精神性出汗较多，由高度情绪刺激如紧张、悬念、痛苦、害怕等造成，为交感神经失调而致多汗。

【临床表现】　一般分为两型：原发性多汗症和继发性多汗症。

1. 原发性多汗症　为最常见的类型，常始于儿童或青春期，男女均可发生，有的有家族史，可以持续多年，至 2 岁以后有一个自然减轻的倾向。原发性多汗症最常见的部位是掌跖和腋窝，其次为腹股沟、会阴部、前额、鼻尖和胸部。掌跖多汗可以是持续性或短暂性，由情绪波动造成，没有季节区别，常出现手足发冷甚或发绀现象，日久可伴手足角化表现。腋部多汗可由于热或精神活动所诱发。

2. 继发性多汗症　常伴有其他系统性疾病，病因较复杂。如感染性高热，由于神经系统的调节或口服退热剂以出汗来散发热量，其他如中枢神经系统包括皮质及基底神经节、脊髓或周围神经的损害可以造成全身多汗。出汗部位多局限于掌指部位、腋窝，少数泛发。

【治疗】

1. 系统治疗　继发性多汗症首先需积极治疗原发病。口服抗胆碱能药物如阿托品、颠茄、东莨菪碱等，具有暂时性效果，但有口干、影响排尿、加重青光眼等不良反应。前列腺肥大、青光眼患者禁用。镇静安定药如溴剂、苯巴比妥、氯丙嗪等对精神性多汗有效。

2. 局部外用药治疗　20% 六水合氯化铝或 6.25% 四氯化铝局部外用。

3. 肉毒杆菌毒素 A 局部皮下注射治疗　通过阻止支配汗腺的交感神经末梢递质的释放，可用于严重而顽固的掌跖、腋窝多汗患者。

4. 手术治疗　交感神经离断术及其改良术是长期治疗掌跖及腋窝多汗症的选择，但应严格选择适应证。腋窝多汗亦可行皮下脂肪抽吸或汗腺刮除术。

第 8 节　臭　汗　症

臭汗症（bromidrosis）是指所出汗液带有特殊的臭味。

【病因及发病机制】　人体皮肤的异常臭味既可源于外泌汗腺，也可源于顶泌汗腺。顶泌汗腺分泌功能异常较常见。由于顶泌汗腺在青春期受内分泌的影响，故臭汗症多在青春期开始，至老年后逐渐减轻或消失。顶泌汗腺只存在于腋窝、乳晕、肛门、外阴、外耳道等部位，该处细菌分解了顶泌汗腺分泌物中所含的有机物，产生不饱和脂肪酸形成臭味，臭汗症常有家族遗传史。

外泌汗腺分泌的汗液是无气味的，但在多汗的情况下，皮肤表面寄生的细菌分解体表的有机物释放脂肪酸等，产生出特殊的气味，例如足底、趾缝臭汗与多汗常伴发；另有一些物质如大蒜、砷剂可以通过外泌汗腺排出造成臭味。

【临床表现】　主要发生在腋窝、足底、趾缝和会阴部，其次是腹股沟、肛周、脐窝和女性的乳房下。腋窝臭汗症又称腋臭，俗称狐臭，为腋窝部发出特殊的刺鼻臭味。臭汗症大多与多汗有关，多在夏季加重，以青春发育期的味最浓，随年龄增长而减轻。臭汗气味轻重不同，重的为一种刺鼻的特殊气味，轻的在不出汗时几乎无气味发生。另外，臭味可随个体和种族的差异而有显著的不同。

【治疗】　本病对健康无影响，轻的可不必治疗。平时应注意清洁，经常沐浴，勤换衣服，保持皮肤干燥。同时治疗多汗症是很重要的，因汗液减少可使皮肤表面的细菌大大减少。局部外用 20% 氯化铝无水乙醇溶液、3%～5% 甲醛溶液、5% 明矾溶液，每日 2 次，或西施兰夏露，每周 1 次。足臭用高锰酸钾溶液浸泡，每次 10 分钟，每日 1 次，平时穿透气的鞋。

腋臭严重者可行手术治疗。激光或电离子手术亦可达到治疗的目的。

（王媚媚　杨　森）

第 28 章　脂　膜　炎

皮下脂肪又称脂膜，位于真皮下方，由疏松结缔组织及脂肪小叶组成，含有血管、淋巴管和神经。皮下脂肪组织疾病主要有脂膜炎（panniculitis）、脂肪营养不良（lipodystrophy）和脂肪萎缩（lipoatrophy）。

脂膜炎是以皮下脂肪炎症为主的一组疾病。其多数的发病机制不明。脂膜炎通常分为小叶性脂膜炎和间隔性脂膜炎。其中又根据有无血管炎将两大类再细分为伴有血管炎和不伴有血管炎的脂膜炎。

各类脂膜炎常具有共同的组织病理特点：早期为非特异性炎症，脂肪细胞坏死，有中性粒细胞、淋巴细胞、组织细胞浸润，继而出现组织细胞吞噬脂肪的泡沫细胞、多核异物巨细胞，最后皮下脂肪纤维化、萎缩。

本章仅介绍几种皮肤科常见的脂膜炎。

第 1 节　结节性红斑

结节性红斑（erythema nodosum）是发生于皮下脂肪、以皮肤血管炎和间隔性脂膜炎为病理基础、临床上以小腿伸侧为主发生疼痛性红斑、结节为特点的一种炎症性皮肤病。中青年女性多见，急性起病，春秋季好发。

【病因及发病机制】　病因较复杂，尚不完全清楚，可能是对于各种诱发因素的一种变态反应。一般认为与细菌、病毒、真菌、结核杆菌、衣原体、弓形体等感染有一定的关系，如有些患者发病前可有上呼吸道感染、扁桃体炎等，链球菌感染是儿童最常见原因。部分患者与药物（磺胺、避孕药等）有一定关系；也可以是某些免疫异常性疾病如结节病、Crohn 病、溃疡性结肠炎、红斑狼疮及白塞病等病的并发症。

【临床表现】　皮损好发于中青年女性的小腿伸侧，常对称分布，偶可累及大腿、上肢及颈部。皮损多突然出现，表现为蚕豆或更大的圆形或类圆形皮下结节和 / 或斑块，境界清楚（图 2-28-1），疼痛及压痛明显，皮肤表面初为鲜红色，渐转为暗红色或者黄褐色，稍高于皮面，皮损数目不定，不融合，不破溃，2 ～ 3 周消退，留下暂时性色素沉着，不留萎缩瘢痕，但可有新疹出现，因而有时新、旧皮损并存，使病程迁延。常伴全身症状，如不适、发热、头痛、乏力、肌肉及关节疼痛等。

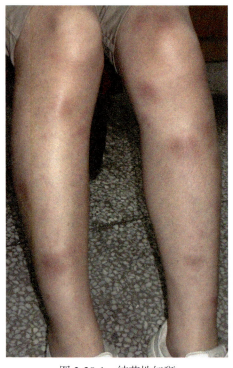

图 2-28-1　结节性红斑

【组织病理】　结节性红斑是间隔性脂膜炎的代表。感染可以导致小叶间隔坏死和炎症反应，但脂肪小叶不出现坏死。急性期小叶间隔内可见中性粒细胞，慢性期小叶间隔可见单核细胞浸润和肉芽肿炎症改变，有时可见 Miescher 放射状肉芽肿，是该病的特征，晚期发生纤维化。血管炎表现为间隔内的血管扩张、内皮细胞肿胀、血管内栓塞、出血及炎症细胞浸润。

【诊断与鉴别诊断】　依据病史、典型临床表现及组织病理诊断不难，应与下述疾病鉴别：

1. 硬红斑　多起病缓慢，发生于中老年女性，结节主要发生于小腿屈侧，一般数目较少，并可相互融合形成肿块，可形成溃疡和瘢痕，组织病理示小叶性脂膜炎，可有结核样肉芽肿形成，部分患者 PPD 强阳性。

2. 白塞病　有口腔、生殖器溃疡、眼部病变、针刺反应阳性等。

【预防和治疗】　注意查找病因并除去感染灶及予以相应处理。急性期应注意卧床休息，抬高患肢。有感染者，选用敏感抗生素。非糖皮质激素类抗炎药有助于减轻疼痛及病情恢复，如吲哚美辛或阿司匹林。为减轻胃肠道反应，亦可口服肠溶阿司匹林。结节数目多、疼痛明显时可服用泼尼松 20 ～ 30mg/ 日，症状缓解后逐渐减量停药。也可口服 10% 碘化钾溶液 10mL/ 次，每日 3 次，秋水仙碱 0.6mg/ 次，每日 2 次、羟氯喹 0.2/ 次，每日 2 次、沙利度胺 25 ～ 50mg/ 次，每日 2 ～ 3 次。

第 2 节　结节性血管炎 / 硬红斑

　　结节性血管炎（nodular vasculitis）与硬红斑（erythema induratum）有相同的临床和组织学改变，二者的关系尚有争议。Ackerman 认为结节性血管炎与硬红斑为同义词，Lever 认为结节性血管炎是早期及轻型的硬红斑。也有学者认为当患者的纯蛋白衍生物（PPD）实验阴性，应诊断为结节性血管炎或硬红斑 Whitfield 型，而 PPD 阳性者则称为硬红斑 Bazin 型。

　　【病因及发病机制】　目前病因及发病机制均不清楚，Bazin 硬红斑被认为是与肺结核相关的 Darier 结核疹的一种形式，采用 PCR 技术在硬红斑皮损内可检测到结核分枝杆菌的 DNA，敏感性从 30% 到 80% 不等，这取决于病例的地区和实验室技术差异。结节性血管炎病因不明，可能与 Crohn 病、溃疡性结肠炎、类风湿性关节炎和丙肝病毒感染相关。

　　【临床表现】　本病好发于青年及中年女性，常侵犯小腿屈侧，但发生在胫前、大腿、足部、臀部及前臂部位的也有报道。起初皮损为无痛性斑块，逐渐进展为溃疡性、疼痛性斑块，继而出现瘢痕、色素沉着和萎缩。有时寒冷天气可诱发复发性群集的斑块。一般无全身症状。

　　【组织病理】　结节性血管炎 / 硬红斑是小叶性脂膜炎或同时累犯脂肪小叶和间隔的混合性脂膜炎伴有血管炎改变的代表，常表现为脂肪小叶坏死。结节性血管炎有明显的血管炎改变，结节性肉芽肿的改变较轻；而硬红斑多表现为与结核病有关的肉芽肿性小叶性脂膜炎和血管炎，可见脂肪小叶凝固性或干酪样坏死。

　　【诊断与鉴别诊断】　根据临床表现、皮损特点及组织病理特征即可诊断。PPD 实验有辅助诊断价值。结节性血管炎 / 硬红斑需与结节性红斑和皮肤型结节性多动脉炎鉴别。

　　1. 结节性红斑　皮损好发于小腿伸侧，不发生溃疡，病理改变为小叶间隔性脂膜炎。

　　2. 皮肤型结节性多动脉炎　可见网状青斑皮损，病理上血管炎损害大于脂膜炎的改变，结节性血管炎则与之相反。

　　【预防和治疗】　本病的治疗首要的是查找潜在病因，排除结核及其他感染。对症治疗与结节性红斑相仿，主要包括卧床休息、抬高患肢。药物治疗包括饱和碘化钾溶液、秋水仙碱、非甾体类抗炎药、抗疟药、糖皮质激素及免疫抑制剂等。

第 3 节　寒冷性脂膜炎

　　寒冷性脂膜炎（cold panniculitis）是由于暴露于低温环境数天后发生于暴露部位的非触痛性稍带红斑的皮下结节。Hochsinger 于 1902 年首先报道发生在儿童面颊部的寒冷性脂膜炎。

　　【病因及发病机制】　可能是对寒冷的超敏反应。Ducan 等研究用冰块刺激 48 ～ 72 小时后可出现小叶性脂膜炎；Solmon 认为可能与血小板异常、过多的冷纤维蛋白原和纤溶活性异常有关。新生儿脂肪组织中含饱和脂肪酸较多，而饱和脂肪酸的熔点较高，低温时容易凝固，因而容易发生寒冷性脂膜炎，这是婴儿和新生儿发生率高的原因。寒冷潮湿的环境、局部循环不良、缺氧是诱发本病的原因。

　　【临床表现】　本病常发生在寒冷季节。面部和四肢暴露部位出现红色或紫红色皮下结节或肿块，局部温度低，自觉疼痛。保温后数周内肿块变软，最后吸收，遗留色素沉着，不留瘢痕。婴幼儿好发于面颊部，青春期前的男性好发于双侧或单侧阴囊。冬季滑雪、骑马或摩托车者，如果衣着不够保暖，长时间暴露于寒冷中，臀部、股部为好发部位（图 2-28-2）

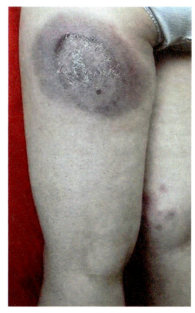

图 2-28-2　寒冷性脂膜炎

　　【组织病理】　早期皮损出现中性粒细胞浸润，

充分发展期者可见淋巴细胞和组织细胞，偶可见嗜酸性粒细胞。炎症细胞浸润以真皮网状层和皮下脂肪层交界的血管为中心，有时可见片状浸润累及脂肪小叶、脂肪坏死、微小囊肿形成、黏蛋白沉积。受累的血管壁显示带有"松软的水肿性"增厚，但鲜见血管炎。

【诊断与鉴别诊断】 依据寒冷暴露史，结合临床和组织病理不难诊断。应与冻疮、深在性狼疮、新生儿硬化病及新生儿皮下脂肪坏死鉴别。

1. 冻疮 多发生于耳垂、面颊及手足，寒冷季节反复发生，气候转暖后自然好转。当冻疮出现真皮深部血管及附属器周围淋巴细胞浸润时，有时与寒冷性脂膜炎有重叠。

2. 深在性狼疮 深在性狼疮和寒冷性脂膜炎均可出现脂肪小叶密集的淋巴细胞浸润，但前者可见较多浆细胞。

3. 新生儿硬化病 见于早产儿，皮损广泛，预后差。在皮下脂肪细胞中可见针形结晶，但缺少炎症、坏死和钙化。

4. 新生儿皮下脂肪坏死 多见于足月顺产儿，皮损局限，病程自限。皮下脂肪细胞及组织细胞中可见针形结晶，同时可见较多炎症细胞浸润，有坏死及钙化。

【预防和治疗】 冬季保暖是最好的预防措施。保持受冻部位温暖，补充热量和维生素，数周后可自愈。桂利嗪及烟酰胺口服有一定的效果。肢端受累者，要避免快速复温，以防组织缺氧坏死。

（刘业强）

第 29 章　非感染性肉芽肿

肉芽肿（granuloma）是组织细胞增生形成的境界清楚的结节状病灶，以肉芽肿为基本病理特点的炎症称为肉芽肿性炎症。肉芽肿性炎症按致病原因可分为感染性肉芽肿性炎症（由细菌、真菌、寄生虫等引起）和非感染性肉芽肿性炎症。本章介绍几种经典的非感染性肉芽肿性炎症性疾病。

第 1 节　结　节　病

结节病（sarcoidosis），又称肉样瘤病，是一种病因不明的系统性疾病，最常累及肺，常伴有皮损，但皮疹表现多样，无特征性，组织学特点为无干酪样坏死的结核样上皮样肉芽肿，浸润的炎细胞非常少。

【病因及发病机制】　病因及发病机制尚不清楚。该病具有家族聚集现象，提示遗传易感性在部分结节病的发病中起一定作用，可能是易感者对环境中的一种或多种感染性因素或其他抗原产生的反应性病变。最近有研究显示，非洲裔美国人的 BTNL2 基因和 5q31 基因位点在结节病的发病中起一定作用。此外，免疫生物学机制可能参与了发病，辅助 T 细胞的 Th1 亚型细胞产生的细胞因子 IL-2、IFN-γ、TNF 等增加，刺激 B 细胞的功能，出现体液免疫异常，导致高丙种球蛋白血症。活化的辅助 T 细胞产生单核细胞因子，将循环中的单核细胞吸引至周围组织产生肉芽肿。

【临床表现】　多发生于青壮年，但儿童和老人也可受累。女性稍多于男性。常累及多个器官和系统，但也可以只累及一个器官或系统，最常累及肺。

约 1/3-1/4 患者有皮肤损害，皮疹可以为结节病的首发症状，好发于面颈部、上背部和四肢，无特异性，表现为红斑、丘疹、结节、斑块、肿块或皮下结节和肿块（图 2-29-1，图 2-29-2），甚至表现为瘢痕样、银屑病样、红皮病样、鱼鳞病样、硬斑病样及溃疡性皮损。可局限或泛发，常无自觉症状。

约 75% ～ 90% 的患者有肺部受累，多无明显的临床症状，偶有咳嗽、气短、低热等。X 线检查最常表现为双侧肺门淋巴结肿大，此外还可表现为肺部浸润、纤维化、囊肿、大泡等。经支气管肺组织活检及针刺抽吸术对肺部结节病的诊断价值较高。

约 20% 的患者出现眼部病变，多累及双眼，以急性前葡萄膜炎最常见。慢性葡萄膜炎可累及前房，如不及时治疗可继发青光眼，甚至失明。

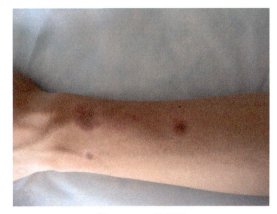

图 2-29-1　结节病

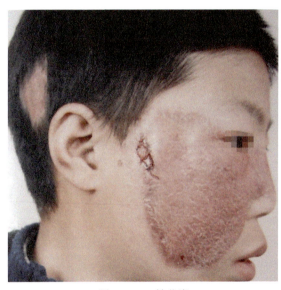

图 2-29-2　结节病

约 5% ～ 15% 的系统性结节病患者有神经系统受累，可表现为面瘫、眼神经病、脑膜炎等。

约 30% 的患者出现外周淋巴结肿大，大多数病例组织学上能发现肉芽肿病变。

其他较易受累的器官为黏膜、肝脏、脾脏、心脏、骨关节系统、肌肉、肾脏等，可出现相应器官和系统的症状和体征。

【实验室检查】　实验室检查可发现多项免疫学指标异常以及血清血管紧张素转换酶（ACE）、溶菌酶、β2- 微球蛋白和胶原纤维酶水平升高，但均无特异性。

Kveim 试验有助于诊断，但临床运用较少。其方法是将结节病组织匀浆后注射于患者皮内，用墨水标志注射部位，4 ～ 6 周时在该部位取活检，如发现上皮样肉芽肿病变则视为阳性。但这种阳性反应也见于 Crohn 病、分枝杆菌或真菌感染、铍中毒、硅肺病等。

【组织病理】 皮肤病变特点为上皮样肉芽肿，主要位于真皮及皮下脂肪组织。典型病变的肉芽肿界限清楚，大小和形态较为一致，无干酪样坏死，可见数目不等的郎罕巨细胞和肉芽肿，边缘散在分布的淋巴细胞浸润，也可能在肉芽肿周围几乎没有淋巴细胞浸润，称为"裸结节"。其他器官的组织学特征与皮肤病变类似。病原体特殊染色包括抗酸、PAS、六氨银和吉姆萨染色均为阴性。网状纤维染色可见结节周边有纤维组织包绕。

【诊断与鉴别诊断】 结节病的诊断为排他性诊断，即需要排除其他病因引起的有类似组织病理改变的疾病，特别是结核病。2 个以上的器官表现为结节病样损害结合活检或典型放射学改变可以确诊。

1. 寻常狼疮 是皮肤结核最常见的类型，好发于面部、臀部，表现为暗红色斑块，皮损逐渐向周围扩大，而中央消退、留下萎缩性瘢痕。组织学上，真皮内大量上皮样肉芽肿、散在多核巨细胞，较密集淋巴细胞浸润，抗酸染色不容易找到抗酸杆菌。结核菌素试验强阳性。

2. 结核样型麻风 好发于躯干和四肢，表现为环形红斑块，皮损处感觉障碍。可伴有浅表神经粗大。组织学特点为真皮内上皮样肉芽肿沿神经血管呈条索状分布，皮肤附件周围也可见到肉芽肿，有多少不等的淋巴细胞浸润，可见外周神经及立毛肌炎症。抗酸染色可查见很少量的抗酸杆菌。

3. 环状肉芽肿 好发于四肢，特别是手背，典型皮损为肤色或红色凹陷性丘疹或环形斑块。组织病理学特点为栅栏状肉芽肿，肉芽肿中央为胶原纤维变性，有黏液沉积。

【治疗】 糖皮质激素是治疗系统性结节病的主要方法，通常口服泼尼松每天 1mg/kg，共 4～6 周，其后数月至数年内缓慢减量维持。其他治疗有效的药物包括甲氨蝶呤、沙利度胺、异维 A 酸、盐酸米诺环素等。有报道英夫利昔单抗、来氟米特等治疗也有效。

羟氯喹和氯喹可有效控制结节病的皮肤损害。其他针对皮损的治疗方法有：超强效糖皮质激素外用或封包；复方倍他米松注射液皮损内注射，每 2～4 周一次；对于溃疡型皮损，可采取手术切除加植皮的方式治疗。

【预后】 结节病的总体预后较好，死亡率低。主要的死因为心肺受累和肾衰竭。女性的预后好于男性。

第2节　环状肉芽肿

环状肉芽肿（granuloma annulare）是一种病因不明的较常见的肉芽肿性炎症性疾病。由于其大部分病例皮损的临床特点表现为环形，而组织病理学特点为栅栏状肉芽肿而得名。

【病因及发病机制】 病因不明。有研究显示直接免疫荧光技术可在一些患者的血管壁上发现免疫反应素（IgM 和补体）沉积，也有研究发现患者血液中的循环免疫复合物水平升高，支持该病可能是免疫复合物性血管病和细胞介导的迟发性变态反应。此外，巨噬细胞溶酶体水解酶释放引起胶原纤维破坏，或胶原纤维的原发病诱导变应性或非变应性组织反应都可能与环状肉芽肿的发病相关。

【临床表现】 环状肉芽肿的基本皮损特点为环形或弧形的斑块（图 2-29-3），或凹陷性丘疹，可以是肤色、红色或紫红色、棕褐色、黄色，一般无自觉症状。根据皮损分布及特点，分为局限型、泛发型、穿通型、皮下型、丘疹型和线状型等 6 种亚型。

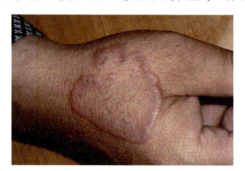

图 2-29-3　环状肉芽肿

局限型是最常见的类型。常见于 30 岁之前，女性较多见。皮疹由一个或多个丘疹组成，直径 1～5cm。好发于指端，特别是指关节和手指背侧，少数患者的皮疹分布于上下肢，偶尔躯干也可受累。约一半皮疹可在 2 年内自行消退。

泛发型较常见，也好发于女性，发病年龄大部分在 30 岁以后，其余在 10 岁之前。皮损累及范围较广，可同时累及躯干、上下肢。表现为排列成环形的丘疹，也可以是斑丘疹或结节。数目从数十个至数百个不等（图 2-29-4）。部分病例感觉瘙痒。部分皮疹可在 4 年内消退。

穿通型的特点是皮损经表皮向外排出渐进性坏死性胶原物质，好发于四肢，特别是手背，常为群集性丘疹，表面可见脐凹状结痂。皮损可发生于成人和儿童，可局限或泛发。有时皮疹在数月或数年后自行消退。

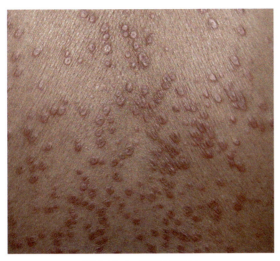

图 2-29-4　环状肉芽肿

皮下型的皮疹可以在刚发病时就表现为皮下结节，也可以在丘疹的基础上发生。该型主要发生于儿童，常累及下肢，也可累及双手和头面部。较多的病例有外伤史。皮疹可在数年内消退，但部分可以复发。

丘疹型的皮损特点为肤色或浅红色丘疹，直径 1~3mm，好发于手背，男孩多见。

线状型少见，皮疹可对称呈线状分布。

【组织病理】　病变主要位于真皮内，特征为栅栏状肉芽肿。肉芽肿的中央为变性的胶原纤维或称渐进性坏死，周围常有放射状排列的组织细胞、淋巴细胞和成纤维细胞。肉芽肿内有多少不等的黏液沉积。小血管周围有较多的淋巴细胞、少量嗜酸性粒细胞浸润，一般没有浆细胞。穿通型的渐进性坏死碎片多分布在接近表皮的位置，并可被表皮包围形成穿通的隧道，坏死物质经此隧道排出到表面。皮下型的病变主要位于皮下脂肪组织内，肉芽肿大、黏液较多、淋巴细胞浸润密集。

【诊断与鉴别诊断】　环状肉芽肿的皮疹颇具特征性，结合组织病理学特点为栅栏状肉芽肿，诊断不难。主要需与下列疾病进行鉴别：

1. 体癣　皮损特点为环形或多环形红斑，皮损边缘稍高起并不断向外扩展，中央皮损趋于消退，表面可有鳞屑。鳞屑直接镜检和培养可以找到病原真菌。组织学特点是部分表皮角化不全，其中可见中性粒细胞，真皮浅层轻微的淋巴细胞浸润性血管周围炎，无肉芽肿。PAS 染色在角质层内可发现真菌菌丝。

2. 离心性环形红斑　好发于躯干和四肢近端，皮损特点为环形红斑，逐渐向周围扩大，环内侧有少许鳞屑。皮损无症状或轻度瘙痒，可自行消退，但常反复发生。组织学改变无特征性，主要表现为

真皮浅层或全层小血管周围淋巴细胞、组织细胞浸润，无肉芽肿。

3. 结核样型麻风　患者常来自边远地区，皮损好发于躯干和四肢，表现为环形红斑块，边缘高起，中央色较淡，有局部感觉障碍。可伴有浅表神经粗大。组织学特点为真皮内上皮样肉芽肿沿神经血管呈条索状分布，皮肤附件周围也可见到肉芽肿，有多少不等的淋巴细胞浸润。抗酸染色可查见很少量的抗酸杆菌。

4. 类脂质渐进性坏死　皮损好发于胫前，为硬斑病样斑块，中央为淡黄色，有毛细血管扩张，周围呈紫红色。组织学特点也为栅栏状肉芽肿，但与环状肉芽肿不同的是前者病灶内一般无黏液沉积，可有少量浆细胞浸润。

【治疗及预后】　由于相当一部分病例的皮疹可在数年内自行消退，故对皮损局限且无自觉症状的患者可以观察，不必治疗。

局部治疗常使用强效糖皮质激素外用、局部封包，或复方倍他米松或曲安奈德皮损内注射，也可使用液氮冷冻、二氧化碳激光治疗等。

系统治疗仅限于皮损范围广、病情严重的病例，可选用烟酰胺 500mg 每天 3 次；异维 A 酸每天 0.5~0.75mg/kg；羟氯喹每天 6mg/kg；氨苯砜每天 100mg 等治疗。

第 3 节　类脂质渐进性坏死

类脂质渐进性坏死（necrobiosis lipoidica）是一种好发于胫前的大片硬皮病样皮损的非感染性肉芽肿性疾病，部分患者有糖尿病。

【病因及发病机制】

病因和发病机制不清楚，部分病例的发病与糖尿病关系密切。免疫介导的血管病变可能是出现胶原纤维变性的始动因素，研究发现本病存在免疫复合物性血管炎，受累血管壁上有 IgM、C3 和纤维蛋白原的沉积，渐进坏死区域有纤维蛋白原呈团块状沉积。但也有研究认为胶原纤维变性是本病的初始损害，炎症为继发性反应。

【临床表现】

女性患者多于男性（约 3.3∶1），好发于青壮年，与糖尿病相关的病例发病较早。皮损好发于小腿胫前，多为双侧，少数为单侧，也可以发生在其他部位，如大腿、上肢、躯干、面部等。初期表现为暗红色质硬的丘疹，逐渐增大为斑块。典型皮损如同硬皮病样斑块，圆形或卵圆形，边界清楚，中央微凹陷、光滑、淡黄色，边缘为紫红色，黄色区域表面可见毛细血管和静脉扩张，无自觉症状（图 2-29-5）。病

情进展缓慢。少部分病人可发生溃疡。

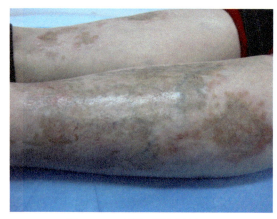

图 2-29-5　类脂质渐进性坏死

【组织病理】

表皮改变常不明显，病变主要位于真皮中深层，也可累及真皮浅层和皮下脂肪层，特征为栅栏状渐进性坏死性肉芽肿，渐进性坏死由嗜酸性、肿胀或变性的胶原纤维构成，有较多淋巴细胞、组织细胞和少量浆细胞浸润，可见病灶内血管病变及表浅小静脉扩张。

【诊断与鉴别诊断】

根据患者的临床特点、组织病理学改变可以作出诊断。主要与下列疾病鉴别。

1. 硬斑病　病变常位于躯干，典型皮损为类圆形或不规则形、中央为象牙色或蜡黄色硬斑，周围绕有紫红色晕。组织病理学特点为真皮胶原纤维增多、玻璃样变性，汗腺相对位置上移，小血管周围有多少不等的淋巴细胞、少量浆细胞浸润，无肉芽肿。

2. 胫前黏液性水肿　小腿胫前的肤色或淡红色、紫红色结节、斑块或肿块，表面可呈橘皮样，有时为弥漫性肿胀，质地硬。患者常有甲状腺功能亢进的病史。组织病理学特点为真皮胶原纤维间大量黏液沉积，阿辛蓝染色阳性。

3. 环状肉芽肿　病变好发于四肢，特别是手背，典型皮损为肤色或红色凹陷性丘疹或环形斑块。组织病理学特点为栅栏状肉芽肿，肉芽肿中央为胶原纤维变性，有黏液沉积，有多少不等的淋巴细胞浸润。

【预防和治疗】

注意避免外伤，治疗糖尿病。如果病变局限，无不适，可观察随访。也可选用强效糖皮质激素外用、局部封包，或者皮损边缘注射糖皮质激素，但糖尿病患者应注意检测血糖变化。0.025% 维 A 酸软膏外用可能会改善皮肤萎缩的情况。发生溃疡的病例需对症处理，必要时可切除后植皮，但容易复发。

其他可使用的药物包括烟酰胺、沙利度胺、阿司匹林、环孢菌素 A、霉酚酸酯等。

（王　琳）

第 30 章　皮 肤 肿 瘤

第 1 节　表皮肿瘤与囊肿

一、表 皮 痣

表皮痣（epidermal nevus）又名单侧痣、线状表皮痣、疣状线状痣、疣状表皮痣等，是一种表皮呈疣状增生的先天性局限性表皮发育异常。

【病因及发病机制】　可能与角质形成细胞的突变有关。在患者的一些细胞学发现提示遗传镶嵌现象的染色体断点。偶亦有报告呈家族性发病者。

【临床表现】　常在出生时或幼儿期发病，亦有文献报告在 10～20 岁才发病，男女均可发生。皮损开始为小的角化性丘疹，逐渐增大呈密集的角化过渡性丘疹，灰白色或深黑色，触之粗糙坚硬，皱襞处损害常因浸渍而较软，排列成线状或带状（图 2-30-1）。皮损可发生于身体任何部位，一般无自觉症状，进展缓慢，至一定阶段时即静止不变。根据其临床形态可分为局限型、泛发型或系统型、炎症型。皮损局限于一侧肢体，呈线状排列，称局限型；皮损多发、单侧或双侧分布，呈涡纹状或弧线形条纹，称为泛发型或系统型。炎症型常自觉瘙痒，多见于下肢，单侧性，皮损发红，因搔抓表面常有脱屑和结痂。本病可侵犯黏膜，在口唇黏膜面见有乳头状隆起，舌、颊黏膜、软腭、牙龈、女阴及阴道也可发病。

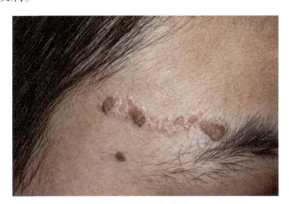

图 2-30-1　表皮痣

【组织病理】　各型的组织病理变化基本相同，表皮呈不同程度的增生，主要为角化过度，棘层肥厚，乳头瘤样增生，表皮嵴延长，并可见颗粒层增厚及柱状角化不全，基底层色素增多，但无痣细胞增生。炎症型尚有灶状角化不全及轻度棘层水肿，真皮内轻度慢性炎症细胞浸润。部分患者的组织学表现可显示为表皮松解性角化过度，病变广泛，几乎扩延整个表皮。

【诊断与鉴别诊断】　根据临床表现及组织病理不难诊断。应与线状苔藓、线状扁平苔藓、线状银屑病及黑棘皮病等鉴别。

1. 线状苔藓　虽然发病年龄较早，但常见于下肢，皮损为线状排列，正常肤色、淡红色或淡褐色小丘疹，无疣状、乳头状损害，可自行消退。

2. 线状扁平苔藓　非先天性疾病，发病年龄较晚，皮损为紫红色扁平丘疹，多角形，粟粒至绿豆大，组织病理与线状表皮痣不同，前者呈表皮萎缩，基底细胞液化变性，表皮下部或真皮浅层有胶样小体，真皮浅层有带状炎性细胞浸润，可以鉴别。

3. 黑棘皮病　局限性线状表皮痣要与之鉴别。黑棘皮病表现为颈周、腋窝等皱褶部位有乳头瘤样增生之褐色丘疹，病理上棘层肥厚及表皮嵴延长不如局限性线状表皮痣。

【治疗】　本病尚无理想疗法，皮损较小者可考虑电灼、冷冻、CO_2 激光或手术切除。面积大的系统性损害可试服阿维 A 酯（依曲替酯），外用维 A 酸乳膏。

二、脂溢性角化病

脂溢性角化病（seborrheic keratosis）又名老年疣（senile wart）、基底细胞乳头瘤（basal cell papilloma），为老年人最常见的良性表皮增生性肿瘤，几乎所有老年人均或多或少患有此种损害，是因角质形成细胞成熟迟缓所致的一种良性表皮内肿瘤。

【病因及发病机制】　病因尚不明，可能与日晒、病毒感染及慢性炎症刺激有关。多发性脂溢性角化病有时有家族史，说明本病有遗传倾向。突发的多发者可能与内脏肿瘤相关。

【临床表现】　本病的发生与年龄及性别有关，大多发生于老人，部分亦见于 30～40 岁以后。男性大多在 40 岁以后，而女性多在 60 岁以后。好发于颜面、手背、胸、背等处，亦见于四肢等其他部位，但不累及掌跖。初起皮损为一个或多个淡黄或浅褐色的扁平丘疹，圆形、卵圆形或不规则形，界限清楚，表面呈颗粒状，直径 1cm 左右，以后缓慢增大、变厚，数量增多，颜色变深，呈褐色甚至黑色疣状丘疹或斑块，表面常附有油腻性鳞屑（图 2-30-2），角栓是其重要特征之一。无自愈倾向，呈良性经过，恶变者极少。

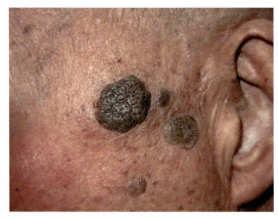

图 2-30-2　脂溢性角化病

本病可单发，但通常多发，可达 20 ～ 40 个甚至更多，若在短时间内发生多数泛发皮损，并伴有瘙痒，称之为 Leser-Trèlat 征，又称多发性发疹性脂溢性角化病，并应警惕合并内脏肿瘤，特别是胃肠道肿瘤，可伴有黑棘皮病。本病皮损极少发生恶变，如发生恶变常转化为鳞状细胞癌。

【组织病理】　所有类型均有：表皮角化过度，棘层肥厚，呈乳头瘤样增生，由基底样细胞和角质形成细胞组成，其特点是瘤的下界平坦，增生的表皮在两侧正常表皮连线之上。可分六种型别，简述如下：

1. 角化过度型　角化过度显著，明显棘层肥厚，乳头瘤样增生，有假性角质囊肿，黑素的量正常。

2. 棘层肥厚型　明显棘层肥厚，角化过度，乳头瘤样增生较轻，瘤细胞主要为基底样细胞组成。

3. 腺样型　又称网状型，基底样细胞排列成两排，从表皮伸向真皮，表皮细胞相互交织成网状。

4. 刺激型　出现较多排列成洋葱皮状的鳞状细胞所组成的鳞状漩涡，常呈嗜伊红变性。

5. 菌落型　又称克隆型，肿瘤内有明显的胞核小而深染的基底样细胞形成的细胞巢，与周边的表皮细胞形成一定界限，似表皮内上皮瘤。

6. 黑素棘皮瘤型　为脂溢性角化病的特殊类型，肿瘤内黑素细胞明显增多，黑素也多，散布整个损害内。

【诊断与鉴别诊断】　根据中老年患者面部等暴露部位出现褐色扁平丘疹或斑块、表面覆油腻性鳞屑及组织病理而确诊。需与下列疾病鉴别。

1. 日光性角化病　是发生于曝光部位的角化性丘疹或斑片，组织病理上有角质形成细胞排列紊乱，有异型性。

2. 灰泥角化病　皮损呈灰白色小丘疹，好发于

中老年人双下肢，组织病理与角化型脂溢性角化病相似。

3. 青年扁平疣　发生于暴露部位褐色扁平丘疹，常见于青年人，组织病理可以鉴别。

4. 汗管瘤　应与棘层肥厚型作鉴别，其瘤组织中可见裂隙、管腔或囊状腔隙，腔壁衬有护膜。

【治疗】　一般不需治疗。对于瘙痒或有碍美容的损害可选择角质剥脱剂三氯醋酸、液氮冷冻、激光或电灼疗法。诊断可疑时，可手术切除并做病理检查。

三、表皮囊肿

表皮囊肿（epidermal cyst）又名角质囊肿（keratin cyst），是一种真皮内含有角质的囊肿，其壁由表皮构成。好发于青年、儿童，老年少见。

【临床表现】　表皮囊肿是最常见的皮肤囊肿之一，好发于青年、儿童。可发生于任何部位，生长缓慢。常单个或数个，呈高起、圆形、坚实性真皮内或皮下结节（图 2-30-3），直径可达 1 ～ 5cm 后即停止生长，有弹性，可推动，无自觉症状。常见于头皮、面部、颈部、躯干及臀部等。内容主要为角质，可化脓，病程良性。可伴发结肠息肉、多发性骨髓瘤或其他软组织肿瘤。因外伤而将表皮或附属器上皮植入真皮所引起表皮囊肿可称为外伤性表皮囊肿（traumatic epidermal cyst），多位于掌跖。

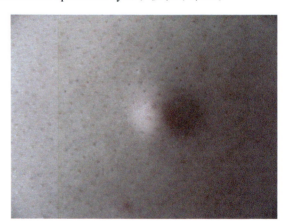

图 2-30-3　表皮囊肿

【组织病理】　通常为单发性囊肿，位于真皮内，囊壁由真正表皮（皮肤表面表皮及毛囊漏斗部表皮）所构成，囊内充满层状角质物，有时可见一些角化不全细胞，偶有钙化。

【诊断与鉴别诊断】　本病有一定的特征及好发部位，一般诊断不难。应与多发性脂囊瘤、脂肪瘤及神经纤维瘤等鉴别。组织病理可鉴别。

【治疗】　不需治疗，较大者可行手术切除。

四、鲍 温 病

鲍温病（Bowen's disease）系表皮内癌，亦称原位鳞状细胞癌（squamous cell carcinoma in situ），大多为原发性，为发生于皮肤或黏膜的表皮内鳞状细胞癌。累及皮肤或皮肤与黏膜交界部位。临床上往往表现为孤立性，界限清楚的暗红色斑片或斑块，表面常有结痂和渗出。

【病因及发病机制】　发生于曝光部位的皮损，可能与慢性日光直接损伤有关，非曝光区皮损则可能与慢性砷中毒和其他化学制剂如双草枯（paraguat）有关。鲍温病可发生于由HPV-5引起的疣状表皮发育不良损害上，HPV-16也与手指及阴部皮损有关。此外，外伤和遗传亦可能与本病的发生有一定关系。

【临床表现】　本病可发生于任何年龄，中老年较多。好发于日光暴露部位，如头面部、躯干和四肢远端，亦可累及口腔、鼻、咽、女阴和肛门等黏膜。皮损通常为孤立性、境界清楚的暗红斑片或斑块，圆形或不规则形，大小为数毫米至10余厘米不等，缓慢增大，表面常有鳞屑、结痂和渗出（图2-30-4），除去鳞屑和结痂，可露出暗红色颗粒状或肉芽状湿润面，很少出血或不出血。本病多为单发，但也有多发，可散在、密集或互相融合。无明显自觉症状，偶有瘙痒或疼痛感。有时皮损可呈不规则隆起或结节状，如出现溃疡，常为侵袭性生长的标志。约5%的患者可演变为鳞状细胞癌。一些报告提出本病往往合并其他原发性内脏和表皮恶性肿瘤。虽尚未获得公认，但应引起注意，给予全面检查。

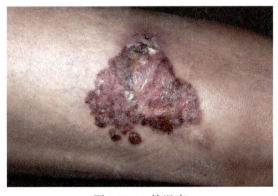

图 2-30-4　鲍温病

【组织病理】　表皮细胞排列不规则，呈现高度非典型增生，角化过度伴角化不全，棘层肥厚，表皮嵴延长增宽，常将其间的乳头缩减至细索状，整个表皮细胞排列完全紊乱，许多细胞呈高度不典型性，即核的大小、形态不一致，染色深、不匀，核仁明显，还可见到含有成簇胞核的多核巨细胞，

可见异型核分裂象，有的细胞明显空泡状，类似Paget细胞，但表皮基底膜带完整，表皮与真皮的界限鲜明，PAS染色显示完整阳性基膜区，若破坏则提示为浸润癌。真皮上部常有中等量慢性炎症细胞浸润。

【诊断与鉴别诊断】　临床上有边界清楚稍隆起暗红色斑片或斑块，主要位于日光暴露部位，表面结痂，病程缓慢，组织病理示原位癌的表现，表皮角质形成细胞有异型性，因而容易诊断，但要与下列疾病鉴别。

1. 乳房Paget病及乳房外Paget病　虽然亦有空泡化Paget细胞，但无角化不良细胞，基底细胞往往被Paget细胞压得很扁，与鲍温病的空泡细胞不同，其中含有PAS阳性且耐淀粉酶的物质。必要时可进行免疫组化。

2. 浅表型基底细胞癌　亦能出现类似鲍温病的临床外观，但其边缘隆起，有细丝样珍珠色边缘围绕，组织病理见表皮组织呈芽状或不规则增生，瘤组织周围细胞层常呈栅状排列，因而两者鉴别无困难。

3. 浅表扩散性黑素瘤　色素性鲍温病少见，其临床上是灰白至黑色斑片，组织病理见表皮内除有角质形成细胞异型性外，黑素增加或真皮乳头内噬黑素细胞增加或两者都有；而浅表扩散性黑素瘤常见于背及小腿，皮损可有黄褐、棕黑、粉红至蓝灰色多种色泽变化，组织病理见表皮棘层肥厚，整个表皮杂乱散布着大而圆的黑素细胞单个或成巢位于表皮下部，大多数黑素细胞的核不典型，染色深，胞质丰富，并含不等量的黑素。免疫组化对鉴别有帮助。

【治疗】　最有效的治疗为手术切除。若损害较小，可采用电烧灼、冷冻或激光治疗，亦可外用咪喹莫特霜或氟尿嘧啶软膏，光动力疗法亦有一定疗效。

五、Paget病

Paget病（Paget's disease）又称湿疹样癌（eczematoid carcinoma），分为乳房Paget病（mammary Paget's disease）和乳房外Paget病（extramammary Paget's disease）。临床上表现为湿疹样皮损，组织病理以表皮内有大而淡染的异常细胞（Paget细胞）为特点的一种特殊类型皮肤肿瘤。

【病因及发病机制】　病因未明，目前多认为本病为起源于乳腺导管及顶泌汗腺导管开口部原位癌，并从该处向下沿乳腺导管及腺上皮扩展，最终可侵入结缔组织而形成乳癌，向上则扩展到表皮内而形成Paget病皮损。乳房外Paget病则常与其下方的腺性附件癌或与局部转移性或非转移性癌伴发。

【临床表现】

1. 乳房 Paget 病 通常发生于中年以上妇女，平均 40～60 岁，少数亦可见于男性乳房。好发于单侧乳头、乳晕及其周围。皮损呈湿疹样外观，表现为境界清楚的鳞屑性红色斑片或斑块，表面多有糜烂、渗出或结痂（图 2-30-5），浸润明显，无明显痒感。皮损缓慢向周围扩大，可发生溃疡、血性乳头溢液和乳头回缩。半数患者伴有乳腺癌，可有腋窝淋巴结转移。

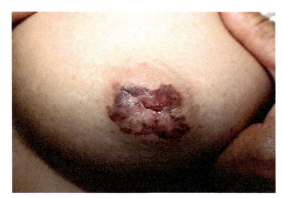

图 2-30-5 乳房 Paget 病

2. 乳房外 Paget 病 可累及两性，但以女性为多，常发生于 50 岁以上。病程缓慢，病期半年至十多年。多见于顶泌汗腺分布部位，好发于女阴，其次为阴囊、会阴、肛周、亦见于阴部以外顶泌汗腺区（如腋窝等）。大多为单发、少数多发。皮损与乳房 Paget 病相似，皮损呈湿疹样外观，表现为境界清楚的鳞屑性红色斑片或斑块，表面多有糜烂、渗出或结痂（图 2-30-6），但较乳房 Paget 病的皮损大，且常有痛痒感。乳房外 Paget 病一般较乳房 Paget 病愈后好，但可伴发真皮内侵袭性癌。由直肠腺癌扩展到肛周皮肤，由宫颈癌扩展至外阴，则称为继发性乳房外 Paget 病，预后不良。

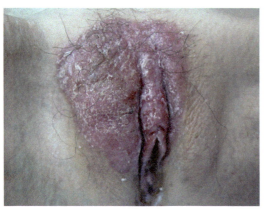

图 2-30-6 乳房外 Paget 病

【组织病理】 两者病理表现几乎相同，其特点为表皮内特别是棘层下部出现单个或巢状的 Paget 细胞，胞体大，圆形或椭圆形，无细胞棘突及细胞间桥，胞质丰富而淡染，如空泡状，核大深染，核膜清晰。Paget 细胞增多时，可将周围表皮细胞挤压成网状，特别是将基底细胞挤压成细带状，称为 Paget 样现象。Paget 细胞 PAS 反应阳性，耐淀粉酶、阿辛蓝染色可阳性。真皮内常有中度慢性炎症浸润。免疫组化检查 CEA、GCDFP-l5 和 CK7 阳性。继发性者 CK7、CK20 均阳性。

【诊断与鉴别诊断】 中老年人单侧乳房或顶泌汗腺分布区发生湿疹样斑片或斑块，境界清楚，基底有浸润，病程缓慢，持久存在，按湿疹治疗无效，均应怀疑本病，病理活检可明确诊断。应与湿疹、鲍温病、浅表扩散型黑素瘤、基底细胞癌及乳头糜烂性腺瘤病等鉴别。

1. 乳房、外阴湿疹 对称分布之群集水疱或糜烂、渗出、结痂性皮损，边界不清，自觉明显瘙痒，按湿疹治疗可以治愈，但易复发，组织病理示表皮海绵水肿，无细胞异型性；而乳房、乳房外 Paget 病多为单侧性不对称皮损，境界较清楚，瘙痒不明显，组织病理表皮内可见到 Paget 细胞。 .

2. 鲍温病 较少侵犯乳头及乳晕部，缓慢发展之暗红色鳞屑性斑片或斑块，边界清楚，组织病理示原位癌表现，而无 Paget 细胞。

3. 乳头糜烂性腺瘤病 早期乳头糜烂，常有浆液性渗出和结痂，临床与乳房 Paget 病非常类似，晚期乳头呈结节状肿大，组织病理真皮内可见境界清楚的无胞膜的腺瘤，腺腔内有乳头状突起，可见顶浆分泌，可有导管与其上表皮相连。

【治疗】 治疗方法主要是根据病变的位置和范围、患者年龄、全身健康情况等诸多因素而定。乳房 Paget 病应进行乳房次全切除术，如伴发乳房内肿块，应进行乳房根治术；乳房外 Paget 病应进行广泛深切除，并细心查找其下方的肿瘤，以免复发，必要时行局部淋巴结清除术。对不能耐受手术的老年患者可采用放射治疗、激光（Nd：YAG）治疗及化疗、光化学治疗。

六、鳞状细胞癌

鳞状细胞癌（squamous cell carcinoma）简称鳞癌，又称棘细胞癌（prickle cell carcinoma）。为起源于表皮角质形成细胞的一种恶性肿瘤。可发生于身体任何具有鳞状上皮的皮肤及黏膜，但发生于正常皮肤及黏膜上罕见，常在某些皮肤病原有皮疹的基础上如烧伤瘢痕、放射性皮肤损伤、着色性干皮病、寻常狼疮、盘状红斑狼疮、慢性皮肤溃疡及各种常见癌前期疾病的基础上演变而来。易发生于暴露部位的皮肤或黏膜。常有溃疡，易发生转移。

【病因及发病机制】 许多致病因子均可诱发鳞状细胞癌：①长期紫外线照射、放射线或热辐射损伤。②化学致癌物：如砷、多环芳香族碳氢化合物、煤焦油、石蜡、蒽、烟草焦油、酪酸盐等。③某些癌前期皮肤病：如日光性角化病、砷角化病、放射性皮炎或黏膜白斑等。④某些慢性皮肤病：如慢性溃疡、慢性窦道、慢性骨髓炎、红斑狼疮特别是 DLE、寻常狼疮、硬化萎缩性苔藓等均可诱发或继发鳞状细胞癌。⑤病毒感染，特别是人类乳头瘤病毒 16、18、30、33 型感染。⑥遗传因素，亦为重要的诱发因素，某些遗传性皮肤病如着色性干皮病、白化病等患者发病率高。

【临床表现】 本病主要发生于老年人，50～60 岁为发病高峰，男性多于女性。好发于头皮、面、颈和手背等曝光部位皮肤。早期皮损常为小而硬的红色结节，境界不清，易演变为疣状或乳头瘤状，质地坚实，表面可有鳞屑，中央易发生溃疡，溃疡表面呈颗粒状，易坏死、出血，溃疡边缘较宽，高起呈菜花状（图 2-30-7），基底部有浸润，伴恶臭。肿瘤可向深层组织浸润，包括肌肉和骨骼。继发于放射性皮炎、焦油性角化病、瘢痕、溃疡、窦道者，其转移性远高于日光性损伤者。鳞癌的发展较快，恶性程度较高。转移率 2%～3%。可转移到局部引流淋巴结，晚期可通过血行发生远处转移。发生在黏膜如龟头、女阴以及口腔黏膜的鳞癌，转移较早，且转移率较高。常见转移部位依次为头颈、上肢、下肢。晚期常有全身症状，如发热、消瘦、恶病质等。

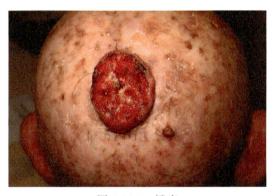

图 2-30-7 鳞癌

【组织病理】 组织病理上应与假癌性增生相鉴别。肿瘤由不规则鳞状细胞肿瘤团块所组成，不规则向真皮内增生。瘤细胞团由不同比例的非典型性（间变）鳞状细胞和正常鳞状细胞构成。非典型性鳞状细胞特点是：①细胞大小和形状不一；②核增生，染色深，出现核分裂；③细胞间桥消失；④个别细胞出现角化不良和角珠形成，即瘤细胞作同心圆排列，

自周围逐渐向中心处不完全或完全角化。鳞癌的分化程度根据异型性鳞状细胞与分化好的鳞状细胞的比例多少以及肿瘤组织侵入的深度而定为 Ⅰ、Ⅱ、Ⅲ、Ⅳ 级。Ⅰ 级分化良好的细胞超过 75%，Ⅱ 级超过 50%，Ⅲ 级超过 25%，Ⅳ 级低于 25%。

【诊断与鉴别诊断】 根据临床上溃疡，周围硬而隆起，表面增生如乳头状或菜花状，组织病理示真皮中有异型性鳞状细胞肿瘤团块而诊断。需与下列疾病鉴别。

1. 角化棘皮瘤 皮损为坚实的圆顶形结节，表面光滑，肤色或淡红色，中央充满角质栓之火山口状凹陷，基底无浸润，病程短。好发于面部等暴露部位。组织病理示：中心有大的表皮凹陷，呈现火山口样，其中充满角质，两侧表皮则像口唇伸展于凹陷的两侧，表皮假上皮瘤样增生，有些角质形成细胞有异型性，可见角化珠。

2. 溃疡型基底细胞癌 常在正常皮肤上发生，肿瘤常有珍珠样边缘，进展慢，很少转移。组织病理由嗜碱性的基底样细胞所组成，而鳞癌溃疡进展快，易转移，组织病理见肿瘤团块由胞质嗜酸的鳞状细胞所组成。

【治疗】 早期诊断为治疗成功的关键。治疗应彻底，以免发生转移。可根据肿瘤大小、组织分化程度、患者的年龄和身体状态等选择治疗方法，首选手术切除，建议应用 Mohs 外科切除技术，能较彻底地切除癌肿，创面愈合快，切除范围至少在皮损外方 0.5～2cm，并需要有足够的深度，切除标本应做病理检查，以明确诊断以及肿瘤是否切除干净。可应用光动力学疗法、维 A 酸、干扰素、电烧灼等治疗；放射疗法仅对部分患者有效。已经转移或晚期患者，可试用顺铂、多柔比星（阿霉素）或博来霉素等化疗。

七、基底细胞癌

基底细胞癌（basal cell carcinoma）又称基底细胞上皮瘤（basal cell epithelioma），为分化较好的皮肤肿瘤。生长缓慢，有局部破坏性，但极少转移。

【病因及发病机制】 病因不明，多见于头面部等曝光部位以及户外工作和浅肤色者，可能与长期日晒密切相关。此外，大剂量 X 线照射、烧伤、瘢痕、砷剂等，与本病的发生、发展亦可能有关。

【临床表现】 本病多见于老年人，50 岁以上多见，好发于曝光部位，特别是颜面部。皮损常单发，但亦有散发或多发者。最初皮损为针头至绿豆大半球形蜡样结节，表面半透明状，毛细血管扩张，皮损缓慢生长，中心可坏死、溃疡，边缘卷起，皮

损颜色可从正常皮色到暗棕色至黑色。临床常分为以下 5 种类型。

1. 结节溃疡型　最常见，好发于颜面，特别是颊部、鼻旁沟、前额等处。皮损常为单个，黄豆大小，灰白色或蜡样小结节，质较硬，表面常有少数扩张的毛细血管，轻微外伤后易出血。结节缓慢增大，出现溃疡，绕以珍珠状向内卷曲的隆起边缘（图 2-30-8），称侵蚀性溃疡（rodent ulcer）。偶见皮损呈侵袭性扩大，或向深部生长，破坏眼、鼻、甚至穿通颅骨，侵及硬脑膜，造成患者死亡。

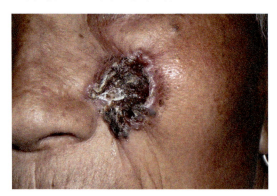

图 2-30-8　基底细胞癌

2. 浅表型　较少见，多见于青年男性。好发于躯干等非暴露部位，特别是背部和胸部。皮损为一个或数个轻度浸润性红色鳞屑性斑片，境界清楚，生长缓慢，周围至少有一部分绕以细小珍珠样边缘。斑片表面常见小的浅表性糜烂、渗出和结痂。愈后留有光滑萎缩性瘢痕。

3. 硬斑病样型或硬化型　罕见，多见于青年人，好发于颜面，尤其是颊部、前额、鼻、眼睑、颧部等。皮损为单发，大小不一，扁平或轻度凹陷的黄白色蜡样到硬化性斑块，缺乏卷边，亦无溃疡及结痂，类似局限性硬皮病，边缘常不清，生长缓慢。

4. 色素型　与结节溃疡型基底细胞癌相似，不同点在于皮损有黑褐色色素沉着，呈褐色或深黑色，但不均匀，边缘部分较深，中央呈点状或网状，易误诊为恶性黑素瘤。

5. 纤维上皮瘤型　为一个或数个高起的结节或斑块，略带蒂，触之中等硬度，表面光滑，轻度发红，临床上类似纤维瘤，好发于背部、腰骶和大腿。

【组织病理】　系起源于表皮或皮肤附属器的多潜能基底样细胞，可向不同方向分化。基底细胞癌的共同特点：①瘤细胞团位于真皮内与表皮相连；②瘤细胞似表皮基底细胞，但不同之处是瘤细胞核大，卵圆形或长形，胞质相对较少，细胞境界不清，无细胞间桥，周围细胞呈栅栏状排列，境界清楚；③瘤细胞的核大小、形态及染色均颇一致，无间变；④瘤细胞团周围结缔组织增生，

围绕瘤团排列成平行束，其中有许多幼稚成纤维细胞，并可见黏蛋白变性。由于黏蛋白在标本固定与脱水过程中发生收缩，因而瘤细胞团周围出现裂隙，此虽为人工现象，但为本病的典型表现而有助于与其他肿瘤鉴别。

根据组织病理学表现的不同可分为以下类型：①实体型：其病理改变如上所述；②色素型：有较多色素；③硬斑病样型：结缔组织明显增生，瘤细胞被挤压成呈束条状排列；④浅表型：瘤细胞团呈花蕾状或不规则团块状附着于表皮；⑤角化型：瘤细胞团中央可见角化性区域；⑥囊肿型：瘤细胞团中央大片坏死出现囊腔；⑦腺样型：瘤细胞排列成细长索条，互相交织呈腺体样或花边样；⑧纤维上皮瘤型：瘤细胞排列成细长分支的束条状，互相吻合，交织成网，周围结缔组织基质明显增生。基底细胞癌细胞角蛋白染色阳性，α2 和 β1 整合素（integrin）染色亦呈阳性，但细胞间黏附分子 1（ICAM-1）、白细胞功能抗原 1a（LFA-1a）和血管细胞黏附分子 1（VCAM-1）阴性。有时肿瘤细胞 HLA-DR 抗原阳性。大多数肿瘤细胞 P53 蛋白表达阳性。

【诊断与鉴别诊断】　根据临床上皮损为皮色至黑色小结节，周围有珍珠状隆起边缘，组织病理真皮中有基底样细胞肿瘤组织团块可以诊断。临床上损害发展缓慢，边缘呈珍珠状或堤状隆起，一般没有炎症反应，多发生于面部和颈部是其特点。通常早期的基底细胞癌难与老年性皮脂腺增生、角化棘皮瘤、鳞癌、寻常疣及传染性软疣鉴别；色素性基底细胞癌有时被误诊为恶性黑素瘤；浅表性基底细胞癌有时类似湿疹、扁平苔藓、鲍温病等；硬化型基底细胞癌的质地似局限性硬皮病。本病应与鳞状细胞癌、Bowen 病、Paget 病、日光角化病、脂溢性角化病等进行鉴别。最后主要靠组织病理学检查进行诊断和鉴别诊断。

【治疗】　应根据患者一般情况、皮损大小、部位及浸润深度加以综合考虑。理想的疗法是手术切除或切除后植皮，建议采用 Mohs 外科切除术，不能手术的患者，可应用光动力疗法、放射疗法、电灼、激光、冷冻等治疗。亦可局部外用 5- 氟尿嘧啶软膏、维 A 酸霜、咪喹莫特霜。

（邓列华）

第 2 节　皮肤附属器肿瘤

一、皮脂腺痣

皮脂腺痣（sebaceous nevus）又称器官样痣，是一种表皮、表皮附属器先天性局限性增生的良性皮

肤附属器肿瘤，通常以皮脂腺增生为主要特点。

【临床表现】　本病常在出生或出生后不久发生，最常见于头皮及面部，多为单发损害，少数可出现多发斑块或结节。儿童期皮损为稍隆起的斑块，表面光滑，黄或黄褐色，有蜡样光泽。青春期因皮脂腺充分发育，皮损肥厚呈疣状、结节状或分瓣状（图 2-30-9）。老年患者皮损多呈疣状，质地坚实，呈棕褐色。皮损直径多为数厘米，边界清楚，可呈圆形、卵圆形或条状，发生于头皮者，可部分或全部秃发。约 10% ～ 40% 的患者在本病的基础上并发其他肿瘤，极少数患者同时具有"神经皮肤综合征"的表现，出现智力迟钝、抽搐、眼发育异常、骨骼畸形等改变。该病可以合并多种异常。

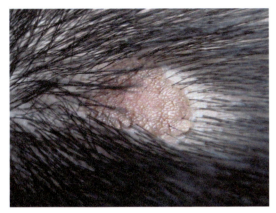

图 2-30-9　皮脂腺痣

【组织病理】　儿童期以前，皮脂腺痣内的皮脂腺尚未发育，皮脂腺大小及数目均未见增加，并可见分化不完全的毛发结构，表现为上皮细胞所构成的条索或胚芽，类似原始上皮胚芽或胚胎期毛囊，易漏诊。青春期组织学改变典型，有诊断价值，在真皮中上部可见大量成熟或近成熟的皮脂腺小叶，常无皮脂腺导管，而直接开口于毛囊漏斗部，其上方表皮多呈乳头瘤样或疣状增生，表皮下方或真皮内有发育不良的毛胚结构，真皮深部皮脂腺小叶下方往往有顶泌汗腺。常合并其他肿瘤，有相应的组织学改变，例如乳头状汗管囊腺瘤、毛母细胞瘤样改变、外毛根鞘瘤、皮脂腺肿瘤、角化棘皮瘤样改变、螺旋腺瘤、毛发平滑肌瘤、结节状汗腺瘤、痣细胞痣、蓝痣和雀斑样痣混合的联合痣等，但通常合并顶泌汗腺、毛发及皮脂腺来源的肿瘤，说明是从原始上皮胚芽衍化而来。基底细胞上皮瘤曾经被认为是皮脂腺痣最常伴发的恶性肿瘤，其发生率高达 20%，但近来有研究认为大多数基底细胞上皮瘤实际上是良性的毛母细胞瘤样增生。继发的良性或恶性肿瘤一般都发生于成人，很少见于儿童，因此对于儿童皮脂腺痣是否需要预防性切除值得商榷。

【治疗】　手术切除或切除植皮，也可用电干燥、激光及刮除术治疗，最好在青春期前进行。除去不彻底可复发。

二、汗　管　瘤

汗管瘤（syringoma）是向小汗腺末端导管分化的一种腺瘤。

【病因】　因本病好发于女性，妊娠期、月经前期或使用雌激素时皮损增大，考虑可能与内分泌有关。

【临床表现】　本病多见于青年女性，皮损为直径 1 ～ 3mm 的丘疹，呈皮色、淡黄色或褐黄色，通常多发，数个至数百个，多密集而不融合。临床可根据皮损的发生部位分以下三型：① 眼睑型：最常见，位于双侧下眼睑（图 2-30-10），多见于女性。② 发疹型：男性青少年多见，皮损广泛分布于颈、胸、腋、上臂、脐周等处。③ 局限型：可局限于某一解剖学部位，位于外阴及阴蒂者，称生殖器汗管瘤（genital syringoma）（图 2-30-11）。少数可呈线状或单侧性分布。巨大型可大至 1cm，表现为粟丘疹。皮损通常无症状，发生于女阴者瘙痒多见也严重。部分患者天热出汗时皮损有瘙痒或有烧灼感。该病病程缓慢，很少自行消退。

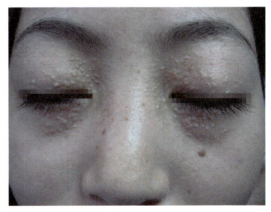

图 2-30-10　汗管瘤 - 眼睑型

【组织病理】　真皮中上部可见嗜碱性上皮细胞构成的小团块或条索，部分团块或条索中见管腔，管壁由 2 层及数层细胞构成，腔内可为嗜伊红无定形物质，或为淡蓝灰色变性物质，少数可出现层状角质物，囊壁可衬有含透明角质颗粒的细胞，通常位于真皮的浅层，类似于粟丘疹，这种情况多见于生殖器汗管瘤。有些上皮团块一端有导管，而另一端则有实性条索，似逗点状或蝌蚪状，有诊断价值。有时组成瘤团的细胞呈透明状，称为透明细胞汗管瘤（clear cell syringoma），好发于糖尿病患者。半数以上肿瘤团块周围有程度不同的纤维组织增生。

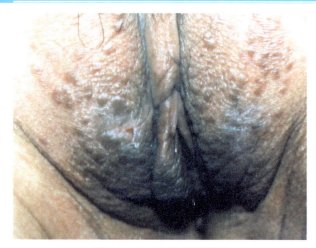

图 2-30-11　生殖器汗管瘤

【诊断与鉴别诊断】　本病有一定的临床特点，可以诊断，遇到不典型皮损时，结合组织病理检查可以确诊。需与以下疾病鉴别：

1. 扁平疣　扁平皮色或淡褐色丘疹，好发于面部，但并非为双侧下睑，手背也是好发部位，组织病理可资鉴别。

2. 毛发上皮瘤　多见于儿童期，皮损好发于双侧鼻唇沟，皮损较大或球状，组织病理可确诊。

3. 微囊肿性附属器癌　组织学类似于汗管瘤，但皮损大，浸润深，有破坏性生长现象及异常核分裂象，出现毛发及汗腺两种分化改变，临床为单发斑块，结节或囊性损害，不同于汗管瘤。

【治疗】　一般不需治疗，必要时可采用激光、冷冻或电解治疗。皮损少且局限者也可切除治疗。

（孙建方　姜祎群）

第 3 节　皮肤软组织肿瘤

一、皮肤纤维瘤

皮肤纤维瘤（dermatofibroma）又称结节性表皮下纤维化（nodular subepidermal fibrosis）、纤维组织细胞瘤（fibrous histiocytomas）、组织细胞瘤（histiocytomas）或硬化性血管瘤（sclerosing hemangiomas）等，可能系微小皮肤损伤引发的成纤维细胞的增生，对皮肤纤维瘤是否为反应性增生或肿瘤尚存争议。

【临床表现】　本病好发于中年，女性较为易患。可自然发生或发病前有外伤或昆虫叮咬史。皮损通常单发或在 5 个之内，也有更多者，发疹性损害表现者多见于使用免疫抑制剂、HIV 感染和抗逆转录病毒疗法的患者。皮损为圆形或卵圆形硬性结节，棕红、黄褐或黑褐色，直径多在 1cm 以内，质地坚实，高出皮面，呈扁球形或纽扣状，表面光滑、粗糙或

角化（图 2-30-12）。肿瘤与上方表皮粘连，下方可自由移动。皮损好发于四肢伸侧，也可见于胸背部。一般无自觉症状，部分患者有轻度痒感、不适或刺痛。皮损常持久存在，罕有自然消退者。

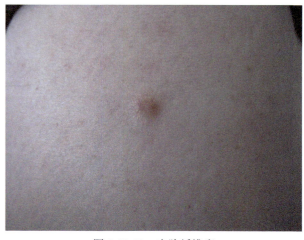

图 2-30-12　皮肤纤维瘤

【组织病理】　病变位于真皮中下部，为成纤维细胞及胶原纤维组成，边界不甚清楚，肿瘤上方常与表皮之间有一正常胶原带。根据组成肿瘤有何种成分占优势，而分为纤维型及细胞型。前者主要由幼稚的胶原纤维呈交织状排列，其中可见胞核细长的成纤维细胞。肿瘤两侧胶原纤维被瘤组织分隔而出现均质红染的小球状改变。后者由大量的成纤维细胞组成，细胞圆或卵圆形，胞质丰富，胞质内可含脂质呈泡沫状，或含有含铁血黄素，仅有少量胶原纤维。除上述两型外，部分病变内可见毛细血管及内皮细胞增生，局部可见灶状出血，称硬化性血管瘤。80% 以上病损上方表皮有不同类型的增生，可表现为疣状、乳头瘤状、脂溢性皮炎样、银屑病样，特征性的改变为色素性毛表皮痣样表皮增生。皮肤纤维瘤有多种变种，包括：细胞性纤维组织细胞瘤（cellular fibrous histiocytoma）、动脉瘤样纤维组织细胞瘤（aneurismal fibrous histiocytoma）、上皮样纤维组织细胞瘤（epithelioid fibrous histiocytoma）、非典型性（假性肉瘤）纤维组织细胞瘤 [atypical (pseudo-sarcomatous) fibrous histiocytoma]、脂质化"踝型"纤维组织细胞瘤（lipidized 'ankle-type' fibrous histiocytoma）、透明细胞纤维组织细胞瘤（clear cell fibrous histiocytoma）、栅栏状皮肤纤维组织细胞瘤（palisading cutaneous fibrous histiocytoma）、萎缩性皮肤纤维瘤（atrophic dermatofibroma）。

【诊断与鉴别诊断】　本病临床有一定的特点，结合组织病理检查可以确诊，临床上注意与黑素瘤、色素痣等相鉴别，病理上应与瘢痕、结节性黄瘤、隆突性皮肤纤维肉瘤相鉴别。

【治疗】　一般不需治疗，必要时可手术切除，也可皮损内注射糖皮质激素治疗。

二、瘢痕疙瘩

瘢痕疙瘩（keloid）系皮肤损伤导致皮肤内结缔组织过度增生所引起的良性皮肤肿瘤。患者多有瘢痕体质，有色人种较易发病，部分患者有家族史，某些创伤或皮肤病易促发本病，例如伤口张力大、异物、烧伤、痤疮、毛囊炎及化脓性汗腺炎等，偶尔自然发生。

【临床表现】　本病好发于上胸及胸骨前区，也可见于颈、肩、耳、下肢等部位，青年人多见，皮损初起为小而硬性的红色丘疹，缓慢长大，形成圆形、卵圆形或不规则瘢痕，高起皮面，边界清楚，皮损范围超过原有损伤部位，可呈蟹足状向外伸展，皮损表面光滑发亮（图 2-30-13）。早期进行性发展的皮损色红可有触痛或瘙痒感，表面毛细血管扩张，质韧；静止期皮损色淡红，质地硬，常无症状。虽然本病皮损可单发，但通常多发，皮损大小不一。继发于烧伤、烫伤者可出现大面积的皮损，严重者影响患者的肢体功能。

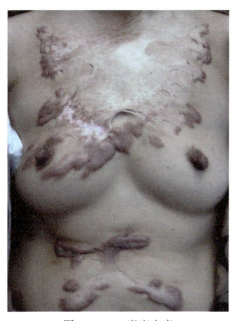

图 2-30-13　瘢痕疙瘩

【组织病理】　病变位于真皮，主要由增生粗大的胶原纤维交织状排列，边界不清，病程早期皮疹可有轻度的血管增生，后期纤维组织呈玻璃样变，病变内弹力纤维及附属器减少，或见附属器被推挤现象，病变发展时，可见幼稚的成纤维细胞增生及丰富的黏液基质，真皮乳头层可因受压而变薄。

【诊断与鉴别诊断】　根据典型临床皮损容易诊断。主要应与增生性瘢痕相鉴别，有时鉴别比较困难，通常增生性瘢痕的皮损仅在原损害的范围之内，生长数月后停止发展，并可消退，而瘢痕疙瘩的皮损持续存在，病变超过原损害范围，并可出现蟹足状改变，病理上易出现粗大玻璃样变的胶原纤维。

【治疗】　可采用以下方法：

（1）皮损内注射糖皮质激素，可用曲安西龙混悬液（1 ～ 40mg/mL）、复方倍他米松、泼尼松混悬液等，可同时合用利多卡因，通常每 1 ～ 2 月注射一次。

（2）手术治疗：局麻后手术切除皮损，拆线后局部放射治疗，500 rad，每 5 天一次，共 4 次。也可在手术同时合用糖皮质激素。应避免单纯手术切除。

（3）病程半年以内的皮损，可采用 X 线照射，200 rad，2 ～ 3 周一次，总量控制在 800 ～ 1000 rad 之间。

（4）小面积皮损可用液氮冷冻治疗，2 ～ 3 周一次。

（5）采用糖皮质激素外用制剂，可减轻症状，也可试用维 A 酸外用制剂。

（6）皮损内注射 5- 氟尿嘧啶有效。

三、血管畸形及血管瘤

（一）鲜红斑痣

鲜红斑痣（nevus flammeus）又称毛细血管扩张痣及葡萄酒样痣（port wine stains），系先天性毛细血管畸形。

【临床表现】　该病常在出生时或出生后不久出现，为淡红、暗红或淡蓝色斑片，形态不规则，边界常清楚，不高起皮面，压之易褪色（图 2-30-14）。发生于眼睑及唇部的皮损，可累及其下方的黏膜。可分为两型：①中位型鲜红斑痣（medially located nevus flammeus），见于枕部及面中部，随年龄增长可消退。②侧位型鲜红斑痣（laterally located nevus flammeus），可位于一侧面部或一侧肢体，随年龄增长皮损颜色加深。有时皮损高起皮面或其上方发生结节，这类皮损常终生存在。鲜红斑痣可伴有其他血管畸形，包括：① Sturge-Weber 综合征，有软脑膜及蛛网膜血管瘤，患者可有癫痫、对侧脑瘫。结膜、虹膜及脉络膜也可出现血管瘤，引起青光眼或视网膜剥离。② Klippel-Trenaunay 综合征（骨肥大静脉曲张综合征），出现软组织及骨肥大、静脉曲张及动静脉瘘。

【组织病理】　真皮中上部可见群集扩张的毛细血管及成熟的内皮细胞，皮损高起或呈结节状者，除上述改变外，在真皮深部及皮下组织也可见到扩张的血管，管腔内充满红细胞。

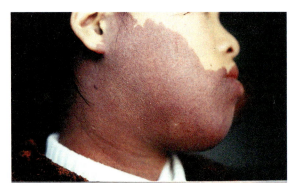

图 2-30-14 鲜红斑痣

【治疗】 中位型鲜红斑痣大多可自行消退，不需要治疗。对不能消退的侧位型鲜红斑痣可选用：

1. 激光治疗 选用脉冲染料激光对鲜红斑痣有较好的疗效，其他如氩离子激光、铜蒸气激光、染料激光也可使大多数病例皮损颜色变淡或恢复正常。CO_2 激光小面积多次治疗，可避免瘢痕产生。

2. 放射线治疗 境界线照射，同位素 ^{32}P、^{90}Sr 也有一定的疗效。

3. 冷冻治疗 有一定疗效，但易留瘢痕。

4. 手术切除 可单纯切除或与其他方法结合使用。

（二）毛细血管瘤

毛细血管瘤（capillary hemangioma）又称草莓状血管瘤（strawberry hemangioma）或单纯性血管瘤（hemangioma simplex）。

【临床表现】 为一至数个鲜红色、高起皮面柔软分叶状肿物，边界清楚，大小不等，多在 2～4cm 之间，压之不易褪色（图 2-30-15）。皮损好发于颜面、肩部及头颈部，可在出生及出生后数月发生，数月内迅速长大，大多在 1 岁之内增长到最大，此后开始退化，约 75%～95% 的患儿在 5～7 岁时可完全或不完全消退。伴有血小板减少性紫癜的毛细血管瘤，称为 Kasabach-Merritt 综合征（Kasabach-Merritt syndrome）。

【组织病理】 真皮或皮下组织内可见多叶性增生灶，由大量小的血管腔隙组成，生长期肿瘤血管内皮细胞增生，聚集成实性条索或团块，管腔小而不清楚，胞体大，呈不规则圆形及卵圆形，胞质淡染嗜伊红；分化成熟时，毛细血管腔增大，内皮细胞变平，可见显著扩张的管腔；蜕变期，毛细血管变性，后期发生纤维化。

【治疗】

（1）因大多可自愈，无须特别治疗。

（2）生长迅速的血管瘤，口服泼尼松每日或隔日 20～40mg，维持数周，损害可稳定或部分消退。

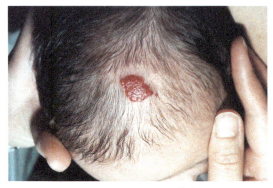

图 2-30-15 毛细血管瘤

（3）糖皮质激素合用利多卡因皮损内注射，每周一次，5 次为一疗程。

（4）以上治疗无效者，可用激光、放射线、同位素或冷冻治疗。

（5）皮损内注射 5% 鱼肝油酸钠等硬化剂也有效果。

（6）超强糖皮质激素及咪喹莫特外用有效。

（三）海绵状血管瘤（cavernous hemangioma）

【临床表现】 出生时或出生后不久发生，好发于头面部，也可累及口腔黏膜，皮损为大而不规则、柔软的真皮及皮下肿块，圆形或不规则形，高出皮面呈结节或分叶状，边界不甚清楚，表面光滑，皮损可呈鲜红、暗红及紫蓝色，常可压缩，状如海绵（图 2-30-16）。损害一般较大，单发或多发，少数可沿皮节分布。皮损在 1 年内逐渐长大，静止后可逐渐消退。部分损害可发生破溃，形成瘢痕。海绵状血管瘤可伴有 Maffucci 综合征（Maffucci syndrome）及蓝色橡皮大疱性痣综合征（blue rubber-bleb nevus syndrome），前者有软骨发育不良和骨化不全，骨脆弱引起畸形，还可有骨软骨瘤和软骨肉瘤。后者血管瘤呈蓝色，肠道常有血管瘤，可引起慢性出血和贫血，其他器官也可有血管瘤病变。窦状血管瘤（sinusoidal hemangioma）是新近报道的一种特殊类型的海绵状血管瘤，见于中年人的躯干或四肢，女性好发，表现为孤立、蓝色的真皮深部或皮下结节。

【组织病理】 病变位于真皮深部及皮下组织，为大而不规则的血管腔隙，管壁衬以单层内皮细胞，外周有一厚薄不一的纤维组织包绕，部分因外膜细胞增生使管壁增厚，腔内有红细胞及纤维蛋白样物质。有些大血管腔内皮细胞呈乳头状增生。小的腔隙内有钙化及血栓，基质中度慢性炎症。窦状血管瘤通常呈小叶状，界限不清，由薄壁血管腔组成，相互贯通、高度扩张充血，形成典型的筛状或窦状模式，有时切片的人工现象可类似 Masson's 瘤的假乳头样外观。

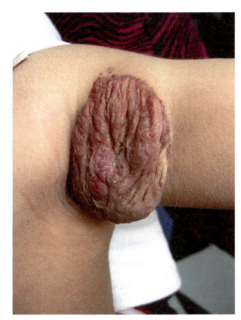

图 2-30-16　海绵状血管瘤

【治疗】　同毛细血管瘤，少数情况可采取手术治疗。

四、脂 肪 瘤

脂肪瘤（lipoma）是成熟脂肪组织形成的界限清楚的良性肿瘤。

【临床表现】　该病可发生于任何年龄，但约半数发生于 40～50 岁的成人，其中以女性较多，皮损为柔软的圆形或分叶状皮下包块，基底较宽，可以移动，表面多呈皮色，触诊可呈分叶状（图 2-30-17）。本病通常有明显的界限，但少见的深在型常常边界不清，类似侵袭生长的模式。皮损可单发或多发，多发者大小不一，可对称分布或不规则分布，最常见于颈、肩、背及腹部，皮损通常无自觉症状，也无压痛。肿瘤生长到一定程度可保持不变，但往往会逐渐增大，极少数患者可以发生恶变，肿瘤在短期内迅速增大。少数患者肿瘤可发生坏死、液化及钙化。脂肪瘤的发病与患者全身的营养状况关系不大，有些肿瘤在消耗性患者身上可以长期存在。脂肪瘤也可能是 Gardner 综合征（Gardner's syndrome）的表现之一，除脂肪瘤外，此综合征还出现多发性骨瘤、表皮囊肿、结肠息肉、纤维瘤、纤维肉瘤及平滑肌瘤等。

【组织病理】　肿瘤位于皮下组织，由成熟的脂肪组织组成，瘤体由纤细的纤维间隔分隔成分叶状，间隔内有薄壁血管。单个肿瘤细胞与皮下脂肪细胞无法区别，但与正常脂肪组织唯一的区别是在脂肪瘤周围有一完整的纤维组织包膜。有时在成熟的脂肪瘤中可见少数脂肪母细胞，该细胞核大而脂肪空泡较小，表明肿瘤还有继续增大的可能。某些脂肪瘤中混有间质或其他成分，而出现不少亚型，如肿瘤内含有多少不等的血管增生，称为血管脂肪瘤；含有形态一致的梭形细胞，称梭形细胞脂肪瘤；肿瘤内出现形态不一的脂肪细胞，尤其含有多核巨细胞，称为多形性脂肪瘤；如构成肿瘤的细胞为未成熟的胚胎脂肪组织，可称为良性脂肪母细胞瘤；含有平滑肌的脂肪瘤，称为肌脂肪瘤。真皮型脂肪瘤的边界不清楚，由胶原束之间散在的成熟脂肪细胞团组成。

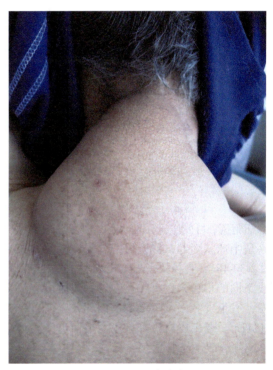

图 2-30-17　脂肪瘤

【诊断与鉴别诊断】　脂肪瘤临床有一定特点，结合组织病理易诊断。发生于乳房的脂肪瘤有时需与乳腺癌相鉴别，病理检查可资鉴别。

【治疗】　单发者手术切除治疗。

（孙建方　张　韡）

第 4 节　黑素细胞肿瘤

一、痣细胞痣

痣细胞痣（nevocellular nevus）又称色痣（pigmented nevus）、细胞痣（cellular nevus）或黑素细胞痣（melanocytic nevus），是黑素细胞起源的良性肿瘤。

痣细胞的发展过程通常要经过发展、成熟及衰老等几个阶段，随着年龄增长，痣细胞由表皮向真皮内移入，可根据痣细胞在皮肤内位置的不同，分为交界痣、复合痣及皮内痣三型。

【临床表现】 痣细胞痣可在出生时存在，但大多数发生于儿童期或青春期，通常为直径数毫米的色素性损害，圆或近圆形，边界清楚，呈淡褐色或褐黑色，生长缓慢，随皮损进展，可由斑疹发展成斑丘疹、丘疹、乳头瘤状、疣状、结节或有蒂的损害，大多数斑疹提示交界痣，斑丘疹及某些乳头瘤损害为复合痣，多数乳头瘤损害和几乎所有的结节及有蒂损害为皮内痣。

1. 交界痣（junctional nevus） 出生时发生，但多于 2 岁以后出现，为淡褐色至暗褐色扁平斑疹，表面光滑，无毛，也可稍高起皮面，有时中央区域颜色更深，表面皮肤纹理清晰可辨，直径数毫米至几厘米，见于身体任何部位。发生于掌跖及阴囊者多为交界痣。

2. 复合痣（compound nevus） 多见于年长儿童或成人，皮损类似交界痣，但可高起皮面，部分呈乳头瘤状增生，表面无毛或有毛，颜色黄褐至褐色。有时毛发从皮损处长出，去除毛发往往损伤真皮毛囊，引起肉芽肿性炎症，可引起患者和医生怀疑其发生恶变。

3. 皮内痣（intradermal nevus） 为成人最常见的痣细胞痣，可发生于任何部位，但多见于头颈部，损害呈半球状隆起，但也可呈乳头瘤状或有蒂损害（图 2-30-18），直径数毫米至几厘米，边界规则，呈深浅不同的褐色，也有无色素者。表面可有较粗的毛发，有毛发者多见于头皮及面部，皮损直径通常小于 1cm。老年皮内痣有自然变平消退的趋势，但面部皮损一般不易消退。

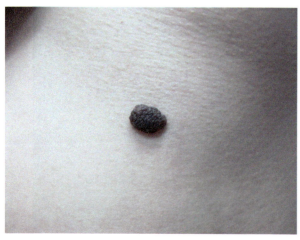

图 2-30-18 皮内痣

【组织病理】

1. 交界痣 在表皮下部或表皮真皮交界处见排列规则的上皮样痣细胞巢，偶见梭形痣细胞，细胞内含有不等量的黑素颗粒（A 型痣细胞），表皮可有轻度棘层肥厚和角化过度，表皮嵴可延长，通常真皮内无明显细胞浸润。

2. 复合痣 在交界痣的基础上，痣细胞延伸至真皮内，因此痣细胞见于表皮及真皮，真皮上部的痣细胞呈上皮样，巢状，胞浆丰富，多含黑素颗粒，而真皮中部的痣细胞较小，胞浆少，含黑素颗粒少，深染似淋巴细胞（B 型痣细胞），真皮下部的痣细胞可呈梭形，很少有色素。

3. 皮内痣 痣细胞仅位于真皮内，通常与上方表皮之间有正常胶原纤维相隔，真皮上部的痣细胞多呈巢状，胞浆丰富，含色素，真皮中部的痣细胞胞浆少，体积小，类似淋巴细胞，真皮下部的痣细胞呈梭形，胞核波浪状（C 型痣细胞），或有神经分化特点，真皮内很少或无炎症。

【诊断】 根据皮损临床特点，病理上见痣细胞，诊断不难。但有以下改变者，应排除色素痣恶变：① 原有痣细胞痣明显变大，颜色变黑，尤其皮损形态不规则、色素分布不均时更应引起注意，但也有些痣细胞痣增大发红、出现瘙痒则是因为痣细胞内表皮囊肿破裂引起异物肉芽肿反应的结果。② 原有痣细胞痣发生出血、溃疡、周围发生卫星灶，所属淋巴结肿大则为痣细胞痣恶变的重要征象。

【治疗】 据估计每个黑素细胞痣恶变为黑素瘤的几率约为 1/100 000，而由恶变引起的致死率为 1/500 000，因此不必对典型的黑素细胞痣进行预防性切除，必要时主张手术切除治疗，发生于易摩擦部位的痣细胞痣应早期预防切除，有恶变倾向者应及早切除，做病理检查。也有报道用冷冻及激光治疗，但要注意治疗不彻底，易诱发皮损恶变。

二、恶性黑素瘤

恶性黑素瘤（malignant melanoma）是皮肤及其他器官的黑素细胞发生的一种高度恶性的肿瘤，占所有肿瘤的 3%，占皮肤恶性肿瘤的 6.8% ～ 20%，在过去的数十年中，其发病率有明显增加的趋势，平均每年增长 4% ～ 6%。

【病因】 该病的病因不十分清楚，一般认为是多方面的：① 有种族差异性，白人高发，其发病率较同一地区的黑人高 6 ～ 7 倍，部分患者有家族史。② 创伤和刺激可促使原有的良性病变恶变。③ 长期日光照射与本病发病密切相关。④ 疾病的发生与转归和机体的免疫力有关。

【临床表现】 本病多发生于 30 岁以上的成人及老年人，为正常皮肤上发生的色素性损害。在原有色素痣的基础上出现恶变征象包括皮损增大、隆起、发生结节、菜花状或蕈样增生，或者出现溃疡、出血及卫星状损害等，通常临床采用 ABCD 法判断良恶性色素性损害等。A（asymmetry）皮损形态不对称，B（border irregularity）皮损边界不规则，C（color variegation）色素分布不均匀，D（diameter）皮损直径大，常超过 0.6cm。如有以上改变则提示恶性黑素瘤。可根据恶性黑素瘤的临床病理特点、预后等分为原位黑素瘤及侵袭性黑素瘤，分述如下：

1. 原位恶性黑素瘤（malignant melanoma in situ）

（1）恶性雀斑样痣（lentigo maligna）：常见于年长者，几乎均见于曝光部位，面部最常见，为直径数厘米、边界不规则斑片，色素分布不均匀，可为淡褐、褐色，其上伴有暗褐黑色斑点（图 2-30-19），生长缓慢，病程数月、数年，有部分消退倾向，临床表现类似老年斑。

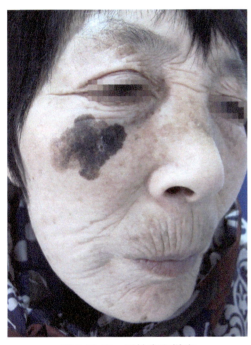

图 2-30-19　恶性雀斑样痣

（2）浅表扩散性原位恶性黑素瘤（superficial spreading malignant melanoma in situ）：中年患者多见，可见于任何部位，但以下肢多见，皮损为形态不规则隆起性斑片，有时边缘呈锯齿状或弧形，直径一般不超过 2.5cm，表面色素不均匀，呈黄褐色、褐色及黑色。

（3）肢端原位黑素瘤（acral melanoma in situ）：该型多见于黑人及黄种人，主要发生在掌、跖、甲床及甲周，为边界不规则棕褐色或黑色斑片，境界不清，色素分布不一致。甲下损害常表现为色素性条带，以后发生甲板损害。

2. 侵袭性恶性黑素瘤（invasive malignant melanoma）

（1）恶性雀斑样黑素瘤（lentigo maligna melanoma）：由恶性雀斑样痣发展而来，多在原有皮损基础上出现蓝黑色结节或皮损变硬，生长缓慢，较晚可转移。5 年生存率在 90% ～ 94%。

（2）浅表扩散性恶性黑素瘤（superficial spreading malignant melanoma）：在浅表扩散性原位黑素瘤基础上发生局部浸润、结节、溃疡及出血，肿瘤无转移者，5 年生存率平均为 70%。

（3）肢端黑素瘤（acral melanoma）：当肢端原位黑素瘤发生垂直性生长，临床在原有皮损基础上出现丘疹、结节、破溃或疣状增生（图 2-30-20），此时易发生转移，5 年生存率为 29%。

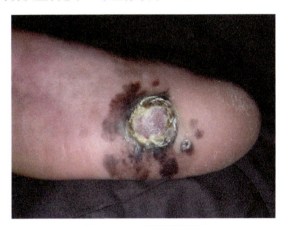

图 2-30-20　肢端黑素瘤

（4）结节性恶性黑素瘤（nodular malignant melanoma）：初起为斑块或结节，好发于头颈及躯干，黑色、青黑色，生长迅速，很快发生溃疡或隆起呈菜花状、蕈状，易早期发生转移，5 年生存率在 50% ～ 60% 之间。

【组织病理】　组织学检查是诊断恶性黑素瘤的主要依据，对判断预后也有一定帮助。常用的判断肿瘤浸润深度的方法为 Clark 分级法，Ⅰ级：肿瘤细胞限于表皮内；Ⅱ级：肿瘤细胞侵入真皮乳头层；Ⅲ级：肿瘤细胞侵入乳头层下血管丛；Ⅳ级：侵入真皮网状层；Ⅴ级：侵入皮下脂肪层。判断肿瘤厚度的还有 Breslow 法等。

组织学诊断恶性黑素瘤主要依据大而不对称的肿瘤浸润模式及肿瘤细胞的异型性和多形性。

（1）恶性雀斑样痣的表皮变薄，表皮基底细胞层黑素细胞明显增多，并呈不规则排列，多数细胞为梭形，并见明显细胞异型性，有些区域色素可扩展到表皮浅层，甚至角质层。真皮上部多有日光性变性及程度不同的炎细胞浸润。如发生侵袭性改变，称恶性雀斑样黑素瘤，此时，表皮基底层的异型黑素细胞进一步增多，并侵袭到真皮层，有时这些瘤细胞沿毛囊外根鞘往真皮内生长，病变周围的真皮浅层有带状淋巴细胞浸润。

（2）浅表扩散性原位恶性黑素瘤的表皮内散布有大而圆的黑素细胞，主要位于表皮下部，成巢，甚似 Paget 病，称 Paget 病样原位黑素瘤（pagetoid melanoma in situ）。瘤细胞核有异型、深染，胞浆丰富，含多少不等的黑素，无树枝状突起，表皮可增厚，真皮内通常有淋巴细胞为主的炎细胞浸润，如发生浅表扩散性黑素瘤时，则可在原有基础上出现真皮内瘤细胞结节，瘤细胞可为梭形，上皮样或痣细胞样，或混合存在。

（3）肢端原位黑素瘤的组织学改变类似于恶性雀斑样痣，表皮基底层出现异型的黑素细胞，少数成巢，瘤细胞可为梭形或 Paget 样，表皮角质层内也可见不规则色素团块，发展到肢端黑素瘤时，则可见到肿瘤细胞垂直生长现象，瘤细胞多呈梭形，已侵入到真皮内，有时瘤细胞可沿汗腺导管侵入真皮深层。

（4）结节性恶性黑素瘤的肿瘤团块在表皮真皮交界处垂直向真皮内生长，瘤细胞多呈上皮样，胞浆内含多少不等的色素，有核异型及病理核分裂象，但肿瘤细胞不沿表皮真皮交界向四周扩散，因此肿瘤团块周边的表皮通常无病变，如有，一般也不超过 3 个表皮嵴的范围，这是该型黑素瘤的组织学特点。

【诊断与鉴别诊断】典型的恶性黑素瘤通过临床及组织学检查可以确诊，必要时做包括 S-100、HMB-45、MART-1 等在内的免疫组化检查，有助于诊断及鉴别诊断。该病在临床上应与色素痣、基底细胞癌、脂溢性角化病、化脓性肉芽肿、Kaposi 肉瘤以及甲下出血相鉴别。病理上主要与交界痣、Spitz 痣相鉴别。组织学提示恶性的表现包括：肿瘤大、结构不对称、表皮真皮交界处有不典型增生、瘤细胞缺乏成熟现象、瘤细胞位于表皮浅层甚至角质层、肿瘤内色素分布不均匀。如肿瘤细胞出现异型性，包括核大、深染、形态不规则、并有病理核分裂象时则是诊断恶性黑素瘤的主要指征。恶性黑素瘤有很多不同的临床及病理类型，应注意识别和鉴别。

【治疗】　早期诊断和手术切除是治疗原发性恶性黑素瘤理想的方法。

1. 手术切除　原位黑素瘤应在皮损外 0.5～1cm 处切除，深度应深达皮下组织，侵袭性恶性黑素瘤切缘应在肿瘤外 2～3cm 处，附近淋巴结肿大者一并切除，并做前哨淋巴结活检。对肿瘤生长迅速者切除范围可更大些，结节性恶性黑素瘤需切至筋膜层。

2. 化疗　疗效不十分明显，适应于有转移的晚期患者，多用联合化疗的方法。常用药物包括达卡巴嗪（氮烯咪胺）、长春新碱、甲氨蝶呤、咪唑甲酰胺等。对四肢的肿瘤也可采用局部灌注化疗。

3. 免疫疗法　方法较多，可作为辅助治疗方法，可应用淋巴毒素活化杀伤细胞加白介素 -2，或单独使用大剂量的白介素 -2、干扰素 -α，皮损内注射 BCG 疫苗，LAK 细胞注射等。

4. 放射治疗　对缓解转移灶，尤其是骨及中枢神经系统转移有帮助。

（孙建方　徐秀莲）

第 5 节　皮肤淋巴网状组织肿瘤

根据世界卫生组织（World Health Organization，WHO）及欧洲癌症研究及治疗协会（European Organization for Research and Treatment of Cancer，EORTC）的联合分类，累及皮肤的淋巴网状组织系统肿瘤主要为成熟 T/NK 细胞淋巴瘤及成熟 B 细胞淋巴瘤，其中以蕈样肉芽肿及淋巴瘤样丘疹病最为常见。

一、蕈样肉芽肿

蕈样肉芽肿（mycosis fungoides，MF）以往也称蕈样霉菌病，是 T 细胞、特别是 T 辅助细胞亚群起源的一种原发于皮肤的低度恶性的皮肤 T 细胞淋巴瘤。本病是原发性皮肤 T 细胞淋巴瘤中最常见的类型，任何年龄均可受累，但以 41～70 岁最为多见。

【病因】　本病病因不清楚，与遗传的关系尚未得到证实。近年认为 MF 最可能是慢性抗原刺激的后果，目前倾向于病毒为致病因素，曾研究过包括人类 T 细胞嗜淋巴细胞病毒（HTLV）Ⅰ/Ⅱ、人类免疫缺陷病毒（HIV）、E-B 病毒（EBV）、巨细胞病毒、疱疹病毒 Ⅰ/Ⅱ 及单纯疱疹病毒（HSV）6 的致病作用，但均未有肯定的结论。此外，某些环境因素，例如空气污染、杀虫剂、溶剂、吸入剂、去污剂、消毒剂，某些药物如止痛药、安定、噻嗪类，某些职业如石化工业、纺织工业、金属制造及机器制造业也可能与本病发生相关。

【临床表现】　MF 的临床过程通常分为三期，但可在同一患者身上同时存在三期表现，而某些患者仅表现为红斑期后病程不再进展。

1. 红斑期（斑片期）　皮损多为红斑鳞屑性损害，边界清，但不规则，皮损可融合，中央消退而向四周扩展，呈弧状、环状、半环状，也可呈带状或地图状，颜色自橘红至暗紫色不等（图 2-30-21）。

患者自觉剧痒或无自觉症状，这种瘙痒一般治疗不能缓解，且可长期存在。萎缩性斑片表面光亮，出现皱纹，伴毛细血管扩张和色素增加或减退，临床类似于大斑片状副银屑病或斑驳状副银屑病。此外，还可在同一患者身上见到多形性皮损，包括红斑、丘疹、苔藓化、鱼鳞病样或皮肤异色性损害，因此临床上类似银屑病、副银屑病、湿疹、脂溢性皮炎、神经性皮炎、鱼鳞病或皮肤异色症等。红斑期一般持续 2 ～ 5 年，少数患者可以很短，但也有长达 30 年者。

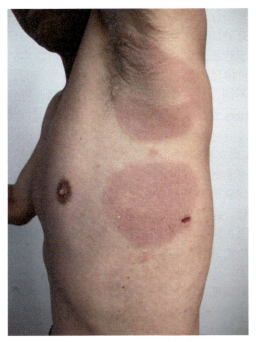

图 2-30-21　MF 红斑期（斑片期）

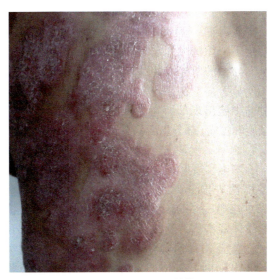

图 2-30-22　MF 斑块期

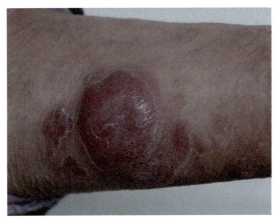

图 2-30-23　MF 肿瘤期

2. 斑块期　由红斑期进展而来或发生于正常皮肤，皮损呈不规则隆起斑块，表面紧张、发亮，高低不平，也可为疣状或蛎壳状，颜色自淡红至棕红色不一（图 2-30-22），表面可有破溃、毛发脱落。该型皮损一般持续存在，少数可消退，值得注意的是同一患者可有不同皮损，甚至同一皮损可有程度不同的浸润。

3. 肿瘤期　多在原有斑块基础上发生，皮损为大小不等、形态不一的高起结节或蕈样损害，颜色灰白、黄红或棕红（图 2-30-23），有时破溃。肿瘤可很快增大。多见于面部、背及四肢近端。完整肿瘤多无症状，破溃者常有疼痛，破溃后可留下萎缩性瘢痕。

本病的三期损害可依次发生，但常见多期皮损同时存在。除以上皮损外，本病的内脏受累多在尸检时发现，最常受累为淋巴结，其次为脾、肺、肝、骨髓、肾等。本病病程进展缓慢，可时轻时重，病情缓解与加重交替出现。多数病程达二三十年，最终多因恶病质或并发严重感染或化疗反应而死亡。

【组织病理】

1. 红斑期　于真皮上部可见非特异性细胞浸润，并可见少数散在的单个核细胞移入表皮，偶见数个单个核细胞聚集，呈 Pautrier 微脓肿改变，常提示本病诊断。在萎缩性皮损中尚见血管扩张及色素失禁改变。有时红斑期病理改变不特异，需多次取材。但有以下改变应高度怀疑蕈样肉芽肿：沿基膜带（BMZ）线状排列的淋巴细胞；表皮内淋巴细胞大于真皮内；异常的亲表皮性（亲表皮淋巴细胞周仅有轻度表皮海绵水肿）；表皮内淋巴细胞有带晕的核；真皮扩张乳头内有轻度增生或增粗的胶原纤维；带状或团块状淋巴细胞浸润。

2. 斑块期　此期的组织学改变在大多病例中有诊断价值，在真皮浅层见带状或在真皮中下部呈片状多形性细胞浸润，包括淋巴细胞、组织细胞、浆细胞及蕈样肉芽肿细胞。所谓蕈样肉芽肿细胞为核大深染、形态不规则的 T 淋巴细胞，并可见这类细胞移入表皮或毛囊上皮内，形成 Pautrier 微脓肿改变，或呈单个核细胞散布于表皮内，其周围往往有一透明晕。

3. 肿瘤期　典型的肿瘤期改变为真皮内,甚至可达皮下组织的大片浸润,浸润细胞主要由核大、深染、异型的蕈样肉芽肿细胞组成,此时亲表皮现象不明显,甚至在真皮上层出现无浸润带。部分患者肿瘤细胞出现母细胞化,核大呈泡状,类似于组织细胞淋巴瘤,部分患者仍有斑块期的多形性浸润。

【诊断与鉴别诊断】　红斑期临床及病理的特异性不强,有时难以确诊,但对有红斑期萎缩及非萎缩性皮损的患者,出现严重、长期的瘙痒,临床难用某一皮肤病概括,一般治疗又难以控制者,应怀疑本病,及时做活检,有时需要多部位、多次活检及连续切片才能找到有特征的组织学改变,作出诊断。斑块期及肿瘤期患者,结合临床及组织学检查易明确诊断。某些情况下可结合免疫病理及分子病理技术辅助诊断,多数患者免疫表型为 $\beta F1^+CD3^+CD4^+CD5^+CD8^-CD45RO^+$;少数为 $\beta F1^+CD3^+CD4^-CD5^+CD8^+$ 或 $\beta F1^-CD3^+CD4^-CD5^+CD8^+$。P53、P16常在疾病后期发生突变,TCR重排多见于疾病中晚期,早期仅50%病例出现。

蕈样肉芽肿有很多不同的临床及病理类型,应注意识别及鉴别。

【治疗】　本病大多进展缓慢,不应采取过于积极的治疗方法,早期多采用局部治疗、免疫疗法及物理疗法。将作用机制不同的方法联合使用是目前常用的方法。对于肿瘤期、淋巴结及内脏损害的患者再考虑使用化疗。常用治疗方法如下:

1. 局部治疗　外用氮芥液或氮芥乙醇,浓度10mg/50mL,每日一次,或用氮芥油膏(10mg/100g)。也可外用糖皮质激素制剂。每150mL内含300mg的卡莫司汀酒精外用,每日一次。或每100g含10～20mg卡莫司汀的油膏外用,每日一次。可试用维A酸外用制剂,例如苯扎罗汀及他扎罗汀。也可尝试外用咪喹莫特。

2. 放射治疗　可根据不同情况,采用PUVA、UVA、UVB、电子束及浅层X线照射。近来也采用体外光化学疗法,取得一定的疗效。

3. 免疫治疗　注射干扰素、昂泰克、胸腺因子、转移因子、小牛胸腺肽、卡介苗等免疫调节剂,口服某些有免疫调节作用的中成药,有助于提高机体免疫力,增加抗病能力。

4. 化疗　多采用联合化疗,常用于肿瘤期、淋巴结及内脏损害的患者,常用药物包括环磷酰胺(CTX)、苯丁酸氮芥、甲氨蝶呤(MTX)、多柔比星、依托泊苷、磷酸氟达拉滨、喷司他丁,这些药物可单独使用,也可与其他方法联合使用。口服维A酸类药物,如阿维A,也作为本病的基础治疗。

要了解不同方法的优缺点,根据患者的病情,正确选择合适的方法,以达到疗效高、不良反应少、缓解期长、使用方便、价廉的目的。

二、Sézary 综合征

Sézary 综合征(Sézary syndrome)首先由 Sézary 等人于 1938 年报告,是一种以红皮病为主要表现的T细胞淋巴瘤。

【病因】　本病确切的发病原因不清楚,对Sézary 综合征的性质有以下 3 种认识:① 本病是蕈样肉芽肿的红皮型亚型,因为 Sézary 细胞与蕈样肉芽肿细胞在光镜及电镜下的表现相同;② 本病可能是各种淋巴瘤过程中的一种表现;③ 本病与蕈样肉芽肿不同,是一种独立的疾病,其外周血可见异型的 Sézary 细胞。

【临床表现】　本病大多发生于 40～60 岁成年人,男女发病率相近。主要临床特点为红皮病表现,可伴有水肿,皮损以面及小腿显著,时间长的皮损出现皮肤肥厚及苔藓化表现,因瘙痒而搔抓可加重苔藓化,出现色素沉着改变,以后逐渐发展至红皮病(图 2-30-24)。有些患者发病后可出现毛发脱落、掌跖角化、甲营养不良、甚至脱甲及浅表淋巴结肿大,有些患者因汗腺破坏而有少汗或闭汗表现。大多数患者有较明显的瘙痒,病情发展缓慢,病程的早、中期患者一般情况尚可,到疾病晚期才因系统受累出现病情恶化,中位生存数为 45～48 个月,有内脏受累的患者预后特别差。与预后有关的因素包括淋巴结受累情况、Sézary 细胞绝对计数、疾病进展速度、血清乳酸脱氢酶和 $\beta 2$ 微球蛋白水平。死亡原因可以是肿瘤本身、致命的继发感染或伴有的其他淋巴瘤或白血病。

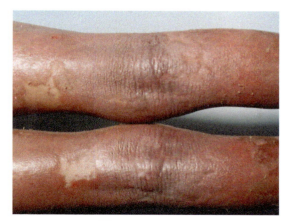

图 2-30-24　Sézary

【实验室检查】　患者外周血白细胞增多,可见异型的单一核细胞,即 Sézary 细胞(Sézary cell),血片中的 Sézary 细胞经 Wright-Giemsa 染色时,可分为大小两型，大者直径 10 ～ 20μm，大于正常的单核细胞，胞核大，圆及卵圆形，可占细胞的 4/5 以上，核呈沟状、脑回状，有明显切迹，染色体粗大。小者与淋巴细胞相似，直径 8 ～ 11μm，胞质内常有较多空泡。PAS 染色时，大小两型 Sézary 细胞核周可见阳性反应颗粒，排列成项链状，有一定的诊断价值。Sézary 细胞通常占白细胞的 10% ～ 20%，当红皮病加重时，此种细胞明显增多，疾病经治疗好转时则可减少。此外，外周血中淋巴细胞也增多，但骨髓的有核细胞中，淋巴细胞不到 50%，表明外周血中增多的淋巴细胞及 Sézary 细胞不是来自骨髓，而是来自髓外造血的结果。

【组织病理】 最常见的特征是真皮中上部带状浸润或真皮乳头血管周围浸润，偶尔真皮网状层也有累及，浸润细胞除 Sézary 细胞外，尚见淋巴细胞、组织细胞、嗜酸性粒细胞及浆细胞等，真皮内的 Sézary 细胞核大深染，形态不规则，与蕈样肉芽肿细胞在镜下不能区别，部分 Sézary 细胞可移入表皮形成 Pautrier 微脓肿，类似蕈样肉芽肿。电镜下，大型 Sézary 细胞核呈脑回状、皱褶状、匍行性及沟状，核膜及核内有不规则分布的染色质颗粒，部分细胞见清楚的核仁，小型 Sézary 细胞的皱褶不明显，但仍有典型的沟状细胞核。

【诊断与鉴别诊断】 慢性红皮病患者，病理切片可见类似蕈样肉芽肿的组织学改变，尤其出现 Pautrier 微脓肿，外周血查到 10% 以上的 Sézary 细胞，可考虑本病诊断。最近皮肤淋巴瘤国际协会制定的标准包括以下几点：① Sézary 细胞绝对计数为 1000 个 /mm³ 或以上；② 流式细胞仪测得 CD3+ 或 CD4+ 细胞增多，使 CD4 / CD8 比值为 10 或更高；③ 流式细胞仪测得 CD4+ /CD7- 细胞 ≥ 40% 为 Sézary 综合征的试验性标准；④ 淋巴细胞计数增加，Southern 印记或 PCR 技术检测到血液中克隆性 T 细胞；⑤ 染色体异常的 T 细胞克隆性增生。需要与红皮病型蕈样肉芽肿、红皮病型 CTCL 及白血病型蕈样肉芽肿进行鉴别，尤其需与慢性淋巴细胞白血病伴发的红皮病相鉴别，后者由骨髓中 B 淋巴细胞过度增殖引起，骨髓中见到 80% 以上的淋巴细胞，外周血中的淋巴细胞也明显增多。

【治疗】 早期多采用对症处理，晚期可考虑化疗，免疫疗法及电子束照射是目前最常用的治疗方法。过度的治疗有时会削弱机体免疫力，而加快患病病程，应注意避免。

1. 局部治疗 氮芥液（10mg/50mL）或氮芥乳膏（10mg/100g）外用，使用方法同蕈样肉芽肿治疗。多种糖皮质激素霜剂及油膏外用，也可试用咪喹莫特及他克莫司外用制剂，维 A 酸制剂外用可能有一

定的帮助。

2. 电子束照射 全身照射每周 3 ～ 4Gy，持续 6 周至 6 个月，总量可达 12 ～ 18Gy，肿瘤期皮损可选用浅层 X 线照射。

3. 免疫疗法 提高机体的免疫力，增加对肿瘤细胞的杀伤作用，可选用干扰素、胸腺因子 D、转移因子、左旋咪唑、白介素等。某些有调节免疫功能的中成药也可选用。

4. 化疗 可选用苯丁酸氮芥合用泼尼松治疗，前者成人每日 2mg，后者每日 40mg，用至病情缓解后逐渐减量。也可选用环磷酰胺 2 ～ 3mg /（kg•d），维持量在 50 ～ 100mg/d，口服阿维 A 对病情有一定的帮助。

三、淋巴瘤样丘疹病

淋巴瘤样丘疹病（lymphomatoid papulosis，LyP）是原发性皮肤 CD30⁺ 淋巴细胞增殖性疾病谱系中较良性的一端，好发于年轻人，表现为慢性、复发性、自愈性、丘疹坏死或丘疹结节。目前认为是一种低度恶性的皮肤 T 细胞淋巴瘤。10% ～ 20% 的患者皮损可以先发、并存或继发于另一种淋巴瘤，例如 MF、霍奇金淋巴瘤、间变性大细胞淋巴瘤，本病患者发生其他非淋巴性肿瘤的概率也较高。

【病因】 本病病因尚不清楚。虽然有学者认为病毒感染可能参与本病发生，但至今尚无 EBV 或 HSV 感染相关性病例的报道。

【临床表现】 本病多见于成年男性，亦可发生于儿童及老人，平均发病年龄为 45 岁，男：女为 2：1。皮损好发于躯干及四肢近端，呈多形性，表现为泛发的红棕色丘疹和结节，其大小不等，但通常小于 1cm，表面常有出血、坏死及溃疡（图 2-30-25）。单个皮损一般 3 ～ 12 周可自行消退，留有色素沉着或萎缩性瘢痕，皮疹反复成批出现，间隔期长短不一，由于皮损成批出现，可同时见到不同时期的皮损。

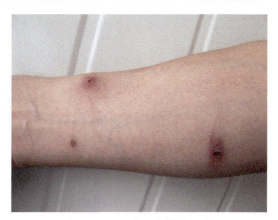

图 2-30-25 淋巴瘤样丘疹病

【组织病理】　病理学表现主要分为 A、B、C 三型，三型可同时在同一患者身上出现，或于疾病的不同时期出现，个别皮损可兼具几型特点，皮损组织学亚型和预后无关。

A 型：真皮内浸润呈楔形，在较多小淋巴细胞、组织细胞、中性粒细胞及嗜酸性粒细胞组成炎性背景下，可见散在或群集的间变性大细胞，有时可见与 R-S 细胞类似的多核巨细胞，细胞亲表皮现象不明显。

B 型：此型少见（少于 10%），表皮常萎缩，真皮内淋巴细胞呈带状或楔形浸润，浸润细胞由小至中等大小淋巴样细胞组成，细胞形态不规则，多呈脑回状，染色质深，有亲表皮性，组织相类似蕈样肉芽肿，诊断需结合临床表现。

C 型：此型亦被认为是淋巴瘤样丘疹病—间变性大细胞淋巴瘤的交界型。表现为较多形态单一的、CD30⁺大细胞结节状浸润，而炎症细胞较少。病理学上与间变性大细胞淋巴瘤难以区别，诊断需结合临床。

近年来有学者还提出一些新的组织学亚型。

【诊断与鉴别诊断】　本病诊断需要临床结合病理。需与以下疾病鉴别：

1. 急性痘疮样苔藓样糠疹　二者临床表现相似，病理学上，急性痘疮样苔藓样糠疹损害中浸润细胞多数为 CD8⁺，缺少 CD30⁺间变性大细胞。

2. 原发性皮肤间变性大细胞淋巴瘤　后者成人多见，临床为单发或多发的结节、肿瘤或斑块，直径多大于 1cm，表面常有破溃。病理学上真皮内瘤细胞弥漫性浸润，常累及皮下脂肪，75% 以上肿瘤细胞表达 CD30。

3. 丘疹型蕈样肉芽肿　B 型淋巴瘤样丘疹病需要和丘疹型蕈样肉芽肿鉴别，两者组织学类似，但临床上前者皮疹可反复出现和消退，可与后者鉴别。

【治疗】　本病具有自限性，大多数患者不需要特殊治疗。治疗的目的在于改善症状及控制复发频率。小剂量糖皮质激素、PUVA、干扰素及维 A 酸类药物单用和联合使用均有效。皮损多而经常复发的患者可采用长程低剂量甲氨蝶呤治疗，但任何治疗中断后均可能复发。

（孙建方　张　韩　陈　浩）

第三篇
性传播疾病

第 31 章　性传播疾病概论

性传播疾病（sexually transmitted disease，STD）是指通过性接触、类似性行为及间接接触传播的一组传染性疾病，不仅出现泌尿生殖器的损害，病原体还可通过淋巴系统或血液系统播散到全身器官，造成并发症或后遗症。STD 已取代"性病"这一传统的术语。STD 包括 5 类病原体引起的 20 余种疾病，其病原体包括细菌、病毒、真菌、原生动物及寄生虫。中国目前重点防治的 STD 共 8 种，即梅毒、淋病、艾滋病、软下疳、性病性淋巴肉芽肿、非淋菌性泌尿生殖道感染、尖锐湿疣和生殖器疱疹。其中前 3 种属于《中华人民共和国传染病防治法》规定管理的乙类传染病，其他 5 种为卫生部规定需作监测和疫情报告的病种。广义上的 STD 还包括滴虫病、细菌性阴道病、外阴阴道念珠菌病、盆腔炎、阴虱病、疥疮等。有的患者虽然经多次或多家正规医疗机构检查均无病原学证据，但患者始终认为自己患有某种或几种 STD，并出现一定的语言和行为异常，此属于性病神经症的范畴。

【病因】

表 3-31-1　常见的 STD 病原体及导致的疾病

病原体种类	病原体名称	疾病
细菌	淋病奈瑟球菌	淋病
	苍白螺旋体	梅毒
	嗜血性杜克雷菌	软下疳
	沙眼衣原体	非淋菌性泌尿生殖道感染、性病性淋巴肉芽肿
	生殖支原体	非淋菌性泌尿生殖道感染
	解脲支原体	非淋菌性泌尿生殖道感染
	阴道加特纳菌	细菌性阴道病
病毒	人类免疫缺陷病毒	艾滋病
	单纯疱疹病毒	生殖器疱疹
	人类乳头瘤病毒	尖锐湿疣
	肝炎病毒	乙肝、丙肝
	传染性软疣病毒	传染性软疣
原生动物	阴道毛滴虫	滴虫病
真菌	白念珠菌	念珠菌病
寄生虫	阴虱	阴虱病
	疥螨	疥疮

【流行病学】　STD 在全世界很多国家中已构成严重的公共卫生问题，艾滋病的出现，给许多国家社会经济的发展带来消极影响，甚至危及到整个民族的生存。

1. 流行状况　据世界卫生组织估计，全球每年新发可治愈的 STD 人数大约为 3.33 亿，也就是说每天约 1 百万人受到感染。目前位居前 4 位的 STD 分别为梅毒、淋病、衣原体感染和毛滴虫病。STD 在我国正在迅速蔓延，新发病例数以平均每年 20%～30% 的比例增长，病原体的混合感染亦有增多趋势。约 60% 的 STD 感染者存在两种病原体感染。STD 已成为临床常见疾病，不恰当的诊断和治疗，除可造成 STD 的流行与传播外，还可引起耐药病原体增多。

2. 传播途径

（1）性途径传播：同性或异性性交是 STD 主要传播途径，其他类似性行为如口交、肛交、手淫等亦可传播。患者可通过阴道分泌液和精液或通过皮肤黏膜的直接接触传染对方。女性比男性更容易感染 STD。男性包皮过长者较易感染。

（2）间接接触传播：STD 患者的分泌物中有大量病原体，间接接触被病原体携带者或患者泌尿生殖道分泌物污染的衣服、公用物品及公用卫生器具等，可能被感染。

（3）血液传播：输入含病原体的血液或血液制品以及静脉成瘾者共用器具可被传染，其传染概率一般可高达 95% 以上，而且潜伏期短，发病快，症状严重，合并症多。

（4）母婴垂直传播：患病母亲通过胎盘传染胎儿，造成胎内感染。某些 STD 虽不经胎盘传播，但胎儿通过产道时可以发生感染。产后哺乳和母婴间密切接触亦可引起新生儿感染。

（5）医源性传播：医疗操作所用器械消毒不严可造成医源性感染。主要是未消毒或消毒不彻底的注射器、手术器械以及刺破皮肤或黏膜的其他医疗器械，造成患者之间、医患之间的传播。

（6）人工授精、器官移植及性暴力：人工授精和器官移植可造成 STD 的传播。儿童或成人被性暴力如强奸后可能被传染 STD。

【诊断】 根据病史、临床表现及实验室检查进行综合分析，作出诊断。

【鉴别诊断】 与泌尿生殖器疾病及其他皮肤科疾病进行鉴别，不同种类 STD 之间也需要鉴别，注意病原体混合感染。

【治疗】 治疗目的主要包括：清除病原微生物，治愈感染，达到病原学痊愈；消除和改善临床症状和体征，达到临床治愈；防止并发症和后遗症的产生；切断传染源，阻止疾病的传播。

【STD 的预防】 STD 防治实行预防为主、防治结合、综合治理的方针。强化法制教育，动员全社会的力量共同参与，形成各级政府领导下的多部门分工合作、密切配合、齐抓共管的防病网络，才可能有效地控制流行。

STD 预防包含两个层次的内容，一是保护健康人免受传染，也就是常说的 STD 的初级预防；二是对 STD 患者及可疑患者进行追访，力争早发现、早诊断和正确治疗，以免疾病发展到晚期出现并发症和后遗症，以及防止进一步传染给周围健康人形成二代传染，即二级预防。

1.STD 的初级预防

（1）普及 STD 防治知识和提高自我保护意识。普及 STD 防治知识，应针对不同人群采用不同健康教育模式。通过健康教育使人们充分认识到 STD 的危害性和可预防性。避免不洁性行为，使用避孕套，树立健康的性观念。

（2）严格控制经血传播。严格管理血液及血制品，提高警惕，只有检测项目全部阴性者才准许供血，加强医院管理，严格执行消毒制度。

2.STD 的二级预防

（1）对密切接触者应进行预防性治疗，追踪性伙伴和夫妻同治，及早切断传染链。

（2）STD 患者性伴管理。阻断感染传播链，防止性伴再感染，及时确诊那些已经被感染者，并进行早期治疗以防止并发症的产生。

（3）做好 STD 病人的宣教及心理疏导工作。部分 STD 患者会出现紧张、担忧，严重时甚至出现焦虑、失眠，影响生活及工作，应对其做好心理疏导及病情解释，取得患者对治疗的积极配合。

（4）STD 患者治疗后的追访。STD 完成正规治疗后应定期随访检查，评价治疗效果和以防复发。

【性病神经症】 性病神经症（venereoneuroses）旧称性病神经官能症，是指与 STD 相关、缺乏器质性病理基础的一组心理障碍。表现为心理反应的强度、形式和内容均缺乏客观依据，但基本上与 STD 的发生、发展有较为逻辑的联系。多有自知力，人格无损害，虽语言和行为有些异常，但保持在社会所能接受的限度之内。性病神经症约占 STD 门诊就诊者 10%～30%。男女之比约 5∶1。青壮年及有一定文化修养者居多。临床表现为性病过度反应和疑病症、性病恐惧症、虚拟疾病。

1. 性病过度反应和疑病症
临床上最常见。患者的关注对象或思想内容经常过分地集中于自己的身体，对健康状况估计之坏、疑虑之甚与客观情况和文化模式不相称。高度怀疑自己染上 STD 或愈后复发，心神不定，顾虑重重，常伴烦恼和焦虑。

2. 性病恐惧症
此种神经症也较常见。人们普遍对 STD 尤其艾滋病有恐感，持续时间超过 10 天。患者对 STD 强烈而持久地恐惧，明知不必如此，但不能自制，极力回避与其有关的事物和环境，如未能回避则极度恐慌，其恐惧和回避行为使之苦恼不堪，以致影响了正常社交和工作、生活，则构成了性病恐惧症。恐惧症常伴有疑病、焦虑、抑郁和自主神经功能紊乱表现。

3. 虚拟疾病　相对少见。是患者自己虚构的莫须有的疾病。患者煞有介事地叙述自己被某医院确诊为患有 STD，但核查某医院的病历及诊断结果，则与患者所述大相径庭，检查也无阳性发现，其目的在于引起医生对自身健康状况的高度重视。

（杨　柳　陶　娟）

第 32 章　梅　　毒

梅毒（syphilis）是由梅毒螺旋体（Treponema pallidum，TP）引起的一种全身性慢性传染病，主要通过性接触和血液传播，也可通过胎盘传给胎儿。TP 几乎可侵犯人体所有器官，因此，梅毒的临床表现极为复杂。早期主要侵犯皮肤黏膜，晚期可侵犯血管、中枢神经系统及全身各器官。20 世纪 50 年代，梅毒为我国最主要的性传播疾病，经过十多年的大力防治，到 1964 年基本消灭。于 20 世纪 80 年代中期又陆续发现此类患者，且在 1993 年后发病率迅速增加，应引起广大医务工作者的重视。

【病因及发病机制】　TP 又称苍白螺旋体，为一种小而纤细的螺旋状微生物，长 4 ～ 14μm，宽 0.2μm，由 8 ～ 14 个整齐规则、固定不变、折光性强的密螺旋构成。因 TP 透明而不易被染色，只有在暗视野显微镜下才能观察到。TP 以旋转、蛇行、伸缩三种运动方式缓慢而规律地运动。TP 人工培养困难，一般接种于家兔睾丸进行保存传代。TP 系厌氧微生物，人是 TP 的唯一自然宿主，最适生存温度是 37℃，离开人体不易生存，煮沸、干燥、日光、肥皂水及一般消毒剂均可迅速将其杀灭，但 TP 耐寒能力较强，0℃可存活 1 ～ 2 天，-78℃以下经数年不丧失传染性。

梅毒的发病机制目前未完全阐明。主要有以下观点：① TP 表面的黏多糖酶可能与其致病性有关，TP 通过其表面丰富的黏多糖酶，结合到皮肤、主动脉、眼、胎盘、脐带等富含黏多糖的组织上，分解组织黏多糖，造成上述组织血管塌陷，血供受阻，继而导致管腔闭塞性动脉内膜炎、动脉周围炎，出现坏死、溃疡等病变；②与 T 细胞介导的免疫反应密切相关，许多细胞因子也参与梅毒的发病机制，主要为 Th1 细胞免疫反应，此与皮损愈合和梅毒螺旋体清除有关；③梅毒螺旋体可逃避宿主的免疫反应，包括免疫豁免、免疫屏蔽、梅毒螺旋体抗吞噬作用等。

【传播途径】　梅毒患者是唯一传染源，患者的皮损、血液、精液、乳汁和唾液均有 TP 存在。其常见传播途径有以下几种：

1. 性接触传染　约 95% 的梅毒是通过性接触传播。TP 通过皮肤黏膜细小的破损侵入，一般而言，患者感染后 1 ～ 2 年内传染性强，病期越长，传染性越小，感染 4 年以上的患者基本无传染性。

2. 母婴垂直传播　TP 可通过胎盘及脐静脉感染胎儿，引起流产、早产、死产或胎传梅毒。未经治疗的一期、早期潜伏期和晚期潜伏期的孕妇感染胎儿的几率分别为 70% ～ 100%、40%、10%。感染一般发生在妊娠 4 个月以后。孕 17 周的羊水中即可检测出 TP。在妊娠前 4 个月，由于胎盘细胞滋养层的保护，胎儿不易受感染，4 个月后则由于细胞滋养层萎缩，TP 易透过胎盘，但也有研究发现 TP 在妊娠 7 周即可通过胎盘传给胎儿。分娩时胎儿亦可通过产道感染或产后哺乳感染婴儿。

3. 医源性传播　污染 TP 的医疗器械可通过查体、注射、手术等方式感染医疗操作过程中防护不严的医护人员。输入冷藏 3 天以内的梅毒患者血液制品可感染梅毒。

4. 其他途径　少数患者可通过接触被 TP 污染的衣服、生活用品或通过与梅毒患者握手、接吻等感染。

【梅毒的临床分型及分期】　根据传播途径不同分获得性梅毒（后天梅毒）和胎传梅毒（先天梅毒）；根据病程不同分为早期梅毒和晚期梅毒。但病期可重叠或缺如。分期见表 3-32-1。

表 3-32-1　梅毒的临床分型与分期

后天（获得性）梅毒	先天（胎传）梅毒
早期梅毒：病期≤ 2 年	
一期梅毒	早期先天梅毒：年龄≤ 2 岁
二期梅毒	
早期潜伏梅毒	
晚期梅毒：病期＞ 2 年	晚期先天梅毒：年龄＞ 2 岁
晚期良性梅毒（皮肤、黏膜、骨、眼等）	晚期良性梅毒（皮肤、黏膜、骨、眼等）
心血管梅毒	心血管梅毒
神经梅毒	神经梅毒
晚期潜伏梅毒	晚期先天潜伏梅毒

【临床表现】

1. 获得性梅毒（后天梅毒）

（1）早期梅毒：感染 TP 后 2 年之内发生，又分为一期梅毒和二期梅毒。

1）一期梅毒（primary syphilis）：潜伏期约 21 天，主要表现为硬下疳（chancre）和梅毒性硬化性淋巴结炎（sclerolymphadenitis syphilitica）。硬下疳通常出现在 TP 侵入部位，初起时为单个暗红色斑丘疹或丘疹，逐渐增大成硬结，很快表面形成糜烂面，演变为溃疡，直径通常为 1 ～ 2cm，与周边分界清楚，边缘堤状隆起，溃疡基底为光滑、平坦、肉红色表面，上有少许浆液渗出物，触之有软骨样硬度，无疼痛或触痛（图3-32-1）。数目通常为单个，也可以有多个，内含大量TP，具有很强的传染性。硬下疳绝大多数发生于生殖器，男性多见于阴茎体、龟头冠状沟、包皮内侧；女性好发于大小阴唇、阴道、子宫颈；生殖器外部位如口唇、舌、扁桃体、肛门、乳房、乳头、手指、趾部等偶也可见到。未经治疗的硬下疳可持续约3～6周自愈，治疗者可在1～2周后消退，愈后遗留暗红色浅表瘢痕。硬下疳发生后1～2周，腹股沟或患处附近淋巴结可肿大，质硬，无红肿，不破溃，不粘连，无疼痛，常位于单侧，可持续存在数月，称梅毒性硬化性淋巴结炎，又叫梅毒性横痃，淋巴结穿刺检查TP常阳性。有时在男性患者阴茎背侧可发生淋巴管炎，呈较硬的条索状。一期梅毒除硬下疳和肿大淋巴结外一般无全身症状。硬下疳发生后1～2周梅毒血清试验开始出现阳性，7～8周完全阳性。

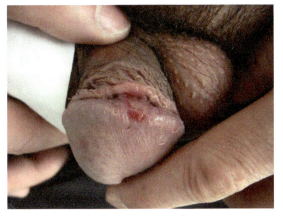

图 3-32-1　硬下疳

2）二期梅毒（secondary syphilis）：二期梅毒常发生于感染后9～12周，硬下疳消退后3～4周，偶可与硬下疳同时出现，系由于一期梅毒未治疗或治疗不规范，梅毒螺旋体由淋巴系统进入血液循环大量繁殖及全身播散所致，此期梅毒患者血清反应阳性率高。二期梅毒常先有流感综合征样前驱症状及全身淋巴结肿大，继之出现以皮肤黏膜疹为主的临床表现，骨、内脏、眼及神经系统症状较轻或少见。二期梅毒第一批出现的损害为二期早发梅毒，此皮疹经2～3个月后可自行消退，但在感染后1～2年内，因治疗不彻底或病人免疫力降低，二期损害消退后可重新出现，以血清复发最多见，也可有皮肤黏膜、眼、骨及内脏损害复发，为二期复发梅毒。二期梅毒的主要临床表现有：

A. 皮肤黏膜损害：80%～95%的病人可发生皮肤黏膜损害，皮肤损害为二期梅毒的主要损害，其形态多种多样，可表现斑疹、丘疹、鳞屑性皮疹、脓疱（少见）等而类似很多皮肤病，但它们也有些

共同的特点：皮疹呈铜红色或褐红色，泛发分布对称，疏散而不融合，皮疹和分泌物中有大量TP，传染性强，主观症状轻微。同一患者在一定时期内常以一种类型皮损为主。

a. 斑疹性梅毒疹：又称为梅毒性玫瑰疹，为最早出现的二期梅毒皮疹，好发于躯干及四肢近端。典型皮疹为圆形或椭圆形玫瑰色或褐红色，直径0.5～2cm，压之褪色，皮疹数目多，互不融合，对称分布，其上少许鳞屑，不痛不痒，不经治疗数日到数周可自行消退。发生于掌跖部的呈铜红色浸润性斑疹或斑丘疹，常有领圈样脱屑，具有特征性（图3-32-2，图3-32-3）。

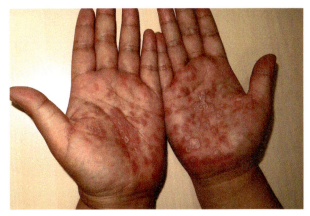

图 3-32-2　斑疹性梅毒疹

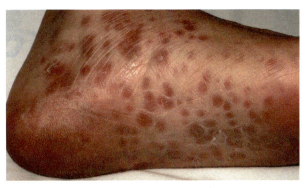

图 3-32-3　斑疹性梅毒疹

b. 丘疹性梅毒疹：通常较斑疹出现稍晚，有多种不同形态，表现为针帽或核桃大小、肉红色或铜红色的丘疹或结节，质地坚实，表面光滑或覆盖有粘着性鳞屑，好发于躯干、四肢屈侧、颜面、掌跖部（图3-32-4）。

c. 脓疱性梅毒疹：罕见，多见于衰弱者，脓疱通常发生于红色浸润基底上，消退缓慢，可有溃疡形成，严重者呈深在性溃疡，愈合遗留瘢痕，也有痤疮样、痘疮样、蛎壳状等不同类型。

d. 扁平湿疣（condyloma latum）：好发于肛门、外阴部、股内侧、腋下、口腔等部位，初为表面湿

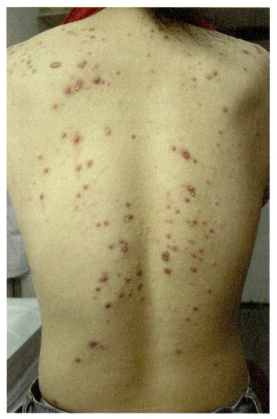

图 3-32-4　丘疹性梅毒疹

润性丘疹，扩大或融合形成约 1 ～ 3cm 大小的灰白色肥厚性扁平斑块，边界清，可呈分叶状，基底宽而无蒂，周围暗红色浸润，表面糜烂渗液，内含大量梅毒螺旋体，传染性极强（图 3-32-5）。常与玫瑰疹并发或单发，无明显自觉症状。

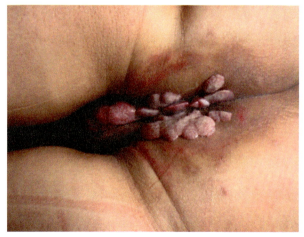

图 3-32-5　扁平湿疣

　　e. 梅毒性脱发（syphilitic alopecia）：由于 TP 侵犯毛囊造成毛发区供血不足引起。可表现为局限或弥漫性脱发，头发长短不齐，脱发区边界不清，表现为虫蚀状脱发（图 3-32-6），好发于后枕部及侧头部，胡须、睫毛和眉毛亦可累及。秃发为可逆性。

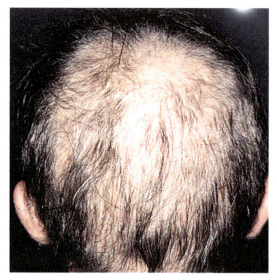

图 3-32-6　梅毒性脱发

　　f. 黏膜损害：约 30% 患者有黏膜损害，常与皮损伴发，包括梅毒性舌炎、梅毒性咽炎、黏膜斑等。黏膜斑是其特征性损害，表现为圆形或卵圆形的灰色斑片，周边狭小的红斑带，剥去灰色坏死膜，可见浅表性溃疡。黏膜损害通常无痛感，数周内消退。可见于口腔、舌、咽、喉或生殖器黏膜。

　　B. 骨关节损害：TP 侵犯骨骼系统可引起骨膜炎、关节炎、骨炎、骨髓炎、腱鞘炎或滑囊炎。长骨骨膜炎最常见，尤其是胫骨，表现为骨膜轻度增厚，有压痛，昼轻夜重。关节炎常见于肩、肘、膝、踝、髋关节，多为对称性，可有关节痛、肿胀、关节积水等症状，夜间疼痛明显。

　　C. 眼损害：虹膜炎、虹膜睫状体炎、视网膜炎、视神经炎、角膜炎等，可造成视力损害（图 3-32-7）。

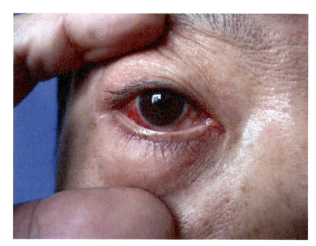

图 3-32-7　梅毒性眼损害

　　D. 梅毒性多发性硬化性淋巴结炎（polysclerolymphadenitis syphilitica）：见于 50% ～ 80% 的患者，主要表现为全身淋巴结无痛性肿大。

E. 神经损害：主要有无症状神经梅毒和症状性神经梅毒。无症状神经梅毒仅有脑脊液异常，主要是白细胞数及蛋白含量升高，VDRL 阳性。症状性神经梅毒包括梅毒性脑膜炎、脑血管梅毒等。梅毒性脑膜炎可引起颅内压升高，脑神经麻痹等。脑血管梅毒主要侵犯脑动脉引起动脉管壁增厚、管腔狭窄导致脑供血不足。

F. 内脏梅毒：少见，主要引起肝炎、肾病和胃肠道病变，症状轻微。

（2）三期梅毒（tertiary syphilis）：又称晚期梅毒。早期梅毒未经治疗或治疗不充分，中间可有潜伏期，通常为 3 ～ 4 年（最早 2 年，最晚 20 年），40% 患者可发生三期梅毒。三期梅毒共同特点为皮肤黏膜损害数目少，分布不对称，破坏性大，愈后遗留萎缩性瘢痕，自觉症状轻微；体内及皮损中螺旋体少，传染性小或无，梅毒血清反应阳性率低。除皮肤、黏膜、骨出现梅毒损害外，尚可侵犯内脏，特别是心血管和中枢神经系统等重要器官，危及生命。三期梅毒的主要临床表现有：

1）皮肤黏膜损害

A. 结节性梅毒疹：好发于头面、背部、肩背及四肢伸侧。发生于感染后 3 ～ 4 年，皮损为直径约 0.2 ～ 1.0cm，簇集排列的皮下浸润性结节，暗红色，质硬，表面光滑或附着鳞屑，可出现表面坏死，形成马蹄形或环形溃疡，周围绕有暗红色浸润，境界分明，愈后遗留瘢痕。新旧皮损此起彼伏，迁延数年，一般无自觉症状。

B. 梅毒性树胶肿：又称梅毒瘤，为晚期梅毒的标志性损害，也是破坏性最强的一种皮损，多在感染后 3 ～ 5 年内发生，约占三期梅毒的 61%，可发生在全身各处，以小腿处最为多见。皮损常单发，初起为无痛性皮下结节，逐渐中央软化、破溃形成直径约 2 ～ 10cm 穿凿性溃疡面，呈马蹄形或肾形，边界清楚，基底可有黏稠树胶状分泌物渗出，愈后留瘢痕。自觉症状轻微。

C. 晚期黏膜损害：口腔损害常发于硬腭，呈结节性树胶肿，往往在硬腭近中央部发生穿孔，造成口腔与鼻腔间穿孔，为三期梅毒的特征性表现。鼻中隔亦常形成树胶肿，并可损伤骨膜及骨质，出现鼻中隔穿孔，形成鞍鼻。舌部树胶肿破溃后形成穿凿性溃疡，边缘柔软而不规则，自觉症状均轻微。

D. 近关节结节：少见，为发生在髋、肘、膝及坐骨关节等大关节附近的豌豆至胡桃大圆形、卵圆形结节，对称分布，性质坚硬，与周围组织无粘连，表面皮肤正常，无明显自觉症状。如不治疗可持续数年，不易自行消退。

2）骨梅毒：最常见的是长骨骨膜炎，表现为骨骼疼痛，骨膜增生，骨髓炎、骨炎及关节炎，可致骨折发生，长骨或颅骨可发生树胶肿。胫骨受累后表现为佩刀胫。

3）内脏梅毒：任何内脏皆可受累，但以心血管梅毒最为常见，发生率为 10%，多在感染后 10 ～ 30 年发生，基本损害为主动脉炎，可进一步发展为主动脉瓣闭锁不全、主动脉瘤及心肌树胶肿等。患者可出现心肌梗死或猝死。肝树胶肿次之，胃肠、呼吸系统及泌尿生殖系统损害少见。

4）神经梅毒：发生率为 10%，多在感染后 10 ～ 30 年发生。包括无症状神经梅毒和症状性神经梅毒。晚期潜伏梅毒如不予以治疗，25% 会发展为无症状神经梅毒，脑脊液检查白细胞数增加，蛋白浓度升高和 VDRL 阳性，最后往往会发展为症状性神经梅毒。症状性神经梅毒包括脑膜、脑脊膜、脑血管和脑实质的损害（脊髓痨及麻痹性痴呆）。

2. 胎传梅毒（先天梅毒）（congenital syphilis）　胎传梅毒是患有梅毒的母亲 TP 经胎盘及脐静脉进入胎儿体内引起。通常发生在孕 4 个月左右。胎传梅毒分为早期胎传梅毒、晚期胎传梅毒和胎传潜伏梅毒。其特点是无硬下疳发生，早期病变较后天梅毒重，孕期胎儿感染可致死胎、早产、流产，骨骼及感觉器官受累多而心血管受累少。

（1）早期胎传梅毒（early congenital syphilis）：患儿常早产，发育及营养差，消瘦，皮肤松弛，貌似老人，哺乳困难，哭声低弱嘶哑。早期胎传梅毒主要临床表现：

1）皮肤黏膜损害：常在出生 3 周后发生，部分出生时即有，与后天二期梅毒皮损相似，有斑疹、丘疹及脓疱等。口周及肛周常形成皲裂，愈后遗留放射状裂纹，具特征性。黏膜损害最常见为梅毒性鼻炎，初为鼻黏膜卡他症状，后可形成溃疡，导致鼻中隔穿孔，鼻梁塌陷，形成鞍鼻。

2）骨梅毒：常见，表现为骨软骨炎、骨膜炎、骨髓炎等，可形成梅毒性假瘫。

3）内脏梅毒：全身淋巴结肿大，肝、脾肿大，肾损害，睾丸炎及附睾炎，眼、神经系统、血液系统等均可受损。

（2）晚期胎传梅毒（late congenital syphilis）：一般出生 2 岁后发病，至 13 ～ 14 岁才出现多种症状，通常以角膜炎、骨损害、神经系统损害为主，心血管受累少，具有特征性的永久性标记和活动性损害。

1）皮肤黏膜损害：发病率低，其症状与后天梅毒相似，以树胶肿多见，好发于硬腭、鼻中隔黏膜，可致鼻中隔穿孔和鞍鼻。

2）眼损害：以间质性角膜炎最常见，开始为一侧，稍后另一侧也受累，常急性发作，角膜充血、眼痛、畏光、流泪，继之出现特征性、弥漫性云雾状角膜，进而导致角膜部分或完全混浊，引起失明。

3）骨梅毒：骨膜炎较多见，常发生于小腿胫骨，骨膜增厚、胫骨延长、肿胀、弯曲，表面凹凸不平，形如佩刀，称为佩刀胫。其次为长骨或颅骨发生树胶肿，较少见的骨损害为双侧渗出性关节炎，其特点为膝关节肿胀、轻度强直，不疼痛，称Clutton关节。

4）神经梅毒：大约1/3～1/2发生无症状性梅毒，常延至青春期发病，以脑神经损害为主，尤其是听神经、视神经损害。也可发生脑膜、脑血管和脑实质梅毒，表现肢体麻痹、神经性耳聋、癫痫发作、脊髓痨和麻痹性痴呆。

5）心血管损害：罕见，可发生主动脉关闭不全、主动脉瘤和心肌梗死等。

6）标志性损害：①哈钦森齿（Hutchinson teeth）：门齿游离缘呈半月形缺损，表面宽基底窄，齿间距稀疏（图3-32-8）。②桑葚齿（mulberry molars）：第一白齿较小，牙尖较低，向中偏斜，形如桑葚。③胸锁关节增厚（Higoumenaki征）：胸锁关节处发生骨疣，通常见于一侧，使用右手者见于右侧，使用左手者见于左侧。④间质性角膜炎：初起急性角膜炎，继之角膜混浊，部分或完全失明。⑤神经性耳聋：多发于学龄儿童，成人罕见，先有眩晕，随之听力丧失，常与其他梅毒标志伴发。哈钦森齿、间质性角膜炎、神经性耳聋合称：哈钦森三联征（Hutchinson triad）。

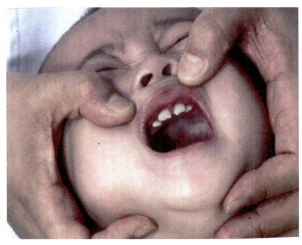

图3-32-8　哈钦森牙

3. 潜伏梅毒（latent syphilis）　有梅毒感染史，无临床症状或临床症状已消失，排除内脏梅毒和神经梅毒，梅毒血清反应阳性者为潜伏梅毒。潜伏梅毒包括先天潜伏梅毒和后天潜伏梅毒，均可分为早期潜伏梅毒（感染2年以内）和晚期潜伏梅毒（感染2年以上），其发生与机体免疫力强，或经治疗

暂时抑制了TP有关。早期潜伏梅毒可发生二期复发损害，具有传染性；晚期潜伏梅毒复发少见，一般无传染性，但女性患者仍可通过胎盘传染给胎儿而发生先天梅毒。

4. 妊娠梅毒（pregnant syphilis）　妊娠前或妊娠期间感染所致。受孕时或妊娠的极早期受到感染通常不出现硬下疳或二期梅毒。当感染发生于妊娠晚期，梅毒的自然病程常常延迟。96%的母亲表现为潜伏梅毒。妊娠梅毒不但能给孕妇健康带来影响，更能影响胎儿发育，导致流产、早产、死胎。即使妊娠能维持到分娩，所生婴儿患先天性梅毒的几率也很高。有些胎儿虽然发育正常，但在通过产道时，仍有可能与生殖器病损接触而感染。

【实验检查】

1. TP直接检查　是一种最原始、最简便、最可靠的梅毒实验室诊断方法，主要用于早期梅毒。收集损害处组织渗出液或淋巴结穿刺液，暗视野显微镜、镀银染色、吉姆萨染色、免疫荧光染色或直接免疫荧光法检查，可直接发现TP。

2. 梅毒血清学试验　TP含有多种抗原物质，大多为非特异性，少数为特异性，故梅毒血清学试验包括了非梅毒螺旋体抗原血清反应（主要以心磷脂为抗原）和梅毒螺旋体抗原血清反应两种。

（1）非梅毒螺旋体抗原血清反应：包括性病研究实验室试验（VDRL）、血清不加热的反应素试验（USR）、快速血浆反应素环状卡片试验（RPR）、甲苯胺红不需加热血清试验（TRUST）等。此类试验的敏感性高但特异性低，一般作为常规筛选。因非特异性抗体在早期梅毒患者有效治疗后滴度可逐渐下降直至转阴，而病情复发时又可转阳或滴度上升，故此类试验可用于疗效观察、复发或再感染的判断。

（2）梅毒螺旋体抗原血清反应：包括荧光螺旋体抗体吸附试验（FTA-ABS）、梅毒螺旋体颗粒凝集试验（TPPA）、梅毒螺旋体血凝试验（TPHA）、酶联免疫吸附试验（ELISA）等。此类试验敏感性和特异性较好，用于非梅毒螺旋体血清试验阳性后的证实试验。因特异性抗体在血清中可长期甚至终生存在，故此类实验不用于疗效观察。

3. 脑脊液检查　主要用于神经梅毒的诊断，包括白细胞计数、蛋白定量、PCR、胶体金试验及上述的梅毒血清学试验。病情活动时脑脊液白细胞数≥5个/mm³，蛋白量>500mg/L。VDRL敏感性不高，但特异性强，故试验结果阳性具有诊断价值，试验结果阴性则不能排除神经梅毒；RPR的敏感性和特异性与VDRL相似，无条件进行VDRL时，可考虑用RPR代替；FTA-ABS、TPPA及TPHA主要检测梅毒特异性IgG抗体，敏感性高，但因其分子量小，可通过血脑屏障，且脑脊液在抽吸过程中可受到外周血污染，可产生假阳性，故不能作为神经梅毒的确诊依据，但如果试验结果阴性，则可排除神经梅毒。

4. 影像学检查　X线片、心脏彩超、CT和MRI可分别用于对骨关节梅毒、心脏梅毒和神经梅毒的辅助检查。

【组织病理】　基本组织病理改变有两种：①血管内皮细胞肿胀和增生，常有毛细血管腔阻塞、局部坏死或干酪样变；②血管周围有大量淋巴细胞和浆细胞浸润。晚期梅毒除上述变化外，尚有上皮样细胞和巨细胞肉芽肿性浸润，有时有坏死。

【诊断与鉴别诊断】　梅毒的临床表现复杂多样，故其诊断必须结合详细的病史、临床表现及实验检查进行综合分析。

一期、二期、三期梅毒的诊断主要根据接触史、潜伏期、典型临床表现、皮肤组织病理，同时结合实验室检查如暗视野显微镜检查发现TP（一期、二期梅毒皮损黏膜处检测常阳性），梅毒血清学检查结果（一期梅毒血清学检查阳性，但早期往往阴性，二期梅毒常强阳性，三期梅毒往往梅毒螺旋体抗原血清反应阳性，非梅毒螺旋体抗原血清反应大多阳性，亦可阴性）。神经梅毒脑脊液检查可见白细胞和蛋白升高，VDRL阳性。先天性梅毒的诊断根据患儿母亲有梅毒史，结合典型临床表现和实验室检测（发现TP或梅毒血清学检查阳性）。应注意不可仅凭一次梅毒血清学检查结果排除梅毒，应详细了解病史。硬下疳应与软下疳、生殖器疱疹、固定型药疹、生殖器肿瘤和白塞病等鉴别。二期梅毒疹应与玫瑰糠疹、寻常型银屑病、病毒疹、药疹、股癣等鉴别。三期梅毒疹应与皮肤结核、麻风和皮肤肿瘤等鉴别。

【治疗】　一旦确定梅毒诊断，需及时用药治疗，不同期梅毒其治疗方案有所不同，常用驱梅药物有苄星青霉素G、普鲁卡因青霉素G、水剂青霉素G、头孢曲松钠（青霉素过敏者优先选择的替代药物）、四环素类和红霉素类药物（青霉素过敏者的替代药物），各期梅毒的具体治疗方案如下：

1. 早期梅毒　包括一期、二期梅毒和早期潜伏梅毒。苄星青霉素G 240万U，分两侧臀部肌内注射，每周1次，共2～3次；或普鲁卡因青霉素G 80万U/日，肌内注射，连续10～15天，总量800万～1200万U。对青霉素过敏者可选用头孢曲松钠1.0g/日，加入100ml生理盐水静脉滴注，连续10～15天；或给予四环素类药物（盐酸四环素500mg/次，4次/日；多西环素，100mg/次，2次/日；米诺环素，100mg/次，2次/日），共15天（孕妇及肝肾功能不良者禁用四环素类药物）；或大环内酯类药物（阿奇霉素，500mg/次，1次/日；红霉素，500mg/次，4次/日），共15天。

2. 晚期梅毒　包括三期皮肤黏膜、骨梅毒；晚期或不能确定病期的潜伏梅毒及二期复发梅毒。苄星青霉素G 240万U，分两侧臀部肌内注射，每周1次，共3～4次；或普鲁卡因青霉素G 80万U/日，肌内注射，连续20天，总量1600万U，也可考虑给予第二疗程，疗程间停药2周，总量3200万U。青霉素过敏者可用四环素类或大环内酯类药物30天，剂量同上。

3. 心血管梅毒　住院治疗，如有心衰，首先治疗心衰，待心功能代偿后，在驱梅治疗前一天开始服用泼尼松，0.5mg/(kg·d)，共3天，以免因吉-海反应（Jarisch-Herxheimer reaction）造成病情加剧和死亡。首选水剂青霉素G，首日10万U/次，1次/日，肌内注射；次日10万U/次，2次/日，肌内注射；第三日20万U/次，2次/日，肌内注射；第四天起用普鲁卡因青霉素G，80万U/次，1次/日，肌内注射，连续15天为一疗程，一个疗程总量为1200万U，共二疗程（或更多，疗程间间隔2周）。青霉素过敏者可用四环素类或大环内酯类药物30天，剂量同上。治疗过程中如发生胸痛、心衰加剧或心电图ST-T段变化较治疗前明显，应暂停治疗。

4. 神经梅毒　住院治疗，为避免吉-海反应，可治疗前口服泼尼松，用法同上。首选水剂青霉素G，1200万～2400万U/日，分4～6次静脉滴注，连续10～14天，继以苄星青霉素G 240万U肌内注射，1次/周，连续3次；或普鲁卡因青霉素G，240万U/日，肌内注射，同时口服丙磺舒（500mg/次，4次/日），共10～14天，继以苄星青霉素G 240万U肌内注射，1次/周，连续3次。青霉素过敏者可用四环素类或大环内酯类药物30天，剂量同上。

5. 妊娠梅毒　根据孕妇梅毒的临床分期，采用上述相应的治疗方案治疗。但妊娠初3月内和妊娠末3月内各需进行一疗程的治疗。青霉素过敏者选用头孢曲松钠或大环内酯类药物治疗，用法同非妊娠梅毒患者，禁用四环素类药物。

6. 先天梅毒　早期先天梅毒，脑脊液异常者选用水剂青霉素G，10万～15万U/(kg·d)，分2～3次静脉滴注，连用10～14天；或普鲁卡因青霉素G，5万U/(kg·d)，肌内注射，连用10～14天。脑脊液正常者选用苄星青霉素G，5万U/(kg·d)，肌内注射，连用10～14天。无条件行脑脊液检查者按脑脊液异常者的方案治疗。晚期先天梅毒，选用水剂青霉素G，20万～30万U/(kg·d)，分4～6次静脉滴注，连用10～14天；或普鲁卡因青霉素G，5万U/(kg·d)，肌内注射，连续10～14天为一疗程，可考虑给第二个疗程，但不能超过同期成人用量。青霉素过敏者选用红霉素，20～30mg/(kg·d)，分4次口服，连续30天。8岁以下儿童禁用四环素类药物。

【预防和随访】

1. 预防 及早诊断早期梅毒，治疗剂量足够，疗程规则，可预防心血管梅毒、神经梅毒及严重并发症的发生。治疗期间禁止性生活，避免再感染或引起他人感染，另外性伴侣必须同时接受诊疗。加强科普宣传和卫生知识教育，提高公众对梅毒危害性的认识；杜绝传染源，积极治疗梅毒患者，努力消除卖淫、嫖娼等丑恶现象，做好梅毒疫情监测和报告工作；加强产前保健、围产期及婚前梅毒筛查，减少胎传梅毒的发生。

2. 防治吉 - 海反应 吉 - 海反应是驱梅治疗（常为首次特别是采用青霉素治疗）后24小时内发生的治疗反应，表现为原有损害加重，伴畏寒、发热、头痛、咽喉痛、肌肉痛、乏力、呼吸加快、心跳过速、全身不适等，重者可危及生命，系梅毒患者接受抗 TP 治疗后 TP 被迅速杀死并释放出大量异种蛋白引起机体发生的急性超敏反应。可口服泼尼松避免吉 - 海反应的发生。对已发生吉 - 海反应者，应给予大剂量氢化可的松静脉滴注，并加强抗休克和对症治疗。

3. 定期追踪随访 定期进行体格检查、梅毒血清学检查及影像学检查，必要时进行脑脊液检查有助于梅毒的控制。早期梅毒患者，随访2～3年，治疗后第一年每3个月复查一次，第二年每6个月复查一次，第三年年末复查一次；神经梅毒患者每6个月进行脑脊液检查；心血管梅毒与神经梅毒应由专科医生终身随访；妊娠梅毒患者产前每1个月复查一次，产后按一般梅毒患者随访；经过充分治疗的梅毒孕妇所生婴儿，如血清反应阳性，应每个月接受随访，连续8个月，若患者血清中抗体仅是由母体血液被动转移所致，并非自身感染，则到第3个月时，患者血清中非螺旋体抗体滴度会有所下降，到第6个月时应为阴性；如出生时血清反应阴性，应在出生后第1、2、3、6及12月进行复查。梅毒患者经治疗6～9个月后梅毒血清学滴度未升高4倍也未下降至原来的1/4或2年后血清仍不转阴，称为血清固定，给予足够量复治以后，仍血清固定，应详细检查除外神经、心血管与其他内脏梅毒，并对血清固定者定期复查血清滴度外，需随访3年以判断是否终止观察。病程1年以上患者、复发患者（血清反应由阴转阳，或滴度升高4倍）、血清固定的患者及有视力、听力异常的患者应行脑脊液检查以确认有无神经梅毒。对于复发患者，应加倍剂量复治。对于各类晚期梅毒的治疗，要求症状消失、损害愈合及预防复发，而不要求血清反应转阴。

（张　庆　陆前进）

第33章　淋　　病

淋病(gonorrhea)是由淋病双球菌引起的一种化脓性炎性疾病，病变主要发生在男女性的泌尿生殖道，也可导致眼、咽、直肠和播散性感染。淋病大多通过不洁性交传染，是目前我国发病率较高的性传播疾病。

【病原体】　淋病双球菌又称为淋病奈瑟菌，是1879年由Neisseria首次分离出来的。淋病双球菌革兰染色阴性，呈肾形，常成双排列，两个凹面相对，大小一致，直径约0.6～0.8微米，无鞭毛、无荚膜、不形成芽孢。急性期常在中性粒细胞内(图3-33-1)，慢性期多在中性粒细胞外。淋球菌不耐热，最适宜在温度为35℃～36℃的潮湿环境中生长，干燥环境仅能存活1～2小时，附着在衣裤和卧具上的淋球菌最多只能生存18～24小时，一般消毒剂易将其杀死。

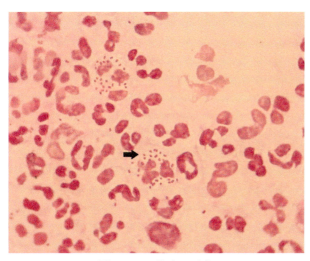

图3-33-1　淋病双球菌

淋球菌易产生耐药菌株，特别是各种抗生素的广泛应用及不规则用药后极易产生耐药性。其耐药机制是通过质粒介导或通过染色体突变介导。淋球菌可对一种或多种抗生素产生耐药。

【传播途径】　主要为性交直接传染。偶可因接触含有淋球菌的分泌物或病人分泌物污染的被褥及便盆等间接传染，特别是幼女淋病常通过间接传染。产妇患有淋病，分娩时新生儿通过淋病产道可致新生儿淋菌性眼炎。

【发病机制】　人是淋球菌的唯一天然宿主。淋球菌对柱状上皮细胞及移行上皮细胞的黏膜有特殊亲和力，因此易侵犯泌尿、生殖系统，导致男性的前尿道、后尿道、精囊、附睾和女性的宫颈、尿道、尿道旁腺、子宫内膜、输卵管等处炎症。成年

女性的阴道及男性尿道舟状窝黏膜由鳞状细胞组成，对淋球菌有抵抗力，不易被感染；幼女阴道黏膜为柱状上皮，易被感染发生淋菌性阴道炎。感染时淋球菌借助其表面菌毛、外膜蛋白Ⅱ和淋球菌释放的IgA分解酶，黏附到柱状上皮细胞的表面，通过柱状上皮细胞的吞饮作用将淋球菌吞入细胞内，在细胞内增殖，使上皮细胞崩解，淋球菌逸出至黏膜下层。淋球菌分泌毒素，其表面外膜产生淋菌脂多糖，释放后在组织内与补体结合，诱导中性粒细胞聚集、吞噬，引起局部急性炎症，出现充血、水肿、化脓、粘连，使黏膜上皮、黏膜下层等都遭到破坏。炎症消退后，鳞状上皮和结缔组织修复代替坏死黏膜。淋病反复发作，结缔组织增生纤维化，形成瘢痕，可引起尿道狭窄，输卵管、输精管闭塞不通，导致不育。淋球菌还可播散入血引起败血症及播散性淋病。

【临床表现】　淋病可发生于任何年龄，但多发于性活跃的中青年。淋球菌侵入生殖道后，经2～10天，平均3～5天潜伏期，出现临床症状。身体虚弱、饮酒、性交等可使潜伏期缩短，不适当治疗可使潜伏期延长。临床上有约10%男性和60%女性可无明显症状。

淋病可分为单纯性淋病、有合并症淋病和播散性淋病3种。

一、单纯性淋病

(一)男性淋菌性尿道炎

按解剖部位，分为前尿道炎和后尿道炎。根据疾病的过程，有急性和慢性之分。

1.急性尿道炎　初发为前尿道炎，以后发展为后尿道炎。

(1)前尿道炎：早期症状为尿道内有瘙痒及烧灼感，尿道口红肿，有少量浆液分泌物，排尿不适。约经过24小时后，尿道口红肿加重，有黄白色或黄绿色黏稠脓性分泌物自尿道口溢出(图3-33-2)，出现尿痛、尿急、尿频。夜间常引起阴茎的疼痛性勃起。有包茎或包皮过长的患者，可并发龟头包皮炎，或包皮嵌顿。少数患者可伴有发热、头痛及全身不适等表现。急性尿道炎以第1周症状最严重，如不及时治疗，随着时间推移症状逐渐减轻或消失，也可能继发其他合并症。约10%的患者可无症状，成

为带菌者。

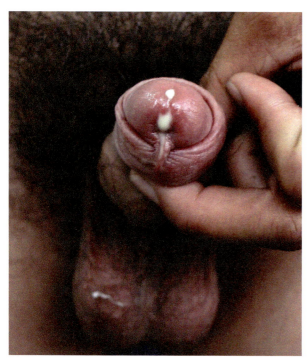

图 3-33-2　男性淋病 - 前尿道炎

（2）后尿道炎：发病 2 周后，急性前尿道炎未经治疗或治疗不彻底，淋球菌可超过外括约肌而侵入后尿道，表现为尿意窘迫、尿频或急性尿潴留。尿痛特点是排尿终末时疼痛或疼痛加剧，呈针刺样，有时出现会阴坠痛，偶可出现终末血尿，从后尿道挤压，可挤出大量脓液。病情经过 1～2 周，症状逐渐消失。全身症状一般较轻，部分患者可有发热，全身不适，食欲缺乏等。

2. 慢性尿道炎（慢性淋病）　凡尿道症状持续 2 月以上或反复发作者，称为慢性尿道炎。临床表现尿道常有痒感，排尿时有灼热感或轻度刺痛、尿流细、排尿无力、滴尿。多数患者于清晨尿道有少量浆液痂封口，若挤压会阴部或阴茎根部常见稀薄黏液溢出。尿液基本清晰，但伴有淋丝。

（二）女性宫颈炎和尿道炎

病变主要在宫颈及尿道，其次是前庭大腺，但症状多不严重，患者容易忽略而不能及时就医。

1. 淋菌性宫颈炎　宫颈管是淋球菌最常隐藏和引起感染的地方。表现为宫颈充血糜烂，有黏液脓性分泌物排出（图 3-33-3），常刺激外生殖器的黏膜和周围皮肤引起炎症，伴有下腹痛。若治疗不彻底或未经治疗，可转为慢性宫颈炎，此时宫颈轻度糜烂，分泌物不多，患者可无自觉症状，但具有传染性。

2. 淋菌性尿道炎　为女性淋病最常见的就诊原因。患者有尿频、尿急、尿痛、尿道烧灼感，尿道

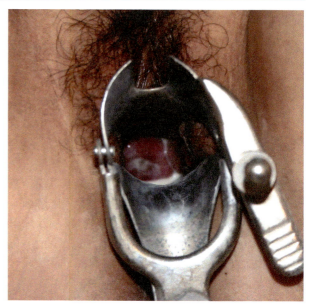

图 3-33-3　淋菌性宫颈炎

旁腺有红肿疼痛，检查尿道口有充血，挤压尿道旁腺有脓性分泌物。

3. 淋菌性前庭大腺炎　前庭大腺开口于阴道两旁，易受感染而发炎，表现为前庭大腺红肿热痛，腺开口处发红，可排出少量脓液（图 3-33-4）。严重时可形成脓肿或囊肿。

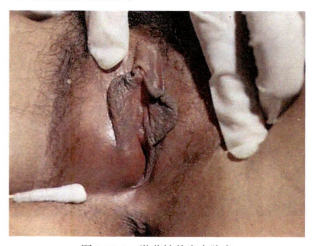

图 3-33-4　淋菌性前庭大腺炎

（三）幼女淋菌性外阴阴道炎

大多为接触含有淋球菌的分泌物或病人分泌物污染的衣物、被褥及便盆等而间接传染，但亦有因性虐待而直接感染者。表现为阴道黏膜红肿，有黄绿色脓性分泌物流出，尿道口及周围红肿，有脓液排出，排尿痛及尿频。由于脓液的刺激，外阴部大小阴唇、腹股沟等处皮肤可出现潮红、肿胀、糜烂及脓痂。

（四）淋菌性肛门直肠炎

发生于肛交之后或脓性分泌物污染直肠、肛门

黏膜，引起患者肛门、直肠灼热刺痛，里急后重，黏液脓便。

（五）淋菌性咽炎

常由口腔和生殖器接触引起，表现为急性咽炎或急性扁桃腺炎。患者有咽干、咽痛、吞咽困难等症状，可伴发热。体检可见咽部红肿充血，有脓性分泌物，颈部淋巴结肿大。

（六）淋菌性眼炎

新生儿淋菌性结膜炎主要是经患淋病母亲的产道分娩而感染，在生后 2 ～ 3 天出现症状。成人淋菌性结膜炎少见，常因患者有泌尿生殖道淋球菌感染，手被带菌分泌物所污染，再自身接种到眼部而感染。表现为结膜炎，眼结膜充血、水肿、有脓性分泌物，眼睑剧烈肿胀发红，若侵犯角膜，可引起角膜穿孔，导致失明。

二、有合并症淋病

（一）男性淋病合并症

男性淋病合并症常见的有前列腺炎、精囊炎、附睾炎等。慢性前列腺炎症状可出现会阴部坠胀，晨起排尿前有"糊口"现象，前列腺按摩液常规检查发现卵磷脂小体减少，有脓细胞，涂片和培养可查到淋球菌。附睾炎多为单侧阴囊突然红肿、疼痛、发热。

（二）女性淋病合并症

淋菌性宫颈炎未及时治疗或治疗不彻底，淋球菌感染蔓延到子宫内膜以上，形成上行感染，引起子宫内膜炎、输卵管炎、输卵管卵巢脓肿、盆腔脓肿、腹膜炎等合并症。表现为高热、寒战、头痛、恶心、呕吐、下腹痛，宫颈黏液性脓性分泌物增多，以及双侧附件增厚、压痛。患者因炎症后输卵管阻塞可继发不育或宫外孕。

三、播散性淋病

发病率为淋病患者的 1% ～ 3%。播散性淋病是由于淋球菌通过血管、淋巴管播散到全身，可发生淋菌性菌血症，出现较严重的全身感染。患者开始发热，体温可高达 40℃，但通常是在 38℃ ～ 40℃之间，寒战却不常见，部分病人可发生丘疹、瘀斑、脓疱性、出血性或坏死性皮肤损害，部分皮损处有疼痛症状。还可发生淋菌性关节炎、淋菌性心内膜炎、淋菌性脑膜炎及肺炎等。

【诊断与鉴别诊断】　根据病史、临床表现及实验室检查结果可以作出诊断。

淋病的实验室检查有分泌物涂片、培养和核酸检测等。较简便而实用的是涂片和培养。男性淋病急性期直接涂片镜检的敏感性可达 95% ～ 99%，但女性淋病的敏感性仅为 50% ～ 60%，慢性淋病涂片检查敏感性也很低。淋球菌培养为淋病的确诊实验，是淋球菌检查的金标准，适用于男、女性及所有临床标本的淋球菌检查，尤其对慢性淋病和女性淋病，是确诊的可靠方法。分泌物培养还用于淋病治疗后的判愈。核酸检测是用 PCR 等技术检测各类临床标本中淋球菌核酸阳性，核酸检测应在通过相关机构认定的实验室开展。

淋病主要与非淋菌性泌尿生殖道感染鉴别，后者临床症状轻，淋球菌检查阴性，但需注意的是临床上二者常并存。淋病还需与念珠菌及滴虫感染等疾病鉴别。

【治疗】　原则为及时、足量、规则应用抗生素，注意多重病原菌感染，一般应同时用抗沙眼衣原体药物。性伴如有感染，应同时接受治疗。治疗后应进行随访。

1. 单纯性淋病　头孢曲松钠 250 mg，1 次肌注；或大观霉素 2.0g（宫颈炎 4.0 g），1 次肌注；或头孢噻肟 1.0g，1 次肌注。如果衣原体感染不能排除，加上抗沙眼衣原体感染药物。

2. 儿童淋病　体重 ＞ 45kg 者按成人方案治疗，体重 ＜ 45kg 者，头孢曲松钠 125mg，单次肌注；或大观霉素 40 mg/kg（最大剂量 2.0g），单次肌注。如果衣原体感染不能排除，加上抗沙眼衣原体感染药物。

3. 有合并症淋病　头孢曲松钠 250 mg，每日肌注 1 次，共 10 日；或大观霉素 2.0g，每日肌注 1 次，共 10 日；或头孢噻肟 1.0g，每日肌注一次，共 10 日。如果衣原体感染不能排除，加上抗沙眼衣原体感染药物。

4. 播散性淋病　头孢曲松钠 1.0g/d，肌肉或静脉注射，连续 10 日以上；或大观霉素 4.0g/d，分 2 次肌注，连续 10 日以上。淋菌性脑膜炎疗程至少 2 周，淋菌性心内膜炎疗程至少 4 周。

【判愈标准】　治疗结束后 2 周复查，在无性接触史情况下符合下列标准为治愈：①症状和体征全部消失；②在治疗结束后 4 ～ 7 天作分泌物涂片和培养检查均为阴性。

（张玉杰）

第 34 章　生殖道衣原体感染

生殖道衣原体感染（chlamydial trachomatis genital infection）是一种以衣原体为致病菌的泌尿生殖道系统感染，主要由性接触传播，新生儿可通过产道传播，引起新生儿结膜炎及新生儿肺炎。既往非淋菌性尿道炎（nongonococcal urethritis，NGU）已不再沿用，其另一种主要病原微生物解脲脲原体已趋于被认为不致病；生殖道支原体和人型支原体的致病性尚在研究中，所占比重也很少。

【病因及发病机制】　衣原体是一种严格活细胞内寄生的原核细胞微生物，直径 0.2 ～ 0.5μm，球形，有细胞壁及三种不同的颗粒结构。衣原体有独特的发育周期，在进入细胞前为小的致密的原体，进入细胞后逐渐增大并繁殖成为始体，成熟后又成为原体。其中始体和过渡阶段的中间体不致病，唯有原体致病。根据其主要外膜蛋白可将其分为 20 多个血清型，与泌尿生殖道感染有关的为沙眼衣原体的沙眼生物变种 D ～ K 8 种血清型。衣原体对热敏感，56℃ ～ 60℃ 仅能存活 5 ～ 10 分钟，在 - 70℃ 可保存数年。一般消毒剂可将其杀死。值得注意的是衣原体是条件致病菌，可存在于健康携带者中，我国报道 7 个地区健康人携带衣原体比率为 7.58%。

衣原体的致病机理可能是：抑制宿主细胞代谢，溶解破坏细胞并导致溶酶体酶的释放；代谢产物的细胞毒作用，可引起变态反应和自身免疫等。

【临床表现】　生殖道衣原体感染潜伏期为 7 ～ 21 天，多发生在性活跃人群，主要由性接触传播，临床表现主要为男性尿道炎和女性宫颈炎，新生儿也可通过产道传播，主要表现为新生儿结膜炎和肺炎。

1. 男性生殖道衣原体感染　主要表现为尿道炎症，症状与淋病相似，但程度较轻，可有尿道刺痒、刺痛、烧灼感及排尿疼痛，少数人有尿频。尿道口轻度红肿，分泌物稀薄，量少，为浆液性或脓性，部分患者需用力挤压尿道后才有分泌物溢出。早晨起床时尿道口有少量黏液性分泌物或仅有痂膜封口，或内裤上有污秽分泌物。约 10% ～ 20% 患者与淋病伴发。可引起各种并发症，如附睾炎、前列腺炎、Reiter 综合征（Reiter's syndrome，尿道炎、结膜炎和关节炎三联征）等，此外，极少数人还可发生眼虹膜炎、强直性脊柱炎。同性恋患者可引起直肠炎、咽炎。部分患者可发生尿道狭窄、男性不育等后遗症。部分患者可无明显症状。

2. 女性生殖道衣原体感染　女性主要为宫颈炎症和尿道炎症，近半数患者无任何症状。宫颈炎主要表现为白带增多，子宫颈水肿或糜烂，但临床症状不明显。尿道炎表现为尿道灼热、尿频或排尿困难，尿道口充血、微红或正常，挤压后有分泌物溢出。并发症有输卵管炎、子宫内膜炎等，并可导致女性不孕、宫外孕、胎膜早破等。

3. 新生儿结膜炎及新生儿肺炎　主要由感染衣原体产道传播，前者多在生后 5 ～ 14 天出现，后者多发生在出生后 2 ～ 3 周，但大多在 6 周时才确诊。

【实验室检查】

（1）分泌物淋菌直接镜检和培养均阴性。

（2）衣原体检测：①细胞涂片：将临床标本涂片后进行染色，吉姆萨染色包涵体呈蓝色或暗紫色，碘染色呈棕褐色，但此类方法敏感性太差，已很少采用；②细胞培养：衣原体必须用活细胞培养，费用昂贵，技术难度大，临床不易普及；③酶免疫检查：酶标试验检查血清中的衣原体抗体，敏感性一般，特异性好；④衣原体聚合酶链反应（PCR）检测，敏感性和特异性好，检测迅速，为目前常用检查方法。

【诊断与鉴别诊断】　根据有不洁性交史或配偶感染史，潜伏期平均约 1 ～ 3 周，男性以尿道炎为主，女性以宫颈炎为主，但大部分患者症状轻或无临床症状，实验室衣原体检查阳性即可诊断。本病主要与淋病相鉴别，见表 3-34-1。

表 3-34-1　生殖道衣原体感染与淋病的鉴别

	生殖道衣原体感染	淋病
潜伏期	平均 1 ～ 3 周	平均 3 ～ 5 天
发病	缓慢，症状不明显	急，症状急剧加重
尿痛	较轻，常有尿道刺痒、烧灼感	明显并有尿频
排尿困难	轻或无	多出现
尿道分泌物	量少或无，浆液状或黏液状，稀薄	量多、脓性
全身症状	无	偶有
分泌物 G- 双球菌镜检	（－）	（＋）
病原体检测	沙眼衣原体	淋球菌

【治疗】　原则上应做到早期诊断，早期治疗，规则用药，治疗方案个体化。

1. 大环内酯类　阿奇霉素，1g，一次性顿服；

或罗红霉素，150mg/ 次，口服，2 次 / 日，连续 10 天；或红霉素，500mg/ 次，口服，4 次 / 日，连续 7 天；若不能耐受，则红霉素，250mg/ 次，口服，4 次 / 日，连续 14 天；或克拉霉素，250mg/ 次，口服，2 次 / 日，连续 10 天。儿童用量：红霉素 50mg/（kg·d），不超过成人剂量，分 4 次口服，连续 14 天；或阿奇霉素 10mg/kg，不超过成人剂量，一次性顿服。

2. 盐酸四环素类　米诺环素，100mg/ 次，口服，2 次 / 日，连续 10 天；或多西环素 100mg/ 次，口服，2 次 / 日，连续 7 ～ 10 天。孕妇及儿童禁用。

3. 氟喹诺酮类　氧氟沙星，300mg/ 次，口服，2 次 / 日，连续 10 天；或左氧氟沙星，500mg/ 次，口服，1 次 / 日，连续 7 天；或司帕沙星，200mg/ 次，口服，1 次 / 日，连续 10 天；或莫西沙星，400mg/ 次，口服，1 次 / 日，连续 9 天。肝肾功能不良者、孕妇及儿童禁用。

对于有并发症者，根据临床需要适当调整药物剂量和疗程，合并其他病原体如真菌、滴虫及病毒等，加用相应有效药物治疗。

4. 新生儿衣原体结膜炎和肺炎　红霉素干糖浆粉剂 50mg/（kg·d），分 4 次口服，连服 2 周，如有效可再延长 1 ～ 2 周。0.5% 红霉素眼膏或 1% 四环素眼膏出生后立即点入眼中可预防结膜炎发生。

【治愈标准】　治疗结束一周应随访复查。治愈标准是症状消失，尿道分泌物消失，尿沉渣镜检无白细胞。判断治愈与否时可不做病原微生物培养。

（张　庆　陆前进）

第 35 章　尖锐湿疣及鲍温样丘疹病

第 1 节　尖锐湿疣

尖锐湿疣（condyloma acuminatum，CA）是由人乳头瘤病毒（human papillomavirus，HPV）感染引起，以乳头瘤样增生为主要临床表现的一种常见的、易复发的性传播疾病。好发于外阴及肛门，主要通过性接触传播。HPV 的某些亚型与生殖器癌的发生相关，需引起重视。

【病因及发病机制】　HPV 是一种无包膜的双链单分子 DNA 环状结构病毒，基因组 DNA 由 7900 个核苷酸碱基组成，长 715～810kb，外绕以蛋白质的衣壳，衣壳由 72 个亚单位的壳微粒所组成，并排列成立体对称的 20 面体，直径 43～55nm。抗原由早期蛋白 E1～E7 和衣壳蛋白 L1、L2 组成。乳头瘤病毒的宿主有高度的种属特异性，HPV 只感染人类，且主要感染上皮组织。病毒只能在活组织细胞内以复制的方式进行。目前采用分子生物学技术将 HPV 分为 100 多种亚型，与尖锐湿疣密切相关的主要是 HPV-6、11、16、18 等型，而 HPV-16、18、45、56 等型与皮肤肿瘤、生殖器癌、肛门癌的发生密切相关，如宫颈癌、皮肤鳞状细胞癌及鲍温样丘疹病等。

HPV 感染的发病机制仍不清楚，目前普遍认为尖锐湿疣的发生、消退、复发及癌变与机体的免疫功能密切相关。机体对尖锐湿疣的特异性免疫主要是细胞免疫，尖锐湿疣患者存在细胞免疫受抑制现象。

易感因素有：接触 HPV 颗粒的数目、接触的密切程度、接触者对 HPV 感染抵抗力和皮肤黏膜的损伤程度。

【临床表现】　尖锐湿疣发病率在欧美国家已占性传播疾病的首位。近年全国性病调查结果显示：我国尖锐湿疣的发病人数已占所有性传播疾病患者的第二位，其生殖器 HPV 检出率为 30.69/10 万，发病率为 12.94/10 万。

本病好发于性活跃的中青年。发病前多有不洁性接触史或配偶有感染史，少数可由母婴垂直传播或间接接触传播。潜伏期 1～8 个月，平均 3 个月。好发于外生殖器及肛门皮肤黏膜湿润处。男性以冠状沟及包皮系带最为常见，也可见于阴茎、包皮、阴茎头及尿道口等部位，同性恋者多见于肛门及直肠内。女性多发于小阴唇、会阴、阴蒂、阴道口、阴道、宫颈、肛周，少数患者可见于肛门生殖器以外部位（如口腔、腋窝、乳房、趾间等）。

1. 典型损害　皮损起初为少数淡红色柔软细小丘疹，后渐增大增多，外形可为大小不等的乳头状、菜花状、鸡冠样或扁平疣样，可单独存在或成群分布，皮损可呈白色、肤色、粉色、紫色、红色或棕色（图 3-35-1），表面易糜烂、破溃及感染。多数患者无明显自觉症状，少数可有瘙痒、灼痛、压迫感；肛门、直肠尖锐湿疣可有疼痛和里急后重感，阴道、宫颈尖锐湿疣可有性交痛和白带异常增多。妊娠期妇女疣体发展比较迅速，治疗后也易复发，可能与激素代谢变化有关。

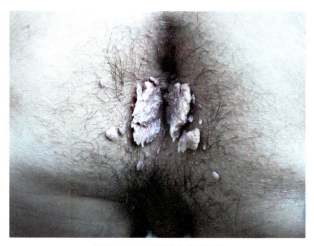

图 3-35-1　肛周尖锐湿疣

2. 亚临床感染和潜伏性感染　亚临床感染是指上皮细胞已感染 HPV，但肉眼不能辨认，皮损具有典型的组织病理学表现，或用 3%～5% 醋酸溶液局部外涂 3～5min 后，感染区域呈现白色，即醋酸白试验（acetic acid test）阳性。采用聚合酶链反应（polymerase chain reaction，PCR）可从部分尖锐湿疣患者配偶或性伴侣中发现 HPV 病毒，其局部皮肤黏膜外观正常，醋酸白试验阴性，为潜伏性感染。亚临床感染和潜伏性感染是尖锐湿疣复发的主要原因之一。

3. 巨大型尖锐湿疣　少数患者疣体过度增生，表现为巨大尖锐湿疣，又称 Buschke-Lowenstein 型尖锐湿疣（Buschke-Lowenstein type condyloma acuminatum），好发于男性包皮黏膜面及阴茎头，也可见于肛周和女性外阴（图 3-35-2），组织学为良性病变，常与 HPV-6 型感染有关，可发展为疣状癌。

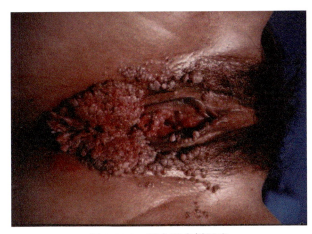

图 3-35-2　巨大型尖锐湿疣

4. 特殊部位的尖锐湿疣

（1）男性尿道口：虽不多见，但治疗困难，且易复发。检查时需将尿道口黏膜充分暴露，方可见到疣体。有时 HPV 病毒可沿尿道逆行致尿道上皮感染，需尿道镜检查方可诊断，治疗不当可造成尿道狭窄。

（2）女性宫颈：宫颈上皮感染多为亚临床感染，醋酸白试验表现为界限清楚的白斑，有时周围还可见卫星状损害，用阴道镜检查更为清晰易见。

（3）肛门周围：肛门或肛周发生尖锐湿疣，女性大多由白带污染所致，而男性原发于肛门，可能为同性恋者感染，应检测人类免疫缺陷病毒（human immunodeficiency virus，HIV）。发现肛门处有尖锐湿疣最好要检查直肠黏膜以确定是否被感染。

（4）口唇及咽部黏膜：见于口交者，可发生在口唇、口腔及咽喉部黏膜上皮，表现为小的、潮红柔软、乳头状赘生物。

【实验室检查】

1. 组织病理　典型镜下所见为表皮呈乳头瘤样增生，棘层肥厚，表皮有轻度角化过度伴角化不全；棘细胞层有特征性的空泡化细胞（凹空细胞），细胞胞体较大，胞核大小不一，核深染而固缩，核周围细胞质空泡化、淡染，在核膜及浆膜间有丝状物相连，使细胞呈猫眼状，真皮浅层水肿、血管扩张和炎性细胞浸润。

2. 阴道镜检查　通过对宫颈阴道部黏膜局部组织形态的 20 ～ 40 倍放大，可以更清楚地观察病变，可同时做醋酸白试验和取材做病理学检查。阴道镜检查对于与扁平湿疣等的鉴别诊断也有价值。

3. 细胞学检查　主要用于检查女性阴道或宫颈上皮是否有 HPV 感染。在被检部位刮取细胞并涂于玻片上，95% 乙醇溶液固定，常用巴氏（Papanicolaou）染色法，镜下所见分为五级：Ⅰ级，正常；Ⅱ级，炎症；

Ⅲ级，可疑癌；Ⅳ级，高度可疑癌；Ⅴ级，癌症。

4. 免疫组化方法　常用过氧化物酶 - 抗过氧化物酶（PAP）法，显示疣体内的病毒蛋白，对病原可进行组织学定位，并能更加客观地描述皮损的形态学改变。

5. 聚合酶链反应　是检测 HPV 最敏感的方法，对新鲜冰冻组织或宫颈阴道分泌物进行 HPV-DNA 检测，对亚临床感染及潜伏期感染也能诊断，具有特异性高、灵敏度强、简便快速和无放射性等优点，但 PCR 存在一定的假阳性。

【诊断与鉴别诊断】
主要根据病史（不洁性接触史、配偶感染史或间接接触史等）、典型临床表现和实验检查结果而诊断。

尖锐湿疣应注意与下述疾病相鉴别：

1. 扁平湿疣　属于二期梅毒的一种特征性损害，初起为斑疹或斑丘疹，表面光滑潮湿，基底宽，无蒂，无角化，存在时间较长。好发于阴肛部，常与全身皮疹并发。组织液暗视野显微镜检查可发现有大量梅毒螺旋体，梅毒血清学反应强阳性。

2. 阴茎珍珠样丘疹　为正常生理发育的变异，发生在 20 ～ 30 岁，无自觉症状，沿着冠状沟边缘上排列成单行或多行珍珠样光泽的白色或淡红色小丘疹，孤立不融合，大小如针尖样（图 3-35-3），醋酸白试验阴性。

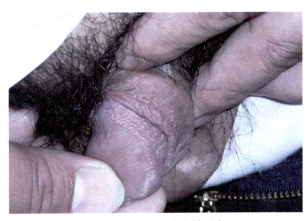

图 3-35-3　阴茎珍珠样丘疹

3. 阴唇假性湿疣　属于一种良性乳头状瘤，为异常化生，组织发育上变异，多见于 20 ～ 40 岁女性外阴部，发生在小阴唇的内侧和前庭部位，为多数淡红色丘疹，每个丘疹约 1 ～ 2mm，分布均匀，呈鱼籽状，无自觉症状，醋酸白试验阴性。

4. 皮脂腺异位　发生于口唇、龟头及阴唇黏膜的淡黄色小丘疹，位于皮下，醋酸白试验阴性，组织病理表现为成熟的皮脂腺小叶。

5. 生殖器癌　多见于年龄较长者，皮损向下浸润，易发生破溃感染，组织病理学检查可见细胞异型，而无空泡化细胞。

6. 鲍温样丘疹病 发生于青年男女生殖器皮肤黏膜的多发性斑丘疹，伴色素沉着（图3-35-4），良性表现，但组织病理呈原位癌样改变。

【治疗】 尖锐湿疣较难根治，治疗目的是去除肉眼可见的疣体，改善症状和体征，避免复发。目前治疗方法较多，局部治疗有外用药、冷冻、手术、高频电刀、激光汽化或炭化、中药熏洗等；全身疗法有免疫疗法、中草药内服。单一治疗方法往往不能取得很好的疗效，现在多采用联合治疗。具体应根据病变的大小、部位、数量、患者的全身情况、医生的经验和治疗方法副作用的大小等，尤其是机体的免疫状况而定。

1. 药物治疗

（1）化学腐蚀剂：一般适用于疣体较小、数量较少时。局部用药可治疗过度角化的疣体，使用方便，不会带来影响全身的毒副反应，但对周围的正常皮肤也有破坏作用，使用不当可引起严重的灼伤。常用10%～25%足叶草脂酊、0.5%足叶草毒素酊（鬼臼毒素酊），可使局部小动脉痉挛，3～4日为1疗程，可重复用药，但有致畸作用，孕妇禁用。50%三氯醋酸或二氯醋酸，可通过对病毒蛋白的凝固作用破坏疣体，对胎儿无明显副作用，是唯一能用于治疗孕期尖锐湿疣的药物。

（2）表面化疗剂：5-氟尿嘧啶（5-FU）能抑制病毒复制，多用于数量多、面积大的病灶。主要作用为干扰并抑制 DNA 及 RNA 的合成。常用5%软膏，药物不能接触正常皮肤或黏膜，孕妇禁用。平阳霉素可抑制胸腺嘧啶核苷酸，切断 DNA 链，为抗肿瘤类的抗生素类药物，可局部注射。

（3）免疫制剂：干扰素有抗病毒、免疫调节、抗增殖作用，可采取病灶内注射或肌肉注射。左旋咪唑具有免疫调节作用，可增强淋巴细胞的功能。方法有口服和外用2种。咪喹莫特是一种新型局部免疫调节剂，能够刺激多种细胞因子的产生，咪喹莫特通过正常皮肤的吸收极少，局部应用5%霜剂临床疗效确切。

2. 物理治疗 常用的物理疗法有三种：电灼、冷冻及激光。其原理是利用高温或低温直接破坏疣体，使组织发生变性，凝固性坏死，而去掉疣体。

（1）电灼：适用于丘疹疣、小体积疣及带蒂疣。用电烙头或电刀治疗，对疣体行烧灼或切割，创面不宜过深，否则影响愈合，需局部麻醉。

（2）冷冻：适用于疣体不大或病灶局限者。采用液氮或二氧化碳干冰，破坏受感染组织和激发该

部位的免疫应答。

（3）激光：对任何部位的疣及难治、大体积和多发疣均可采用。常用二氧化碳激光治疗，需术前局麻，注意掌握治疗深度，术后应注意出血和创面感染。

3. 手术治疗 对外阴、肛周及肛管内巨大尖锐湿疣患者，或有恶变倾向的尖锐湿疣应手术切除，包皮疣可做包皮环切术。当需病理活检标本时手术切除是最佳选择。

4. 综合治疗 尖锐湿疣的治疗，无论采用何种方法都有复发的可能，最好采用综合疗法，如物理疗法加外用药，手术加外用药，光动力疗法加外用药，及以上方法加免疫疗法等，可降低复发率。

尖锐湿疣患者治愈后应定期随访，一般2～4周1次，持续3个月。每次随访均应做醋酸白试验。在完全治愈前，应嘱患者避免性生活。

【预防】

避免发生婚外性行为。

必要时使用避孕套。

注意洗浴具及内衣裤的清洁卫生，避免通过物品间接感染。

及时治疗，防止传染他人。

第2节　鲍温样丘疹病

鲍温样丘疹病（Bowenoid papulosis）是由人乳头瘤病毒感染引起的，在生殖器部位发生的多发性、伴色素沉着的斑丘疹样皮损，良性经过，而组织病理呈原位癌样改变。

【病因及发病机制】 鲍温样丘疹病与 HPV-16、18、31、32、34、39、42、48、51、52、53、54型感染有关，尤其与 HPV-16 的关系更为密切，大部分鲍温样丘疹病皮损中可检测出 HPV-16 DNA。

【临床表现】 常发生于性活跃的青壮年，平均年龄31岁，皮损好发于腹股沟、外生殖器及肛周的皮肤黏膜。女性多发于外阴、大小阴唇和肛周；男性主要分布于龟头、冠状沟、包皮及阴茎体皮肤。皮损在0.2～3.5cm之间（平均为0.7cm），为单个或多个色素性丘疹，大小不等，散在分布或群集排列成线状、环状，亦可融合成斑块，稍高出皮肤，呈圆形、椭圆形或不规则形，边界清，表面光滑，外观呈天鹅绒样，或轻度角化呈疣状，黑褐色、黑灰色、淡红褐色或肤色（图3-35-4）。一般无自觉症状，少数患者有瘙痒或烧灼感，病程为慢性，部分损害可自然消退，但可复发；部分病人曾患过尖锐湿疣

或同时患有尖锐湿疣。

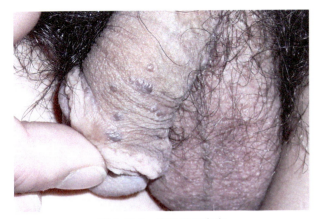

图 3-35-4　鲍温样丘疹病

【组织病理】　　组织病理学上轻度增生者类似尖锐湿疣的组织病理学所见。典型病理类似鲍温病，镜下所见为表皮不同程度的角化过度、角化不全、棘细胞空泡化、棘层细胞不规则增生，可见轻度、中度甚至重度的不典型增生，细胞大小不一、排列紊乱、核大深染、核浆比例增大，核分裂象和角化不良细胞易见，并贯穿表皮全层。同一病例中部位不同其非典型增生程度也不同，表皮基底膜完整，无浸润现象。

【诊断与鉴别诊断】　　鲍温样丘疹病呈良性多形性变，故常误诊为外生殖器疱疹、扁平湿疣、扁平苔藓、环状肉芽肿、脂溢性角化病、银屑病等，可结合病史、全身检查、实验室检查，根据病理形态的各自特点作出正确诊断。此外，鲍温样丘疹病还需与鲍温病和尖锐湿疣相鉴别。

1. 鲍温病　　多见于中年以上，身体任何部位均可发生，病灶较鲍温样丘疹病大，常超过 1cm，呈暗红色斑块，境界清楚而不规则，表面常覆盖角化鳞屑，有糜烂结痂及肉芽组织形成，镜下瘤细胞异型性较明显，核分裂象多见，病变波及末端毛囊、外毛根鞘、皮脂腺导管。

2. 尖锐湿疣　　多见于青壮年，发生部位为外生殖器、宫颈、阴道、肛周等处，肿物灰红色，呈密集乳头状或桑葚样改变，质脆易折断，病灶表面及周围分泌物增多者有明显瘙痒，镜下表皮呈乳头瘤样增生，以棘层细胞增生为主，位于棘层内有片状或灶状的典型空泡化细胞。

【治疗】　　一般倾向保守治疗，可行病灶切除、二氧化碳激光、电灼、冷冻或外用 5- 氟尿嘧啶、维 A 酸霜、咪喹莫特软膏等，均能取得较好的效果。由于少数患者会复发，极少数可发展成浸润性癌，因此需密切随访。

（满孝勇　李　伟）

第 36 章　生殖器疱疹

生殖器疱疹（genital herpes，GH）是由单纯疱疹病毒（herpes simplex virus，HSV）感染外阴、肛门生殖器皮肤黏膜引起的性传播疾病，发病率高，西方某些国家发病率仅次于淋病和非淋菌性泌尿生殖道感染，在我国也有逐年增高趋势，对人体危害大。HSV 除可引起生殖器疱疹外，还可通过胎盘或产道传染给胎儿或新生儿，引起胎儿流产或新生儿死亡，与女性宫颈癌发生关系密切，又缺乏特效治疗方法，需引起人们足够重视。

【病因及发病机制】　HSV 为 DNA 病毒，可分为两型，HSV-1 型主要感染生殖器以外的部位，HSV-2 型主要感染生殖器和新生儿，约 10% 成人生殖器疱疹也可由感染 HSV-1 型引起，此比例还有增高趋势。HSV 感染人体后，先在感染部位引起原发性生殖器疱疹，消退后，残存病毒易长期潜存于骶神经节的神经元细胞内，能够有效地逃避机体免疫作用，当机体免疫功能下降时病毒可再度活跃引起皮肤黏膜感染，故本病常呈慢性反复发作的过程，感染可持续终生。

【传播途径】　GH 患者、亚临床或无表现排毒者是主要传染源，有皮损表现者传染性强。HSV-2 可存在于皮肤和黏膜损害的渗出物、精液、前列腺液、宫颈和阴道分泌物中，主要通过性接触传播。

【临床表现】　自觉瘙痒或灼热感，好发于生殖器及会阴部，男性好发于龟头、冠状沟、阴茎体等，女性好发于大小阴唇、阴道口、会阴、肛周等。少见的部位包括阴囊、阴阜、大腿、臀部等。有肛交行为者常见肛门、直肠受累。临床上分为原发性、复发性和亚临床 GH 三种类型。

1. 原发性 GH　即首次感染 HSV-1 或 HSV-2。潜伏期 1 ～ 3 周，初发损害为一个或多个红色小丘疹，迅速变成孤立或成簇的小水疱（图 3-36-1），有烧灼痛和 / 或不同程度痒感。很快发展为集簇或散在的小水疱，2 ～ 4 天后破溃形成糜烂和溃疡，愈后不留瘢痕，病程约 15 ～ 20 天。绝大多数患者有腹股沟淋巴结肿大、触痛，部分患者伴有低热、头痛及全身不适。

2. 复发性 GH　本病复发者称为复发性 GH，症状和体征均较原发者轻，损害小，往往无全身症状，平均病程约 8 ～ 12 天，在同一部位复发多次，个体复发频率的差异较大，平均每年 3 ～ 4 次，有时可达数十次。反复发作后局部可遗留色素减退斑或瘢痕。女性亦可感染子宫颈，发生水疱、糜烂和溃疡。男性同性恋者可感染直肠和肛门，引起直肠肛门炎。

全身症状少见，多无腹股沟淋巴结肿大。

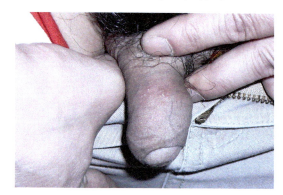

图 3-36-1　生殖器疱疹

3. 亚临床型 GH　50% 的 HSV-1 感染和 70% ～ 80% HSV-2 感染者缺乏典型的临床表现，但存在无症状排毒，即亚临床型 GH，有传染性，是 GH 的主要传染源。

【实验室检查】

1. 细胞学检查　取皮肤和黏膜疱疹处刮取物做涂片检查可发现多核巨细胞和核内嗜酸性包涵体。

2. 病毒分离培养　皮肤和黏膜新鲜疱疹处取疱液做病毒分离和培养较易成功。

3. 血清学诊断　用中和补体结合、被动血凝和间接免疫荧光试验可检出血清病毒抗体，HSV-2 IgG 阳性表示曾感染过单纯疱疹病毒，HSV-2 IgM 阳性表示近期有单纯疱疹病毒感染。

4. 电镜检查　可见病毒颗粒。

5. 病毒抗原检查　用 PCR 仪、免疫荧光法、酶联免疫吸附试验、放射免疫测定等检测病毒抗原。

【诊断】　根据不洁性交史，生殖器簇集性水疱，自觉瘙痒或灼热感，可自愈，但易复发等特点，诊断不难，实验室检查可帮助诊断。

【治疗】　本病有自限性，治疗原则为缩短病程，防止继发感染和并发症，减少复发。治疗参见第二篇第 9 章第 1 节单纯疱疹。抗病毒治疗：原发性生殖器疱疹疗程 7 ～ 10 天，复发性生殖器疱疹疗程 5 ～ 7 天。对复发次数多，复发感到痛苦者，可采用慢性病毒抑制疗法，阿昔洛韦 400mg 口服，每天 2 次，或伐昔洛韦 500mg 口服，每天 1 次，泛昔洛韦 250mg 口服，每天 2 次，疗程一般为 4 ～ 12 个月。

（杨　柳　陶　娟）

第 37 章　软　下　疳

软下疳（chancroid）是由杜克雷嗜血杆菌（haemophilus Ducrey）引起的一种性传播疾病，主要由性接触传染。软下疳主要发生于亚热带地区，如非洲、拉丁美洲和亚洲西南部。软下疳累计发病率为10%～40%。在我国仅有散发病例报道。国外报道发现，软下疳患者中HIV感染率增高。此外，约10%软下疳患者合并有梅毒螺旋体、HSV感染。软下疳患者务必同时做艾滋病、梅毒及生殖器疱疹等性传播疾病检查。

【病因】　杜克雷嗜血杆菌为革兰氏染色阴性短杆菌，是人体寄生菌，呈短棒状，两端钝圆，长约$1.0～1.5\mu m$，宽约$0.5～0.6\mu m$，平行排列成链状，如鱼群游泳状，多数寄生于细胞内呈团状排列。此菌无鞭毛、无荚膜、无芽孢、无运动力、非抗酸。由于继发感染，在生殖器开放性损害中，很难找到此菌，从腹股沟脓肿中抽出的脓液中比较容易分离此菌，用Unna-Pappenheim染色法可见两端浓染。已知杜克雷嗜血杆菌的毒力因子包括细胞死亡肿胀毒素、脂寡糖、外膜蛋白、超氧化物歧化酶、菌毛等。软下疳的形成是杜克雷嗜血杆菌毒力因子和宿主两方面相互作用的结果。

【临床表现】　潜伏期平均4～7天，无前驱症状。初发损害为外生殖器部位小的炎性丘疹，迅速变为黄豆大脓疱，脓疱破溃后形成浅溃疡，圆形或卵圆形，疼痛明显，边缘不整，呈穿凿状，周围有炎性红晕，溃疡基底部覆以浅黄色脂样苔或脓性分泌物，易出血，触之柔软有触痛。大小不一，直径为数毫米至2cm不等，数目最初1～2个，因可自体接种而形成多发的卫星状溃疡。男性好发于冠状沟、龟头、包皮及肛门；女性多发生在大、小阴唇、阴蒂、阴道口、尿道内、肛门、会阴和子宫颈等处。

女性患者溃疡严重时可并发阴道直肠瘘。手、乳房、股部、口唇及口腔等泌尿生殖器外部位也偶可发生软下疳。50%～60%病例发生急性疼痛性腹股沟淋巴结炎，一般在原发损害后1～2周出现，称为腹股沟横痃。多见于男性患者，女性少见，常为单侧淋巴结肿大，疼痛及压痛明显，表面红肿，可形成单房性脓肿，约指腹大，有波动感，易破溃，流出黏稠脓汁，创口鱼嘴样外翻，中医称为"鱼口"，愈后留有瘢痕。软下疳很少出现其他器官的损害。

【诊断与鉴别诊断】　根据有不洁性交史，外生殖器可见1个或多个疼痛性溃疡，单侧腹股沟横痃，易破溃，溃疡底部分泌物或腹股沟淋巴结横痃处抽出物涂片检查发现革兰阴性短棒状杆菌，细菌培养有杜克雷嗜血杆菌生长，PCR方法可检测出杜克雷嗜血杆菌，且梅毒检查阴性可确诊本病。本病需与发生于生殖器部位的其他溃疡性疾病相鉴别，如硬下疳、生殖器疱疹、固定型药疹等。

【治疗】

1. 系统治疗　根据细菌培养药敏试验结果选用敏感抗生素。阿奇霉素1g，一次顿服；头孢曲松钠250mg，一次肌内注射；红霉素500mg，4次/日，连服7天；环丙沙星500mg，2次/日，连服3天。

2. 局部治疗　未破溃淋巴结外用鱼石脂软膏、红霉素软膏、夫西地酸软膏等抗生素软膏，避免切开和引流，以防止延误治疗和瘘道的形成，如果淋巴结病变对抗生素治疗无反应，可反复抽取脓液，再用抗生素药物注入腔内，然后加以包扎；已形成溃疡后用1：8000高锰酸钾或双氧水清洗，每天2次，然后外用红霉素软膏，也可用生理盐水湿敷，以后可用高锰酸钾溶液浸泡。

（杨　柳　陶　娟）

第 38 章　　性病性淋巴肉芽肿

性病性淋巴肉芽肿（lymphogranuloma venereum，LGV）又称腹股沟淋巴肉芽肿（lymphogranuloma inguinale），是由 L 型沙眼衣原体引起的一种经典的性传播疾病。主要通过性接触传染，偶经污染或实验室意外传染。LGV 主要流行于亚热带地区，如非洲、东南亚、南美和加勒比地区，在中国有散发病例报道。男性患者比女性患者多见，常见于同性恋者。

【病因】　病原体为沙眼衣原体中的 LGV 生物变种 L1、L2、L3 血清型，L 型主要侵犯淋巴组织，具有比其他型沙眼衣原体更强的侵袭力。本病病原体抵抗力较低，一般消毒剂可将其杀死。

【临床表现】　潜伏期为 3 天～3 周，平均 10 天。根据病程可分为三期，男性常出现 LGV 的急性症状，而女性则以晚期并发症多见。

1. 早期　初发损害为在生殖器部位发生初疮，为细小的疱疹或丘疹，并很快破溃形成溃疡，多为单个，也可多个，直径 1～4mm，边缘清楚，绕以红晕，触之不硬，无自觉症状，10 日后可自愈不留瘢痕，易被忽略。男性多见于龟头、冠状沟、包皮、阴茎、尿道；女性多见于阴唇、阴唇系带、阴道壁、阴道口及尿道口等处。同性恋男性可发生原发性肛门或直肠感染，口交者初疮可见于口腔，往往不被注意。

2. 中期　初疮发生后 1～4 周，腹股沟处酸痛而僵硬，腹股沟淋巴结肿大，单侧累及多见（约占 2/3），也可双侧累及（约占 1/3），开始仅侵犯 1～2 个淋巴结，后侵犯多个，肿大淋巴结互相融合并与周围组织粘连形成大团块，紫红色，质硬，疼痛并有压痛。当股淋巴结及腹股沟淋巴结均被累及时，肿大的淋巴结被腹股沟韧带上下分开而中间形成"沟槽状"，有诊断价值。1～2 周后淋巴结软化破溃，排出黄色脓性分泌物，形成多数瘘管似"喷水壶状"，愈后遗留瘢痕。女性患者如初疮发生于外阴或阴道下 1/3 时，临床表现与男性患者类似；若发生于阴道上 2/3 或宫颈时，因淋巴回流向深髂部，故很少发生腹股沟淋巴结炎，常引起髂及肛门直肠周围淋巴结炎及直肠炎。可出现全身症状，如发热、寒战、肌痛、头痛等。皮肤可出现多形红斑、结节性红斑。并可出现眼结膜炎、无菌性关节炎、假性脑膜炎及肝炎等。

3. 晚期　主要病变为生殖器象皮肿及直肠狭窄。生殖器象皮肿发生在发病 1～2 年或更晚。象皮肿表现为坚实肥厚性肿块，主要累及男性的阴茎和阴囊，女性的阴唇和阴蒂等处。直肠炎和直肠周围炎后形成瘢痕并收缩易引起直肠狭窄，导致排便困难、腹绞痛等。女性患者由于组织破坏可发生直肠阴道瘘、阴道尿道瘘以及肛门周围瘘等。

肛门直肠综合征：女性如初疮发生于阴道内，阴道内近端 1/3 淋巴多流向会阴及直肠下部淋巴结，故常在会阴、肛门或直肠下段发生病变，出现肛周脓疡、肛瘘、直肠狭窄，可有疼痛、脓血便及里急后重。生殖器象皮肿及肛门直肠综合征可继发癌变。

【诊断】　根据有不洁性交史，临床表现，LGV 血清补体结合试验 1：64 或以上，微量免疫荧光试验及酶联免疫吸附试验结果作出诊断，必要时做沙眼衣原体分离培养和 PCR 核酸检测。需与梅毒、丝虫病、直肠癌相鉴别。

【治疗】

1. 系统治疗　阿奇霉素 1g，一次顿服；多西环素 100mg 口服，每天 2 次或盐酸四环素 500mg 口服，每天 4 次；或米诺环素 100mg 口服，每天 2 次，首剂加倍；或红霉素 500mg 口服，每天 4 次。疗程均为 14～21 天，可根据病情适当延长治疗时间。

2. 局部治疗　淋巴结未化脓时可冷湿敷或理疗，已化脓时用注射器抽吸脓汁，禁止切开引流，因为切开后形成瘘管难以愈合。晚期直肠狭窄可行扩张术，严重者及象皮肿可考虑外科手术。

（杨柳　陶娟）

第 39 章 艾 滋 病

艾滋病（AIDS）是获得性免疫缺陷综合征（acquired immunodeficiency syndrome）的简称，是由人类免疫缺陷病毒（human immunodeficiency virus，HIV）所致的传染病，主要通过性接触或血液、血制品及母婴传播，HIV 特异性侵犯辅助性 T 细胞（CD4$^+$T 细胞），引起人细胞免疫严重缺陷，导致机会性感染、恶性肿瘤和神经系统损害，目前尚无有效治疗手段，死亡率高。

【流行病学】 本病于 1981 年美国首次报道，1982 年定名，1983 年发现其病原体，1985 年对全国部分省（市）收集的 28 份使用过第Ⅷ因子的血友病患者血液标本进行检测，发现 4 例 HIV 感染者，首次报告艾滋病传入并感染中国公民。从 1985 年到 2015 年这 30 年间，我国艾滋病流行在传播途径、受害人群和波及地域等流行特征方面发生了巨大变化。首先，在传播途径方面，流行早期以吸毒传播为主，发展到现在的经性传播为主。地区分布方面，已经从早期的西南局部地区，蔓延到全国各地，但仍然呈现局灶状集中在局部地区的特征，如云南、四川、广西 3 个省份报告存活感染者数占全国报告总数的 46%。在重点省，也同样存在集中在重点地州，在重点地州又集中在重点县的显著特征。在人群方面，感染者主要集中在青壮年，近年有青年学生和 60 岁以上老年人增加的趋势；男女性别比例从流行早期的男性占绝对多数，演变到现在的男女性别比 3 ∶ 1；民族特征由流行早期以少数民族人群为主，演变成现在的汉族为主；在重点人群感染率方面，吸毒者的 HIV 感染率由 2005 年的 7.5% 下降到 2015 年的 3.0%。截止 2014 年底全国累计报告存活的 HIV/AIDS 患者五十余万人。

【病因及发病机制】 HIV 是 RNA 病毒，属于逆转录病毒（retrovirus）科的慢病毒（lentivirus）亚科。HIV 病毒体呈 20 面体立体对称球形颗粒，直径约 100 ～ 120 nm，包含有一个圆锥状病毒核心和一个病毒包膜。最外层为病毒包膜，含有表现为刺突状结构的糖蛋白 gp41、gp120，病毒核心由核衣壳和病毒基因组构成，核衣壳含有 p25 或 p24 蛋白，病毒基因组包括两条相同的单股 RNA 链、逆转录酶、整合酶等，HIV-1 基因 RNA 链的两端是长末端重复序列（LTR），主要的结构蛋白基因 gag、pol 和 env，其中 gag 基因与 env 基因编码逆转录病毒的结构蛋白，pol 基因编码逆转录酶与整合酶。HIV 在外界环境中的生存能力较弱，对物理因素和化学因素的抵抗力较低。HIV 对热敏感，在 56℃经 30 分钟可灭活，各种消毒剂如乙醇、烷醚、次氯酸钠、漂白粉、双氧水等均对 HIV 有良好的灭活作用。

HIV 按血清学分型分为 HIV-1 和 HIV-2 两型，均可感染人。我国以 HIV-1 为主要流行株，已发现的有 A、B（欧美 B）、B'（泰国 B）、C、D、E、F 和 G 8 个亚型，还有不同流行重组型，目前流行的 HIV-1 主要亚型是 AE 重组型。HIV 是一种嗜 T 细胞病毒，选择性攻击辅助性 T 细胞，也能感染 B 淋巴细胞、巨噬细胞、朗格汉斯细胞等。HIV 进入人体后，其包膜蛋白 gp120 与 CD4$^+$ T 细胞表面的 CD4 受体结合进入靶细胞，在细胞核内，逆转录酶以病毒 RNA 为模板转录 DNA，合成双链 DNA 后整合到宿主细胞 DNA 中，此后有两种归宿：一是以病毒 DNA 为模板转录、翻译、生成病毒 RNA 和病毒蛋白质，然后装配成新的病毒颗粒，再以芽生方式从细胞中释出新的 HIV，细胞最后死亡；另一种是病毒 DNA 序列被感染细胞及其子代细胞终身携带，成为前病毒，进入潜伏期，一旦受到其他微生物或某些化学制剂的刺激而激活，大量复制，使细胞死亡。HIV 在繁殖过程中，不断杀伤宿主细胞，导致该细胞功能受损和大量破坏，引起人体细胞免疫功能缺陷，导致机会性感染、恶性肿瘤，引起死亡。HIV 也是一种嗜神经细胞病毒，能选择性攻击脑组织细胞、脊髓细胞和周围神经细胞，引起人神经系统受到损害而出现相关症状和体征。

【临床表现】 HIV 感染的临床表现从无临床症状到严重疾病病变，构成一系列疾病的表现。

AIDS 的潜伏期是指从感染 HIV 到出现 AIDS 症状和体征的时间，通常为 6 个月～ 5 年，亦有长达 10 年的，成人平均 29 个月，儿童平均 12 个月；艾滋病的窗口期是指从感染 HIV 到形成抗体所需的时间，一般为 5 周左右。以下是 AIDS 感染的临床分期（根据 2015 年中华医学会 AIDS 诊疗指南）。

1. 急性 HIV 感染 通常发生在初次感染 HIV 后 2 ～ 4 周。部分感染者出现 HIV 病毒血症和免疫系统急性损伤所产生的临床症状。大多数患者临床症状轻微，持续 1 ～ 3 周后缓解。

（1）有发热、盗汗、咽痛、恶心呕吐、关节疼痛等症状；

（2）个别有头痛、皮疹、脑膜炎或多发性神经炎等；

（3）颈、腋及枕部有肿大淋巴结，类似传染性单核细胞增多症；

（4）肝脾肿大。

2. 无症状 HIV 感染患者　常无任何症状和体征。可从急性期进入此期，或无明显的急性期症状而直接进入此期。此期持续时间一般为 6～8 年。

3. AIDS

（1）原因不明的持续一个月以上的 38℃以上持续不规则发热、盗汗；

（2）慢性腹泻次数多于 3 次 / 日，＞ 1 个月；

（3）6 个月之内体重下降 10% 以上；

（4）机会性感染：包括反复发作口腔念珠菌感染、反复发作的单纯疱疹病毒或带状疱疹病毒感染、肺孢子菌肺炎、反复发生的细菌性肺炎、活动性结核或非结核分枝杆菌病、深部真菌感染、活动性巨细胞病毒感染、弓形虫脑病、马尔尼菲青霉菌感染、反复发生的败血症等；

（5）恶性肿瘤：卡波西肉瘤、淋巴瘤、中枢神经系统占位性病变；

（6）中青年患者出现痴呆症；

（7）持续 3 个月以上全身性淋巴结肿大，淋巴结直径 ≥ 1cm，无压痛，无粘连。

【HIV 感染的皮肤表现】　HIV 感染者或 AIDS 患者在病程中大多可发生皮肤黏膜损害，包括感染性皮肤损害、非感染性皮肤损害和皮肤肿瘤。

1. 非感染性皮肤损害　可表现为皮肤干燥、脂溢性皮炎、鱼鳞病、毛发红糠疹、银屑病、特应性皮炎、光敏性皮炎、玫瑰糠疹、荨麻疹、多形红斑及痤疮样皮损，但通常呈多形性且更严重。

2. 感染性皮肤损害　表现为多种病原微生物的感染，但病情较一般患者严重。包括：

（1）带状疱疹：皮损范围常不局限于一处，除可出现密集性水疱、大疱外，常出现血疱，疼痛剧烈，极易继发细菌感染，可引起脑炎、肺炎，甚至死亡。

（2）单纯疱疹（包括生殖器疱疹）：复发次数频繁，皮损分布呈局限性或播散性，表现为持续性口腔、生殖器、肛周重度疱疹，可长期不愈并形成深溃疡。

（3）疣：寻常疣、扁平疣、传染性软疣及尖锐湿疣增大增多迅速且发生在平常不常见部位。

（4）真菌感染：鹅口疮是免疫缺陷最早出现的症状，浅表真菌感染（如泛发性体股癣、手足癣和多发性甲癣等）常出现较严重的皮损；10%～13%AIDS 患者可发生隐球菌感染，常表现为疱疹样皮损，中枢神经系统易受累，病死率高达 38%；球孢子菌及副球孢子菌也常见。

（5）细菌或节肢动物感染：表现为毛囊炎、多发性皮肤脓肿或疖。

3. 皮肤肿瘤

（1）卡波西肉瘤（Kaposi's sarcoma，KS）：是艾滋病患者特征性的皮肤表现，可能和人类疱疹病毒 8 型感染有关。艾滋病相关的卡波西肉瘤与经典型不同，损害较小，分布广泛，口腔损害常见，颈、躯干、上肢等处多见，但下肢较少累及。

（2）其他恶性皮肤肿瘤：如淋巴瘤、鳞状细胞癌、基底细胞癌、恶性黑素瘤和类 Sézary 综合征均可出现。

【实验室检查】

1. HIV 检测　可用外周血淋巴细胞进行病毒分离培养或检测 HIV 抗原，这两种方法操作复杂，费用昂贵。

2. HIV 抗体检测　这是最常用的方法，包括初筛试验和确证试验，初筛试验包括酶联免疫吸附试验（ELISA）、明胶颗粒凝集试验、免疫荧光法、免疫酶法、乳胶凝集试验等；确证试验包括蛋白印迹法、免疫沉淀试验。

3. 免疫功能检测

（1）外周血淋巴细胞计数：作为 HIV 感染进展的标志之一，并按计数结果分为 3 组：≥ 2×10^9/L；$1 \sim 2 \times 10^9$/L；＜ 1×10^9/L。

（2）T 细胞计数：血液 $CD4^+$ 细胞测定是评价机体免疫功能的一个重要指标，根据 $CD4^+$ 细胞数目将 HIV 感染分为 3 组：≥ 0.5×10^9/L；$0.2 \sim 0.5 \times 10^9$/L；＜ 0.2×10^9/L。

（3）$CD4^+T/CD8^+T$ 细胞比值＜ 1，主要由 $CD4^+T$ 淋巴细胞减少所致。

（4）β2 微球蛋白测定：AIDS 患者明显增高。

（5）B 淋巴细胞功能失调：多克隆性高球蛋白血症、循环免疫复合物形成和自身抗体形成。

（6）NK 细胞活性下降。

4. 各种机会性感染病原体检测或组织学证实的恶性肿瘤。

【诊断】　诊断原则：HIV/AIDS 的诊断需结合流行病学史（包括不安全性生活史、静脉注射毒品史、输入未经抗 HIV 抗体检测的血液或血液制品、HIV 抗体阳性者所生子女或职业暴露史等），临床表现和实验室检查等进行综合分析，慎重作出诊断。

成人符合下列一项者即可诊断：

（1）HIV 抗体筛查试验阳性和 HIV 补充试验阳性（抗体补充试验阳性或核酸定性检测阳性或核酸定量大于 5000 拷贝 /mL）；

（2）血中分离出 HIV。

18 个月龄及以下儿童，符合下列一项者即可诊断：

（1）HIV 感染母亲所生和 HIV 分离试验结果

阳性；

(2)HIV 感染母亲所生和两次 HIV 核酸检测均为阳性（第二次检测需在出生 4 周后进行）。

1. 急性 HIV 感染

(1) 流行病学史

1) 同性恋或异性恋有多个性伴侣史，或配偶或性伴侣 HIV 抗体阳性；

2) 静脉吸毒史；

3) 输注进口的第Ⅷ因子史；

4) 与 HIV/AIDS 患者有密切接触史；

5) 有过梅毒、淋病、非淋菌性泌尿生殖道感染等性病史；

6) 出国史；

7) HIV 抗体阳性者所生的子女；

8) 输入未经抗 HIV 检测的血液。

(2) 临床表现：见 [临床表现]1。

(3) 实验室检查

1) 周围血 WBC 及淋巴细胞总数起病后下降，以后淋巴细胞总数上升可见异型淋巴细胞；

2) CD4 /CD8 比值大于 1；

3) 抗 HIV 抗体由阴性转阳性者，一般经 2～3 个月才阳转。最长可达 6 个月，在感染窗口期抗体阴性；

4) 少数病人初期 P24 抗原阳性。

2. 无症状 HIV 感染

(1) 流行病学史：同急性 HIV 感染。

(2) 临床表现：见 [临床表现]2。

(3) 实验室检查

1) 抗 HIV 抗体阳性，经确证实验证实者；

2) CD4 淋巴细胞总数正常，CD4 /CD8 比值大于 1；

3) 血清 P24 抗原阴性。

3. AIDS

(1) 流行病学史：同急性 HIV 感染。

(2) 临床表现：见 [临床表现]3。

(3) 实验室检查

1) 抗 HIV 抗体阳性，经确证实验证实者；

2) 血清 P24 抗原阳性；

3) CD4 淋巴细胞总数小于 200/mm³ 或 200～500/mm³；

4) CD4 /CD8 比值小于 1；

5) 周围血 WBC、Hb 下降；

6) β2 微球蛋白水平增高；

7) 可找到上述各种合并感染的病原体或肿瘤的病理依据。

【治疗】 目前尚无有效的治疗方法。

1. 治疗目标

(1) 减少 HIV 相关疾病的发病率和病死率、减少非 AIDS 相关疾病的发病率和病死率，使患者获得正常的期望寿命，改善生活质量；

(2) 抑制病毒复制，使病毒载量降低至检测下限并减少病毒变异；

(3) 重建或者维持免疫功能；

(4) 减少异常的免疫激活；

(5) 减少 HIV 的传播、预防母婴传播。

2. 治疗方法

(1) 抗病毒治疗

1) 核苷类逆转录酶抑制剂（nucleoside reverse transcriptase inhibitors，NRTIs）：齐多夫定（AZT）是目前最有效制剂，长期应用后主要副作用有骨髓抑制和肌病，且可诱导 AZT 耐药病毒株。也可选用拉米夫定（3TC），不良反应较少且较轻微。其他还有替诺福韦（TDF），副作用为肾脏毒性、消化道不适及代谢异常等。

2) 非核苷类逆转录酶抑制剂（non-nucleoside reverse transcriptase inhibitors，NNRTIs）：包括奈韦拉平（NVP）、依非韦仑（EFV）、依曲韦林、利匹韦林等。

3) 蛋白酶抑制剂：包括利托那韦（RTV）、替拉那韦、阿扎那韦及达茹那韦等。

4) 整合酶抑制剂：拉替拉韦（RAL），常见副作用有腹泻、恶心、头痛、发热等。

"鸡尾酒"式混合疗法：也称高效抗逆转录病毒治疗法（highly active anti-retroviral therapy，HAART），1996 年由何大一提出，即采用蛋白酶抑制剂与逆转录酶抑制剂联合治疗，已取得了良好疗效。目前基本倾向联合用药，联合治疗药物选择的标准：①经证实有效；②协同作用；③无交叉耐受；④无蓄积毒性；⑤应用实用性。

2003 年国家艾滋病"四免一关怀"政策出台，免费艾滋病抗病毒治疗工作在全国迅速开展起来。2012 年第 3 版《国家免费艾滋病抗病毒治疗药物手册》推荐 TDF 或 AZT+ 3TC + NVP 或 EFV。

(2) 免疫调节剂 可选用白细胞介素 -2、干扰素、粒细胞集落刺激因子等。

(3) 针对各种机会性感染和恶性肿瘤的治疗。恶性肿瘤治疗需根据患者的免疫状态给予个体化综合性治疗，包括手术、化疗和放疗。

(4) 支持疗法及对症处理。

(5) 中医中药 部分中药有抑制 HIV 复制或调节机体免疫功能作用。

（杨 柳 陶 娟）

参 考 文 献

曹雪涛 . 2013. 医学免疫学 . 6 版 . 北京：人民卫生出版社

常建民 . 2012. 皮肤病理简明图谱 . 北京：人民军医出版社

陈喜雪，丁治云，王明悦，等 . 2015. 米诺环素和烟酰胺联合小剂量糖皮质激素治疗 62 例大疱性类天疱疮 . 临床皮肤科杂志，44(12)：816-818

豆智慧，张福杰，赵燕 . 2015. 2002 - 2014 年中国免费艾滋病抗病毒进展 . 中华流行病学杂志，36(12)：1345-1350

樊尚荣，郭雪冬 . 2015. 2015 年美国疾病控制中心性传播疾病诊断和治疗指南（续）—生殖器疱疹的诊断和治疗指南 . 中国全科医学，18(27)：3257 -3259

樊尚荣 . 2015. 2015 年美国疾病控制中心性传播疾病诊断和治疗指南更新内容和解读（续完）. 中国全科医学，18(30)：3641-3643

高天文，刘玲 . 2012. 白癜风发病机制及治疗策略 . 中国美容医学，21(8)：1353-1355

国家基本药物领导小组 . 1999. 国家基本药物 . 北京：人民卫生出版社

国家食品药品监督管理局药品审评中心，四川美康医药软件开发有限公司 . 2004. 药物临床信息参考 . 成都：四川科学技术出版社

何黎，刘玮 . 2011. 皮肤美容学 . 北京：人民卫生出版社

何维 . 2010. 医学免疫学 . 2 版 . 北京：人民卫生出版社

黄长征 . 2010. English-Chinese Dermatovereology（英汉皮肤性病学）. 武汉：华中科技大学出版社

坚哲，李凯，刘邦工，等 . 2012. 10 000 例白癜风临床特征及治疗效果分析 . 中国美容医学，21(11)：1577-1580

金哲虎 . 2013. 皮肤性病学 . 北京：人民军医出版社

李家文，黄长征，方险峰，等 . 2014. 皮肤病性病实用彩色图谱 . 武汉：湖北科学技术出版社

李若瑜，陆前进 . 2013. 皮肤病学与性病学 . 3 版 . 北京：北京大学医学出版社

刘全忠，王千秋 . 2011. 性传播疾病 . 北京：人民卫生出版社

刘全忠 . 2015. Dermatovenereology（皮肤性病学）. 北京：清华大学出版社

马琳 . 2014. 儿童皮肤病学 . 北京：人民卫生出版社

秦启贤 . 2001. 临床真菌学 . 上海：复旦大学出版社

史玉玲 . 2015. 银屑病免疫学的研究进展 . 国际皮肤性病学杂志，41(1)：31-34

苏晓红，龚向东 . 2011. 性病性淋巴肉芽肿的研究进展 . 国际皮肤性病学杂，37(6)：398-401

孙建方，高天文 . 2013. 皮肤组织病理学 . 北京：人民卫生出版社

涂亚庭 . 2009. 皮肤性病学 . 2 版 . 北京：科学出版社

王端礼 . 2004. 医学真菌学——实验室检验指南 . 北京：人民卫生出版社

王刚 . 2015. 银屑病免疫学研究新进展 . 中华皮肤科杂志，48(4)：223-226

王千秋，刘全忠，徐金华 . 2014. 性传播疾病临床诊疗与防治指南 . 上海：上海科学技术出版社

王侠生，廖康煌 . 2005. 杨国亮皮肤病学 . 上海：上海科学技术出版社

王侠生 . 2006. 皮肤科用药及其药理 . 上海：复旦大学出版社

王雅文，赵宁，关长吉，等 . 2009. 家族性原发性皮肤淀粉样变遗传学分析 . 中国皮肤性病学杂志，23(10)：632-634

吴铁锋 . 1999. 皮肤病症状鉴别诊断与治疗 . 南昌：江西科学技术出版社

吴志华 . 2000. 现代皮肤性病学 . 广州：广州人民出版社

吴尊友 . 2015. 中国防治艾滋病 30 年主要成就与挑战 . 中华流行病学杂志，36(12)：1329-1331

熊心踩，丁小洁，牟韵竹，等 . 2010. 阿维 A 联合他扎罗汀治疗原发性皮肤淀粉样变病疗效观察 . 中国皮肤性病学杂志，24(8)：727-728

颜永祥，颜洁，秦保玲，等 . 2008. 原发性皮肤淀粉样变 3 例—附家系调查 . 中国皮肤性病学杂志，22(1)：46-48.

杨宝峰 . 2013. 药理学 . 8 版 . 北京：人民卫生出版社

张建中，高兴华 . 2015. 皮肤性病学 . 北京：人民卫生出版社

张建中 . 2014. 中外皮肤病诊疗指南——专家解读 . 北京：中国医学电子音像出版社

张建中 . 2015. 皮肤性病学 . 4 版 . 北京：北京大学医学出版社

张信江，张合恩 . 2003. 实用皮肤性病治疗学 . 北京：人民军医出版社

张学军 . 2014. 皮肤性病科临床实践（习）导引与图解 . 北京：人民卫生出版社

张学军 . 2013. 皮肤性病学 . 8 版 . 北京：人民卫生出版社

张瑛，郑捷 . 2012. 沙利度胺治疗结节性痒疹 . 中国皮肤性病学杂志，26(9)：847-849

赵辩 . 2010. 中国临床皮肤病学 . 南京：江苏科学技术出版社

赵天恩 . 1999. 性病神经症 . 中国麻风皮肤病杂志，15(3)：108-109

中国痤疮治疗指南专家组 . 2015. 中国痤疮治疗指南（2014 修订版）. 临床皮肤科杂志，44(1)：52-57

中国疾病预防控制中心性病控制中心，中华医学会皮肤性病学分会性病学组，中国医师协会皮肤科医师分会性病亚专业委员会 . 2014. 梅毒、淋病、生殖器疱疹、生殖道沙眼衣原体感染诊疗指南 . 中华皮肤科杂志，47(5)：365~372.

中国中西结合学会皮肤性病专业委员会色素病学组 . 2014. 白癜风诊疗共识（2014 版）. 中华皮肤科杂志，47(1)：69-71

中华医学会感染病学分会艾滋病学组 . 2015. 艾滋病诊疗指南第三版（2015 版）. 中华临床感染病杂志，08(05)：385-401.

周辉 . 2005. 皮肤性病护理学 . 北京：人民卫生出版社

周展超 . 2009. 皮肤美容激光与光子治疗 . 北京：人民卫生出版社

朱学骏，顾有守，沈丽玉 . 2006. 实用皮肤病性病治疗学 . 3 版 . 北京：北京大学医学出版社

朱学骏，孙建方 . 2007. 皮肤病理学 . 3 版 . 北京：北京大学医学出版社

朱学骏，涂平 . 2001. 皮肤病的组织病理诊断 . 2 版 . 北京：北京医科大学出版社

（美）麦基，（英）卡隆赫，（美）格兰特尔 . 2007. 皮肤病理学与临床的联系 . 朱学骏，孙建方主译 . 北京：北京大学医学出版社

Anhalt GJ，Kim SC，Stanley JR，et al. 1990. Paraneoplastic pemphigus：an autoimmune mucocutaneous disease associated with neoplasia. N Engl J Med；323：1729-1735

Bolognia LJ，Jorizzo LJ，Rapini PR.2011. 皮肤病学 . 朱学骏，王宝玺，孙建方，等主译 . 2 版 . 北京：北京大学医学出版社

Burns T，Breathnach S，Cox N，et al. 2010.Rook's Textbook of Dermatology. 8th Ed. Oxford：Wiley-Blackwell

Calonje E，Brenn T，Lazar A，et al. 2012. Pathology of the Skin-with clinical correlations. 4th ed. Elsevier Limited

Dahl MV，Cherney KJ，Jordon RE. 1979.Circulating immune complexes in granuloma annulare. Clin Res，27：312

de Kanter K. 2008. Polymorphous light eruption.Dermatol Nurs，20（3）：222-223

Dogra S，MahajanR. 2015.Phototherapy for atopic dermatitis.Indian J Dermatol Venereol Leprol，81（1）：10-15

Dolenc-Voljč M1，Jurčić V2，Hočevar A，et al. 2013.Scleromyxedema with subcutaneous nodules：successful treatment with thalidomide and intravenous immunoglobulin.Case Rep Dermatol，Nov 2；5（3）：309-15

Edwards IR，Aronson JK. 2000.Adverse drug reactions：definitions，diagnosis，and management. Lancet，356：1255-1259

Elder DE. 2015. Lever's Histopathology of the Skin. 11th ed. Wolters Kluwer

Ezzedine K，Lim HW，Suzuki T，et al. 2012. Vitiligo Global IssueConsensus Conference Panelists. Revised classification/nomenclature of vitiligo and related issues：the Vitiligo Global Issues Consensus Coference. Pigment Cell Melanoma Res，25（3）：E1-13

Fatourechi V. 2012.Thyroid dermopathy and acropachy. Best Pract Res Clin Endocrinol Metab，26：553

French LE. 2012. Adverse cutaneous drug eruptions. Zurich：Karger

Grossman M，Raper SE，Wilson JM.1991.Towards liver directed gene therapy：retrovirus mediated gene transfer into human hepatocytes.Somat Cell Mol Genet，17（6）：601-607

Gruber-Wackernagel A，Byrne SN，Wolf P. 2014.Polymorphous light eruption：clinic aspects and pathogenesis.Dermatol Clin，32（3）：315-334

Habif TP. 2015. Clinical Dermatology. 6th ed. Philadelphia：Elsevier-Health Sciences Division

Hide M，Hiragun T. 2012. Japanese guidelines for diagnosis and treatment of urticaria in comparison with other countries. Allergol Int，61（4）：517-27

Hönigsmann H. 2008.Polymorphous light eruption.Photodermatol Photoimmunol Photomed，24（3）：155-161

James DW，Berger GT，Elston MD.2015.安德鲁斯临床皮肤病学.11版.徐世正主译.北京：科学出版社

Joly P，Mouquet H，Roujeau J-C，et al. 2007.A single cycle of rituximab for the treatment of severe pemphigus. N Engl J Med，357：545-552

Kajinami K. 1999.Genotype-phenotype correlation in familial hypercholesterolaemia. Nippon Rinsho，57（12）：2770 -2775

Kardaun SH，Sidoroff A，Valeyrei-Allanore L，et al. 2007. Variability in the clinical pattern of cutaneous side-effects of drugs with systemic symptoms：does a DRESS syndrome really exist? Br J Dermatol，156：609-11

Lowell Goldsmith. 2012. Fitzpatrick's Dermatology in General Medicine .8th ed. SF：McGraw-Hill Education

Manousaridis I，Loeser C，Goerdt S，et al. 2010. Managing scleromyxedema with intravenous immunoglobulin：Acute worsening of scleromyxedema with biclonal gammopathy. Acta Dermatovenerol Alp Panonica Adriat，19：15–9

McCash S，Emanuel PO. 2011. Defining diabetic dermopathy.J Dermatol，38（10）：988–992

Mehraban S，Feily A. 2014. 308nm excimer laser in dermatology.J Lasers Med Sci，5（1）：8-12

Meng L，Wang L，Tang H，et al. 2014. Filaggrin gene mutation C. 3321delA is associated with various clinical features of atopic dermatitis in the Chinese Han population. PLoS One，9（5）：e98235

Nakazawa S，Moriki M，Ikeya S，et al. 2014. Atopic dermatitis presenting as generalized poikiloderma with filaggrin gene mutation. J Dermatol，41（3）：230-231

Olek-Hrab K，Silny W，Dańczak-Pazdrowska A，et al. 2013.Ultraviolet A1 phototherapy for mycosis fungoides.Clin Exp Dermatol，38（2）：126-130

Pichler WJ. 2012. Drug hypersensitivity. Bern：Karger

Righi A，Schiavon F，Jablonska S，et al. 2002.Intravenous immunoglobulins control scleromyxedema. Ann Rheum Dis，61：59-61

Schweintzger N，Gruber-Wackernagel A，Reginato E，et al. 2015. Levels and function of regulatory T cells in patients with polymorphic light eruption：relation to photohardening.Br J Dermatol，173（2）：519-526

Shiohara T，Iijima M，Ikezawa Z，et al. 2007. The diagnosis of a DRESS syndrome has been sufficiently established on the basis of typical clinical features and viral reactivations. Br J Dermatol，156：1083-1084

Sun LD，Cheng H，Wang ZX，et a1. 2010.Association analyses identify six new psoriasis susceptibility loci in the Chinese population. Nat Genet，42（11）：1005-1009

Szatkowski J，Schwartz RA. 2015.Acute generalized exanthematous pustulosis（AGEP）：a review and update. J Am Acad Dermatol，73：843-848

Trisnowati N，Soebono H，Sadewa Ah，et al. 2016. A novel filaggrin gene mutation 7487delC in an Indoesian （Javanese） patient withatopic dermatitis. Int J Dermatol，55（6）：695-697

Ullman S，Dahl MV. 1977.Necrobiosis lipoidica：an immunofluorescence study. Arch Dermatol，113：1671-1673

Wang M，Gao Y，Peng Y，et al.2016. Yearly reduction of corticosteroid dose by fifty percent as tapering schedule achieves complete remission for 124 pemphigus vulgaris patients. J Dermatol，Mar 43（3）：325-328

Weedon D. 2010. Skin Pathology. 3rd ed. Elsevier limited

Workowski KA，Bolan GA. 2015. Centers for Disease Control and Prevention. Sexually transmitted diseases treatment guidelines，MMWR Recomm Rep，64（RR-03）：1-137

Yu KK，Crew AB，Messingham KA，et al. 2014.Omalizumab therapy for bullous pemphigoid. J Am Acad Dermatol，71（3）：468-474

Yvette C，Edward R，Craig M，et al. 2013. Replication of genetic loci for sarcoidosis in US black women：data from the Black Women's Health Study. Hum Genet，Jul 132（7）：803-810

Zadak Z. 2006. Internist's view on skin manifestations of hyperlipidemia in diabetic patients. Vnitr Lek，52（5）：465-469

Zandi S，Kalia S，Lui H. 2012. UVA1 phototherapy：a concise and practical review.Skin Therapy Lett，17（1）：1-4

Zhang XJ，Huang W，Yang S，et a1. 2009.Psoriasis genome—wide association study identifies susceptibility variants within LCE gene cluster at lq21．Nat Genet，41（2）：205-210

索　引